药 物 分 析

主　编　冯　芳
副主编　柳文媛　狄　斌
编　者　冯　芳　柳文媛　狄　斌
　　　　宋沁馨　李　博　苏梦翔

东南大学出版社
·南　京·

图书在版编目（CIP）数据

药物分析/冯芳主编. —南京：东南大学出版社，
2011.7（2020.9 重印）
 高等医药院校药学专业教材
 ISBN 978 - 7 - 5641 -1947- 8

Ⅰ.药… Ⅱ.冯… Ⅲ.药物分析—医药院校—教材

Ⅳ.R917

中国版本图书馆 CIP 数据核字（2009）第 216564 号

东南大学出版社出版发行
（南京四牌楼 2 号 邮编 210096）
出版人：江建中
江苏省新华书店经销 南京京新印刷有限公司印刷
开本：787mm×1092mm 1/16 印张：24 字数：615 千字
2011 年 7 月第 1 版 2020 年 9 月第 6 次印刷
ISBN 978 - 7 - 5641 -1947- 8
印数：26500 ~ 28500 册 定价：48.00 元
（凡因印装质量问题，请直接向出版社读者服务部调换。电话：025-83792328）

前 言

药物分析是药学科学的重要组成部分,为药品的生产、流通、监督以及促进医药产业的科学发展提供了有效的技术支撑和规范的工作保障。

随着经济的快速发展,人们对于药品的安全、有效、质量可控赋予了越来越多的关注和期望;医药经济日趋全球化的发展态势,使国际、国内市场竞争加剧,人才和科技的竞争已成为焦点。药物分析是药品质量控制不可或缺的重要组成部分,通过《药物分析》课程的学习,学生将树立严谨的质量理念,综合应用所学的化学、物理化学知识,掌握解决药物质量问题的一般规律和方法,为保障和改善民生、推动医药产业进步和创新打下基础。

根据药学人才培养的特点,本书在编写过程中注重:

(1) 药物分析方法规律性知识的传授。通过选择典型的药物类型,以结构—理化性质—分析方法的关联性剖析为主线,系统叙述药物分析方法的原理、应用关键点及注意事项,引导学生理解、掌握药物质量评价方法的规律性,培养学生分析问题、解决问题的能力。

(2) 当前药品质量控制动态和发展的介绍。《药典》是国家药品标准体系的核心,最新版《中国药典》(2010 版)在药物分析方法和技术水平上已与国际先进国家同步。本书在编写选材和内容方面,选用新版《中国药典》及先进国家药典的药品标准实例,加以讨论介绍,以便学习者了解、跟踪药品质量控制的动态和变化。针对药物杂质分析的重要性,本书专章介绍了最新药物杂质分析方法、研究思路以及应用实例。

(3) 教材的自学价值。每章内容结束时均编写了该章的内容小结和思考题,以便学生进一步认识和理解所学章节的重点和难点。为便于实践应用,本书编写了药物分析实验部分,以精选的代表性药物的分析为对象,从"目的要求"、"实验原理"、"实验方法"、"实验指导"到"思考题",层层展开,系统讨论,以深化学习者对药物质量控制内涵的理解。实验部分所附的"药物分析检验中常用试剂与溶液的配制",可供学习者在工作中参考使用。

本书由中国药科大学药物分析教研室冯芳、柳文媛、狄斌、宋沁馨、李博、苏梦翔编写,文字校对和资料核查由中国药科大学药物分析教研室朱杰、徐大星、邹玲玲承担。

由于编者的水平有限,书中难免存在疏漏之处,欢迎使用本书的老师和同学们在百忙中将意见和建议反馈给我们,以便本教材的进一步完善和提高。

编者
2011 年 7 月于南京

目 录

绪 论 ………………………………………………………………………… (1)
  第一节　药物分析的性质、任务和发展 ………………………………… (1)
  第二节　药品质量的全面控制和管理 …………………………………… (2)
  第三节　药物分析课程的学习要求 ……………………………………… (3)
  第四节　主要参考书和参考文献 ………………………………………… (4)
    一、主要参考书 …………………………………………………………… (4)
    二、主要期刊 ……………………………………………………………… (4)
    三、主要数据库和网站 …………………………………………………… (4)
  本章小结 ……………………………………………………………………… (5)
  思考题 ………………………………………………………………………… (6)

第一章　药品质量标准及药典 ………………………………………………… (7)
  第一节　药品质量标准 …………………………………………………… (7)
    一、药品质量标准的类别 ………………………………………………… (7)
    二、药品质量标准的主要内容 …………………………………………… (8)
  第二节　《中国药典》 …………………………………………………… (12)
    一、《中国药典》构成 …………………………………………………… (12)
    二、2010 版药典简介 …………………………………………………… (14)
  第三节　常用的国外药典 ………………………………………………… (16)
    一、《美国药典》 ………………………………………………………… (16)
    二、《英国药典》 ………………………………………………………… (17)
    三、《欧洲药典》 ………………………………………………………… (18)
    四、《日本药局方》 ……………………………………………………… (18)
  第四节　药典的国际协调 ………………………………………………… (19)
  本章小结 …………………………………………………………………… (19)
  思考题 ……………………………………………………………………… (20)

第二章　药物质量控制与分析方法验证 …………………………………… (21)
  第一节　药品检验程序和要求 …………………………………………… (21)
    一、基本程序 ……………………………………………………………… (21)

  二、计量认证 ····································· (22)
  三、常用法定计量单位 ··························· (23)
 第二节 药物分析误差及数据处理 ······················· (24)
  一、误差及消除 ································· (24)
  二、有效数字 ··································· (25)
  三、相关与回归 ································· (27)
 第三节 药物定量分析方法 ····························· (29)
  一、化学分析法 ································· (29)
  二、光谱分析法 ································· (32)
  三、色谱分析法 ································· (34)
 第四节 药物分析方法的验证 ··························· (36)
  一、药物质量标准分析方法验证 ··················· (36)
  二、生物样品定量分析方法验证 ··················· (40)
 本章小结 ··· (41)
 思考题 ··· (41)

第三章 药物的鉴别试验 ······························· (42)
 第一节 概述 ··· (42)
  一、鉴别试验的项目 ····························· (42)
  二、鉴别试验的方法 ····························· (43)
  三、鉴别试验的条件 ····························· (43)
 第二节 常用物理常数测定法 ··························· (43)
  一、溶解度 ····································· (44)
  二、熔点 ······································· (44)
  三、黏度 ······································· (45)
  四、比旋度 ····································· (45)
  五、折光率 ····································· (47)
  六、吸收系数 ··································· (47)
 第三节 一般鉴别试验 ······························· (48)
  一、无机金属盐类的鉴别 ························· (48)
  二、有机酸盐的鉴别 ····························· (51)
  三、无机酸盐的鉴别 ····························· (53)
  四、丙二酰脲类的鉴别 ··························· (55)
  五、托烷生物碱类的鉴别 ························· (56)
  六、芳香第一胺类的鉴别 ························· (56)
  七、有机氟化物类的鉴别 ························· (57)
 第四节 光谱鉴别法 ································· (57)
  一、紫外-可见吸收光谱法 ························ (58)
  二、红外吸收光谱法 ····························· (59)
 第五节 色谱鉴别法 ································· (60)

一、薄层色谱法 ……………………………………………………………… (60)
　　二、高效液相色谱法 …………………………………………………………… (60)
　　三、气相色谱法 ………………………………………………………………… (61)
　第六节　其他鉴别法 ……………………………………………………………… (61)
　　一、熔点法 ……………………………………………………………………… (61)
　　二、X射线粉末衍射法 ………………………………………………………… (61)
　　三、热分析法 …………………………………………………………………… (62)
　　四、质谱法 ……………………………………………………………………… (64)
　本章小结 …………………………………………………………………………… (64)
　思考题 ……………………………………………………………………………… (64)

第四章　药物的杂质检查 ………………………………………………………… (66)
　第一节　概述 ……………………………………………………………………… (66)
　　一、药物纯度的概念与要求 …………………………………………………… (66)
　　二、杂质的种类及来源 ………………………………………………………… (66)
　　三、杂质的分析方法 …………………………………………………………… (67)
　第二节　无机杂质的检查 ………………………………………………………… (73)
　　一、氯化物检查法 ……………………………………………………………… (73)
　　二、重金属检查法 ……………………………………………………………… (73)
　　三、砷盐检查法 ………………………………………………………………… (75)
　　四、硫酸盐检查法 ……………………………………………………………… (77)
　　五、铁盐检查法 ………………………………………………………………… (78)
　　六、炽灼残渣检查法 …………………………………………………………… (78)
　　七、干燥失重测定法 …………………………………………………………… (79)
　　八、水分测定法 ………………………………………………………………… (80)
　第三节　有机杂质的检查方法 …………………………………………………… (82)
　　一、色谱分析法 ………………………………………………………………… (82)
　　二、光谱分析法 ………………………………………………………………… (87)
　　三、化学分析法 ………………………………………………………………… (88)
　　四、物理分析法 ………………………………………………………………… (89)
　第四节　残留溶剂检查 …………………………………………………………… (90)
　　一、概述 ………………………………………………………………………… (90)
　　二、残留溶剂测定方法 ………………………………………………………… (92)
　第五节　其他杂质检查项目 ……………………………………………………… (96)
　　一、溶液颜色检查法 …………………………………………………………… (96)
　　二、澄清度检查法 ……………………………………………………………… (96)
　　三、易炭化物检查法 …………………………………………………………… (97)
　　四、对映异构体杂质检查 ……………………………………………………… (97)
　本章小结 …………………………………………………………………………… (99)
　思考题 ……………………………………………………………………………… (100)

第五章　样品前处理方法与技术 (101)
第一节　化学前处理方法 (101)
一、非有机破坏法 (101)
二、有机破坏法 (104)
第二节　生物样品前处理 (111)
一、生物样品的特点、采集及贮藏 (111)
二、生物样品前处理一般方法 (112)
第三节　其他样品前处理技术 (114)
一、固相萃取 (114)
二、固相微萃取 (115)
三、逆流分配 (116)
四、膜萃取 (116)
五、在线预柱切换净化技术 (116)
六、色谱手性试剂衍生化法 (119)
七、应用示例 (121)
本章小结 (124)
思考题 (124)

第六章　巴比妥类药物的分析 (125)
第一节　结构、性质与鉴别 (125)
一、结构 (125)
二、性质与鉴别 (125)
第二节　特殊杂质的检查 (133)
第三节　含量测定 (134)
一、银量法 (134)
二、提取重量法 (135)
三、溴量法 (135)
四、非水酸量法 (135)
五、紫外分光光度法 (136)
六、HPLC 法 (136)
本章小结 (137)
思考题 (138)

第七章　芳酸类药物的分析 (139)
第一节　阿司匹林及其制剂的分析 (139)
一、阿司匹林 (139)
二、阿司匹林片剂 (142)
第二节　对氨基水杨酸钠的分析 (145)
一、鉴别 (146)
二、检查 (146)

  三、含量测定 ……………………………………………………………………… (147)
 第三节 苯甲酸钠与丙磺舒的分析 ………………………………………………… (149)
  一、苯甲酸钠的分析 ……………………………………………………………… (149)
  二、丙磺舒及其制剂的分析 ……………………………………………………… (150)
 第四节 氯贝丁酯与布洛芬的分析 ………………………………………………… (155)
  一、氯贝丁酯的分析 ……………………………………………………………… (155)
  二、布洛芬及其制剂的分析 ……………………………………………………… (158)
 本章小结 …………………………………………………………………………… (160)
 思考题 ……………………………………………………………………………… (161)

第八章 胺类药物的分析 ……………………………………………………… (162)
 第一节 芳胺类药物的分析 ………………………………………………………… (162)
  一、典型药物结构及性质 ………………………………………………………… (162)
  二、鉴别试验 ……………………………………………………………………… (164)
  三、杂质检查 ……………………………………………………………………… (168)
  四、含量测定 ……………………………………………………………………… (170)
 第二节 苯乙胺类药物的分析 ……………………………………………………… (175)
  一、典型药物的结构及性质 ……………………………………………………… (175)
  二、鉴别试验 ……………………………………………………………………… (175)
  三、特殊杂质的检查 ……………………………………………………………… (176)
  四、含量测定 ……………………………………………………………………… (177)
 第三节 氨基醚衍生物类药物的分析 ……………………………………………… (180)
  一、典型药物结构及性质 ………………………………………………………… (180)
  二、鉴别试验 ……………………………………………………………………… (181)
  三、有关物质的检查 ……………………………………………………………… (182)
  四、含量测定 ……………………………………………………………………… (183)
 本章小结 …………………………………………………………………………… (184)
 思考题 ……………………………………………………………………………… (185)

第九章 杂环类药物的分析 ……………………………………………………… (186)
 第一节 吡啶类药物的分析 ………………………………………………………… (186)
  一、典型药物的结构与性质 ……………………………………………………… (186)
  二、鉴别试验 ……………………………………………………………………… (187)
  三、有关物质检查 ………………………………………………………………… (190)
  四、含量测定 ……………………………………………………………………… (191)
 第二节 吩噻嗪类药物的分析 ……………………………………………………… (194)
  一、吩噻嗪类药物的基本结构与主要性质 ……………………………………… (194)
  二、鉴别试验 ……………………………………………………………………… (196)
  三、有关物质检查 ………………………………………………………………… (198)
  四、含量测定 ……………………………………………………………………… (199)

第三节　苯并二氮杂䓬类药物的分析 ……………………………………（201）
　　一、典型药物的结构与性质 …………………………………………（201）
　　二、鉴别试验 …………………………………………………………（202）
　　三、有关物质检查 ……………………………………………………（204）
　　四、含量测定 …………………………………………………………（205）
本章小结 …………………………………………………………………（207）
思考题 ……………………………………………………………………（207）

第十章　生物碱类药物的分析 …………………………………………（208）
第一节　典型药物的结构与性质 …………………………………………（208）
　　一、通性 ………………………………………………………………（208）
　　二、药物的结构与性质 ………………………………………………（208）
第二节　鉴别试验 …………………………………………………………（211）
　　一、物理鉴别 …………………………………………………………（211）
　　二、化学鉴别 …………………………………………………………（211）
　　三、光谱法 ……………………………………………………………（213）
　　四、色谱法 ……………………………………………………………（214）
第三节　有关物质检查 ……………………………………………………（215）
　　一、利用物理性质差异 ………………………………………………（215）
　　二、利用化学性质差异 ………………………………………………（215）
第四节　含量测定 …………………………………………………………（217）
　　一、非水溶液滴定法 …………………………………………………（217）
　　二、提取酸碱滴定法 …………………………………………………（220）
　　三、酸性染料比色法 …………………………………………………（222）
　　四、高效液相色谱法 …………………………………………………（224）
　　五、气相色谱法 ………………………………………………………（225）
本章小结 …………………………………………………………………（226）
思考题 ……………………………………………………………………（227）

第十一章　维生素类药物的分析 ………………………………………（228）
第一节　概述 ………………………………………………………………（228）
第二节　维生素 A …………………………………………………………（228）
　　一、结构与性质 ………………………………………………………（228）
　　二、鉴别 ………………………………………………………………（229）
　　三、含量测定 …………………………………………………………（230）
第三节　维生素 B_1 ………………………………………………………（235）
　　一、结构与性质 ………………………………………………………（235）
　　二、鉴别 ………………………………………………………………（235）
　　三、检查 ………………………………………………………………（236）
　　四、含量测定 …………………………………………………………（237）

第四节　维生素 C ……………………………………………………………… (238)
　一、结构与性质 ………………………………………………………………… (238)
　二、鉴别 ………………………………………………………………………… (239)
　三、检查 ………………………………………………………………………… (241)
　四、含量测定 …………………………………………………………………… (241)

第五节　维生素 D ……………………………………………………………… (242)
　一、结构与性质 ………………………………………………………………… (243)
　二、鉴别 ………………………………………………………………………… (243)
　三、麦角甾醇检查 ……………………………………………………………… (244)
　四、含量测定 …………………………………………………………………… (244)

第六节　维生素 E ……………………………………………………………… (247)
　一、结构与性质 ………………………………………………………………… (247)
　二、物理常数的测定 …………………………………………………………… (247)
　三、鉴别 ………………………………………………………………………… (248)
　四、检查 ………………………………………………………………………… (249)
　五、含量测定 …………………………………………………………………… (250)

第七节　复合维生素制剂的分析 ……………………………………………… (251)
　一、多维元素片中 5 种水溶性维生素的测定 ………………………………… (252)
　二、注射用复合维生素中维生素 D_2、维生素 A 与维生素 E 的测定 ……… (255)

本章小结 …………………………………………………………………………… (256)
思考题 ……………………………………………………………………………… (257)

第十二章　甾体激素类药物的分析 …………………………………………… (258)

第一节　结构与性质 …………………………………………………………… (258)
　一、肾上腺皮质激素 …………………………………………………………… (258)
　二、雄性激素及蛋白同化激素 ………………………………………………… (259)
　三、孕激素 ……………………………………………………………………… (260)
　四、雌性激素 …………………………………………………………………… (260)

第二节　鉴别试验 ……………………………………………………………… (261)
　一、物理常数的测定 …………………………………………………………… (261)
　二、化学鉴别法 ………………………………………………………………… (262)
　三、紫外分光光度法 …………………………………………………………… (263)
　四、红外分光光度法 …………………………………………………………… (263)
　五、薄层色谱法 ………………………………………………………………… (264)
　六、高效液相色谱法 …………………………………………………………… (264)

第三节　特殊杂质检查 ………………………………………………………… (265)
　一、有关物质的检查 …………………………………………………………… (265)
　二、游离磷酸盐的检查 ………………………………………………………… (266)
　三、残留溶剂的检查 …………………………………………………………… (267)

第四节　含量测定 ……………………………………………………………… (267)

一、高效液相色谱法 ………………………………………………………… (267)
　　二、紫外分光光度法 ………………………………………………………… (268)
　　三、比色法 …………………………………………………………………… (268)
　　四、生物样品中甾体激素的分析 …………………………………………… (271)
　本章小结 ………………………………………………………………………… (273)
　思考题 …………………………………………………………………………… (274)

第十三章　抗生素类药物的分析 …………………………………………… (275)
　第一节　β-内酰胺类抗生素的分析 ………………………………………… (276)
　　一、结构与性质 ……………………………………………………………… (276)
　　二、鉴别试验 ………………………………………………………………… (278)
　　三、高分子杂质检查 ………………………………………………………… (279)
　　四、含量测定 ………………………………………………………………… (280)
　第二节　氨基糖苷类抗生素的分析 …………………………………………… (281)
　　一、化学结构与性质 ………………………………………………………… (281)
　　二、鉴别试验 ………………………………………………………………… (282)
　　三、检查 ……………………………………………………………………… (284)
　　四、含量测定 ………………………………………………………………… (285)
　第三节　四环素类抗生素的分析 ……………………………………………… (285)
　　一、结构与性质 ……………………………………………………………… (285)
　　二、鉴别试验 ………………………………………………………………… (287)
　　三、检查 ……………………………………………………………………… (287)
　　四、含量测定 ………………………………………………………………… (289)
　第四节　大环内酯类抗生素的分析 …………………………………………… (289)
　　一、结构与性质 ……………………………………………………………… (290)
　　二、鉴别试验 ………………………………………………………………… (291)
　　三、有关物质检查 …………………………………………………………… (292)
　　四、含量测定 ………………………………………………………………… (292)
　本章小结 ………………………………………………………………………… (293)
　思考题 …………………………………………………………………………… (293)

第十四章　药物制剂分析 ……………………………………………………… (295)
　第一节　制剂分析的一般内容 ………………………………………………… (295)
　第二节　片剂的分析 …………………………………………………………… (296)
　　一、片剂的常规检查 ………………………………………………………… (296)
　　二、其他检查项目与方法 …………………………………………………… (298)
　　三、片剂的含量测定 ………………………………………………………… (299)
　第三节　注射剂的分析 ………………………………………………………… (303)
　　一、注射剂的常规检查 ……………………………………………………… (304)
　　二、注射剂含量测定 ………………………………………………………… (305)

第四节　胶囊剂的分析 …………………………………………………… (309)
　　　　一、胶囊剂的常规检查 ………………………………………………… (309)
　　　　二、胶囊剂的含量测定 ………………………………………………… (309)
　　第五节　软膏剂分析 ……………………………………………………… (310)
　　　　一、软膏剂的常规检查 ………………………………………………… (310)
　　　　二、软膏剂的含量测定 ………………………………………………… (310)
　　第六节　复方制剂的分析 ………………………………………………… (312)
　　　　一、复方卡托普利片 …………………………………………………… (312)
　　　　二、葡萄糖氯化钠注射液 ……………………………………………… (313)
　　　　三、复方炔诺酮膜 ……………………………………………………… (314)
　　第七节　中药制剂的分析 ………………………………………………… (315)
　　　　一、中药制剂的特点 …………………………………………………… (315)
　　　　二、中药制剂分析的基本程序 ………………………………………… (316)
　　　　三、中药指纹图谱 ……………………………………………………… (319)
　　　　四、中药制剂分析示例 ………………………………………………… (324)
　本章小结 …………………………………………………………………… (327)
　思考题 ……………………………………………………………………… (328)

实验一　葡萄糖的性状和鉴别 …………………………………………… (330)

实验二　氯贝丁酯的性状和鉴别 ………………………………………… (334)

实验三　葡萄糖的一般杂质检查 ………………………………………… (337)

实验四　醋酸可的松中其他甾体的检查 ………………………………… (340)

实验五　酸碱滴定法测定阿司匹林原料药的含量 ……………………… (343)

实验六　非水滴定法测定盐酸普萘洛尔原料药的含量 ………………… (346)

实验七　高效液相色谱法测定盐酸普奈洛尔片的含量 ………………… (349)

实验八　气相色谱法测定维生素 E 胶丸的含量 ………………………… (353)

附录　药物分析检验中常用试剂与溶液的配制 ………………………… (356)

绪　论

药物分析是药学科学不可或缺的重要组成部分。哪里有药物，哪里就有药物分析。

第一节　药物分析的性质、任务和发展

药物是指用于预防、治疗、诊断人的疾病，有目的地调节人的生理功能，并规定有适应证和用法用量的物质，包括化学药、抗生素、生化药品及其制剂、放射性药品、血清、疫苗、血液制品、诊断药品、中药材、中药饮片及中成药等。药品质量的优劣，既直接影响到预防与治疗的效果，又密切关系到消费者的健康和生命安危，因此，必须加以严格控制。为此，国家设有专门负责药品检验的法定机构——中国药品生物制品检定所及省、市和县级药品检验所，对药品进行质量控制。

药物质量的内涵是：真伪、纯度和品质优良度，集中表现为临床应用中的有效性和安全性。有效性是药物发挥治疗效果的前提。疗效不确切或无效，物质即丧失了作为药物的资格。安全性则是保证药物在发挥其对机体作用的同时，没有或少有不良的副作用。安全性和有效性是相辅相成、相互制约的两个方面，它们受到药物纯度、制剂的生物利用度或生物等效性的影响。评价一个药物的质量优劣，既要从其研究、生产、供应、贮藏、调配入手，同时还要深入到临床使用过程，掌握它在体内的吸收(Absorption)、分布(Distribution)、代谢(Metabolism)和消除(Excretion)的规律。

药物分析(Pharmaceutical Analysis)采用化学、物理、物理化学、生物学、微生物学及信息学的方法和技术手段，研究药物及其制剂在研制开发(Research and Development, R&D)、生产(Manufacture)和临床使用(Clinical Use)中的质量控制、药物的体内过程及其变化等，是药物"安全、有效、质量可控"的重要保障。药物分析工作既与生产单位紧密配合，积极从事药物生产过程的质量监测，从而发现问题，促进工艺改进，提高产品质量和生产效率；也与供应、管理部门密切协作，注意药物贮藏过程的质量考察，以便进一步研究、改进药物的稳定性。值得重视的是，药品质量的优劣和临床用药是否合理均会直接影响临床的疗效。所以，开展药物体内过程的分析，对治疗药物的血药浓度进行检测，不仅有利于指导临床用药(尤其是个体化用药)，减少药物的毒副作用；同时，通过研究药物分子与受体之间的关系，也可为药物分子结构的改造、高效和低毒药物的定向合成提供依据。

伴随全球药物开发和应用研究的蓬勃开展，人们对于临床用药"安全、有效"意识的不断提高，药物分析涉及的研究体系越来越复杂，方法和技术手段也越来越趋于高专属性、高灵敏度、高准确性和高效率。现代光谱(紫外光谱、红外光谱、核磁共振光谱及质谱)技术、色谱技术和复杂样品前处理技术的优化组合，使得化学药物、中药和生化药物的研究和评价越来越便

捷、透彻,信息量及准确度大为提高,有力地支撑了药物质量标准研究和检测技术体系(尤其是中药现代化质量控制技术体系)的建立和完善。色谱/质谱联用、色谱/核磁共振光谱联用等技术广泛地应用于代谢产物的快速鉴定、活性代谢和天然产物的活性成分的体内过程研究、中药及复方的药效物质基础研究、手性药物立体选择性差异分析等,将使人们对药物的掌控逐渐从"以群体为研究目标",转移到"以个体为考察对象"。近红外光谱技术,由于具有取证样品量较小、无需破坏性预处理、鉴别快速以及信息量大等特点,不仅适用于分析药物的不同状态(如原料、片剂、胶囊与液体等制剂),还可用于不同类型的药品(如蛋白质、植物药、动物药、抗生素等)、包装材料等的分析与检测,在假药、劣药的识别与快速鉴定方面也显示出其独特魅力。

具有自主知识产权创新药物研究的深入开展、新的释药系统(Drug Delivery System, DDS)的研制和开发、中药现代化进程的不断加快、生物技术药物研究的不断深入,为药物分析的发展创造了一个又一个机遇,不仅推动了其纵深研究的开展,使其在药物的质量控制、体内过程探索和安全保障方面成绩卓著;更令人瞩目的是,伴随着研究领域的拓宽和渗透,药物分析学在药物相互作用研究、药物(或代谢物)与酶的关系研究、药物代谢组学研究、药物基因组学研究、中药组学研究等方面的作用备受关注,分析方法和技术手段受到越来越多药学研究者的青睐,形成了药物分析学、药剂学、药代动力学、生物药学等学科的更深层次交叉,体现了多学科、多角度深入开展药物研究的优势和发展态势。我国药物分析学科创始人之一、著名药物分析专家安登魁先生曾感言:"药物分析学科发展到今天已越来越清晰地反映出它在现代药学科学中的地位和作用。以往说:哪里有药物,哪里就有药物分析。随着药学科学事业的迅猛发展,这句话不仅与现时的情况更加贴切,而且还可否反过来预期一下:哪里对现代药物分析的方法和技术运用得及时恰当,哪里就可能对新药的研究和开发以及药物的合理应用打开一个可喜而崭新的局面。"

第二节 药品质量的全面控制和管理

药品是一种特殊的商品,其质量的全面控制涉及药物的研制、生产、供应、临床以及检验等诸多环节,需要多方面、多学科、多部门的密切配合。针对这一特殊性,许多国家在制订药品的质量标准以控制药物质量的同时,还制订了一系列科学的管理规范和条例。我国也根据中国制药工业的实际情况,陆续公布了以下具有指导性作用的法令文件。

《药品非临床研究质量管理规范》(Good Laboratory Practice,GLP):主要针对为申请药品注册而进行的非临床药品安全性评价,旨在提高非临床研究的质量,确保实验资料的真实性、完整性和可靠性,以保障人民的用药安全。从事非临床研究的单位机构必须遵守本规范。为了实施该管理规范,需要建立实验室的标准操作规程(Standard Operation Procedure,SOP),以便操作统一化、标准化,保证准确、重现地获得各项实验数据。新药临床前研究中,实验室的SOP包含以下内容:样品的处置和保管系统(包括样品的接收、登记、贮存、文件档案及安全等);实验室安全措施与保密(包括安全消防、废弃物和有害物的转移与处置);质量控制与质量保证;样品分析方法(包括参比标准制备的一般方法、试剂的配制方法、样品的处理过程、分析仪器的具体操作程序等);分析测试数据的评价和接受标准;报告测试结果的标准等。

《药品生产质量管理规范》(Good Manufacturing Practice,GMP):是药品生产和质量管理的基本准则,适用于药品制剂生产的全过程、原料药生产中影响成品质量的关键工序。其中的"质量管理"一章详细而明确地规定了药品生产企业的质量管理部门所负责的药品生产全过程的质量管理和检验。由于 GMP 没有具体到每个企业应当如何做的地步,各企业必须制订出各自实施规范的具体规定和要求——即制订一套适合本企业的 SOP,主要包括如下内容:总则(企业必须共同遵守的 SOP);物料管理(原辅料、包装、成品和半成品的收货、发货,物料、成品和半成品的标签、标记凭证的储存与使用);工艺及生产操作(工艺单元操作、批号编制、工序管理);质量控制与检查(取样、留样、检测的单元操作、监测检查);卫生清洁(设备、工具、容器和管道的清洗,车间环境清洁);设备运行(每台主要设备);产品销售(发货、退货);验证(工艺验证、SOP 验证、设备验证)。

《药品临床试验管理规范》(Good Clinical Practice,GCP):目的是保证药品临床试验的规范、科学和可靠以及志愿受试者和病人的安全和权利。为此,国家食品药品监督管理局规定:凡申请新药临床试验基地的单位,必须符合 GCP 的要求,必须制订可操作的 SOP,并严格遵守,以保障获得数据的科学、可靠、准确、完整,同时保护受试者的合法权益。《药品临床试验管理规范》的 SOP 主要内容为临床试验所涉及的人力、物力资源的管理,如:临床试验运行管理制度;试验用药品管理制度;试验用仪器设备管理制度;人员培训制度;文件管理制度;合同管理制度;财务管理制度等。

《药品经营质量管理规范》(Good Supply Practice,GSP):要求药品供应部门保证药品在运输、贮存和销售过程中的质量和效力,以保护消费者合法权益。主要规定了医药商品进、存、销三个环节为确保质量所必备的条件与制度。

《中药材生产质量管理规范(试行)》(Good Agriculture Practice for Chinese Rude Drugs,GAP):是中药材生产和质量管理的基本准则,适用于中药材生产企业生产中药材(含植物药、动物药)的全过程。中药材的标准化是中药标准化、中药现代化的基础和先决条件,《中药材生产质量管理规范(试行)》对中药生产质量的源头加以控制,对于中药生产质量管理意义重大。

第三节 药物分析课程的学习要求

药物分析为我国药学专业教学计划中规定设置的一门主要专业课程。该课程教学旨在培养学生具备强烈的药物质量观念以及药物分析学的基本知识和技能,并努力培养创新能力和独立分析、解决问题的能力。学生通过本书的学习,应掌握以下几个方面的基本内容:

1. 药物分析的性质、任务和发展趋势;
2. 药物分析的基本概念和基本理论;
3. 药物质量标准、国内外药典的基本组成及应用;
4. 分析样品前处理的基本方法及特点;
5. 典型药物的鉴别、杂质检查和含量测定的基本方法、仪器技术;
6. 药物制剂分析的一般规律和方法。

学习药物分析的过程,应该是围绕药品质量问题,综合运用所学的有机化学、分析化学、药物化学以及其他有关课程的知识,了解掌握控制药品质量的内在规律和基本方法,学习探索解决问题的思路和途径。

第四节　主要参考书和参考文献

以下列出的是药物分析学习和工作中常用的参考书、文献期刊、数据库及网站。

一、主要参考书

1. 安登魁. 现代药物分析选论. 北京:中国医药科技出版社,2001
2. 国家药典委员会. 中华人民共和国药典(2010年版). 北京:中国医药科技出版社,2010
3. 中华人民共和国卫生部药典委员会. 中华人民共和国药典:1990年版,二部,药典注释. 北京:化学工业出版社,1993
4. 美国药典委员会(The United States Pharmacopeial Convention). 美国药典-国家处方集(The United States Pharmacopeia -National Formulary)
5. 英国药典委员会(British Pharmacopoeia Commission). 英国药典(British Pharmacopoeia)
6. 欧洲药典委员会(European Pharmacopoeia Commission). 欧洲药典(European Pharmacopoeia)
7. 日本药局方编集委员会. 日本药局方
8. 中国药品生物制品检定所. 中国药品检验标准操作规范. 北京:中国医药科技出版社,2005
9. 刘文英. 药物分析. 北京:人民卫生出版社,2007
10. 曾苏. 药物分析学. 北京:高等教育出版社,2008

二、主要期刊

1. 国内杂志:药学学报、药物分析杂志、中国药品标准、中国药科大学学报、中国药学杂志、中草药、中国新药杂志、中国中药杂志、分析化学、色谱以及各高等医药院校学报等。
2. 国外杂志:Journal of Pharmaceutical Sciences, Talanta, Analytical Chemistry, Analytica Chimica Acta, European Journal of Pharmaceutical Sciences, Journal of Chromatography A, Journal of Chromatography B, Journal of Pharmaceutical and Biomedical Analysis, Journal of Ethnophamacology, Analytical Biochemistry, Analytical and Bioanalytical Chemistry, Therapeutic Drug Monitoring.

三、主要数据库和网站

1. 中国知网(CNKI系列全文数据库),网址:www.cnki.net,其中,中国期刊全文数据库收录了国内8 200多种综合期刊与专业特色期刊的全文,内容覆盖医药卫生、理工A(数理化天地生)、理工B(化学化工能源与材料)、理工C(工业技术)、农业、电子技术与信息科学等领域。
2. 万方数据库(数字化期刊子系统),网址:www.wanfang.com.cn,收录了医药卫生、基础科学、农业科学、工业技术、哲学政法、社会科学、经济财政、科教文艺等八个大类目100多个子类目的6 000多种期刊。

3. 维普期刊数据库,网址:www.cqvip.com,其中,《中文科技期刊数据库》收录中文期刊 12 000 余种,全文 2 300 余万篇,引文 3 000 余万条,内容分医药卫生、农业科学、社会科学、自然科学、工程技术、经济管理等专辑。

4. PubMed,网址:www. ncbi. nlm. nih. gov,PubMed 是一个免费的搜寻引擎,由美国国立医学图书馆所属的国家生物技术信息中心开发,提供生物医学方面的论文搜寻以及摘要。它的数据库来源为 MEDLINE 及生命科学杂志。PubMed 的资讯并不包括期刊论文的全文,但可能提供指向全文提供者的链接。

5. Elsevier ScienceDirect OnSite(SDOS)全文数据库,网址:www. sciencedirect. com,SDOS 是国际出版商 Elsevier 所提供的 1 100 种电子期刊(包括 Pergamon、North-Holland 出版物)订阅服务。

6. John Wiley 期刊全文数据库(Wiley Interscience),网址:www. interscience. wiley. com,是 John Wiley & Sons Inc 的学术出版物的在线平台,提供医学化学、化工、生命科学、高分子及材料学、工程学等领域的学术出版物。

7. Springer Link 全文数据库,网址:www. springerlink. com,SpringerLink 是科学技术和医学类全文数据库,该数据库包括了各类期刊、丛书、图书、参考工具书以及回溯文档。

8. 国家食品药品监督管理局药品审评中心(SFDA),网址:http://www. cde. org. cn,提供了药物研究技术指导原则。

9. 美国食品与药品监督管理局(FDA),网址:http://www. fda. gov/Drugs/GuidanceComplianceRegulatoryInformation/Guidances/default. htm,提供药物研究指南。

10. 人用药品注册技术要求国际协调会(ICH),网址:http://www. ich. org,提供药物研究指南。

本 章 小 结

药物分析是药学科学不可或缺的重要组成部分。它的任务归纳起来有两个方面:一是围绕"药品质量全面控制",开展药物研制、生产、流通和临床应用过程中的质量监控和分析研究;二是通过建立分析方法并加以应用,为药物相关学科的研究、探索提供"眼睛",获取信息。它既是检验药物质量,保障人民用药安全、合理、有效工作的重要技术支撑,又是药物研究和开发工作中必不可少的组成部分。随着科学技术的发展,人们对临床用药的"安全、有效"意识不断提高,药物分析涉及的研究体系越来越复杂,方法和技术手段也越来越趋于高专属性、高灵敏度、高准确性和高效率。连续化、自动化、最优化和智能化特征已成为药物分析技术发展的必然趋势。

药品的质量控制涉及药物的研制、生产、供应、临床以及检验等诸多环节,需要多方面、多学科、多部门的密切配合。《药品非临床研究质量管理规范》(GLP)、《药品生产质量管理规范》(GMP)、《药品临床试验管理规范》(GCP)、《药品经营质量管理规范》(GSP)、《中药材生产质量管理规范(试行)》(GAP)以及实施管理规范所建立的标准操作规程(SOP),为全面控制药物的质量提供了有力的保障。

思 考 题

1. 药物分析的性质与任务是什么?
2. 药物分析的主要发展趋势体现在哪几个方面?
3. 为什么要对药品质量进行全面控制和科学管理?
4. 药品质量管理规范包括哪些内容?如何保障这些规范的实施?
5. 请根据自己的学习经历、科研经历或工作情况,谈谈药物分析的重要性和必要性。

(冯 芳)

第一章 药品质量标准及药典

药品质量标准是对药品质量、规格及检验方法所作的技术规定,是药品生产、供应、使用、检验和药政管理部门共同遵循的法律依据。药典是一个国家记载药品质量标准的法典,是国家对药品质量监督、管理的法定技术标准,和其他法令一样具有约束力。

第一节 药品质量标准

一、药品质量标准的类别

根据使用范围不同,我国的药品质量标准分为如下几类。

(一)法定药品质量标准

1. 中华人民共和国药典(简称《中国药典》) 英文名称是 Chinese Pharmacopoeia,缩写为 Ch. P,由国家药典委员会编纂,经国家食品药品监督管理局批准后颁布执行。《中国药典》收载的品种为疗效确切、被广泛应用、能批量生产、质量水平较高、并有合理的质量控制手段的药品。新中国成立以来,《中国药典》已出版了九版,分别为 1953、1963、1977、1985、1990、1995、2000、2005 和 2010 年版。其中 1953 年版与 1963 年版各为一册,1977 年版起分成一部、二部两册。一部主要收载中药,二部主要收载化学药物。从 2005 年版起,《中国药典》分一部、二部和三部。药典一部收载药材及饮片、植物油脂和提取物、成方制剂和单味制剂等;药典二部分为两部分,第一部分收载化学药品、抗生素、生化药品、放射性药品,第二部分收载药用辅料;药典三部收载生物制品,并且将《中国生物制品规程》并入《中国药典》。

目前,2010 版《中国药典》(即第九版药典)已于 2010 年 10 月 1 日生效、执行。有关《中国药典》及其最新版的内容和特点介绍,请参见本章第二节的相关内容。

2. 《中华人民共和国食品药品监督管理局标准》,简称《局颁标准》或《局标准》。《局标准》由国家药典委员会编纂出版、国家食品药品监督管理局颁布执行。《局标准》通常用于疗效较好、在国内广泛应用、准备今后过渡到药典品种的质量控制。有些品种虽不准备上升到药典,但因国内有多个厂家生产,有必要执行统一的质量标准,因而也被收入《局标准》。此外,《局标准》中还收载少数上一版药典收载、而新版药典未采用的品种。

除上述两种法定药品标准外,我国还曾在建国后相当长的时间里采用过地方标准。地方标准由各省、直辖市、自治区卫生厅(局)批准、发布,曾经对药品的管理发挥了很大的作用,但由于各地生产水平参差不齐,往往由不同地区制定的同一品种质量标准间存在差异,而药品出厂以后,是在全国范围内流通,因而地方标准的存在不利于管理和提高。国家药典委员会已对中西药地方标准进行了分批、分期的整顿,并形成了以《中国药典》和《局标准》组成的国家药品标准体系。

（二）临床研究用药品质量标准

根据我国药品管理法的规定，已在研制的新药，在进行临床试验或使用之前应先得到国家食品药品监督管理局的批准。为了保证临床用药的安全和临床试验结论的可靠，国家食品药品监督管理局需要新药研制单位根据药品临床前研究结果制订一个临时性的质量标准，该标准一旦获得国家食品药品监督管理局的批准，即为临床研究用药品质量标准。临床研究用药品质量标准仅在临床试验期间有效，并且仅供研制单位与临床试验单位使用。

（三）暂行或试行药品标准

新药经临床试验或使用后，企业向国家食品药品监督管理局申报试生产时所制订的药品质量标准称"暂行药品标准"。该标准执行两年后，如果药品质量稳定，则药品转为正式生产，此时药品标准称为"试行药品标准"。如该标准执行两年后，药品的质量仍很稳定，则"试行药品标准"将经国家食品药品监督管理局批准上升为局标准。

（四）企业标准

由药品生产企业自己制订并用于控制相应药品质量的标准，称为企业标准或企业内部标准。企业标准仅在本厂或本系统的管理中有约束力，属于非法定标准。企业标准一般属于以下两种情况之一，它们或是所用检验方法虽不够成熟，但能达到某种程度的质量控制；或是高于法定标准的要求（主要是增加了检验项目或提高了限度要求）。企业标准在企业竞争、创优，特别是保护优质产品、严防假冒等方面起到了十分重要的作用。国外较大的企业都有自己的企业标准，这些标准对外通常是保密的。

值得注意的是，一个药品的质量标准，随着科学技术和生产水平的不断发展与提高，也将相应的提高。如果原有的质量标准不足以控制药品质量时，可以修订某项指标、补充新的内容、增删某些项目，甚至可以改进一些检验技术。视具体情况，有些局标准可上升列入药典标准；同时药典标准或局标准中，某些由于医疗水平、生产技术或检验技术的发展而显得陈旧落后的品种，也可降级，甚至淘汰。所以，一个药品的质量标准仅在某一历史阶段有效，并非一成不变。

二、药品质量标准的主要内容

只要有药品生产、销售和使用，就需要质量标准的监测和保障。药品质量标准所涉及项目均应采用专属性好、准确度高、灵敏且重现的分析方法进行，并需对方法进行验证，以保证测试结果的可靠性。药品质量标准主要由如下项目组成：

（一）名称

包括中文名称、英文或拉丁名、化学名。其中中文名称一般与外文名相对应（即音对应、意对应）；英文名主要采用世界卫生组织编订的国际非专利药名（International Nonproprietary Names for Pharmaceutical Substances, INN）；有机药物的化学名称则是根据中国化学会编写的《有机化学命名原则》命名，母体的选定与国际纯粹与应用化学联合会（International Union of Pure and Applied Chemistry，简称 IUPAC）命名系统一致。

（二）性状

药品的性状是药品质量的重要表征之一。性状项下记述了药品的外观、臭、味和一般的稳定性情况、理化常数等。其中，外观指药品存在状态、颜色，臭、味是药品本身固有的气、味，非指因混入残留有机溶剂而带入的异臭和异味。一般稳定性指药物是否具有引湿、风化、遇光变质等与贮藏有关的性质。物理常数一定程度上反映了药品的纯度。

由于外观、臭、味属一般性描述,没有确切的法定检验方法,故不构成法定标准的组成部分。性状可能因生产条件的不同而存在差异,只要这些差异不影响药品的质量和药效,一般也是允许的。

药品的理化常数指溶解度、熔点、比旋度、晶型、吸收系数、馏程、折光率、黏度、相对密度、酸值、碘值、羟值、皂化值等,是采用临床用药品并严格按照有关的规定方法测定的,因此可用以评价药品质量。有关的规定方法通常收载于现行版《中国药典》或国外药典的凡例或附录中。本书第三章"药物的鉴别试验"将介绍常用物理常数及其测定方法。

(三) 鉴别

药物的鉴别试验是指用可靠的理化方法来证明已知药物的真伪,而不是对未知物作定性分析。所用鉴别方法应侧重具有一定的专属性、重现性和灵敏度,操作应简便、快速。由于性状项下的物理常数也能协助鉴别药物的真伪,因此用于鉴别试验的条目一般仅 2~4 条,以能证明供试品的真实性为度。

常用的药品鉴别方法有:呈色法、沉淀法、呈现荧光法、生成气体法、衍生物制备法、特异焰色法、薄层色谱法、纸色谱法、高效液相色谱法、紫外光谱法及红外光谱法等。放射性药物还可采用 γ 谱仪法。此外,药典收载的鉴别方法还有:质谱法(MS)、核磁共振光谱法(NMR)、原子吸收光谱法(AA)、X-射线衍射法、热分析法、氨基酸分析法等。生物检定法,如肝素生物检定法、胰岛素生物检定法、洋地黄生物检定法等,虽具有特殊性和局限性,在生物样本的鉴别中却必不可少。

有共价键的化合物,都有其特征的红外光谱。除光学异构体及长链烷烃同系物外,几乎没有两种化合物具有完全相同的红外吸收光谱,即红外吸收光谱具有"指纹性"。因此红外光谱法被广泛地应用于化合物的鉴别。近几年来《中国药典》中对所收载的药物采用红外光谱法鉴别的品种呈上升趋势,《中国药典》配套的《药品红外光谱集》也出版发行了第三卷(2005 年版)。《中国药典》对供试品的红外光谱鉴别,采用与药品的标准红外光谱比较的方式,即先在《药品红外光谱集》中相同药物对照品的测试条件下获得供试品的红外吸收光谱,然后将其与《药品红外光谱集》中相同药物的标准谱图比较,若两者的峰形、峰位和峰的相对强度均一致,即认为它们是同一种药物。与之类似,《美国药典》和《英国药典》也是将供试品的红外吸收光谱与对照品的红外吸收光谱比较,但比较的方式有所不同。《美国药典》是将供试品和对照品在相同条件下同时测试红外光谱图,再比较谱图的一致性。《英国药典》则既含有与标准图谱对照的实例,也有用对照品比较法鉴别的品种。但无论采用何种方式,均需注意:同一药物的图谱若在不同卷上均有收载时,则以后面卷所收的图谱为准;当供试品的实测光谱与《药品红外光谱集》所收载的标准光谱不一致时,在排除各种可能影响光谱的外在或人为因素后,应按该药品光谱图中备注的方法或各药品标准规定的方法进行预处理,再绘制光谱、比对。此外,对于药物制剂的鉴别,应按该制剂质量标准中规定的前处理方法处理,通常采用溶剂提取的方法。样品经前处理后,按下列四种情况比对光谱:(1) 若辅料无干扰,待测成分的晶型不变化,此时可直接与原料药的标准光谱进行比对;(2) 若辅料无干扰,但待测成分的晶型有变化,此种情况可用对照品经同法处理后的光谱比对;(3) 若待测成分的晶型不变化,而辅料存在不同程度的干扰,此时可参照原料药的标准光谱,在指纹区内选择 3~5 个不受辅料干扰的待测成分的特征谱带,以这些谱带的位置(波数值)作为鉴别的依据。鉴别时,实测谱带的波数误差应小于规定值的 0.5%;(4) 待测成分的晶型有变化,辅料也存在干扰,此种情况使问题变得复杂,故一般不宜采用红外鉴别。当多组分原料药的鉴别不能采用全光谱比对时,可借鉴上述制剂鉴别中的第(3)种情况的处理方法,即选择主要成分的若干个特征谱带,对组成相对稳定的多组分原料药进行鉴别。

紫外分光光度法可用于能够产生紫外吸收的药物鉴别,鉴别方式包括:对比吸收光谱特征参数(如最大吸收波长 λ_{max}、最小吸收波长 λ_{min}、吸收系数 $E_{1cm}^{1\%}$、吸光度 A 等)或对比吸收光谱的一致性。如《中国药典》(2010 版)对乙胺嘧啶的鉴别,要求供试品在 0.1 mol/L HCl 介质中的紫外吸收在 272 nm 处为峰,216 nm 处为谷;贝诺酯的性状之一是无水乙醇溶液中其在 240 nm 波长处的吸收系数($E_{1cm}^{1\%}$)为 730~760。对两性霉素 B 的鉴别则描述为:取两性霉素 B 检查项下的溶液,用甲醇稀释成每 1 ml 中含 5 μg 的溶液,该溶液在约 362 nm±2 nm、381 nm±2 nm 与 405 nm±2 nm 波长处有最大吸收,且 362 nm 与 381 nm 处的吸光度比值应约为 0.6,381 nm 与 405 nm 处的吸光度比值应约为 0.9。《美国药典》通常采用对比供试品与对照品的紫外光谱的一致性的方式,对一些含有生色团的药物进行鉴别。如 USP 对己烯雌酚的鉴别,采用比较乙醇介质中供试品溶液(10 μg/ml)和对照品溶液(10 μg/ml)在 230~350 nm 波长范围的吸收光谱,要求吸光度差异不得大于 3.0%。应该特别说明的是,由于紫外吸收光谱的特征主要决定于化合物分子结构中生色团的类型,而非整个分子的性质,因此紫外光谱法用于药物鉴别的专属性较差,但测定用仪器普遍、易得是其优势。由于一些药物的紫外吸收光谱与其被测定时所处的介质环境有关,因此采用紫外光谱法对药物鉴别时应按照该药物质量标准规定的介质条件进行测试、对比。

色谱法具有先分离、后分析的特点,适用于复杂环境下药物有效成分的鉴别。薄层色谱法和纸色谱法对化合物的鉴别,是采用比较供试品和对照品在色谱中的比移值(R_f)的一致性;高效液相色谱法和气相色谱法则比较色谱流出峰位是否相同。药物的制剂分析若采用色谱方法,则常常可在相同的色谱条件下同时进行有效成分的鉴别和含量测定,这也正是色谱法用于药物制剂分析的优势所在。

(四) 检查

药品质量标准的检查项包括有效性、均一性、安全性与纯度要求四个方面。

有效性检查是指与药物疗效有关,但在鉴别、纯度检查和含量测定中不能控制的项目。如影响药物生物利用度的条目:"粒度细度"、"结晶度"、"晶型"和"异构体";反映主要质量指标的条目:如"制酸力"和"稳定度";控制物理性能的条目:如"吸着力"、"吸水力"、"黏度"和"平均相对分子质量"以及类似于含量测定的条目:如"含氟量"、"含氯量"、"含氮量"、"乙炔基"和"光吸收"等。

均一性是指生产出来的同一个批号药品的质量,如含量均匀度、溶出度、重量差异及生物利用度等是否均一。

安全性检查是指对药物中存在的某些痕量的、对生物体产生特殊生理作用或严重影响用药安全的杂质的检查,如异常毒性、热源、降压物质、无菌以及过敏性杂质等。

纯度要求主要指对药物中杂质的控制,如酸碱度、溶液的澄清度与颜色、无机阴离子、有机杂质、干燥失重或水分、炽灼残渣、有害残留溶剂、金属离子或重金属、硒和砷盐的检查等。杂质的控制是药品研究的一项重要内容。它包括选择合适的分析方法,准确地分辨与测定杂质的含量并综合药学、毒理及临床研究的结果确定杂质的合理限度。这一研究贯穿于药品研究的整个过程。由于药品在临床使用中产生的不良反应除了与药品本身的药理活性有关外,还与药品中的杂质有关(如青霉素等抗生素中的多聚物等高分子杂质是引起过敏的主要原因),

所以规范地进行杂质的研究,并将杂质控制在一个安全、合理的范围之内,将直接关系到上市药品的质量及安全性。在质量标准的制订过程中应充分论证质量标准中是否收载某一杂质及其限度制订的合理性。这一论证过程应包括安全性、临床研究用样品的杂质概况,并适当考虑中试规模产品的杂质概况。当杂质有特殊的药理活性或毒性时,分析方法的定量限及检出限应与该杂质的控制限度相适应。设定的杂质限度不能高于安全性数据所能支持的水平,同时也要与生产的可行性及分析能力相一致。在确保产品安全的前提下,杂质限度的确定主要基于中试规模以上产品的实测情况,考虑到实际生产情况的误差及产品的稳定性,往往对限度做适当放宽。如果批与批间的杂质含量差别很大,这意味着该药品的生产工艺不够稳定。对于来源于原料药中的杂质,如果这些杂质并非该原料药的降解产物,且其限度已在原料药质量标准中加以控制,则制剂的质量标准中可重点对降解产物进行控制。有关药品纯度及其控制部分的内容,本书将在第四章"药物杂质检查"中加以详细讨论。

(五)含量测定

含量测定是指对药品中有效成分的测定。药品的含量是评价药品质量、保证药品疗效的重要方面。含量测定必须在有效成分鉴别无误、杂质检查符合要求的基础上进行,否则没有意义。可用于药品含量测定的方法有许多种,各类方法的特点及选用原则详见本书第二章"药物质量控制与分析方法验证"的有关讨论。

(六)贮藏

药品的贮藏条件是药品能否有效用于临床的重要因素之一。通常通过药品稳定性试验来确定药品是否需要低温贮藏,研究温度、湿度、光照等贮藏条件对药品存在形式有无影响等。药品的稳定性试验是药品质量控制研究的主要内容之一,与药品的杂质控制密切相关,通常始于药品的临床前研究,在药品临床研究期间和上市后还应继续进行。以下是稳定性研究包括的内容。

1. 影响因素试验 在剧烈条件下进行,其目的是了解影响药物稳定性的因素及可能的降解途径和降解产物,为制剂工艺的筛选、包装材料和容器的选择、贮存条件的确定等提供依据。同时为加速试验和长期试验应采用的温度和湿度等条件提供依据。影响因素试验的结果也是质量标准研究中分析方法的选择和建立的依据。

影响因素试验一般包括高温、高湿、光照试验,通常试验一个批号供试品。将原料药供试品置适宜的容器中(如称量瓶或培养皿),摊成≤5 mm 厚的薄层,疏松原料药摊成≤10 mm 厚的薄层进行试验,考察各项指标的变化。对于制剂产品,一般采用除去内包装的最小制剂单位,分散为单层置适宜的条件下进行。考察时间为 10 天,分别于第 5 天和第 10 天取样测定。如有变化则应降低条件再考察。例如当供试品在高温(一般为 60°C)下含量下降 5%,或高湿(相对湿度 RH 一般为 90%±5%)时吸湿增重大于 5% 时,应在温度 40°C 或相对湿度 75%±5% 的条件下再试验。光照试验于照度为 4 000 lx±500 lx 条件下进行,于第 5 天和第 10 天取样检测,特别要注意供试品的外观变化。当高温、高湿、光照试验的结果不明确时,应加试两个批号的样品。

影响因素试验除了通常进行的高温、高湿和光照三个试验外,必要时基于药物性质、剂型特点、临床用途等,还要进行冻融试验(如注射剂)、配伍试验(考察需要溶解或者稀释后使用的药品,如注射用粉针剂、溶液片剂等,在临床使用条件下的稳定性)及考察 pH、氧、低温等试验对药物质量的影响。影响因素各种试验是从不同的角度、不同的层面考察和探讨影响药物稳定性的各种因素,保证上市药品的质量稳定。

2. 加速试验　在超常条件下进行,目的是通过加快市售包装中药品的化学或物理变化速度来考察药品稳定性,为药物制剂设计、包装、运输、保存过程提供必要资料,并初步预测样品在规定的贮存条件下长时间内的稳定性。

加速试验一般取拟上市包装的三批样品进行,建议在比长期试验放置温度至少高15℃的条件下进行。一般可选择40℃±2℃、RH 75%±5%条件下,进行6个月试验。在试验期间第0、1、2、3、6个月末取样检测考察指标。如在6个月内供试品经检测不符合质量标准要求或发生显著变化,则应在中间条件30℃±2℃、RH 65%±5%下同法再进行6个月试验。

对采用不可透过性包装的含有水性介质的制剂,如溶液剂、混悬剂、乳剂、注射液等的稳定性研究中可不要求相对湿度。对采用半通透性的容器包装的药物制剂,如多层共挤PVC软袋装注射液、塑料瓶装滴眼液、滴鼻液等,加速试验应在40℃±2℃、RH 20%±5%的条件下进行。

乳剂、混悬剂、软膏剂、糊剂、凝胶剂、眼膏剂、栓剂、气雾剂、泡腾片及泡腾颗粒等制剂宜直接采用30℃±2℃、RH 65%±5%的条件进行试验。

对温度敏感药物(需在冰箱中4~8℃冷藏保存)的加速试验可在25℃±2℃、RH 60%±5%条件下同法进行。需要冷冻保存的药品可不进行加速试验。

3. 长期试验　长期试验在接近于药品实际贮存条件下进行,目的是为制定药物的有效期提供依据。

取三批按拟上市包装的样品在25℃±2℃、RH 60%±10%或30℃±2℃、RH 65%±5%条件进行试验,取样时间点在第一年一般为每3个月末一次,第二年每6个月末一次,以后每年末一次。对温度敏感药物的长期试验可在6℃±2℃条件下进行,取样时间同上。

4. 药品上市后的稳定性研究　药品在注册阶段进行的稳定性研究,一般并不能够完全代表实际生产产品的稳定性,具有一定的局限性。采用实际条件下生产的产品进行的稳定性考察的结果,是确定上市药品稳定性的最终依据。

在药品获准生产上市后,应采用实际生产规模的药品继续进行长期试验,必要时还应进行加速试验和影响因素试验。根据继续进行的稳定性研究的结果,对包装、贮存条件和有效期进行进一步的确认。

药品在获得上市批准后,可能会因各种原因而申请对制备工艺、处方组成、规格、包装材料等进行变更,一般应进行相应的稳定性研究,以考察变更后药品的稳定性趋势,并与变更前的稳定性研究资料进行对比,以评价变更的合理性。

第二节　《中国药典》

药品标准是一个国家医药科技、产业发展和药品监管水平的综合体现。《中国药典》是我国药品标准体系的核心。

一、《中国药典》构成

《中国药典》的基本组成包括凡例、正文、附录和索引四个部分,其配套资料有《药品红外光谱集》、《中药彩色图集》、《中药薄层色谱彩色图集》、《临床用药须知》及《中国药品通用名称》等。

（一）凡例

凡例是解释和使用《中国药典》、正确进行质量检定的基本原则，它把与正文品种、附录、及质量检定有关的共性问题加以规定，有关规定具有法定的约束力。

为便于查阅和使用，《中国药典》（2010年版）将"凡例"按内容归类，并冠以标题，它们是：总则；正文；附录；名称及编排；项目与要求；检验方法和限度；标准品、对照品；计量；精确度；试药、试液、指示剂；动物试验；说明书、包装、标签。

下面列举一些凡例中与药物分析密切相关的一些规定：

1. 溶解度：溶解度是药品一个重要的物理参数。药典规定药品的溶解度为：当溶质（1 g或1 ml）在不到1ml溶剂中溶解时，为极易溶解；在1～不到10 ml溶剂中溶解为易溶；在10～不到30 ml溶剂中溶解为溶解；在30～不到100 ml溶剂中溶解为略溶；在100～不到1 000 ml溶剂中溶解为微溶；在1 000～不到10 000 ml溶剂中溶解为极微溶解；在10 000 ml溶剂中不能完全溶解称几乎不溶或不溶。

2. 计量：密度单位为 kg/m^3、g/cm^3；黏度的单位有 $Pa·s$、$mPa·s$（动力黏度）和 m^2/s、mm^2/s（运动黏度）。浓度以 mol/L（摩尔/升）表示且需精密标定浓度的滴定液，表示为"XXX滴定液（YYY mol/L）"，如高氯酸滴定液（0.1 mol/L）。"YYY mol/L XXX 溶液"表示该溶液浓度不需精密标定。

通常试样所用的"水浴温度"指98～100℃，"室温"指10～30℃，"冷水"指2～10℃，"冰浴"指0℃等。"液体的滴"指20℃时，1.0 ml 的水相当于20滴。溶液后记示"1→10"含义是"固体溶质1.0 g 或液体溶质1.0 ml 加溶剂，使成10 ml 的溶液"。未指明何种溶剂时，均系指水溶液。两种或两种以上液体的混合物，名称间用半字线"-"隔开，其后括号内所示的"："符号，系指各液体混合时的体积（或重量）比例，如甲醇-水（75：25）表示该混合液体中甲醇和水的体积比为75：25。

3. 标准品、对照品与试药：标准品、对照品与试药是药典中具有不同含义的三种化合物。标准品指用于生物鉴定、生化药品或抗生素中含量或效价测定的标准物质，以国际标准品进行标定，按 μg 或效价单位计。对照品除另有规定外，均按干燥品（或无水物）进行计算后使用的标准物质。对照品含量以绝对值（μg）表示，用化学方式标定或与其他的对照品比较确定。标准品、对照品均可用于药物的含量测定、纯度检查和鉴别试验。药典所用的对照品和标准品均由国家药品监督管理部门指定的单位制备、标定和供应，并附有使用说明、质量要求（含水分等）、使用期效和装量等。试药则指符合国家标准或国家有关规定标准的不同等级的化学试剂。实验中，除"效价测定"采用标准品，某些"检查"或"含量测定"采用对照品外，要尽可能不用标准物质，以减少其对测定的限制。

4. 精确度：取样量的准确度和试验精密度是药品检验中一个重要的共性问题。药典规定：试验中的供试品与试液等"称重"或"量取"的量，均以阿拉伯数字表示，其精密度可根据数值的有效数位来确定。如"精密称定"指称取重量应准确至所取量的千分之一；"称定"系称取重量应准确至所取量的百分之一；"精密量取"指量取的体积的准确度应符合国家标准中对该体积移液管的精密度要求；"量取"系指可用量筒或按照量取体积的有效数位选用量具。

药典方法中，为保证试验的精密度，常涉及"恒重"、"按干燥品（或无水物，或无溶剂）计算"及"空白试验"等规定。"恒重"，除另有规定外，指供试品经连续两次干燥或炽灼后的重量差异在0.3 mg 以下的状态。"按干燥品（或无水物、或无溶剂）计算"，除另有规定外，指取未经干燥（或未去水，或未去溶剂）的供试品进行试验，测得干燥失重（或水分，或溶剂的量），再在计算时从取用量中扣除。"空白试验"系指试验中不加供试品,或以等量的溶剂替代供试品溶液,或试验中不加有关试剂,按供试品溶液同样方法、步骤操作。

5. 检验限度:《中国药典》的标准中规定了各种纯度和限度数值以及制剂的重(装)量差异,它们用上限、下限或中间数值表示。这些数值不论是百分数还是绝对数字,其最后一位数字都是有效位。

原料药的含量(%),除另有注明外,均按重量计。如规定的上限在 100% 以上时,是指采用该药典规定的分析方法测定时可能达到的数值。该数值为药典规定的限度或允许偏差,并非真实含有量;若未规定具体的上限值,则表示上限不超过 101.0%。制剂的含量限度范围,是根据主药含量的多少、测定方法、生产过程和贮存期间可能产生的偏差或变化而制定的,生产中应按照标示量 100% 投料。

(二) 正文

药典正文部分为所收载的具体药物或制剂的质量标准,又称各论。根据品种和剂型的不同,《中国药典》每一品种项下按顺序可分别列有:

(1) 品名(包括中文名、汉语拼音名、英文名或拉丁名等);(2) 有机药物的结构式;(3) 分子式与相对分子质量;(4) 来源或有机药物的化学名称;(5) 含量或效价规定;(6) 制法;(7) 性状;(8) 鉴别;(9) 检查;(10) 含量或效价测定;(11) 类别;(12) 规格;(13) 贮藏等。《中国药典》(2010 年版)首次将中药材和饮片明确界定,规定直接入药者均为饮片,并将中成药处方中药味全部改用饮片名称表述,同时在标准的收载体例上明确了"炮制"、"性味与归经"、"功能主治"、"用法与用量"为饮片的属性。

药物制剂的质量标准编排在相应药物质量标准之后,所含项目与原料药质量标准相近,但不列出有效成分的分子式和相对分子质量,同时在检查项下增加制剂的检查项目。

需要说明的是,药典质量标准并不一定采用同一时期药品质量控制的最新技术和仪器,而是根据所在国的生产工艺、检验条件和水平以及综合国力等多方面的因素,选择、建立相应的分析方法。由于使用面广,药典收载的质量标准在方法学上要求具有普遍适用性。

(三) 附录

《中国药典》的附录部分记载了制剂通则及检查法,生物制品通则及检查法,一般鉴别试验,一般杂质检查方法,常见物理常数测定法,通用分析方法,试药、试液、相对原子质量等信息。

《中国药典》(2010 年版)附录更加注重创新与发展,相关内容详见本章第一节"二、2010 版药典简介"。

(四) 索引

2010 年版《中国药典》采用"中文索引"(按汉语拼音顺序排列)、"汉语拼音索引"、"英文索引"、"拉丁名索引"和"拉丁学名索引"。这些索引与药典正文前的"品名目次"相配合,可快速查询有关药物品种的质量标准。

二、2010 版药典简介

《中国药典》(2010 年版)在上版药典的基础上,充分借鉴和利用了国内外药品标准的相关资源,根据中药、化学药、生物制品不同特点和实际情况,积极开展药品标准检验方法的研究工作,在总体上有了系统性的全面提高,尤其重视药品的安全性、有效性和质量可控性。新版药典共三部,一部收载药材及饮片、植物油脂和提取物、成方和单味制剂等,品种共计 2 165 种,其中新增 1 019 种(增幅达 89%)、修订 634 种(覆盖率达 55%);二部收载化学药品、抗生素、生化药品、放射性药品以及药用辅料等,品种共计 2 271 种,其中新增 330 种(增幅为 15%)、修订 1 500 种(覆盖率达 76%);三部收载生物制品,品种共计 131 种,其中新增 37 种(增幅达 37%)、修订 94 种(覆盖率达 93%)。

《中国药典》(2010 年版)在凡例、正文、附录等方面的改进和提高主要体现出以下特点:

(1)新增与淘汰并举,收载品种大幅增加。新版药典收载品种总计 4 567 种,其中新增 1 386 种,原有药典品种着重系统性修订提高的标准有 2 237 个,力求覆盖国家基本药物目录。同时扩大对中药饮片和常用辅料的收载,重点解决长期以来中药饮片和药用辅料国家标准不足的问题。民族药标准的提高和完善也得到很大的重视。此外,新版药典新增民族药药材标准 8 个,成药标准 5 个。

对于部分标准不完善、多年无生产、临床不良反应多的药品,加大调整力度。《中国药典》(2005 年版)收载而 2010 年版药典未收载的品种共有 36 种,体现药典收载品种能进可出的特性。

(2)进一步扩大现代分析技术的应用。《中国药典》(2010 年版)广泛吸纳国内外先进技术和实验方法,扩大成熟新技术方法的收载(如离子色谱法、核磁共振波谱法、拉曼光谱法指导原则等),一、二、三部收载的附录共新增内容 47 个(增幅达 14%)、修订 154 个(覆盖率达 47%),附录内容与目前国际对药品质量控制的方法和技术水平基本一致。在重视基础性、系统性研究,强化中药材、中药饮片的标准发展与提高方面,采用液相色谱质谱联用、DNA 分子鉴定、薄层生物自显影技术等新技术、新方法,以解决常规分析方法无法解决的分析灵敏度和专属性的问题。化学药品标准中首次采用了分离效能更高的离子色谱法和毛细管电泳法。总有机碳测定法和电导率测定法被用于纯化水和注射用水等。生物制品部分品种采用了体外法替代动物试验,用于生物制品活性、效价测定。

第九版《中国药典》一、二、三部共同采用的附录分别在各部中予以收载,并尽可能做到统一协调、求同存异、体现特色。

(3)药品的安全性保障进一步加强。除在凡例和附录中加强安全性检查的总体要求,新版药典在品种正文标准中也大幅度增加或完善安全性检查项目,进一步提高对高风险品种的标准要求。如药典一部对中药注射剂增加重金属和有害元素限度标准,对易霉变的中药材及饮片等新增黄曲霉毒素检测。药典二部加强了对有关物质和高聚物等的检查,计有 565 个品种增加了 HPLC 的有关物质检查,有些已超过 EP、BP 标准(如沙星类,Ch. P 采用 HPLC 法,EP/BP 采用 TLC 法);扩大对残留溶剂(增加 97 个品种)、抑菌剂(如苯甲醇)与抗氧剂、渗透压、细菌内毒素(增加 156 个品种)、无菌等的控制。药典三部严格控制生物制品生产过程中抗生素的使用,规定:① 不得使用内酰胺类抗生素;② 使用其他类抗生素不得超过 1 种;③ 对 27 个疫苗成品进行了抗生素残留量检查;首次收载残留溶剂测定法并严格按照 ICH 限度要求,确保质量安全;严格限定防腐剂,要求与 WHO 和 EP 相同;加强对杂质、内毒素残留等控制的要求。

(4)药品质量可控性、有效性进一步提高。除在附录中新增和修订相关的检查方法和指导原则外,新版药典在品种正文标准中增加或完善有效性检查项目。如大幅度增加了符合中药特性的专属性鉴别和检测方法,除矿物药外均采用专属性强的薄层色谱鉴别法。化学药品普遍增订了溶出度、含量均匀度等检查项目。药典二部中含量测定采用了专属性更强的液相色谱法。药典三部对原药材质量要求更加严格,对检测项目及方法的确定更加科学合理。

(5)药品标准内容更趋科学规范合理。除在附录中规范剂型定义和检查要求外,新版药典对品种正文标准进行统一规范。如制剂通则中新增了药用辅料总体要求;可见异物检查法中进一步规定抽样要求、检测次数和时限等。不溶性微粒检查法中进一步统一了操作方法。规范和修订了中药材拉丁名,以与国际通行的表述相一致。

新版药典充分体现野生药材资源保护与中药可持续发展的理念,依据相关国际公约,不再增收濒危野生药材,从国家标准角度,积极引导并支持人工种养药材的发展。

(6) 鼓励技术创新,积极参与国际协调。根据中医药理论和中药成分复杂的特点,建立能反映中药整体特性的方法,将能反映中药内在质量的整体变化情况的色谱指纹图谱技术,吸纳应用到药品标准中,以保证药品质量的稳定、均一。同时,积极引入国际协调组织(相关介绍见本章第四节有关内容)在药品杂质控制、无菌检查法等方面的要求和限度,部分品种的控制指标与欧美药典同步,有些品种标准已优于欧美药典。

作为保证药品质量的法典,《中国药典》(2010年版)在保持科学性、先进性和规范性的基础上,充分反映我国当前医药工业、临床用药及检验技术水平,在提高药品质量过程中将起到积极而重要的作用。在国际上,产品竞争已然上升为标准之争,医药产品亦不例外。药物的质量涉及药物来源、处方及工艺等生产过程,还涉及产品的研制、流通、使用等各个环节的科技与控制水平,目前国际上尚未形成统一的国际药品标准,世界上各发达国家均力求促使本国或本地区的药品标准成为国际通用标准,药品标准直接关系到各国医药经济的切身利益。我国药品标准如欲在国际舞台上占有一席之地,首要任务就是要科学提高、合理完善自身标准,不断提升《中国药典》的权威性。

第三节 常用的国外药典

随着我国加入世界贸易组织,我国与世界各国的药品交流逐渐增多。知识产权保护制度的不断完善,要求药物工作者研制出自己的创新药物。这些都使得了解、借鉴国外药品质量控制方法成为必需。目前,世界上已有很多国家编订了国家药典,《欧洲药典》(European Pharmacopoeia,缩写为 Ph. Eur.)、《亚洲药典》和《非洲药典》属区域性药典。为了给发展中国家,尤其是没有药典的国家提供药品的质量标准或供参考,世界卫生组织(WHO)还编订了《国际药典》(The International Pharmacopoeia,缩写为 Ph. Int.)。

本节仅介绍具有代表性的发达国家和区域药典。

一、《美国药典》

《美国药典》的英文全称为 The United States Pharmacopeia,缩写为 USP,由美国药典会编辑出版;其最新版本是第33版,与《美国国家处方集》(英文全称 National formulary,缩写为 NF)第28版合并出版,表示为 USP33-NF28。

《美国药典-国家处方集》(USP-NF)是关于药典标准的公开出版物。USP 中提供关于原料药和制剂的质量标准,关于食物补充剂和成分的质量标准在 USP 中以独立章节予以收载。NF 中提供关于辅料的质量标准,收载了 USP 尚未收入的新药和新制剂。作为配套资料,美国药典委员会还出版发行了《美国采用药名》(USN)、《美国药典药品信息》(USP DI)、《药典论坛》(PF)和《药品信息评论》(DI Review)。

自2002年起,USP-NF 由原来的每五年一版改为每年出一个新版本,版与版之间还出版增补本,以不断补充、更新 USP-NF 内容,例如 USP32-NF27 Supplement 2 于 2009 年 6 月出版、2009 年 12 月 1 日生效。考虑到亚洲地区药物工业迅速增长的特点,《美国药典》于 2002 年 1 月 1 日首次同步发行了亚洲版(USP25-NF20,Asian Edition)。

《美国药典》的内容主要包括凡例、正文、附录、索引等几个部分。

1. 凡例(General Notices)

凡例是解释和使用《美国药典》的标准、检查、检定和其他规格提供简要的基本指导,避免在书中重复说明。凡例通常包括:浓度;重量和度量;植物和动物药;保存、包装、贮藏和标签、处方和配方、检查和含量测定、制剂成分及工艺、效价单位、USP 参比标准品、参照试剂、试剂标准、增补本、药典论坛、有效数字和允许量、缩略语、相对原子质量和化学式、法定名称及法定品种、药典名称以及通则。

《美国国家处方集》(NF)也列有"凡例"项。

2. 正文(Monographs)

正文部分收载的药物按英文字母的顺序先后排列。根据品种和剂型的不同,每一品种项下可分别列有:(1)英文名;(2)有机药物的结构式;(3)分子式与相对分子质量;(4)化学名;(5)化学文摘(CA)登录号;(6)含量或效价规定;(7)包装和贮藏;(8)USP 参比标准品;(9)鉴别;(10)物理常数;(11)检查;(12)含量或效价测定。正文项下各药品的质量标准中没有药物性状和溶解度的描述,而是将相关内容列在参考表(Reference Tables)项下。

与《中国药典》相同,《美国药典》中"制剂质量标准"置于相应"原料药质量标准"之后,制剂质量标准的组成为:英文名、含量规定、包装和贮藏、USP 参比标准品、鉴别、检查以及含量测定。有些原料药或制剂在包装项和贮藏项之后还含有标签项(Labeling),以说明该药物的特殊性质,如为兽用药物或制剂处方有特别之处的药物(例如布洛芬片剂采用明胶作包衣材料时)需用标签注明。

3. 通则(General Chapters)

《美国药典》的通则相当于《中国药典》的附录。其中列出不同类产品的有关试验项目,包括:活性原料药、生物技术药物、辅料、活性制剂、生物技术制品、疫苗、血液制品、基因与细胞治疗药物、食品添加组分、食品添加产品,各类产品试验项目均有具体的要求。药物的流通,微生物学以及复方制剂的质量控制均有通则提供指导。

通则中的内容还包括一般试验和含量测定(General Tests and Assays)和一般信息(General Information)。其中一般实验和含量测定十分广泛地涵盖了相关物理、化学试验与测定、限度检查等方面内容;一般信息是为药品分析检验参考而设,如对数据分析与处理、灭菌性能生物指示剂、体内生物等效性指导原则、近红外分光光度法、药物稳定性等均做了较详细的描述。与《中国药典》不同的是,《美国药典》将试药部分以"Reagents"项单列,相对原子质量表则列入"Reference"中。

4. 索引(Index)

可根据《美国药典-国家处方集》所附的 USP 和 NF 的联合索引查阅本书。

二、《英国药典》

《英国药典》全称 British Pharmacopoeia,缩写为 BP,目前最新版本为 2011 年版(BP2011)。于 2010 年 8 月出版,2011 年 1 月生效(BP2011),包含了欧洲药典 6.8 在内的内容。

《英国药典》(2011 年版)由六卷组成。第一卷和第二卷内容包括绪论(Introduction)、凡例(General Notices)、正文(Monographs),其中正文品种主要为原料药;第三、四卷内容包括凡例和正文,其中正文品种为药物制剂、血液制品、免疫制品、放射性药物制剂、手术材料和其他制剂等;第五卷主要内容为红外参考图谱(Infrared Reference Spectra)、附录(Appendices)、增补内容(Supplementary chapters)和索引(Index);第六卷主要收载兽药(Veterinary)标准及光谱等。《英国药典》(2011版)备有光盘版。

1. 凡例(General Notices)

BP(2011)的凡例由三部分组成。第一部分解释《欧洲药典》转载品种的标识;第二部分是适用于《英国药典》各论部分的说明;第三部分是《欧洲药典》的凡例。《英国药典》对所收载《欧洲药典》品种的区分十分明显。一般是在这些品种标题旁标志五角星围成的圆圈,在定义前以斜体说明,质量标准的起始和结尾采用"下画线"和"Ph. Eur."(《欧洲药典》)注明。

2. 正文(Monographs)

《英国药典》正文内容包括:英文名称,分子结构式,分子式与相对分子质量,CA登录号,作用与用途,制剂类型,化学名称,含量限度,性状,鉴别,检查,含量测定,贮藏和可能存在杂质的结构。

3. 附录(Appendices)

《英国药典》附录共分为25类。例如第2类光谱法、第3类色谱法、第5类物理常数测定法等。每类项下均包含其相关子项目。

与《英国药典》的配套资料有《马丁德尔大药典》(Martindale The Extra Pharmacopoeia)、《英国国家处方集》(BNF)、《药物分离与鉴定》(IID)以及《英国草药典》(BHP)。

三、《欧洲药典》

《欧洲药典》的英文全称是European Pharmacopoeia,缩写为Ph. Eur.,由欧洲药品质量管理局(European Directorate for the Quality of Medicines,简称EDQM)编制、出版,有英文和法文两种法定文本,为27个成员国及欧共体所认可,最新版本为第七版,于2010年7月出版,2011年1月生效。

除人用疫苗、兽用疫苗、免疫制剂、放射性药物、天然药物等生物制品外,《欧洲药典》不收载制剂,均为原料药。其正文部分为强制性标准,制剂通则项下的规定为指导性原则。制剂产品的质量需要符合各国药典或药品管理当局批准的质量标准要求。

在《欧洲药典》收载的附录中,不仅包括正文各品种下通用检测方法,而且对与药品质量密切相关的项目和内容加以规定,是目前世界各药典中附录最全面和最先进的。为避免因鉴别项目设置过多而造成的人力和物力的浪费,正文品种的鉴别项下规定了首选和次选项目。在某些品种的杂质检查项下,给出了可能产生的杂质名称及其化学结构式,有的品种甚至还绘有色谱图,以便于对检出杂质进行正确的判断。

四、《日本药局方》

日本国家药典全称是《日本药局方》,英文缩写为JP,最新版本为第十五改正版,表示为JP(ⅩⅤ)。JP分为两部,一部收载有通则、制剂总则(即制剂通则)、一般试验方法、医药品各论(主要为化学药品、抗生素、放射性药品以及制剂);二部收载通则、生药总则、制剂总则、一般试验方法、医药品各论(主要为生药、生物制品、调剂用附加剂等)、一般信息(介质填充试验、塑料医药品容器、防腐剂效果、分析方法评价、相对原子质量表)等。索引置于最后。日本药局方的索引有药物的日本名索引、英文名索引和拉丁名索引三种。其中拉丁名索引用于生药品种。第一部和第二部中均有红外光谱附图和紫外-可见吸收光谱图。

日本药局方中每一个"医药品各论"即一个药品的质量标准,按顺序可分别列有:(1)品名(包括英文名、日文名、拉丁名和日文别名);(2)有机药物的结构式;(3)分子式与相对分子质量;(4)来源或有机药物的化学名称;(5)CA 登录号;(6)含量或效价限度;(7)性状和理化常数;(8)鉴别;(9)检查;(10)含量或效价测定;(11)容器和贮藏。

第四节 药典的国际协调

由于药典质量标准并不是当时药品质量控制的最新技术应用和质量要求最完备的标准,故技术设备好的企业,为了保证产品的质量,制定本企业的内控质量要求,并严于相应的药典标准。各国基于本国科学技术的发展情况和认识,对药品质量,即使是同一项目(如含量均匀度检查、有关物质的限量要求等),也会有不同的规定。随着药品领域世界性流通的加剧,各国药典分歧所带来的困难日益增多,因此,占世界制药工业产值 80%、占研究和开发费用总投入 90% 的美国、欧共体、日本三方药典委员会于 1989 年决定定期举行会议,名称定为药典讨论小组(the Pharmacopoeia Discussion Group,PDG),根据自愿的原则,对各论和通用方法进行协调。PDG 被 1991 年发起组织的"人用药品注册技术规范的国际协调会"(International Conference on Harmonization of Technical Requirements for Registration of Pharmaceuticals for Human Use,ICH,网址见本书绪论部分)授予该会观察员的官方地位,可以参加质量工作组的有关活动,并继续进行 PDG 组织的协调工作,定期向 ICH 指导委员会和会议提出报告。

PGD 目标是建立统一的政策、标准、各论的质量标准分析方法以及协调美国、欧共体、日本三方药典各自能接受的程度,即有共同的质量标准、政策研究及通用方法,但当达不到统一时,采取协调、寻求共识而不要求完全一致。如在 1997 年 7 月 ICH 的第三次会议上,对于药典提到三个方面的共识:① 赋形剂,有 12 个品种的各论处于实施阶段;另有 12 个品种的各论处于进入最后公开指导阶段。这些品种是通用的赋形剂,涉及数以千计的药品。② 通用分析方法,如溶出度研究、残留溶剂的评价方法、无菌研究、蛋白评价方法均取得重大进展。③ 三方药典联合开始用其他方法取代动物试验,尤其是采用内毒素测定法代替热原法,并尽可能用物理化学方法代替生物学方法。

PDG 的组织协调工作,为全球医药贸易市场的健康发展,避免或减少国际商业贸易中的人为障碍,尽快引进其他国家发明的重要医药新技术与新产品,提供了有力的支持。

本 章 小 结

法定的药品质量标准是由国家颁布的,它们是进行药品检验、质量监督的依据和判定标准。我国的国家药品标准有《中华人民共和国药典》、《中华人民共和国药品监督管理局标准》两种。临床研究用药品质量标准、暂行或试行药品标准以及企业标准既对药品研制、生产过程的质量控制起到了不可忽视的作用,同时也为相应药物的法定药品质量标准建立提供依据。

掌握药品质量标准的基本内容及各项的作用,熟悉我国国家药典及部分国外药典的名称、英文缩写、基本组成以及内容,了解药典的国际协调组织和工作性质与内容,对于从事药物研究的工作人员来说非常重要。

思 考 题

1. 我国的药品质量标准有几种类型？各具有什么性质和作用？
2. 药品质量标准主要由哪几部分组成？它们是如何控制药品质量的？
3. 《中国药典》分哪几个部分？各部分的主要内容是什么？
4. 《中国药典》"检查"项是否仅对药品的纯度进行检查？它包含哪几个方面？
5. 药品质量标准中杂质控制有什么重要性？制订杂质控制要求时的基本思路是什么？与药品质量标准中的"贮藏"项之间存在什么关系？
6. 《中国药典》(2010年版)在凡例、正文、附录等方面的哪些主要特点有利于其提高在国际上的影响力？
7. 国外主要国家和区域性药典的名称及其缩写是什么？与《中国药典》相比,各具有什么异同点？
8. 为什么要对药典进行国际协调？涉及的组织机构的名称是什么？协调原则是什么？

（冯　芳）

第二章 药物质量控制与分析方法验证

第一节 药品检验程序和要求

一、基本程序

药品检验工作是药品质量控制的重要组成部分,包括分析样品的取样、检验、出检验报告等三个部分:

(一) 分析样品的取样

为保证分析结果的科学性、真实性和代表性,测试样品的取样应遵循随机、客观、均匀、合理的原则,同时应对供试品名称、批号、规格、数量、供试品来源(取样和送样部门或单位)、取样方法和送样日期作详细记录。

(二) 检验

药物的检验包括药物的鉴别、检查以及含量测定。鉴别是根据药物的化学结构和理化性质来判断药物及其制剂的真伪。通常采用一组试验全面评价一个药物,而不能仅凭某一项鉴别试验作为判断的唯一依据;检查通常指纯度检查,以判断药物的纯度是否符合限量规定要求;含量测定是对药物中主要有效成分的含量进行分析测试,具体方法将在本章第三节中详细描述。

总之,药物的鉴别用于判断药物的真伪,药物的检查和含量测定则可以判断药物的优劣。此外,药物的性状在评价其质量优劣方面也具有重要意义。

判断药品合格与否的依据是药品的质量标准。凡药典收载的药品,原则上应按药典规定方法进行鉴别、检查、含量测定等;如因仪器、设备条件的限制而采用其他检验方法时,该方法的精密度和准确度等需与药典方法要求相符;若存在有异议,则仍以药典方法为准。类似的,《局颁标准》收载的药品应按《局颁标准》的标准检验。进口药品可酌情按出产国家的药典质量标准进行检验。

检验数据(即原始数据)的记录,应完整、真实,字迹清晰,一般不得涂改。内容除供试品的名称、批号、规格、数量、来源、取样方法和送样日期,还应有供试品外观性状、包装情况、检验目的、检验项目、检验方法与依据、检验中观察到的现象、检验数据、结果、结论、检验者及复核者的签章等。试验记录本或记录纸应妥善保存(一般三年或三年以上),以备查验。

(三) 出检验报告

检验报告是对药品质量的评价,结论必须明确、有依据。除应注意文字简洁、意思全面外,字迹清晰、无缺页损角也十分重要。检验报告一般含有的内容和顺序如下:供试品名称、批号、规格、数量、来源、取样方法和送样日期、外观性状、包装情况、检验目的、检验项目、检验方法与依据、检验结果(书写顺序:鉴别、检查、含量测定)、结论(或判定)。如结果符合药品质量标准规定,则结论应注明所符合的标准类型,例如本品符合《中国药典》的规定。否则,应给出不符合的项目及不符合的程度,同时根据具体情况提出处理供试品的意见。

检验报告上还必须有检验者、复核者及部门负责人签名或签章,否则检验报告书无效。

二、计量认证

为了保证实验数据的准确、可靠、公正、可信,国家在《中华人民共和国计量法》中规定:向社会提供公正数据的产品质量检验机构(实验室)必须获得"计量认证"资质,否则构成违法。计量认证是我国通过计量立法,对为社会出具公证数据的检验机构(实验室)进行强制考核的一种手段,也可以说是具有中国特点的政府对实验室的强制认可。经计量认证合格的产品质量检验机构所提供的数据,用于贸易出证、产品质量评价、成果鉴定作为公证数据,具有法律效力。

取得计量认证合格证书的产品质量检验机构,可按证书上所限定的检验项目,在其产品检验报告上使用计量认证标志。标志由 CMA 三个英文字母形成的图形和检验机构计量认证书编号两部分组成。CMA 分别由英文 China Metrology Accreditation 三个词的第一个大写字母组成,意为"中国计量认证"。计量认证分为"国家级"和"省级"两级,分别适用于国家级质量监督检测中心和省级质量监督检测中心。"计量认证资质"按国家和省两级由国家质量技术监督局或省质量技术监督主管部门分别监督管理。目前,计量认证工作是以国家质量技术监督局 2000 年 10 月 24 日发布的《产品质量检验机构计量认证/审查认可(验收)评审准则》为依据开展的。该准则不仅涵盖了 GB/T15481—1995《校准和检验实验室能力的通用要求》,同时满足了《中华人民共和国计量法》对检验机构计量认证的要求,也参照了国际 ISO/IEC17025—1999《检验和校准实验室能力的通用要求》的有关规定,是作为产品质量检验机构最基本的要求。计量认证的内容包括:(1)计量检定测试设备的性能;(2)计量检定、测试设备的工作环境和人员的操作技能;(3)保证量值统一、准确的措施及检测数据公正可靠的管理制度。计量认证是政府计量行政部门对有关技术机构计量检定、测试的能力和可靠性进行的考核和证明。

计量器具是指能用以直接或间接测出被测对象量值的装置、仪器仪表、量具和用于统一量值的标准物质,包括计量基准、计量标准、工作计量器具。计量检定是指为评定计量器具的计量性能,确定其是否合格所进行的全部工作。国家对社会公用计量标准器具,部门和企业、事业单位使用的最高计量标准器具,以及用于贸易结算、安全保护、医疗卫生、环境监测方面的列入强制检定目录的工作计量器具,实行强制检定。未按照规定申请检定或者检定不合格的,不得使用。实行强制检定的工作计量器具的目录和管理办法,由国务院制订。规定以外的其他计量标准器具和工作计量器具,使用单位应当自行定期检定或者送其他计量检定机构检定,县级以上人民政府计量行政部门负责进行监督检查。

计量标准器具(简称计量标准)的使用,必须具备下列条件:(1)经计量检定合格;(2)具有正常工作所需的环境条件;(3)具有称职的保存、维护、使用人员;(4)具有完善的管理制度。医药行业常用的实行强制检定的工作计量器具有:(1)尺;(2)热量计;(3)玻璃液体温度计;(4)砝码;(5)天平;(6)分光光度计;(7)活度计;(8)容量器皿;(9)酸度计;(10)火焰光度计;(11)密度计;(12)流量计;(13)比色计;(14)超声功率计;(15)轨道衡;(16)计量罐、计量罐车;(17)有害气体分析器;(18)烟尘、粉尘测量仪;(19)水质污染监测仪;(20)色谱仪;(21)其他分析用仪器、器具及标准。

三、常用法定计量单位

计量是科学技术的基本手段之一。在现代技术迅猛发展的今天,人们的认识层次不断深化,学科间、地域和国家间的交流日益频繁,计量单位的精确化和统一化已成为必然的发展趋势,并越来越显示出必要性。

1981年国务院公布了统一计量单位名称和符号的试行方案,1984年又公布命令,统一实行以国际单位制(Standard International Unit,SI制)为基础的法定计量单位。1985年,全国人大常委会通过了计量法,规定自1991年1月起,不再允许使用非法定计量单位。

《中国药典》(2010年版)采用的常用法定计量单位列于表2-1。表2-2列出了药物分析中用于构成十进倍数和分数单位的常用词头。

表2-1 常用法定计量单位

名称	单位
长度	米(m) 分米(dm) 厘米(cm) 毫米(mm) 微米(μm) 纳米(nm)
体积	升(L) 毫升(ml) 微升(μl)
质(重)量	千克(kg) 克(g) 毫克(mg) 微克(μg) 纳克(ng) 皮克(pg)
物质的量	摩尔(mol) 毫摩尔(mmol)
压力	兆帕(MPa) 千帕(kPa) 帕(Pa)
动力黏度	帕秒(Pa·s) 毫帕秒(mPa·s)
运动黏度	平方米每秒(m^2/s) 平方毫米每秒(mm^2/s)
波数	厘米的倒数(cm^{-1})
密度	千克每立方米(kg/m^3) 克每立方厘米(g/cm^3)
放射性活度	吉贝可(GBq) 兆贝可(MBq) 千贝可(kBq) 贝可(Bq)

表2-2 用于构成十进倍数和分数单位的常用词头

所表示的因数	词头名称	词头符号
10^6	兆	M
10^3	千	k
10^{-1}	分	d
10^{-2}	厘	c
10^{-3}	毫	m
10^{-6}	微	μ
10^{-9}	纳[诺]*	n
10^{-12}	皮[可]*	p

*[ ]内的字是在不致混淆情况下可以省略的字。

对法定计量单位的几点说明:

(1)根据规定,一个物理量只能有一个单位名称,它的倍数或分数单位,应由这个单位加词头构成,而不应另有名称。单位符号除人名(第一个字母要大写)外,一律用小写;词头符号的字母当其所表示的因数小于10^6时,一律用小写体,大于或等于10^6时用大写体。例如MPa(兆帕),μg(微克)等。

(2)根据规定,不能用词头来代表单位,并且不得使用重叠的词头。因此,不能用μ代表微米(μm),也不能用mμ代表纳米(nm)。

(3)"物质的量"的法定单位名称(符号)是摩[尔](mol)、毫摩[尔](mmol)、纳摩[尔](nmol)、皮摩[尔](pmol)等。克分子数、克原子数、克离子数、克当量数等单位已废除,也不用摩尔数。摩尔是SI制的一个基本单位,也是我国法定单位。1971年第14届国际计量大会通过的摩尔的定义是:"摩尔是一系统的物质的量,该系统中所包括的基本单元数与0.012 kg碳-12的原子数目相等。在使用摩尔时应指明基本单元,它可以是原子、分子、离子及其他粒子,或是这些粒子的特定组合"。

"摩尔质量"的定义是物质的质量除以该物质的"物质的量",其SI制单位为千克每摩(kg/mol),但常用单位为克每摩尔(g/mol),有时也用毫克每毫摩尔(mg/mmol)等。过去常用克分子、克分子量、克原子、克原子量、克离子、克离子量、克式量等名称,现统一称为摩尔质量。此外,克当量、毫克当量也已废除。

"物质的量浓度"简称为浓度,其常用的法定单位名称和符号是摩[尔]每升(mol/L)、毫摩[尔]每升(mmol/L)、微摩[尔]每升(μmol/L)、纳摩[尔]每升(nmol/L)、皮摩[尔]每升(pmol/L)。克分子浓度(M)、摩尔浓度、式量浓度(F)、当量浓度(N)等单位名称和符号已废除。

第二节 药物分析误差及数据处理

一、误差及消除

测量就是人们用一定手段得到被研究对象用数量表示的某种性质。在定量分析中,这种性质可以是重量、体积、透光率、溶液的pH、记录纸上色谱峰的面积等等。受分析方法、仪器和试剂以及分析人员的操作技术水平等方面的限制,任何测定结果不可能是绝对准确的,即测定值与真实值之间总是存在差异,这一差异称为误差。了解分析过程中各种误差的来源及特点,设计和控制分析的测试过程,并对实验数据进行正确处理,对于提高分析结果的准确度至关重要。

测量误差用绝对误差和相对误差表示。绝对误差用δ表示,是测定值与真实值之差,若以x代表测量值,μ代表真实值,则:

$$\delta = x - \mu \quad (2-1)$$

显然,绝对误差可以是正值,也可以是负值,单位同于测量值。$|\delta|$越小,表明测定值越接近于真实值。由于绝对误差的数值与测量值的数值大小有关,不能体现误差在测定值中所占的比值,因此在分析测定结果的误差大小时引入相对误差的概念:

$$相对误差 = \frac{绝对误差}{真实值} \times 100\%$$
$$= \frac{\delta}{\mu} \times 100\% \quad (2-2)$$

相对误差没有单位。

测定误差通常分为随机误差和系统误差。

(1) **随机误差** 又称为偶然误差,系由分析过程中种种不稳定随机因素,如温度、湿度、光线、气流、气压等环境条件的波动,分析人员操作微小差异以及仪器的不稳等产生。证明随机误差存在的最简单的方法是重复进行实验。因为有随机误差存在时,在相同条件下对同一试样进行多次测定的结果总是不一致,测量值或大或小,似乎没有规律性,因此随机误差又称为不可定误差。不可定误差并非没有规律可循,大量的实验表明:对一个量进行多次测量,统计测定结果,则各测定结果都不同程度地分散在其平均值的两侧,小误差出现的机会多,而大误差出现的机会少。统计学研究指出:测定次数趋于无穷时,正负误差出现的机会接近于相等,且数值大小相反

(图2-1),即将测定结果取平均所得的平均值近似等于真值。实际工作中,不可能也没有必要对同一样品作无限次的测定,一般平行测定3~4次,取平均值,即可满足定量分析的要求。

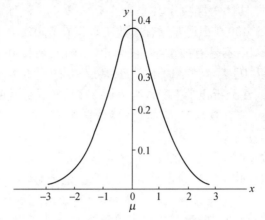

图2-1　随机误差的正态分布曲线

（2）系统误差　是由某些比较确定的因素,如测定方法不完善、试剂不纯、仪器不准确、操作欠妥等所引起,因而具有对分析结果影响比较固定的特点,即在同一条件下重复测定时,误差的大小和正负总是恒定,故使测定结果始终偏高或者偏低。显然,增加测量次数不能减少系统误差,只有找出产生系统误差的原因,并在分析过程中尽可能地减少,或测定其大小后加以校正,才能消除系统误差对测定结果的影响。

根据来源,系统误差可由方法误差、仪器和试剂误差以及操作误差构成。

① 方法误差:系由分析方法不完善引起,即使仔细操作也不能克服。例如在滴定分析中,由于指示剂对反应终点的影响,使得滴定终点与化学计量点不能很好重合;又如在痕量分析中,被测组分由于吸附或挥发作用所造成的损失等。

② 仪器和试剂的误差:仪器误差来源于仪器某部件制造不够精密,长期使用导致某些性能变化,量具和仪表刻度不够准确等而产生的系统误差。试剂误差是指所用试剂的质量不符合要求,如试剂的纯度不够或者所用的水引入微量的待测物质或对测定有干扰物质所造成的系统误差。

③ 操作误差:分析者操作不当,也可引入系统误差。例如,取样的代表性不强,反应条件控制不当,或者分析者感觉器官的差异和固有习惯所致等。

分析定量测定中可能产生误差的来源,根据上述误差的特点,采用一定的处理即可使误差减少到可以接受的程度。在消除系统误差的前提下,人们就可以获得所谓"真值"。"真值"是有经验的人,用最可靠的方法,对试样进行多次测定所得值的平均值。

二、有效数字

在分析测量工作中,为了得到准确的分析结果,不仅要准确地测量,而且要正确地记录和计算。为此,就必须掌握有效数字的概念。

（一）有效数字

有效数字指实际上能测量到的数字,其最后一位欠准,欠准程度为±1。例如用万分之一的分析天平称得某物体的重量为0.210 2 g,这些数字中,0.210是准确的,最后一位数字"2"是欠准的,可能有±1个单位的误差,即其实际重量是在0.210 2 g±0.000 1 g范围内的某一数值。使用 25 ml 滴定管量取 25 ml 溶液时,应写成 25.00 ml,即四位有效数字。因为小数点后第二位的"0",可能有 ±0.01 的误差。

数据中有"0"时,应视具体情况决定其是否为有效数字。例如在 5.400 0 g 中的三个"0"都是有效数字,所以 5.400 0 g 是五位有效数字。但在 0.078 0 g 中,8 后面的"0"是有效数字,而 7 前面的两个"0"不是有效数字,仅起定位作用,所以 0.078 0 g 是三位有效数字。很大或很小的数字用"0"表示位数时不方便,常用 10 的次方表示。例如 0.000 43 g 可以写成 4.3×10^{-4} g。另外,在分析化学中经常会遇到一些倍数或分数的关系,例如:$M/6$,分母上的"6"并不意味着只有一位有效数字,它是自然数,非测量所得,可认为其有效数字有任意位。确定有效数字位数时,应注意以下几点:

(1) 记录测量所得数据时,只允许保留一位可疑数字。

(2) 有效数字的位数反映了测量的相对误差。因此,记录测量数据时,绝不要因为最后一位数字是零而随意舍去。例如称得某物质的重量为 0.125 0 g,绝不允许记为 0.125 g。

(3) 确定有效数字的位数时,若第一位数字等于或大于 8,其有效数字位数应多算一位。例如 9.57,虽然只有三位,但它已接近 10.00,故可认为它是四位有效数字。

(4) 数据中的"0"要作具体分析。数字中间的"0",都是有效数字,数字前边的"0",都不是有效数字,它们只起定位作用;数字后边的"0"是有效数字。

(5) 在所有计算式中,常数 π,e 的数值以及常遇到的倍数、分数关系,非测量所得,可视为无限多位有效数字。

(6) 在分析化学中常遇到的 pH、pM、pK 等对数值,其有效数字的位数仅取决于小数部分数字的位数,其整数部分只说明原数值的方次。

(7) 质量标准中规定的各种纯度和限度数值以及制剂的重(装)量差异,系包括上限和下限两个数值本身及中间数值。规定的这些数值不论是百分数还是绝对数字,其最后一位数字都是有效位。

(二) 有效数字的修约规则

在多数情况下,测量数据本身并非是最终要求的结果,而是需要再经过一系列运算后,才能获得所需的数据。在计算一组准确度不等(即有效数字位数不同)的数据前,应按照确定的有效数字位数,将多余的数字舍弃。舍弃多余数字的过程称为"数字修约"或"数字整化"。数字修约所遵循的规则称为"数字修约规则"。国家标准的《数字修约规则》可归纳为表 2-3 的顺口溜。

表 2-3 数据修约规则和实例

修约规则 (顺口溜)	实 例	
	修约前数字	修约后数字 (要求小数点后保留一位)
四要舍	12.343 2	12.3
六要入	25.474 3	25.5
五后有数要进位	2.052 1	2.1
五后没有数看前方:		
前为奇数就进位	0.550 0	0.6
前为偶数全舍光	0.650 0	0.6
	2.050 0	2.0(0 视为偶数)
不论舍去多少位 都要一次修停当	2.545 46	2.5(不能采用如下修约: 2.545 5→2.546→2.55→2.6)

（三）有效数字的运算规则

在分析测定过程中，一般都要经过几个测量步骤，获得几个准确度不同的数据。对于这些数据，必须按照一定的规则进行运算，以节省时间，避免因计算过繁引入错误，又能使计算结果真正符合实际测量的准确度要求。下面是常用的有效数字运算基本规则。

（1）加减法运算：当几个测量值相加减时，它们的和或差的有效数字的保留，应以小数点后位数最少（即绝对误差最大的）的数据为准。

例如：$62.3+2.755+0.531\ 2=$？

原数	绝对误差	修约为
62.3	±0.1	62.3
2.755	±0.001	2.8
+) 0.531 2	±0.000 1	+) 0.5
65.586 2	±0.1	65.6

可见三个计算的原数中以第一个数的绝对误差最大，它决定了总和的不确定性为±0.1，其他误差小的数不起作用，结果的绝对误差仍保持±0.1，故为65.6。实际计算时，可以小数点后位数最少的数62.3为准，将各数修约为含一位小数的数，再相加求和，所得结果相同但过程简化。

（2）乘除法运算：许多测量值相乘除时，它们的积或商的有效数字的保留，应以有效数字最少（即相对误差最大的）的那个测量值为准。

例如：设每个数的最后一位数都有±1的绝对误差，求下列算式的结果：

$$\frac{0.032\ 5\times 5.103\times 60.06}{139.8}=?$$

四个数中相对误差最大的是0.032 5，有效数字三位，结果应保留三位有效数字。通常试验结果在运算过程中，可比规定的有效数字多保留一位有效数字，而后再根据有效数字的修约规则进舍至规定的有效位。因此，按下式计算：

$$\frac{0.032\ 5\times 5.103\times 60.06}{139.8}=0.071\ 3$$

（3）表示准确度和精密度时，大多数情况下只取一位有效数字即可，最多取两位。

目前，电子计算器的应用相当普及，但计算器上所显示的数字位数可能很多，并不表示计算结果的准确度就高。应根据上面所介绍的各种规则，正确取舍有效数字。

三、相关与回归

物质的浓度和它们测定的响应值之间常常直接或间接的存在着线性关系，例如紫外分光光度法定量测定中依据的 Lambert-Beer 定律：

$$A = E_{1\ cm}^{1\%}Lc \tag{2-3}$$

式中，$E_{1\ cm}^{1\%}$（百分吸收系数）及 L（光程长）在一定的条件下为常数，即 A（吸光度），c（浓度）之间存在线性关系。

但在实际工作中，很多情况下，吸光度和浓度之间的关系却没有这样简单。这是由于吸光度的测量受到很多因素的影响，如入射光的谱带宽度、杂散光和有吸收物质参加的化学平衡，以及光电转换元件性能的缺陷、电源电压的波动、测量过程中温度的变化、各吸收池光学性质不完全一样、浓度配制得不够准确，等等。所有这些因素的综合作用，造成吸光度和浓度之间关系的不确定性。但这并不意味着吸光度和浓度之间关系的不可知,只要对大量的实验数据进行系统、周密的分析,就一定能透过偶然性看出必然性,得出深刻反映变量之间关系的客观规律。回归分析就是这样一种处理变量之间关系的数学方法。

设 x 为自变量,y 为函数。对于某一 x 值,y 的多次测量值可能是波动的,但总是服从一定的分布规律(如图2-2中钟形曲线),回归分析就是要找出 y 的平均值与 x 之间的关系(图2-2)。

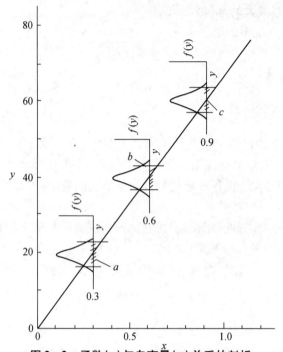

图2-2 函数(y)与自变量(x)关系的剖析

钟形曲线是以概率 $f(y)$ 对 y 所作出的正态分布图

当 x、y 之间的关系呈线性函数关系时,回归分析称为线性回归分析,其依据是最小二乘法原则,即通过一系列实验点(x_i、y_i,$i=1,2,3\cdots$)的最佳直线是各点的偏差平方和最小的直线:

$$y = a + bx \tag{2-4}$$

式中,a 为线性方程的截距,b 为斜率。

a、b 可以通过以下公式计算而得:

$$a = \frac{\sum y_i - b \sum x_i}{n} \tag{2-5}$$

$$b = \frac{n \sum x_i y_i - \sum x_i \sum y_i}{n \sum x_i^2 - (\sum x_i)^2} \tag{2-6}$$

各点的偏差平方和最小小到多少数值可以认为 x、y 之间存在有线性关系?判断这一点,在统计学中常用到相关系数 r,r 可以表示两种变量之间的相关程度和相关方向:

$$r = b \sqrt{\frac{\sum (x_i - \bar{x})^2}{\sum (y_i - \bar{y})^2}} \tag{2-7}$$

r 的数值介于 0 和 ±1 之间。当 $|r|=1$ 时,表示(x_1,y_1)、(x_2,y_2)、(x_3,y_3)……处在一条直线上;当 $r=0$ 时,表示(x_1,y_1)、(x_2,y_2)、(x_3,y_3)……处在杂乱无章或处在一条曲线上。显然,

$|r|$ 越接近 1，x、y 之间的线性关系越明显。

第三节 药物定量分析方法

药物的定量分析需在有效成分鉴别无误、杂质检查合格的基础上进行，是评价药品质量的重要内容之一。

药典中用于测定药物含量的方法包括理化测定法（称含量测定）和生物学测定（称效价测定），后者在药理、微生物学课程中学习。本节仅对以分析化学为基础的药物理化测定法作一简要介绍。这些方法将具体应用在后续各章各类药物的分析中涉及。

一、化学分析法

化学分析法是以物质的化学反应为基础的分析方法，由重量分析法和滴定分析法（容量分析法）组成。

（一）重量分析法

重量分析法是称取一定重量的供试品，采用某种方法或通过某种物理或化学变化使被测组分从样品中分离出来并转化为一定的称重形式，再根据被测组分和供试品的重量，计算组分的含量百分数的定量方法。

重量法系经典的分析方法之一。由于采用分析天平直接称量被测成分或反应产物，因而准确度较高。但分析过程中过滤、洗涤、烘干等操作比较繁琐，需时长，限制了该方法的应用。目前，某些药品的含量测定、干燥失重、炽灼残渣以及中草药灰分的测定等尚需应用重量法。

根据供试品中被测组分的性质，采用不同的分离方法，重量法又分为挥发法、萃取法及沉淀法等。

1. 挥发法：若被测成分具有挥发性，或者可以转变为挥发性气体，则可采用挥发法分析。

将供试品加热或与某种试剂作用，使待测成分生成挥发性物质逸去，然后根据供试品减失的重量，计算待测成分百分含量的方法称间接挥发法。如测定氯化钡中结晶水的含量时，可将一定重量的氯化钡加热使水分挥发、逸出，根据氯化钡所减轻的重量可计算样品中水分的含量：

$$水分的含量 = \frac{供试品与称量瓶总重量 - 干燥后供试品与称量瓶总重量}{供试品与称量瓶总重量 - 称量瓶重量} \times 100\%$$

(2-8)

用某种试剂将逸出的挥发性物质吸收，再根据吸收剂增加的重量计算成分百分含量的方法称直接挥发法。如用高氯酸镁作为吸收剂，将逸出的水分吸收，再测定高氯酸镁增加的重量，就得到固体中结晶水的重量：

$$水分的含量 = \frac{吸收水分后的高氯酸镁重量 - 干燥的高氯酸镁重量}{供试品重量} \times 100\% \quad (2-9)$$

2. 萃取法：利用被测成分在两种互不相溶的溶剂中的溶解度差异，使其从原来的溶剂中定量地转入作为萃取剂的另一种溶剂中，然后将萃取剂蒸干，称量干燥萃取物的重量，根据萃取物的重量计算被测成分百分含量的方法，称为提取重量法。

例如《中国药典》曾利用荧光素钠盐易溶于水，而荧光素本身水溶性差的特点，测定荧光素钠的含量。方法为：取荧光素钠约 0.5 g，精密称定，加水 20 ml 使溶解后，加稀盐酸 5 ml，使荧光素析出,用丁醇-三氯甲烷(1:1)提取 4 次,每次 20 ml,合并提取液,用水10 ml 洗涤,洗液再用丁醇-三氯甲烷(1:1)5 ml 振摇提取,合并提取液,置 105℃恒重的容器中,在水浴上通风蒸发至干,残渣用乙醇 10 ml 溶解后,再置于水浴上蒸干,并在 105℃干燥至恒重,精密称定,所得重量乘以 1.132,即得供试品中含有 $C_{20}H_{10}Na_2O_5$ 的重量。

提取重量法在药物的杂质检查中也常有应用,如生物碱类药物盐酸吗啡中其他生物碱的检查,有关内容详见第十章"生物碱类药物的分析"。

3. 沉淀法:该方法是使待测成分以难溶化合物的形式从溶液中沉淀出来,过滤沉淀,洗涤、干燥或灼烧后称量重量,根据所得重量求出被测成分在样品中的百分含量。

沉淀法是重量分析法中最常用的一种分析方法。为了确保分析结果的准确,沉淀法对沉淀有一定的要求:

(1) 沉淀的溶解度要小。即要求沉淀反应必须定量完成,这样被测组分才能完全沉淀。一般来说,沉淀在溶液中溶解损失的量不应超过分析所允许的称量误差(≤0.2 mg)。

(2) 沉淀要纯净。应尽量避免其他物质的沾污,这样才能准确地获得被测组分的分析结果。

(3) 沉淀的称量形式的组成必须严格符合一定的化学式。在重量分析中,沉淀是经过干燥或灼烧后称量重量的。在灼烧过程中沉淀可能会发生化学变化,因此,称量时的物质常与沉淀时析出的物质不同,即"沉淀形式"和"称量形式"可能是不同的。但这无关紧要,重要的是沉淀的称量形式一定要有固定组成,才可能计算出分析结果。

例如,测定 Fe^{3+} 时,用 $NH_3 \cdot H_2O$ 作为沉淀剂,使 Fe^{3+} 成为 $Fe(OH)_3 \cdot xH_2O$ 形式沉淀下来;但干燥后,氢氧化铁中含水量不定,无法根据其重量计算含铁量。而若将氢氧化铁高温灼烧,使 $Fe(OH)_3 \cdot xH_2O$ 失去水分,成为组成恒定的 Fe_2O_3,便可根据 Fe_2O_3 重量(W),再乘以一定的换算因素(F),而求得供试品中 Fe^{3+} 的含量 $X(\%)$:

$$X = \frac{W \times F}{S} \times 100\% \qquad (2-10)$$

$$F = \frac{G \times 待测成分的相对分子质量(或相对原子质量)}{称量形式的相对分子质量} \qquad (2-11)$$

式中,G 为一系数,它的存在是使分子、分母中涉及的待测元素的原子个数相等,因此具体数值需根据测定物质而定。对于上述 Fe^{3+} 测定,$G=2$,故 $F=2M(Fe)/M(Fe_2O_3)$,$M(Fe)$ 和 $M(Fe_2O_3)$ 分别表示铁的相对原子质量和三氧化二铁的相对分子质量;若测定对象是 MgO,其沉淀形式为 $MgNH_4PO_4$,称量形式为 $Mg_2P_2O_7$,则 $G=2$,$F=2M(MgO)/M(Mg_2P_2O_7)$;对于 SO_4^{2-} 测定,由于沉淀形式为 $BaSO_4$,称量形式仍为 $BaSO_4$,则 $G=1$,$F=M(SO_4^{2-})/M(BaSO_4)$。

沉淀一般有晶型和非晶型两种。为了获得符合重量分析要求的沉淀,对这两类沉淀的沉淀条件要求如下:

晶型沉淀应在适当稀的、热溶液中生成,在不断搅拌下缓缓加入沉淀剂,这样可减少沉淀物的过饱和度,使沉淀颗粒粗大,易于过滤和洗涤,同时少吸附溶液中杂质。为了进一步增加结晶的颗粒度,沉淀完全后应进行"陈化",即让沉淀和溶液在一起放置一段时间。陈化过程可以使细小结晶溶解而粗大结晶长得更大,因为细小结晶的溶解度比粗大结晶的溶解度大,如果溶液对大结晶是饱和的,对细小结晶则是未饱和的,于是,小结晶溶解,这样溶液中沉淀物离子的浓度增加,这时对于大结晶而言已成为饱和的溶液,将有新沉淀在大结晶表面析出,从而增加了结晶的颗粒度。

非晶型沉淀一般含水较多,体积庞大,容易生成胶体。为产生较为紧密的沉淀,减少离子的水化,防止胶体的生成,沉淀时样品溶液和沉淀剂都应该较浓,以促进沉淀快速生成。同时,沉淀应在热溶液中进行,适当电解质存在有利于破坏胶体。为避免沉淀吸附溶液中的杂质,不必陈化,沉淀完毕,立即过滤、洗涤。

(二)滴定分析法

滴定分析法亦称容量分析法,常用于药物的含量测定。该方法是将已知准确浓度的滴定液由滴定管加入至被测物溶液中,使之与被测物计量反应,根据被测物所消耗滴定液的体积和浓度,计算出被测药物的含量。

容量分析法具有精密度好,操作简便,结果准确、快速,无需特殊设备等优点,因而是化学原料药含量测定的首选方法。灵敏度差、不适用于微量分析是其缺点。药典中常用的容量分析法有酸碱滴定法、非水滴定法(含非水碱量法、非水酸量法等)、沉淀滴定法、配位滴定法、氧化还原滴定法等。

滴定分析的终点与化学计量点是两个既相互关联又各自独立的基本概念。滴定液与被测组分按照反应方程式所表示的化学计量关系定量地反应达到完全时,反应即到达了"化学计量点"或简称为"计量点"。而终点则通常是借助于人眼对指示剂颜色变化的判断或特定物理量(如电位)的变化来确定。化学计量点与滴定终点不一定能恰好完全吻合,一般来说,它们之间总会存在着微小差别,即存在有"终点误差",当终点误差小于0.2%时,分析结果的准确度符合定量分析的要求。

为了实现滴定分析准确度的要求,滴定分析法对化学反应有一定的要求:① 反应完全,一般要达到99.9%以上;② 反应速度快,在滴定过程中,瞬间即能完成反应;③ 反应按照反应方程式所显示的化学计量关系定量地进行;④ 有可靠、简便的判定化学计量点的方法,即有适宜的指示剂可供选择或可借助于电位计等判断滴定终点的达到。完全符合上述条件的反应是有限的,采取一些措施可以使一些不满足条件的反应尽可能达到要求。例如,对反应速度不够快的,可以通过加热或加入催化剂来加速。采用不同的滴定方式,也可使一些不完全符合要求的反应,能够用于滴定分析。这样,滴定分析法的应用范围就大大地扩展了。

药物分析中,常用的滴定方式一般有三种,它们分别是直接滴定法、剩余滴定法和间接滴定法。

(1) 直接滴定法:当化学反应能够满足滴定分析的要求时,可用滴定剂直接对被测样品溶液进行滴定。例如,《中国药典》(2010年版)以氢氧化钠滴定液滴定芬布芬原料药。

(2) 剩余滴定法:又称返滴定法、回滴定法或逆滴定法。当滴定剂与被测组分的反应速度较慢或被测物质难溶于水时,不能直接滴定,这时可以先加入定量、过量的第一种滴定剂,让被测物与该滴定剂完全反应;待反应结束后,再用第二种滴定剂返滴(或回滴)剩余的(过量的)第一种滴定剂;计算由与被测组分所消耗的第一种滴定剂的量,即可求算出被测物的量。

例如,磷酸氢钙与乙二胺四乙酸二钠盐(EDTA)反应速度较慢,不适宜于直接配位滴定。《中国药典》(2010年版)让其与定量、过量的EDTA滴定溶液在加热的情况下充分反应,然后用锌滴定液返滴定剩余的EDTA,以测定磷酸氢钙及其片剂的含量。

(3) 间接滴定法:当滴定剂与被测组分之间因存在有副反应的缘故,不能按照某一个确定的方程式进行反应时,可以先使被测物与某一试剂作用,定量地置换出另一种物质,该物质再进一步用滴定液滴定。

例如,硫代硫酸钠不能直接滴定过氧苯甲酰等强氧化剂,因为这些强氧化剂不仅能将$S_2O_3^{2-}$氧化为$S_4O_6^{2-}$,还会将一部分$S_2O_3^{2-}$氧化为SO_4^{2-},因此没有确定的计量关系。但如在过氧苯甲酰的丙酮溶液中加入过量 KI,使产生一定量的 I_2,然后由 $Na_2S_2O_3$ 滴定液滴定生成的 I_2,即可计算出过氧苯甲酰的量。《中国药典》(2010 年版)采用这种方式测定了过氧苯甲酰原料药、乳膏剂及其凝胶剂。

有时,一种滴定反应不能简单的归入上述哪一种滴定方式,而是兼具有两种或两种以上的特点。例如,《中国药典》(2010 年版)对依他尼酸及其片剂的分析是让供试品先与定量、过量的溴液作用,然后让剩余的溴与碘化钾反应,定量置换出碘,最后用硫代硫酸钠滴定碘。《中国药典》(2010 年版)收载的溴量法基本上都是采用这一滴定方式,仅仅是测定对象不同而已。

在滴定分析法中常涉及一系列计算问题,如滴定溶液配制与标定的计算,分析结果的处理等。这些都涉及浓度和化学计量关系。本节仅就药物分析中常用的滴定度的定义及其计算作一介绍,其他相关计算将结合具体实例在后续各类典型药物的分析中加以讨论。

滴定度是指 1 ml 滴定液所相当的被测成分的量(mg),以 T 表示,单位常用 mg/ml。根据滴定度的定义,对于滴定剂为 A,待测组分为 B 的任一滴定反应:

$$aA + bB \Longrightarrow cC + dD$$

在滴定中,A 与 B 物质之间存在化学计量关系(物质的量之比)是 $n_A : n_B = a : b$,故被测物的量 n_B 与滴定剂 A 所消耗的物质量 n_A 之间存在关系为 $n_B = \frac{b}{a} \times n_A$,若滴定液浓度为 c_A (mol/L),则当其消耗体积为 1 ml 时,所相当的被测物的物质的量为 $\frac{b}{a} \times c_A$,相当的被测物的质量为:

$$T = n_B \times M_B = \frac{b}{a} \times c_A \times M_B \qquad (2-12)$$

式中,M_B 为被测物的摩尔质量。

因为不同被测药物的摩尔质量以及滴定反应的物质的量之比不同,同一滴定液对不同被测药物的滴定度是不同的,计算通式如下:

$$T(\text{mg/ml}) = m \times \frac{b}{a} \times M \qquad (2-13)$$

式中,m 为滴定液物质的量浓度(单位:mol/L);a 为被测药物的物质的量(单位:mol);b 为滴定剂的物质的量(单位:mol);M 为被测药物的毫摩尔质量。

二、光谱分析法

光谱分析法是指利用化合物的光谱进行定性、定量和结构分析的方法。通过测定被测物质在特定波长处或一定波长范围内的吸光度或发光强度,对该物质进行定性和定量分析的方法称为分光光度法。《中国药典》(2010 年版)中收载的分光光度法有:紫外-可见吸收光谱法、红外吸收光谱法、原子吸收光谱法、荧光分析法以及火焰光度法。这里主要介绍在物质定量方面应用较多的紫外-可见分光光度法、荧光分析法和原子吸收分光光度法。

(一) 紫外-可见分光光度法(Ultraviolet-Visible Spectrophotometry,UV)

紫外-可见分光光度法由于具有高灵敏度、高准确度、仪器价廉、操作简单和应用广泛等优点而成为各国药典中常用的定量分析方法。

测定法:除另有规定外,应以配制供试品溶液的同批溶剂为空白对照,采用 1 cm 的石英吸收池,在规定的吸收峰波长 ± 2 nm 以内测定几个点的吸光度,或由仪器在规定波长附近自动扫描测定,以核对供试品的吸收峰波长位置是否正确。除另有规定外,吸收峰波长应在该品种

项下规定的波长 ±2 nm 以内,并以吸光度最大的波长作为测定波长。一般供试品溶液的吸光度读数在 0.3~0.7 之间误差较小。仪器的狭缝波带宽度应小于供试品吸收带的半宽度的十分之一,否则测得的吸光度会偏低。由于吸收池和溶剂本身可能有空白吸收,因此测定供试品的吸光度后应减去空白读数,或由仪器自动扣除空白读数后再计算含量。

用于含量测定的方法一般有下面几种。

1. 对照品比较法:按各品种项下的方法,分别配制供试品溶液和对照品溶液,所用溶剂应完全一致,对照品溶液中所含被测成分的量应为供试品溶液中被测成分规定量的 100% ±10%。在规定的波长处测定供试品溶液和对照品溶液的吸光度后,按下式计算供试品被测溶液的浓度:

$$c_X = \frac{A_X}{A_R} c_R \qquad (2-14)$$

式中,c_X 为供试品溶液的浓度;A_X 为供试品溶液的吸光度;A_R 为对照品溶液的吸光度;c_R 为对照品溶液的浓度。

2. 吸收系数法:按各品种项下的方法配制供试品溶液,在规定的波长处测定其吸光度,再以该品种在规定条件下的吸收系数计算含量。

$$c_X = \frac{A_X}{E_{1cm}^{1\%} \cdot L} \qquad (2-15)$$

式中,$E_{1cm}^{1\%}$ 系被测物质的百分吸收系数,其物理意义为当溶液浓度为 1%(g/ml)、液层厚度(光程长,L)为 1cm 时的吸光度。

采用吸收系数法测定时,被测物的 $E_{1cm}^{1\%}$ 通常应大于 100,并应注意仪器的校正和检定。

3. 计算分光光度法:计算分光光度法有多种,使用时均应按各品种项下规定的方法进行。对照品和供试品的测试条件应尽可能一致。计算分光光度法一般不宜用作含量测定。

4. 比色法:供试品本身在紫外-可见区没有强吸收,或在紫外区虽有吸收但为了避免干扰或提高灵敏度,可加入适当显色剂显色后测定的方法称为比色法。

有关吸收系数法、对照品比较法以及计算分光光度法应用于药物的含量测定的具体实例,将分别在本书的第八章"胺类药物的分析"和第九章"杂环类药物的分析"中加以介绍。

(二) 荧光光谱分析法(Fluorimetry)

所用的仪器为荧光计或荧光分光光度计。当激发光强度、波长、所用溶剂及温度等条件固定时,物质在一定浓度范围内,其荧光强度(发射光强度)与溶液中该物质的浓度成正比关系,可用以进行定量分析。荧光分析法的灵敏度一般比紫外-可见光分光光度法高,但应用不及后者广泛,且荧光分析法应在低浓度溶液中进行,因为浓度太高的溶液会有"自熄灭"作用,导致荧光强度与浓度不成正比。

测定法:所用的仪器为荧光计或荧光分光光度计,按各品种项下的规定,选定激发波长和发射光波长,并制备对照品溶液和供试品溶液。一定条件下,当对照品溶液荧光强度与浓度的线性关系良好时,则可在每次测定前,用一定浓度的对照品溶液校正仪器的灵敏度;然后在相同的条件下,分别读取对照品溶液及其试剂空白的荧光强度与供试品溶液及其试剂空白的荧光强度,用下式计算供试品溶液浓度:

$$c_X = \frac{R_X - R_{Xb}}{R_R - R_{Rb}} \times c_R \qquad (2-16)$$

式中,c_X 为供试品溶液的浓度;c_R 为对照品溶液的浓度;R_X 为供试品溶液的荧光强度;R_{Xb} 为供试品溶液试剂空白的荧光强度;R_R 为对照品溶液的荧光强度;R_{Rb} 为对照品溶液试剂空白的荧光强度。

（三）原子吸收分光光度法（Atomic Absorption Spectrophotometry）

原子吸收分光光度法的测量对象是呈原子状态的金属元素和部分非金属元素，系由待测元素灯发出的特征谱线通过供试品经原子化产生的原子蒸气时，被蒸气中待测元素的基态原子所吸收，通过辐射光强度减弱的程度，求出供试品中待测元素的含量。

测定法分为第一法（标准曲线法）和第二法（标准加入法）两种，详细内容及要求参见《中国药典》（2010年版）附录ⅣD。待测药物的具体操作方法应按该药物质量标准规定进行。

三、色谱分析法

色谱分析法是根据混合物各组分的色谱行为差异（如与吸附剂的吸附程度，在两相中的分配程度，分子大小或离子电荷密度的差异）而被分离，然后对各组分逐一进行分析的方法。

色谱分析法具有分离、分析的功能，因而对复杂供试品的分析十分有利。通常，一个色谱分析方法不仅可用于药物有效成分的含量测定，同时还可以利用对供试品中存在的成分进行鉴别。此外，对供试品中相关杂质的检查也是色谱分析方法的强项。

《中国药典》（2010年版）收载的色谱分析法主要有：纸色谱法、薄层色谱法、柱色谱法、高效液相色谱法、气相色谱法、电泳法、毛细管电泳法以及分子排阻色谱法。

以下主要介绍在定量方面应用最为广泛的高效液相色谱法和气相色谱法。

（一）高效液相色谱法（High Performance Liquid Chromatography, HPLC）

高效液相色谱法系采用高压输液泵将规定的流动相泵入装有填充剂的色谱柱进行分离测定的色谱方法。注入的供试品，由流动相带入柱内，各成分在柱内被分离，并依次进入检测器，由记录仪、积分仪或数据处理系统记录色谱信号。

最常用的色谱柱填充剂为化学键合硅胶。反相色谱系统使用非极性填充剂，以十八烷基硅烷键合硅胶最为常用。正相色谱系统使用极性填充剂，常用的填充剂有硅胶等。离子交换填充剂用于离子交换色谱；凝胶或高分子多孔微球等填充剂用于分子排阻色谱等；手性键合填充剂用于对映异构体的拆分分析。高效液相色谱法最常用的检测器为紫外检测器，其他常见的检测器有二极管阵列检测器、荧光检测器、示差折光检测器、蒸发光散射检测器、电化学检测器和质谱检测器等。不同色谱柱和检测器对流动相的要求有所不同，例如十八烷基硅烷键合硅胶为固定相的反相色谱系统中，流动相的pH应保持在2～8之间，且流动相中有机溶剂的比例通常应不低于5%；蒸发光散射检测器和质谱检测器通常不允许使用含不挥发性盐组分的流动相。

按各品种项下测定化合物含量时应符合系统适用性的要求。系统适用性试验通常包括理论塔板数、分离度、重复性和拖尾因子四项指标。具体试验方法及规定参见《中国药典》（2010年版）。

测定法：定量分析时，可根据供试品或仪器的具体情况采用峰面积法或峰高法，目前大多数采用峰面积法。测定供试品中主成分含量时，常采用以下两种方法。

1. 内标法加校正因子测定供试品中主成分含量

按各品种项下的规定，精密称（量）取对照品和内标物质，分别配成溶液，精密量取各溶液，配成校正因子测定用的对照溶液。取一定量注入仪器，记录色谱图。测量对照品和内标物质的峰面积或峰高，按下式计算校正因子：

$$校正因子(f) = \frac{\frac{A_S}{c_S}}{\frac{A_R}{c_R}} \quad (2-17)$$

式中,A_S 为内标物质的峰面积或峰高;A_R 为对照品的峰面积或峰高;c_S 为内标物质的浓度;c_R 为对照品的浓度。

再取各品种项下含有内标物质的供试品溶液,注入仪器,记录色谱图,测定供试品中待测成分和内标物质的峰面积或峰高,按下式计算含量:

$$含量(c_X) = f \cdot \frac{A_X}{\frac{A'_S}{c'_S}} \quad (2-18)$$

式中,A_X 为供试品的峰面积或峰高;c_X 为供试品的浓度;A'_S 为内标物质的峰面积或峰高;c'_S 为内标物质的浓度。

当配制校正因子测定用的对照溶液和含有内标物质的供试品溶液使用等量同一浓度的内标物质溶液时,$c_S = c'_S$,则配制内标物质溶液时不必精密称(量)取。

2. 外标法测定供试品中主成分含量

按已建立的高效液相色谱分析方法,精密称(量)取对照品和供试品,配制成溶液,分别精密取一定量,注入仪器,记录色谱图,测量对照品溶液和供试品溶液中待测成分的峰面积或峰高,按下式计算含量:

$$含量(c_X) = c_R \cdot \frac{A_X}{A_R} \quad (2-19)$$

式中各符号意义同上。

由于微量注射器不易精确控制进样量,当采用外标法测定供试品中主成分含量时,以定量环或自动进样器进样为好。

(二) 气相色谱法(Gas Chromatography,GC)

气相色谱法系采用气体为流动相(又称载气),流经装有填充剂的色谱柱进行分离测定的色谱方法。物质或其衍生物气化后,被载气带入色谱柱进行分离,各组分先后进入检测器,用记录仪、积分仪或数据处理系统记录色谱信号。

气相色谱法可用氮气、氦气或氢气作为载气,其中氮气最为常用。色谱柱为填充柱或毛细管柱。进样方式一般可采用溶液直接进样或顶空进样。采用溶液直接进样时,进样口温度应高于柱温 30~50℃,进样量一般不超过数微升。填充柱的材质为不锈钢或玻璃,内径为 2~4 mm,柱长为 2~4 m,内装吸附剂、高分子多孔小球或涂渍固定液的载体。毛细管柱的材质为玻璃或石英,内壁或载体经涂渍或交联固定液,内径常为 0.25 mm、0.32 mm 或 0.53 mm,柱长 5~60 m,固定液膜厚 0.1~5.0 μm,常用的固定液有甲基聚硅氧烷、不同比例组成的苯基甲基聚硅氧烷、聚乙二醇等。适用于气相色谱法的检测器有火焰离子化检测器(FID)、热导检测器(TCD)、氮磷检测器(NPD)、火焰光度检测器(FPD)、电子捕获检测器(ECD)及质谱检测器(MS)等,适用测定化合物的范围有所不同。除另有规定外,一般采用火焰离子化检测器,氢气作为燃气,空气作为助燃气。火焰离子化检测器温度一般应高于柱温。

系统适用性试验同高效液相色谱法项下规定。

测定法:气相色谱法测定供试品中主成分含量时,除高效液相色谱法项下规定的两种方法外,还可采用标准溶液加入法。方法如下:

精密称(量)取待测成分对照品适量,配制成适当浓度的对照品溶液,取一定量,精密加入到供试品溶液中,根据外标法或内标法测定主成分含量,再扣除加入的对照品溶液含量,即得供试品溶液中主成分含量。也可按下述公式进行计算,加入对照品前后校正因子应相同,即:

$$\frac{A_{is}}{A_X} = \frac{c_X + \Delta c_X}{c_X} \tag{2-20}$$

则待测组分的浓度 c_X 可通过如下公式进行计算:

$$c_X = \frac{\Delta c_X}{\frac{A_{is}}{A_X} - 1} \tag{2-21}$$

式中,c_X 为供试品中组分 X 的浓度;A_X 为供试品中组分 X 的色谱峰面积;Δc_X 为所加入的已知浓度的待测组分对照品的浓度;A_{is} 为加入对照品后组分 X 的色谱峰面积。

气相色谱法定量分析,当采用手工进样时,由于留针时间和室温等对进样量的影响,使进样量不易精确控制,故最好采用内标法定量;采用自动进样器时,由于进样重复性的提高,在保证进样误差的前提下,也可采用外标法进样。当采用顶空进样技术时,由于供试品和对照品处于不完全相同的基质中,故可采用标准溶液加入法以消除基质效应的影响。

尽管有上述多种方法可供选择,通常,对纯度较高样品(如原料药)的测定,要求采用准确度高的化学分析法;而对于含量较低,或有一定干扰物质存在的样品分析(常为制剂分析),则要求方法有一定的灵敏度和专属性,即须采用适当的仪器分析法。但必须指出,化学分析法和仪器分析法常常是相辅相成的,如非水滴定法用于药物含量测定时,常常需要电位滴定法指示终点;而有些药物,由于其生产工艺的缘故,即使是原料药物也需采用仪器分析方法,例如《中国药典》(2010年版)收载的头孢类药物主要采用高效液相色谱法分析。复杂药物的分析,更离不开多种分析方法的互相配合。

第四节 药物分析方法的验证

一、药物质量标准分析方法验证

药物分析方法验证的目的是证明所采用的方法适合于相应检测的要求。一般情况下,起草药品质量标准时、当药物生产方法变更或制剂的组分变更或对原分析方法进行修订时,需要对质量标准分析方法进行验证。方法验证过程和结果应记载在药品标准起草或修订说明中。

质量标准分析方法需验证的项目涉及:鉴别试验的方法、杂质定量或限度检查的方法、原料药或制剂中有效成分含量测定的方法以及制剂中其他成分(如降解产物、防腐剂等)的测定方法。药物溶出度、释放度等功能检查中,溶出量等测试方法也应作验证。

质量标准分析方法的验证涉及八项内容,即:专属性、准确度、精密度、线性、范围、检测限、定量限和耐用性。

不同的项目需要不同的验证内容,本节将在介绍各验证内容的基础上,讨论不同分析项目所需验证的具体内容及要求。

(一) 专属性(Specificity)

专属性是指在其他成分(如杂质、降解产物、辅料等)可能存在情况下,所采用分析方法能准确测定出被测物的能力,是对分析方法用于复杂样品分析时,抗干扰程度的度量。通常,用于鉴别、杂质检查、含量测定的分析方法均应考察其专属性。

鉴别反应的专属性好,表明方法应能区分可能共存的物质或结构相似化合物。换言之,样品不含被测成分,结构相似或组分中的有关化合物时,鉴别反应应呈阴性。

在杂质可获得的情况下,可以通过向试样中加入杂质或辅料,考察测定结果在有、无杂质和辅料的情况下的差异来确定杂质检查方法或含量测定方法的专属性。如测定方法系色谱法,则有效成分与杂质能否得到分离是评价的关键。通常要以代表性图谱说明方法的专属性。图中各成分的位置应标明,同时色谱峰的分离度应符合要求。

若杂质或降解产物不能获得,可以将含有杂质或降解产物的试样进行测定,再将结果与另一个经验证的或药典方法所得结果比较。也可采用强光照射、高温、高湿、酸或碱水解,以及氧化的方法进行加速破坏,研究降解产物的可能干扰。含量测定方法要比对加速破坏前后的结果,而杂质测定则对比检出的杂质个数,必要时也可采用光二极管阵列检测、质谱检测或不同色谱分离体系进行纯度检查,以确定方法的专属性。

(二) 线性(Linearity)

线性系指在一定的浓度范围内,测试结果与试样中被测物浓度呈正比关系的程度。线性通常是制备一系列浓度的供试品溶液(至少5种浓度)、测定,以测得的响应信号(或它们的数学转换形式)作为函数,以被测物浓度作为自变量,最小二乘法回归。必要时,响应信号可先经数学转换,再线性回归计算。浓度与响应信号(或它们的数学转换形式)之间的线性相关程度,可以由相关系数反映。紫外分光光度法的相关系数通常可达 0.999 9;气相色谱法和高效液相色谱法则 $\geqslant$ 0.999 0;一般分析方法的相关系数至少应大于 0.995 0。

(三) 范围(Linear Range)

范围系指在能达到一定精密度、准确度和线性的前提下,测试方法所适用的高、低限浓度或量的区间。范围应根据分析方法的具体应用和线性、准确度、精密度结果和要求而定。原料药和制剂含量测定,范围一般是测试浓度的 80% ~ 120%;制剂含量均匀度检查,范围为测试浓度的 70% ~ 130%;溶出度的溶出量测定,范围应为限度的 ± 20%,如规定限度范围,则应为下限的 -20% 至上限的 +20%。释放度,如规定限度范围,从 1 小时后为 20% 至 24 小时后为 90%,则验证范围应为 0 ~ 110%。杂质测定方法建立时,范围应根据初步测定,拟定出规定限度的 ± 20%。如果含量测定与杂质检查同时测定,用面积归一化法,则范围应为杂质规定限度的 -20% 至含量限度的 +20%。

(四) 准确度(Accuracy)

准确度指用该方法测定的结果与真实值或参考值接近的程度,一般以回收率(%)表示。

原料药含量测定方法的准确度可用已知纯度的对照品或样品进行测定,再与真实值或参考值比较;或用本法所得结果与已建立准确度的另一方法测定的结果进行比较,求得回收率。

制剂含量测定方法的准确度可通过模拟配方回收率反映。即将被测物与配方中各组分按配方比例混合制得供试品,按建立的含量测定方法测定。如不能得到制剂的所有组成成分,也可向制剂中加入已知量的被测物后测定,这种方法称为加样回收率测定法。加样回收率往往用于比较复杂的制剂,如中成药等的含量测定方法的准确度评价。制剂含量测定方法也可通过与另一个已确定准确度的方法比较所测结果。

杂质定量测定的准确度可向原料药或制剂中加入已知量杂质后测定、判断。如果不能得到杂质或降解产物,可用本法所测结果与另一成熟的方法(如药典标准方法或经过验证的方法)进行比较。在不能测得杂质或降解产物的响应因子或不能测得对原料药的相对响应因子的情况下,可用原料药的响应因子。应明确表明单个杂质和杂质总量相当于主成分的重量比(%)或面积比(%)。

《中国药典》(2010年版)对准确度的确定要求是:在规定范围内,用至少9次测定的结果进行评价,例如制备3个不同浓度(一般采用测定含量所用浓度的80%~120%)的样品,各测定3次,报告已知加入量的回收率(%),或测定结果平均值与真实值之差。

一般分析方法(如高效液相色谱法,气相色谱法和紫外分光光度法等)的回收率常在98%~102%之间。

(五) 精密度(Precision)

精密度系指在规定的测试条件下,同一个均匀样品,经多次取样测定所得结果之间的接近程度。精密度一般用偏差、标准偏差或相对标准偏差表示。

$$偏差:d = x_i - \bar{x} \qquad (2-22)$$

$$标准偏差:S = \sqrt{\frac{\sum(x_i - \bar{x})^2}{n-1}} \qquad (2-23)$$

$$相对标准偏差:RSD = \frac{S}{\bar{x}} \times 100 \qquad (2-24)$$

式中,x_i 和 $\bar{x}$ 分别表示第 i 次的测定值和多次测定结果的平均值。

《中国药典》(2010年版)规定:方法精密度包括重复性、中间精密度及重现性。

在相同条件下,由一个分析人员测定所得结果的精密度称为重复性。重复性的获得是在规定范围内,用至少9次测定结果进行评价,如制备3个不同浓度的样品,各测定3次,或把被测物浓度当作100%,用至少6次测定的结果进行评价。

在同一个实验室,不同时间由不同分析人员用不同设备测定结果的精密度,称为中间精密度,是为了考察随机变动因素对精密度的影响而设计的。变动因素为不同日期、不同分析人员、不同设备。

在不同实验室由不同分析人员测定结果的精密度,称为重现性。当分析方法将被法定标准采用时,应进行重现性试验。例如,建立药典分析方法时,通过全国各地不同法定检测机构(一般至少有两个或两个以上药检所)协同检验得出重现性结果。协同检验的过程、重现性结果均应记载在药品质量标准起草说明中。

药物分析方法的精密度试验是对同一均匀样品多次取样,每份样品按照分析方法,从样品制备起至分析结果测定结束,平行操作、测定。取样次数应满足统计学处理要求,一般大于或等于5次,方可用标准偏差或相对标准偏差表示。不同的分析方法,对精密度的要求也各不相同。一般来说,滴定和重量分析法,相对标准偏差小于0.2%~0.5%;紫外分光光度法和原子吸收分光光度法相对标准偏差小于1.5%;高效液相色谱法和气相色谱法相对标准偏差小于2%;薄层色谱法相对标准偏差小于4%。

(六) 检测限(Limit of Detection, LOD)

检测限系指试样中被测物能被检测出的最低量,但不一定要准确定量。药品的鉴别试验和杂质检查方法,均应通过测试,确定方法的检测限。

1. 直观法:直观评价可用于非仪器分析方法,也可用于仪器分析方法。检测限的测定是通过对一系列已知浓度被分析样品进行分析,并以能准确或可靠地检测被测物的最小量或最低浓度来建立。

2. 信噪比法:用于能显示基线噪音的分析方法。即把已知低浓度试样测出的信号与空白样品测出的信号进行比较,算出能被可靠地检测出的最低浓度或量。一般以信噪比为3:1或2:1时,对应被测成分的浓度或注入仪器的量为检测限。

(七) 定量限(Limit of Quantitation,LOQ)

定量限系指试样中被测物能被定量测定的最低量,其测定结果应具有一定的准确度和精密度。杂质和降解产物用定量测定方法研究时,应确定方法的定量限。

常以信噪比法确定定量限,一般以信噪比为10:1时相应浓度或注入仪器的量确定定量限。

需要说明的是,检测限和定量限通常是先通过系列浓度的稀释获得符合一定数值信噪比的近似浓度,然后再准确配制浓度来确定。这样处理,主要是为了避免多次稀释时,误差累积带来的错误结论。

(八) 耐用性(Ruggedness)

耐用性系指在测定条件有小的变动时,分析相同样品所测得试验结果的重现程度,目的是为常规检验提供依据。当开始着手建立分析方法时,就应考虑到该方法的耐用性。如果测试条件要求苛刻,则应在方法中注明。

对于一般的分析方法而言,典型的体现耐用性的因素有:样品提取次数、时间,所用试剂及其来源等。高效液相色谱法和气相色谱法中所要求进行的系统适用性试验,也是方法耐用性的一种体现。

对于高效液相色谱法而言,一些因素的变动,如色谱柱内径、长度、固定相厂牌批号、载体粒度、流动相流速、混合流动相各组分的比例、柱温、进样量、检测器的灵敏度等均有可能影响试验的结果。而气相色谱法中色谱柱内径、长度、载体牌号、粒度、固定液涂布浓度、载气流速、柱温、进样量、检测器的灵敏度等改变也会造成实验结果似乎"不正常"。为了避免因上述各因素存在造成分析结果的偏差,色谱分析方法在建立或使用时,应进行方法的系统适用性试验。即除固定相种类、流动相组成、检测器类型不得任意改变外,适当改变其他因素,以达到系统适用性试验的要求。若试验结果表明:小的变动,能够使分析方法所得结果达到设计的系统适用性试验要求,则认为该方法的耐用性达到要求。

上述各验证内容并非在所有分析方法项目的验证时均需进行,一般应针对具体药物分析方法确定。表 2-4 中列出了《中国药典》(2010 年版)对药品质量标准中各项目规定所需验证的内容。

表 2-4 药品质量标准分析方法的验证项目和内容

内 容	项 目			
	鉴 别	杂质测定		含量测定及溶出量测定
		定量	限度	
准确度	−	+	−	+
精密度				
重复性	−	+	−	+
中间精密度	−	+[①]	−	+[①]
专属性[②]	+	+	+	+
检测限	−	−[③]	+	−
定量限	−	+	−	−
线 性	−	+	−	+
范 围	−	+	−	+
耐用性	+	+	+	+

注:① 已有重现性验证时,不需验证中间精密度;② 如一种方法不够专属,可用其他分析方法予以补充;③ 视具体情况予以验证。

二、生物样品定量分析方法验证

生物样品具有取样量少、待测物浓度低、内源性物质（如无机盐、脂质、蛋白质、代谢物）复杂、个体差异大等特点，对其进行分析必须根据待测物的结构、所处介质、预期的浓度范围，建立适当的分析方法，并对方法进行验证。

（一）专属性（Specificity）

对分析方法专属性验证的目的是证明所测定的物质是原形药物或该药物的特定活性代谢物，内源性物质和相应的代谢物不得干扰样品的测定。如分析方法是色谱法，则至少要提供空白生物样品色谱图、空白生物样品加一定浓度的待测物质的色谱图以及用药后的生物样品色谱图。通常需通过 6 份不同来源的空白生物样品来证明待测物、内标的色谱峰位处无干扰。对于复方制剂应特别加强专属性研究，避免可能的干扰。当采用的分析方法是色谱/质谱和色谱/质谱/质谱方法时，应考察介质效应影响。

（二）标准曲线与线性范围（Standard Curve and Linear Range）

在空白介质定量添加待测物的情况下，根据待测物质的浓度与响应的相关性，用回归分析方法获得标准曲线。标准曲线高低浓度范围为线性范围，在线性范围内浓度测定结果应达到试验要求的精密度和准确度。

必须用至少 6 个浓度样品建立标准曲线，应使用与待测样品相同的生物介质，线性范围要能覆盖全部待测浓度，不允许将线性范围外推求算未知样品的浓度；标准曲线不包括零点；标准曲线中，高浓度应大于用药后生物体内药物的达峰浓度（c_{max}），最低浓度应为方法的定量下限。标准曲线上各浓度点偏差的可接受范围一般规定为：最低浓度点的偏差在 ±20% 以内，其余各浓度点的偏差在 ±15% 以内。

（三）精密度与准确度（Precision and Accuracy）

要求选择 3 个浓度的质控（Quality Control，QC）样品同时进行方法的精密度和准确度考察；低浓度接近定量下限，在定量下限的 3 倍以内；高浓度接近于标准曲线的上限；中间选一个浓度。每一个浓度至少 5 个样品。

精密度用质控样品的批内和批间相对标准偏差（RSD）表示，相对标准偏差一般应小于 15%，在定量下限附近应小于 20%。测定批内精密度时，每一浓度至少制备并测定 5 个样品；测定批间精密度时，至少在不同天制备并测定 3 个分析批，每批每个浓度水平至少 5 个样品。

准确度是指用特定方法测得的生物样品浓度与真实浓度的接近程度，一般应在 85% ~ 115% 范围内，在定量下限附近应在 80% ~ 120% 范围内。

（四）定量下限（Lower Limit of Quantitation，LLOQ）

定量下限是标准曲线上的最低浓度点，要求至少能满足测定 3 ~ 5 个半衰期时样品中的待测物浓度，或 c_{max} 的 1/10 ~ 1/20 时的待测物浓度，应由至少有 5 个样品的测定结果证明其相对偏差在 20% 内，相对标准偏差小于 20%。

（五）样品稳定性（Samples Stability）

根据具体情况，对待测生物样品在室温、冰冻和冻融条件下以及不同存放时间进行稳定性考察，以确定待测生物样品的存放条件和时间；应考察待测物和内标储备液的稳定性；考察经过样品前处理后，待测溶液中的待测物和内标在进样前的稳定性。

（六）提取回收率（Extraction Recovery）

从生物样本基质中回收得到待测物质的响应值除以纯标准品产生的响应值的百分率即为

待测物的提取回收率。应考察高、中、低 3 个浓度(每个浓度水平至少 5 个样品)的提取回收率,其结果应一致、精密和可重现。提取回收率不需达到 100%,但待测物和内标的提取回收率必须稳定、可重现。内标物质的提取回收率测定可制备 1 个浓度(通常为中间浓度),但至少 5 个质控样品。

(七)质控样品(Quality Control Samples)及质量控制(Quality Control)

将已知量的待测物质加入到生物介质中所配制的样品称质控(QC)样品,用于质量控制。应在生物样品分析方法验证完成之后开始测试未知样品。每个未知样品一般测定一次,必要时可进行复测。生物样品每天测定时应建立新的标准曲线,并随行测定高、中、低 3 个浓度的质控样品,每个浓度双样本。质控样品测定结果的偏差一般应小于 15%,低浓度点偏差一般应小于 20%,最多允许两个不在同一浓度的质控样品结果超限。如不合格,则该天样品测试结果作废。

当一个分析批中未知样本数目较多时,应增加各浓度质控样品数,使质控样品数大于未知样品总数的 5%。

本 章 小 结

本章的学习旨在熟悉、掌握药物分析的基本知识,如药品检验工作的基本程序、药物分析误差及数据处理、药物含量测定方法、药物质量标准分析方法及生物样品定量分析方法的验证。这些内容是药物分析工作的基础,对药物分析工作的正常开展十分重要。学习本章后,应做到:

1. 了解药品检验工作的基本程序及计量认证的必要性、重要性和认证内容。
2. 熟悉药物分析误差产生的原因、消除的方法;掌握有效数字的概念及运算、表达;了解线性回归分析的基本原理及判断两变量之间是否存在线性关系的依据。
3. 掌握药物含量测定方法的分类、特点、选用原则及滴定度的定义和计算公式的由来。
4. 了解药物分析方法验证的重要性,掌握方法验证的内容及要求。

思 考 题

1. 药品检验工作的基本程序有哪些?对原始记录和检验报告的要求是什么?
2. 为什么在开展含量测定项目前,应先进行药物的鉴别和检查项目?
3. 计量认证与分析方法验证存在什么关系?为什么要开展这些工作?验证内容各有哪些?
4. 药物定量分析中,化学分析法、光谱分析法以及色谱分析法各具有什么特点?如何计算?
5. 药物质量标准定量分析方法验证与生物样品定量分析方法验证的项目有何异同?如何判断被验证的方法是否符合要求?
6. 在滴定分析中何谓化学计量点?它与滴定终点有何区别?
7. 滴定度的计算应注意哪些方面?
8. 应用有效数字规则,计算下列算式:

(1) $213.64+4.4+0.3244$

(2) $341.6-51.342-0.724$

(3) $\dfrac{3.10 \times 21.14 \times 5.10}{0.001\ 120}$

(4) $\dfrac{0.324 \times 8.1 \times 2.12 \times 10^2}{0.006\ 15}$

(冯 芳)

第三章 药物的鉴别试验

第一节 概 述

鉴别试验是根据药物的分子结构、理化性质,采用物理、化学或生物学方法来判断已知药物的真伪。鉴别试验的方法仅用来证实贮藏在有标签容器中的药物是否为所标示的药物,而不能对未知化合物进行定性分析。

一、鉴别试验的项目

鉴别试验的内容可以由药物的性状、一般鉴别试验和专属鉴别试验组成。

1. 药物的性状

药物的性状反映了药物特有的物理性质,一般包括外观、溶解度和物理常数等。外观是指药品的外表感观、聚集状态、晶型、色泽以及臭、味等性质;溶解度是药物的一种物理性质,在一定程度上反映了药品的纯度。《中国药典》(2010年版)采用极易溶解、易溶、溶解、略溶、微溶、极微溶解、几乎不溶或不溶来描述药品在不同溶剂中的溶解性能;物理常数是评价药品质量的重要指标之一,其测定结果不仅对药品具有鉴别意义,也可反映药品的纯净程度。《中国药典》(2010年版)收载的物理常数有:相对密度、馏程、熔点、凝点、比旋度、折光率、黏度、酸值、皂化值、羟值、碘值、吸收系数等。物理常数的有关内容详见本章第二节。

2. 一般鉴别试验

一般鉴别试验是根据某一类药物的化学结构或理化性质的特征,通过化学反应来鉴别药物的真伪。对无机药物主要是根据其组成的阴离子和阳离子的特殊反应,对有机药物则大都采用典型的官能团反应。因此,一般鉴别试验只能证实被测物是某一类药物,而不能确定其为哪一种药物。一般鉴别试验的有关内容详见本章第三节。

3. 专属鉴别试验

药物的专属鉴别试验是证实某一种药物的依据,它是根据每一种药物化学结构的差异及其所引起的物理化学特性不同,选用某些特有的、灵敏的定性反应,来鉴别药物的真伪。例如巴比妥类药物中苯巴比妥含有苯环、司可巴比妥含有双键、硫喷妥钠含有硫原子,可根据这些不同取代基的性质采用各自的专属反应进行鉴别;又如甾体激素类药物含有环戊烷并多氢菲母核,主要结构差别在A环和D环的取代基不同,可用于进行各自的结构确证;再如链霉素的三个组成部分(链霉胍、链霉糖、N-甲基-L-葡萄糖胺)分别有各自专属的鉴别反应:坂口反应、麦芽酚反应和N-甲基葡萄糖胺反应,这些专属反应的内容将在本书药物各论的有关章节介绍。

二、鉴别试验的方法

药物鉴别试验要求方法的专属性强、重现性好、灵敏度高、操作简便快速。常用的鉴别方法分为化学法、光谱法和色谱法等。化学鉴别法包括各种呈色反应、生成沉淀反应、荧光反应、产生气体反应、使试剂退色反应等;光谱鉴别法包括紫外-可见吸收光谱法(UV)、红外吸收光谱法(IR)、原子吸收光谱法(AA)和核磁共振光谱(NMR)法等;色谱鉴别法包括薄层色谱法(TLC)、高效液相色谱法(HPLC)和气相色谱法(GC)。

其他鉴别方法还有熔点法、X射线粉末衍射法、热分析法和质谱法(MS)等。

三、鉴别试验的条件

鉴别试验的目的是判断药物的真伪,它以所采用的化学反应或物理特性产生的、明显的、易于观察的特征变化为依据,因此必须在规定的条件下完成,否则会影响结果的判断。影响鉴别试验的主要因素有被测物质的浓度、反应的温度、pH、反应时间和干扰成分等。

1. 药物的浓度

在鉴别试验中加入的各种试剂一般是过量的,但是药物的浓度会直接影响到各种鉴别现象的变化,如有无沉淀的产生、颜色现象以及各种光学参数(λ_{max}、λ_{min}、A、$E_{1\,cm}^{1\%}$等)的变化,因此必须严格规定。

2. 反应的温度

温度对化学反应的影响很大,一般温度每升高10℃,可使反应速度增加2~4倍。同时温度的升高也可能使某些生成物分解,导致颜色变浅,甚至观察不到阳性结果。

3. pH

许多鉴别反应都需要在一定的酸碱度的条件下才能进行。溶液具有适合的pH才能使各反应物有足够的浓度处于反应活化状态,使反应生成物处于稳定和易于观测的状态。

4. 反应时间

绝大部分药物为有机化合物,其化学反应速度通常比无机化合物的反应速度慢,因为有机化合物是以共价键相结合,化学反应能否进行,依赖于原共价键的断裂和新价键的形成,这些价键的变化需要一定的反应时间和条件。同时在化学反应过程中,有时存在着许多中间步骤,有时需要加入催化剂才能启动反应。因此,鉴别反应的完成需要一定的时间。

5. 干扰成分

在鉴别试验中,如果药物结构中的其他部分或药物制剂中的其他组分也可发生反应,则会干扰鉴别试验现象的观察,难以作出正确的判断。这时,必须选择专属性更高的鉴别方法或将干扰成分分离后再进行试验。

第二节 常用物理常数测定法

物理常数可一定程度反映药物的真伪和纯度,因此了解它们的定义和测定方法很重要。本节将介绍药物分析中一些常用物理常数的定义、测定方法和注意事项。

一、溶解度

《中国药典》(2010年版)采用的测定方法为:准确称取(或量取)研成细粉的供试品(或液体供试品)适量,加入一定量的溶剂,在25℃±2℃条件下每隔5 min强烈振摇30 s,30 min内观察溶解情况。一般看不到溶质颗粒或液滴时,即认为已完全溶解。

注意:① 称取(或量取)的供试品量,准确度为规定值±2%,固体供试品应先研细。② 易于溶解的样品,取样可在1~3 g之间;贵重药品及剧毒药品可酌情减量,可采用逐渐加入溶剂的方法;溶剂品种也可适当减少,但至少要用水、酸、碱、乙醇等作为溶剂。③ 常用的溶剂一般包括水、乙醇、乙醚、氯仿、甘油、无机酸和碱等。

溶解度的数值如出现明显异常,表明供试品质量存在问题。如供试品应为有机碱的盐,而在成盐工艺中若加入的酸量不足,则会影响其在水中的溶解度。药品的晶型不同及所含结晶水的不同,也会影响供试品的溶解度。

质量标准中选用的部分溶剂及药物在该溶剂中的溶解性能,可供药物精制或制备溶液时参考。当遇到用在特定溶剂中的溶解性能来做质量控制时,应在相应药品的检查项下另作具体规定。

二、熔点

《中国药典》(2010年版)中,熔点系指一种物质按照规定方法测定,由固体熔化成液体的温度、熔融同时分解的温度,或在熔化时自初熔至全熔的一段温度。熔融同时分解是指某一药物在一定温度下产生气泡、变色或浑浊等现象。具有熔融同时分解性质的药物,在测定熔点时,必须严格按药典规定操作,以供试品开始局部液化或开始产生气泡时的温度作为初熔温度,供试品固相消失、全部液化时的温度作为全熔温度。若固相消失不明显,则应以供试品的分解物开始膨胀上升时的温度作为全熔温度。由于各物质熔融分解时情况不一致,一些药品无法分辨初熔、全熔温度,此时可记录它们发生突变时的温度,作为熔融分解温度。

影响熔点测定结果的主要因素是:① 传温液:采用不同传温液测定某些药物的熔点时,同一品种所得的结果不一致。为避免这一影响,一般按药典规定选择传温液:熔点在80℃以下者用水,80℃以上者用硅油或液体石蜡。② 毛细管内径:通常采用内径为0.9~1.1 mm的毛细管。内径过大,全熔温度将偏高0.2~0.4℃。③ 升温速度:测定药品的熔点时,当装有样品的毛细管附在温度计上并插入传温液后,升温速度一般控制在每分钟1~1.5℃。升温速度太快,如每分钟升温3℃,则测得的熔点将偏低约1℃。④ 温度计:供测定传温液温度及供试品熔点用的温度计应为分浸型,具有0.5℃温度刻度。此外,温度计还需用"熔点测定用对照品"校正:即将待校温度计用对照品按药典规定方法测定熔点值,计算测定值与对照品规定值之差即得到校正值。以测定值为横坐标,校正值为纵坐标,绘制校正曲线;然后在相同条件下测定供试品熔点,将熔点值代入校正曲线,即可求出校正值进而计算出实际熔点。目前,熔点测定用对照品及其熔点是:香草醛83℃,乙酰苯胺116℃,非那西丁136℃,磺胺166℃,茴香酸185℃,磺胺二甲嘧啶200℃,双氰胺210.5℃,糖精229℃,咖啡因237℃,酚酞263℃。

采用毛细管法测定难以判断熔点时,需辅以差示扫描量热分析法的结果(缩写为DSC,详见本章第六节)。一类新药的熔点则需采用毛细管法和DSC法两种方法同时测定。

三、黏度

黏度是指流体对流动的阻抗能力。《中国药典》(2010 年版)测定动力黏度、运动黏度和特性黏数三种黏度,前两者单位常用是毫帕秒(mPa·s)、平方毫米每秒(mm^2/s),后者因系相对黏度(溶液的黏度 η 与溶剂的黏度 η_0 的比值,以 η_r 表示),无单位。

黏度测定采用的黏度计有三种。它们是:①平氏黏度计,适于测定运动黏度或动力黏度。②旋转式黏度计,适于测定动力黏度。③乌氏黏度计,适于测定高聚物溶液的特性黏数。

《中国药典》(2010 年版)对所收载的一些药品在性状项下规定有黏度数值范围,例如,二甲硅油的运动黏度,在 25℃ 时应为 500~1 000 mm^2/s;液状石蜡的运动黏度,在 40℃ 时不得小于 36 mm^2/s。

四、比旋度

具有光学异构体分子的药物,常常具有相同的物理性质和化学性质,但旋光性能不同,一般分为左旋体、右旋体或消旋体。有些药物,其两种不同光学异构体具有相同的药理作用,如左旋和右旋可待因均具有局部麻醉作用。但很多药物的左旋体和右旋体的生物活性却有较大的差异,如奎宁和奎尼丁的结构完全相同,奎宁是左旋体,主要用于治疗疟疾;奎尼丁是右旋体,临床上用于治疗心律不齐、心房性纤维性颤动。

为了保证药品的安全、有效,《中国药典》(2010 年版)规定:具有旋光性的药物应测定比旋度,以鉴别药物或检查其纯度。下面是比旋度的测定原理及应用实例。

直线偏振光通过含有某些光学活性的化合物液体或溶液时,能引起旋光现象,即使偏振光的平面向左或向右旋转。旋光度(α)即指偏振光的平面向左或向右旋转的度数。偏振光透过长 1 dm 且每 1 ml 中含有旋光性物质 1 g 的溶液,在一定波长与温度下测得的旋光度称为比旋度,以 $[\alpha]$ 表示。

旋光度的测定是在旋光计中进行的。测定前应采用标准石英旋光管对旋光计进行检定,测定时先将测定管用供试液或溶液冲洗数次,再缓缓注入供试溶液适量(注意勿产生气泡),置于旋光计内检测读数。若偏振光向右旋转者,则为右旋,以"+"符号表示;若偏振光向左旋转者,则为左旋,以"-"符号表示。用同法读取旋光度 3 次,取 3 次的平均数,即得供试品的旋光度。为保证测定结果的准确度,每次测定前应以溶剂作空白校正。

旋光性物质的旋光度不仅与其化学结构有关,而且还与供试品测定时溶液的浓度、液层厚度以及测定时的温度有关。浓度越大,液层越厚,则偏振面的旋转角也越大。

$$\alpha = [\alpha] \times c \times l \qquad (3-1)$$

式中,$[\alpha]$ 是物质的比旋度,《中国药典》(2010 年版)规定采用钠光谱 D 线(589.3 nm)在温度 20℃ 时测定,故比旋度又记为 $[\alpha]_D^{20}$;c 为浓度(单位:g/ml);l 为液层厚度(单位:1 dm)。

变换式 3-1,得比旋度计算公式:

$$[\alpha]_D^{20} = \frac{\alpha}{l \times c} \qquad (3-2)$$

当供试品浓度用百分浓度(g/100 ml)表示时,式 3-2 可表述为:

$$[\alpha]_D^{20} = \frac{100\alpha}{l \times c} \qquad (3-3)$$

根据药物的比旋度与它们化学结构的关系,《中国药典》(2010年版)对所收载的糖、氨基酸、甾体激素类、维生素类、抗生素类、生物碱类、苷类等药物在"性状"项下规定了"比旋度",以鉴别药物或检查它们的纯度。表3-1列出了一些典型药物的规定比旋度值及测定用溶液。

表3-1 常见药物的比旋度$[\alpha]_D^{20}$

药物名称	比旋度	溶液及其浓度
二盐酸奎宁	$-223° \sim -229°$	30 mg/ml(0.1 mol/L 的 HCl 溶液为溶剂)
葡萄糖	$+52.6° \sim +53.2°$	10% 水溶液,并在 100 ml 中加入氨试液 0.2 ml
丁溴东莨菪碱	$-18° \sim -20°$	0.1 g/ml 水溶液
头孢曲松钠	$-153° \sim -170°$	10 mg/ml 水溶液
山梨醇	$+4.0° \sim +7.0°$	10% 硼砂水溶液
十一酸睾酮	$+68° \sim +72°$	14 mg/ml 二氧六环溶液
门冬氨酸	$+24.0° \sim +26.0°$	80 mg/ml(6 mol/L 的 HCl 溶液为溶剂)
重酒石酸去甲肾上腺素	$-10.0° \sim -12.0°$	50 mg/ml 水溶液
马来酸麦角新碱	$+53° \sim +56°$	10 mg/ml 水溶液
去氢胆酸	$+29.0° \sim +32.5°$	20 mg/ml 二氧六环溶液
右旋糖酐	$+190° \sim +200°$	10 mg/ml 水溶液
丙酸倍氯米松	$+88° \sim +94°$	10 mg/ml 二氧六环溶液
硫酸庆大霉素	$+107° \sim +121°$	50 mg/ml 水溶液
琥珀氯霉素	$+22° \sim +26°$	50 mg/ml 无水乙醇
维生素 C	$+20.5° \sim +21.5°$	0.1 g/ml 水溶液
肝素钠	不小于 $+50°$	40 mg/ml 水溶液
黄体酮	$+186° \sim +198°$	10 mg/ml 乙醇液
地高辛	$+9.5° \sim +12.0°$	20 mg/ml 吡啶溶液

表3-1中,葡萄糖的比旋度测定中加入氨试液,是因为葡萄糖是D-葡萄糖,而D-葡萄糖有α和β两种互变异构体,药用葡萄糖是两种互变异构体的混合物。在水溶液中两种互变异构体的比例逐渐恒定(这种现象称为变旋),形成下列平衡状态:

α-D-(+)-葡萄糖　　　　D-(+)-葡萄糖　　　　β-D-(+)-葡萄糖

虽然α和β两种互变异构体的比旋度相差甚远,但它们在水溶液中达到平衡时的比旋度却趋于恒定值($+52.6° \sim +53.2°$),因此仍可以用于测定。由于变旋过程耗时较长,一般放置至少 6 h,而加热、加酸或加碱均可加速平衡的到达。因此在测定葡萄糖旋光度时,在测定溶液中加入 0.2 ml 氨试液。

由式3-3,可以根据被测物质的比旋度及测得的供试品旋光度,计算出供试品中被测物质的浓度(c):

$$c = \frac{100\alpha}{[\alpha]_D^{20} \times l} \qquad (3-4)$$

《中国药典》(2010年版)对葡萄糖注射液、葡萄糖氯化钠注射液、谷氨酸钾注射液、右旋糖酐40氯化钠注射液、右旋糖酐40葡萄糖注射液,采用旋光度测定法测定其中葡萄糖、谷氨酸钾及右旋糖酐40的含量。

五、折光率

光线自一种透明介质进入另一种透明介质时,由于两种介质的密度不同,光的行进速度会发生变化,从而发生折射。折光率是指光线在空气中行进的速度与在供试品中行进速度的比值。根据折射定律,折光率为入射角的正弦与折射角的正弦的比值:

$$n = \frac{\sin i}{\sin r} \qquad (3-5)$$

式中,n为折光率;$\sin i$为光线的入射角的正弦;$\sin r$为光线的折射角的正弦。

某些液体药物,尤其是植物油,对光折射而具有特定的折光率,折光率因而常作为这些药物的重要物理常数。折光率常用阿贝折射计测定。在测定前,仪器读数需用校正用棱镜或水进行校正,水的折光率在20℃时为1.3330,25℃时为1.3325,40℃时为1.3305。由于物质的折光率随温度或光线波长的不同而改变,透光物质的温度升高,折光率变小;光线的波长越短,折光率越大,故折光率以n_D^t表示。《中国药典》(2010年版)采用钠光D线(589.3 nm)测定供试品相对于空气的折光率,除另有规定外,供试品温度为20℃,测定用的折射计需能读数至0.0001,测量范围在1.3~1.7。如用阿贝折射计或与其相当的仪器,测定前应调节温度至20℃±0.5℃,测量后再重复读数2次,3次读数的平均值即得供试品的折光率。

测定折光率可以区别不同的油类或检查某些药品的纯杂程度。例如药典中的挥发油、油脂和有机溶剂等性状项下都列有折光率这一项。《中国药典》(2010年版)对所收载的维生素E、维生素K_1、苯丙醇也以折光率数值为指标参数,如规定维生素E的折光率应为1.494~1.499。

六、吸收系数

物质对特定波长紫外、可见光的吸收程度称为该物质的吸收系数,是该物质的物理常数之一。对紫外、可见光有吸收的不同的物质,可能具有不同的吸收系数。根据Lambert-Beer定律,可以由测得的供试品溶液的吸光度(A)、吸收系数,计算出被测物浓度(c):

$$A = E_{1\,cm}^{1\%} L\, c \qquad (3-6)$$

《中国药典》(2010年版)采用百分吸收系数($E_{1\,cm}^{1\%}$)作为物理常数,列入某些有紫外吸收药物的性状项下,既用于相应原料药质量的考察,也作为制剂含量测定中紫外分光光度法的计算依据。当制剂的含量测定采用"吸收系数法",而其原料药的含量由于精密度的要求而改用其他方法时,原料药的性状项下将列出吸收系数。该吸收系数应尽可能采用制剂含量测定中的条件测得,目的是使原料药的质量标准与其制剂的标准相适应。

《中国药典》(2010年版)对吸收系数的测定作了以下规定:

（1）仪器校正：选用 5 台不同型号的分光光度仪，参照《中国药典》(2010 年版）附录 Ⅳ A 紫外分光光度法项下的仪器校正和检定方法进行全面校正。

（2）溶剂检查：测定供试品前，应先检查所用溶剂在测定供试品所用波长附近是否符合药典对溶剂的要求，即溶剂在特定波长区域的吸光度不得超过限度规定。

（3）最大吸收波长的校对：以配制供试品溶液的同批溶剂为空白，采用 1 cm 的石英吸收池，在规定的吸收峰波长 ± 2 nm 以内测试几个点的吸光度，以核对供试品的吸收峰波长位置是否正确。除另有规定外，吸收峰波长应在测定药物规定的波长 ± 2 nm 以内，否则应考虑供试品的真伪、纯度以及仪器波长的准确度。

（4）测定要求及结果处理：吸收池于临用前配对。样品溶液先配成吸光度在 0.6～0.8 之间的浓度测定，然后用同批溶剂将溶液稀释一倍，再测吸光度。从供试品溶液的配制起，平行操作两次，并注明测定时的温度。同一台仪器测定所得的两份结果间的偏差应不超过 1%。当结果符合要求后，对各台仪器测得的平均值进行统计，若相对标准偏差不超过 1.5%，则以测得的平均值为相应药物的吸收系数。

配制测定溶液的供试品应为干燥品。如供试品受热不稳定，可先用未经干燥的供试品测定，然后再另取供试品测定干燥失重，将干燥失重值从测定值中扣除，即可。

第三节　一般鉴别试验

一般鉴别试验包括各类无机金属盐类（亚锡盐、汞盐、钙盐、钠盐、钡盐、铋盐、钾盐、铁盐、铵盐、银盐、铜盐、锂盐、锌盐、锑盐、铝盐、镁盐），有机酸盐（水杨酸盐、苯甲酸盐、乳酸盐、枸橼酸盐、酒石酸盐），无机酸盐（亚硫酸盐、亚硫酸氢盐、硫酸盐、硝酸盐、氯化物、溴化物、碘化物、硼酸盐、碳酸盐、碳酸氢盐、醋酸盐、磷酸盐），丙二酰脲类，托烷生物碱类，芳香第一胺类，有机氟化物类等。

一般鉴别试验主要是根据药物的化学结构和性质，通过化学反应确认药品。《中国药典》归纳正文中含有同一离子或具有同一基团的药物共有的化学反应，以"一般鉴别试验"项记载于附录中。采用此类化学鉴别的优点是专属性强、重现性好、操作简便快速、反应现象明显。本节仅论述一般鉴别试验，专属鉴别试验为各种药物所特有的鉴别反应，列于药典正文各品种项下，详见本书药物各论各章节，此处不予赘述。

一、无机金属盐类的鉴别

1. 亚锡盐

取供试品的水溶液 1 滴，点于磷钼酸铵试纸上，试纸应显蓝色。

2. 汞盐

（1）亚汞盐

① 取供试品，加氨试液或氢氧化钠试液，即变为黑色。

② 取供试品，加碘化钾试液，振摇，即生成黄绿色沉淀，瞬间即变为灰绿色，并逐渐转变为灰黑色。

（2）汞盐

① 取供试品溶液，加氢氧化钠试液，即生成黄色沉淀。

② 取供试品的中性溶液,加碘化钾试液,即生成猩红色沉淀,沉淀能在过量的碘化钾试液中溶解;再以氢氧化钠试液碱化,加铵盐即生成红棕色的沉淀。

③ 取不含过量硝酸的供试品溶液,涂于光亮的铜箔表面,擦拭后即生成一层光亮似银的沉淀物。

3. 钙盐

(1) 取铂丝,用盐酸湿润后,蘸取供试品,在无色火焰中燃烧,火焰即显砖红色。

(2) 取供试品溶液(1→20),加甲基红指示液2滴,用氨试液中和,再滴加盐酸至恰呈酸性,加草酸铵试液,即生成白色沉淀;分离,沉淀不溶于醋酸,但可溶于稀盐酸。

4. 钠盐

(1) 取铂丝,用盐酸湿润后,蘸取供试品,在无色火焰中燃烧,火焰即显鲜黄色。反应原理:钠盐的焰色反应。钠的火焰光谱主要谱线为589.0 nm、589.6 nm,故显黄色。本反应非常灵敏,最低检出量为0.1 ng 钠离子。因此在测试前应将铂丝烧红,趁热浸入盐酸中,如此反复处理,直至火焰不显黄色,再蘸取试样进行试验。防止由于试药和所用仪器引入微量钠盐,出现假阳性结果,并只有当强烈的黄色火焰持续数秒钟不退,才能确认为钠盐。

(2) 取供试品约100 mg,置10 ml试管中,加水2 ml溶解,加15%碳酸钾溶液2 ml,加热至沸,不得有沉淀生成;加焦锑酸钾试液4 ml,加热至沸;置冰水中冷却,必要时,用玻璃棒摩擦试管内壁,应有致密的沉淀生成。

5. 钡盐

(1) 取铂丝,用盐酸湿润后,蘸取供试品,在无色火焰中燃烧,火焰即显黄绿色;通过绿色玻璃透视,火焰显蓝色。

(2) 取供试品溶液,滴加稀硫酸,即生成白色沉淀;分离,沉淀在盐酸或硝酸中均不溶解。

6. 铋盐

(1) 取供试品溶液,滴加碘化钾试液,即生成红棕色溶液或暗棕色沉淀;分离,沉淀能在过量碘化钾试液中溶解成黄棕色的溶液,再加水稀释,又生成橙色沉淀。

(2) 取供试品溶液,用稀硫酸酸化,加10%硫脲溶液,即显深黄色。

7. 钾盐

(1) 取铂丝,用盐酸湿润后,蘸取供试品,在无色火焰中燃烧,火焰即显紫色;如有少量的钠盐混存时,须隔蓝色玻璃透视,方能辨认。

反应原理:钾的火焰光谱主要谱线为766.49 nm 和769.90 nm,显紫色。若有钠盐混存,因钠盐焰色反应灵敏度高,遮盖了钾盐的紫色,需透过蓝色钴玻璃将钠盐火焰的黄色滤去,避免杂质钠所造成的干扰。

(2) 取供试品,加热炽灼除去可能含有的铵盐,放冷后,加水溶解,再加0.1%的四苯硼钠溶液与醋酸,即生成白色沉淀。

$$(C_6H_5)_4B \cdot Na + K^+ \longrightarrow (C_6H_5)_4B \cdot K \downarrow (白色) + Na^+$$

8. 铁盐

(1) 亚铁盐

① 取供试品溶液,滴加铁氰化钾试液,即生成深蓝色沉淀;分离,沉淀在稀盐酸中不溶,但加氢氧化钠试液,即生成棕色沉淀。反应原理:亚铁离子与铁氰化钾反应生成滕氏蓝 $Fe_3[Fe(CN)_6]_2$,滕氏蓝能被氢氧化钠试液分解,生成 $Fe(OH)_3$ 棕色沉淀。

$$3Fe^{2+}+2Fe(CN)_6^{3-} \longrightarrow Fe_3[Fe(CN)_6]_2$$

$$Fe_3[Fe(CN)_6]_2+6NaOH \longrightarrow 2Na_3[Fe(CN)_6]+3Fe(OH)_2$$

$$4Fe(OH)_2+O_2+2H_2O \longrightarrow 4Fe(OH)_3\downarrow(棕色)$$

② 取供试品溶液,加1%邻二氮菲的乙醇溶液数滴,即显深红色。

(2) 铁盐

① 取供试品溶液,滴加亚铁氰化钾试液,即生成深蓝色沉淀;分离,沉淀在稀盐酸中不溶,但加氢氧化钠试液,即生成棕色沉淀。反应原理:铁离子与亚铁氰化钾反应生普鲁士蓝 $Fe_4[Fe(CN)_6]_3$ 沉淀,普鲁士蓝能被氢氧化钠试液分解,生成 $Fe(OH)_3$ 棕色沉淀。

$$4Fe^{3+}+3Fe(CN)_6^{4-} \longrightarrow Fe_4[Fe(CN)_6]_3\downarrow$$

$$Fe_4[Fe(CN)_6]_3+12NaOH \longrightarrow 3Na_4[Fe(CN)_6]+4Fe(OH)_3\downarrow$$

② 取供试品溶液,滴加硫氰酸铵试液,即显血红色。反应原理:铁离子在酸性溶液中与 SCN^- 生成血红色的络离子 $Fe(SCN)_6^{3-}$。本反应需在稀盐酸溶液中进行,不能用硝酸。因为硝酸中可能含有亚硝酸,有干扰。

$$HNO_2+SCN^-+H^+ \longrightarrow NO \cdot SCN(红色)+H_2O$$

9. 铵盐

(1) 取供试品,加过量的氢氧化钠试液后,加热,即分解,发生氨臭;遇用水湿润的红色石蕊试纸,能使之变蓝色,并能使用硝酸亚汞试液湿润的滤纸显黑色。

$$NH_4^++OH^- \longrightarrow NH_3\uparrow+H_2O$$

$$4NH_3+2Hg_2(NO_3)_2+H_2O \longrightarrow \left[O{\underset{Hg}{\overset{Hg}{\diamond}}}NH_2\right] \cdot NO_3+2Hg\downarrow+3NH_4NO_3$$

(2) 取供试品溶液,加碱性碘化汞钾试液1滴,即生成红棕色沉淀。

$$2HgI_4^{2-}+4OH^-+NH_4^+ \longrightarrow O{\underset{Hg}{\overset{Hg}{\diamond}}}NH_2I\downarrow(红棕色)+3H_2O+7I^-$$

10. 银盐

(1) 取供试品溶液,加稀盐酸,即生成白色凝乳状沉淀;分离,沉淀能在氨试液中溶解,加稀硝酸酸化后,沉淀复生成。

(2) 取供试品的中性溶液,滴加铬酸钾试液,即生成砖红色;分离,沉淀能在硝酸中溶解。

11. 铜盐

(1) 取供试品溶液,滴加氨试液,即生成淡蓝色沉淀;再加过量的氨试液,沉淀即溶解,生成深蓝色溶液。

(2) 取供试品溶液,加亚铁氰化钾试液,即显红棕色或生成红棕色沉淀。

12. 锂盐

(1) 取供试品溶液,加氢氧化钠试液碱化后,加入碳酸钠试液,煮沸,即生成白色沉淀;分离,沉淀能在氯化铵试液中溶解。

(2) 取铂丝,用盐酸湿润后,蘸取供试品,在无色火焰中燃烧,火焰显胭脂红色。

(3) 取供试品适量,加入稀硫酸或可溶性硫酸盐溶液,不生成沉淀(与锶盐区别)。

13. 锌盐

(1) 取供试品溶液,加亚铁氰化钾试液,即生成白色沉淀;分离,沉淀在稀盐酸中不溶解。

(2) 取供试品制成中性或碱性溶液,加硫化钠试液,即生成白色沉淀。

14. 锑盐

(1) 取供试品溶液,加醋酸呈酸性后,置水浴上加热,趁热加硫代硫酸钠试液数滴,逐渐生成橙红色沉淀。

(2) 取供试品溶液,加盐酸呈酸性后,遇硫化氢,即生成橙色沉淀;分离,沉淀能在硫化铵试液或硫化钠试液中溶解。

15. 铝盐

(1) 取供试品溶液,滴加氢氧化钠试液,即生成白色胶状沉淀;分离,沉淀能在过量的氢氧化钠试液中溶解。

(2) 取供试品溶液,加氨试液至生成白色胶状沉淀,滴加茜素磺酸钠指示液数滴,沉淀即显樱红色。

16. 镁盐

(1) 取供试品溶液,加氨试液,即生成白色沉淀;滴加氯化铵试液,沉淀溶解;再加磷酸氢二钠试液 1 滴,振摇,即生成白色沉淀,分离,沉淀在氨试液中不溶。

(2) 取供试品溶液,加氢氧化钠试液,即生成白色沉淀。分离,沉淀分成两份,一份中加过量的氢氧化钠试液,沉淀不溶;另一份加碘试液,沉淀转成红棕色。

二、有机酸盐的鉴别

1. 水杨酸盐

(1) 取供试品的稀溶液,加三氯化铁试液 1 滴,即显紫色。反应原理:游离的酚羟基在中性或者弱酸性(pH 4~6)条件下,与三氯化铁反应,生成紫堇色配位化合物。

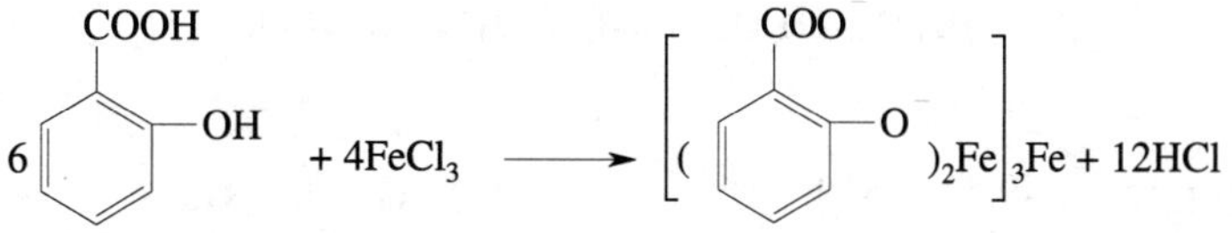

$$6 \text{ C}_6\text{H}_4(\text{OH})\text{COOH} + 4\text{FeCl}_3 \longrightarrow [(\text{C}_6\text{H}_4(\text{O})\text{COO})_2\text{Fe}]_3\text{Fe} + 12\text{HCl}$$

(2) 取供试品溶液,加稀盐酸,即析出白色水杨酸沉淀;分离,沉淀在醋酸铵试液中溶解。反应原理:水杨酸在水中的溶解度为 1∶460。将水杨酸盐溶于水,加盐酸即析出游离的水杨酸;由于水杨酸的酸性大于醋酸的酸性,故能分解醋酸铵,生成水杨酸铵而溶于水。

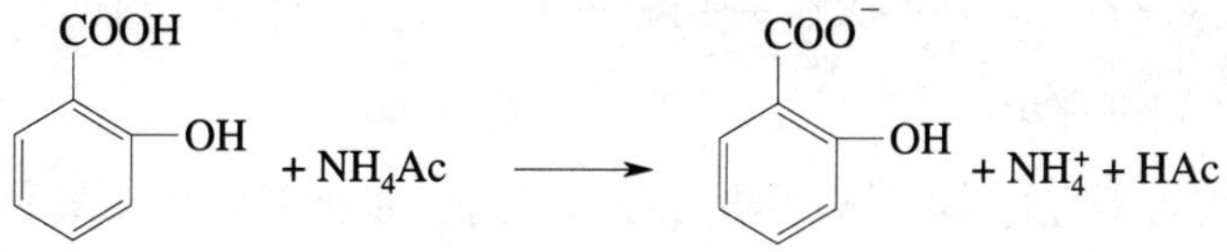

$$\text{C}_6\text{H}_4(\text{OH})\text{COOH} + \text{NH}_4\text{Ac} \longrightarrow \text{C}_6\text{H}_4(\text{OH})\text{COO}^- + \text{NH}_4^+ + \text{HAc}$$

2. 苯甲酸盐

（1）取供试品中性溶液，滴加三氯化铁试液，即生成赭色沉淀；再加稀盐酸，变为白色沉淀。反应原理：苯甲酸盐（Benzoates）在中性溶液中，与三氯化铁反应，生成碱式苯甲酸铁盐赭色沉淀。加稀盐酸后，铁盐沉淀分解，苯甲酸游离呈白色沉淀。

$$7\,C_6H_5COONa + 3FeCl_3 + 2OH^- \longrightarrow [(C_6H_5COO)_6Fe_3(OH)_2]OOCC_6H_5 \downarrow + 7NaCl + 2Cl^-$$

（2）取供试品，置干燥试管中，加硫酸后，加热，不炭化，但析出苯甲酸，并在试管内壁凝结成白色升华物。反应原理：利用苯甲酸易升华的特性。

3. 乳酸盐

取供试品溶液 5 ml（约相当于乳酸 5 mg），置试管中，加溴试液 1 ml 与稀硫酸 0.5 ml，置水浴上加热，并用玻璃棒小心搅拌至退色，加硫酸铵 4 g，混匀，沿管壁逐滴加入 10% 亚硝基铁氰化钠的稀硫酸溶液 0.2 ml 和浓氨试液 1 ml，使成两液层；在放置 30 min 内，两液层的接界面处出现一暗绿色环。

$$CH_3CHCOOH \xrightarrow{[O]} CO_2 + H_2O + CH_3CHO$$
$$|$$
$$OH$$

$$[Fe(CN)_3NO]^{2-} + CH_3CHO + 2OH^- \longrightarrow [Fe(CN)_3ON=CHCHO]^{4-}（暗绿色）+ 2H_2O$$

4. 枸橼酸盐

（1）取供试品溶液 2 ml（约相当于枸橼酸 10 mg），加稀硫酸数滴，加热至沸，加高锰酸钾试液数滴，振摇，紫色即消失；溶液分成两份，一份中加硫酸汞试液 1 滴，另一份中逐渐加入溴试液，均生成白色沉淀。

$$3H_2SO_4 + 2KMnO_4 \longrightarrow 2MnO_2 + K_2SO_4 + 5[O] + 3H_2O + 2SO_2\uparrow$$

$$\begin{array}{c}CH_2COOH\\|\\C(OH)COOH\\|\\CH_2COOH\end{array} + [O] \longrightarrow CO_2 + H_2O + \begin{array}{c}CH_2COOH\\|\\C=O\\|\\CH_2COOH\end{array}$$

$$2HgSO_4 + 2H_2O \longrightarrow Hg_2(OH)_2SO_4 + H_2SO_4$$

$$\begin{array}{c}CH_2COOH\\|\\C=O\\|\\CH_2COOH\end{array} \xrightarrow{5Br_2} 2CO_2 + 5HBr + \begin{array}{c}CHBr_2\\|\\C=O\\|\\CBr_3\end{array}（五溴丙酮，白色）\downarrow$$

高锰酸钾的加入量不宜过多，否则丙酮二羧酸可进一步被氧化为二氧化碳和水，致使在加硫酸汞试液或溴试液后均不生成白色沉淀。进行五溴丙酮反应时，应边振摇边逐滴加入溴水，以免过量的溴被五溴丙酮吸附而使沉淀呈黄色。另外，取样量太少时只产生浑浊。

（2）取供试品约 5 mg，加吡啶-醋酐（3∶1）约 5 ml，振摇，即生成黄色到红色或紫红色的溶液。

5．酒石酸盐

（1）取供试品的中性溶液，置洁净的试管中，加氨制硝酸银试液数滴，置水浴中加热，银即游离并附在试管的内壁成银镜。反应原理：酒石酸盐具有还原性，把一价银离子还原成单质银。

$$\begin{array}{l}HO-CH-COOH\\HO-CH-COOH\end{array}+2Ag(NH_3)_2OH \xrightarrow{\Delta} 2Ag + \begin{array}{l}HO-CH-COONH_4\\HO-CH-COONH_4\end{array}+2NH_3+2H_2O$$

（2）取供试品溶液，加醋酸呈酸性后，加硫酸亚铁试液 1 滴和过氧化氢试液 1 滴，待溶液退色后，用氢氧化钠试液碱化，溶液即显紫色。注意必须严格控制反应条件，过氧化氢、硫酸亚铁和氢氧化钠的量不能太多，否则由于进一步氧化而发生副反应或形成 $Fe(OH)_3$ 沉淀而掩盖现象。

$$\begin{array}{l}HO-CHCOOH\\HO-CHCOOH\end{array}+H_2O_2 \longrightarrow \begin{array}{l}HO-C-COOH\\\|\\HO-C-COOH\end{array}+2H_2O$$

$$3\begin{array}{l}HO-C-COOH\\\|\\HO-C-COOH\end{array}+Fe(CH_3COO)_3+6NaOH \longrightarrow$$

$$\left[\begin{array}{ccc}&HO\ OH\\&OOC-C=C-COO\\OH-C-COO&&OOC-C-OH\\\|\quad\quad\quad Fe\quad\quad\|\\OH-C-COO&&OOC-C-OH\end{array}\right]Na_3(紫色)+3CH_3COONa+6H_2O$$

三、无机酸盐的鉴别

1．亚硫酸盐或亚硫酸氢盐

（1）取供试品，加盐酸，即发生二氧化硫的气体，有刺激性特臭，并能使硝酸亚汞试液湿润的滤纸显黑色。

（2）取供试品溶液，滴加碘试液，碘的颜色即消退。

2．硫酸盐

（1）取供试品溶液，滴加氯化钡试液，即生成 $BaSO_4$ 白色沉淀；分离，沉淀在盐酸或硝酸中均不溶解。

（2）取供试品溶液，滴加醋酸铅试液，即生成 $PbSO_4$ 白色沉淀；分离，沉淀在醋酸铵试液或氢氧化钠试液中溶解。

$$SO_4^{2-}+Pb(Ac)_2 \longrightarrow 2Ac^-+PbSO_4\downarrow（白色）$$
$$PbSO_4+2CH_3COONH_4 \longrightarrow Pb(CH_3COO)_2+(NH_4)_2SO_4$$
$$PbSO_4+4OH^- \longrightarrow SO_4^{2-}+2H_2O+PbO_2^{2-}$$

（3）取供试品溶液，加盐酸，不生成白色沉淀（与硫代硫酸盐区别）。

3．硝酸盐

（1）取供试品溶液，置试管中，加等量的硫酸，小心混合，冷后，沿管壁加硫酸亚铁试液，使成两液层，接界面显棕色。

$$NO_3^- + H_2SO_4 \longrightarrow HNO_3 + HSO_4^-$$

$$6FeSO_4 + 2HNO_3 + 3H_2SO_4 \longrightarrow 3Fe_2(SO_4)_3 + 2NO\uparrow + 4H_2O$$

$$FeSO_4 + NO \longrightarrow Fe(NO)SO_4(棕色)$$

（2）取供试品溶液，加硫酸与铜丝（或铜屑），加热，即产生红棕色的蒸气。

$$NO_3^- + H_2SO_4 \longrightarrow HNO_3 + HSO_4^-$$

$$3Cu + 8HNO_3 \xrightarrow{\Delta} 3Cu(NO_3)_2 + 2NO\uparrow + 4H_2O$$

$$2NO + O_2 \xrightarrow{\Delta} 2NO_2(NO_2\text{ 蒸气显红棕色})$$

（3）取供试品溶液，滴加高锰酸钾试液，紫色不应退去（与亚硝酸盐区别）。

4. 氯化物

（1）取供试品溶液，加稀硝酸使呈酸性后，滴加硝酸银试液，即生成白色凝乳状沉淀；分离，沉淀加氨试液即溶解，再加稀硝酸酸化后，沉淀复生成。如供试品为生物碱或其他有机碱的盐酸盐，须先加氨试液使呈碱性，将析出的沉淀滤过除去，取滤液进行试验。注意白色的氯化银沉淀可被光分解，变为灰黑色，故试验宜避光进行。

$$Cl^- + Ag^+ \longrightarrow AgCl\downarrow(白色)$$

$$AgCl + 2NH_4OH \longrightarrow [Ag(NH_3)_2]^+(银氨络离子) + Cl^- + 2H_2O$$

$$Cl^- + [Ag(NH_3)_2]^+ + 2HNO_3 \longrightarrow AgCl\downarrow + 2NH_4NO_3$$

（2）取供试品少量，置试管中，加等量的二氧化锰，混匀，加硫酸湿润，缓缓加热，即产生氯气，能使用水湿润的碘化钾淀粉试纸显蓝色。

5. 溴化物

（1）取供试品溶液，滴加硝酸银试液，即生成淡黄色凝乳状沉淀；分离，沉淀能在氨试液中微溶，但在硝酸中几乎不溶。

（2）取供试品溶液，滴加氯试液，溴即游离，加氯仿振摇，氯仿层显黄色或红棕色。

6. 碘化物

（1）取供试品溶液，滴加硝酸银试液，即生成黄色凝乳状沉淀；分离，沉淀在硝酸或氨试液中均不溶解。

（2）取供试品溶液，加少量的氯试液，碘即游离；如加三氯甲烷振摇，三氯甲烷层显紫色；如加淀粉指示液，溶液显蓝色。

7. 硼酸盐

（1）取供试品溶液，加盐酸呈酸性后，能使姜黄试纸变成棕红色；放置干燥，颜色即变深，用氨试液湿润，即变为绿黑色。

（2）取供试品，加硫酸，混合后，加甲醇，点火燃烧，即发生边缘带绿色的火焰。

8. 碳酸盐与碳酸氢盐

（1）取供试品溶液，加稀酸，即泡沸，产生二氧化碳气体，导入氢氧化钙试液中，即生成白色沉淀。

（2）取供试品溶液，加硫酸镁试液，如为碳酸盐溶液，即生成白色沉淀；如为碳酸氢盐溶液，须煮沸，始生成白色沉淀。

（3）取供试品溶液，加酚酞指示液，如为碳酸盐溶液，即显深红色；如为碳酸氢盐溶液，不变色或仅显微红色。

9. 醋酸盐

（1）取供试品溶液，加硫酸和乙醇后，加热，即分解产生乙酸乙酯的香气。

（2）取供试品的中性溶液，加三氯化铁试液1滴，溶液呈深红色，加稀无机酸，红色即退去。

10. 磷酸盐

（1）取供试品的中性溶液，加硝酸银试液，即生成浅黄色沉淀；分离，沉淀在氨试液或稀硝酸中均易溶解。

（2）取供试品溶液，加氯化铵镁试液，即生成白色结晶性沉淀。

（3）取供试品溶液，加钼酸铵试液与硝酸后，加热即生成黄色沉淀；分离，沉淀能在氨试液中溶解。

四、丙二酰脲类的鉴别

（1）取供试品约0.1 g，加碳酸钠试液1 ml与水10 ml，振摇2 min，滤过，滤液中逐滴加入硝酸银试液，即生成白色沉淀，振摇，沉淀即溶解；继续滴加过量的硝酸银试液，沉淀不再溶解。

反应原理：含有丙二酰脲类结构（二酰亚胺基团，—CONHCONHCO—）的药物，在适当的碱性条件下，可与某些重金属离子发生反应，生成可溶性或不溶性的有色物质。如在碳酸钠溶液中，与硝酸银作用，生成可溶性的一银盐；继续与硝酸银作用则生成不溶性的二银盐白色沉淀。

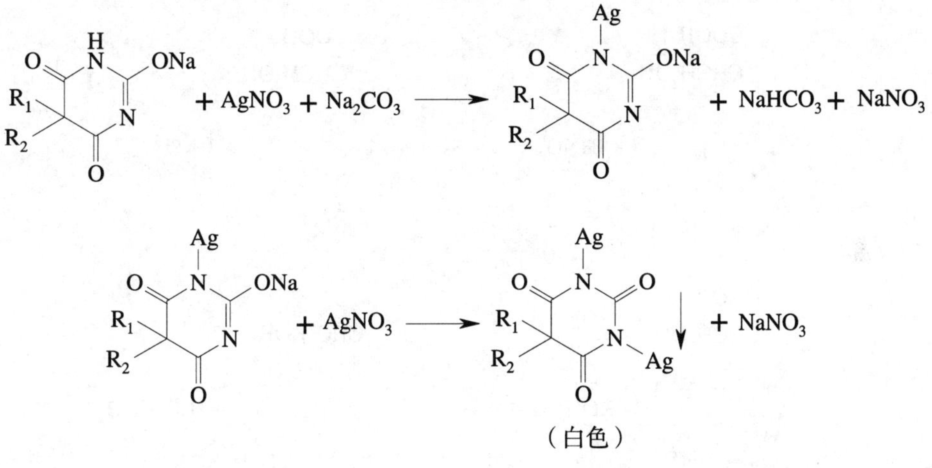

（2）取供试品约50 mg，加吡啶溶液（1→10）5 ml，溶解后，加铜吡啶试液1 ml，即显紫色或生成紫色沉淀。反应原理：丙二酰脲在吡啶溶液中，与铜盐作用，显紫堇色（Zwikker反应）。

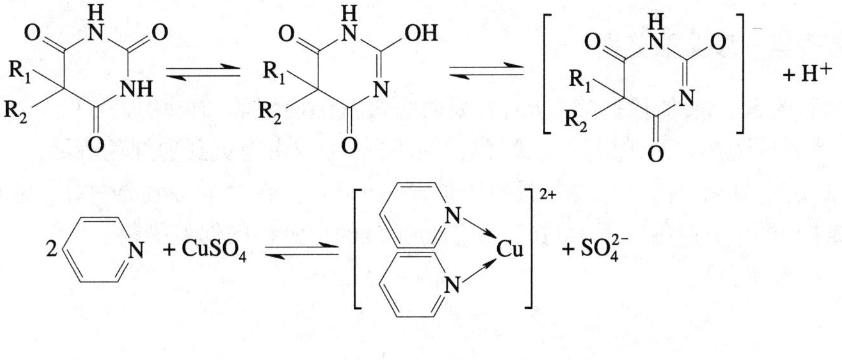

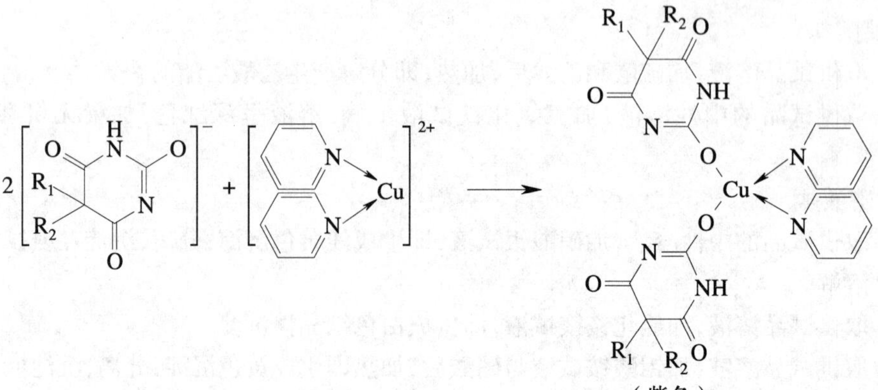

五、托烷生物碱类的鉴别

取供试品约 10 mg，加发烟硝酸 5 滴，置水浴上蒸干，得黄色的残渣，放冷，加乙醇 2~3 滴湿润，加固体氢氧化钾一小粒，即显深紫色。

反应原理：托烷生物碱类（Tropane Alkaloids）均具有莨菪酸结构，可发生 Vitali 反应，水解后生成莨菪酸，经发烟硝酸加热处理，转变为三硝基衍生物，再与氢氧化钾醇溶液作用，转变为醌型产物而显深紫色。

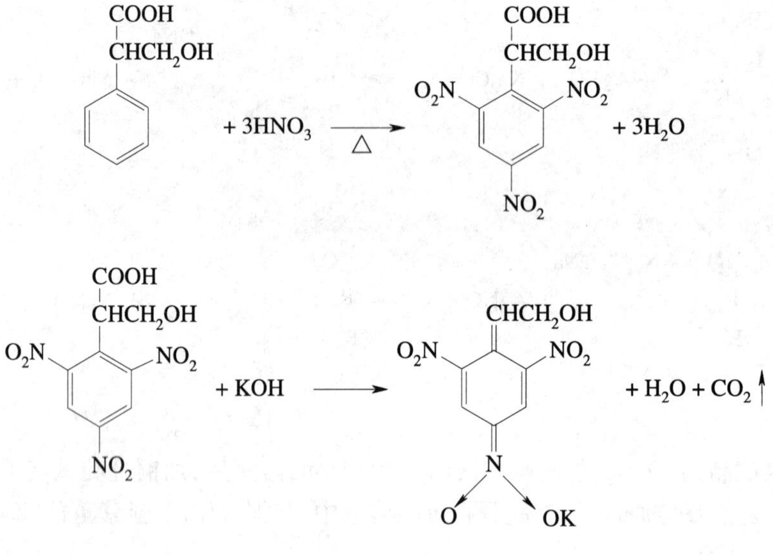

六、芳香第一胺类的鉴别

取供试品约 50 mg，加稀盐酸 1 ml，必要时缓缓煮沸使溶解，放冷，加 0.1 mol/L 亚硝酸钠溶液数滴，滴加碱性 β-萘酚试液数滴，视供试品不同，生成由橙黄到猩红色沉淀。

反应原理：重氮化—偶合反应。具有芳伯氨基的药物，在盐酸酸性条件下，与亚硝酸钠反应生成重氮盐；再在碱性条件下，与 β-萘酚偶合生成颜色鲜艳的偶氮染料。

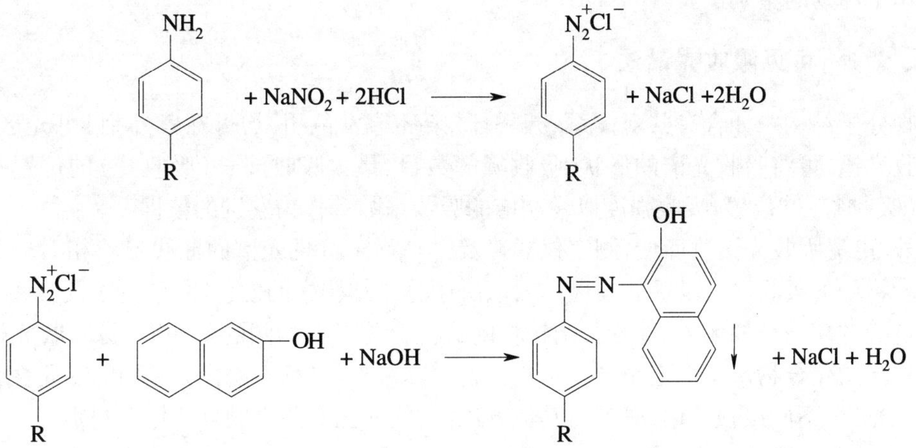

七、有机氟化物类的鉴别

取供试品约 7 mg,照氧瓶燃烧法进行有机破坏,用水 20 ml 与 0.01 mol/L 氢氧化钠溶液 6.5 ml 为吸收液,待燃烧完毕后,充分振摇;取吸收液 2 ml,加茜素氟蓝试液 0.5 ml,再加 12% 醋酸钠的稀醋酸溶液 0.2 ml,用水稀释至 4 ml,加硝酸亚铈试液 0.5 ml,即显蓝紫色;同时做空白对照试液。

反应原理:有机氟化物(Organic Fluorinated Compounds)经氧瓶燃烧法破坏,被碱性溶液吸收,成为无机氟化物,与茜素氟蓝、硝酸亚铈在 pH 为 4.3 溶液中,形成蓝紫色络合物。

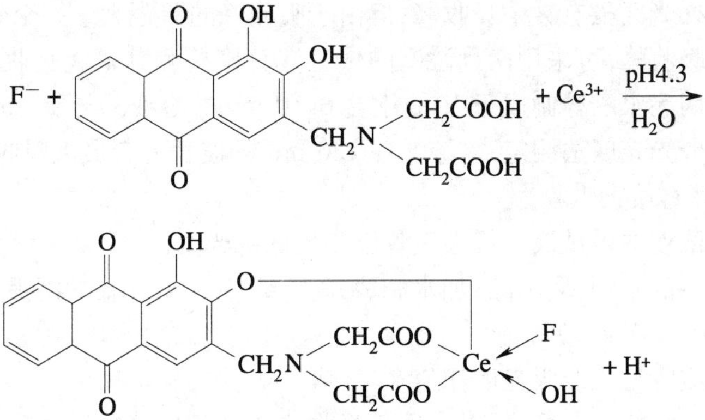

第四节 光谱鉴别法

光谱法通过测定药物在某一特定波长处或一定波长范围内的吸光程度,对药物的真伪进行鉴别。《中国药典》(2010 年版)中常用的波长范围为:(1) 200~400 nm 的紫外光区;(2) 400~760 nm 的可见光区;(3) 2.5~25 μm(按波数计为 4 000~400 cm^{-1})的红外光区。相应的鉴别方法称为紫外-可见吸收光谱法(UV)、红外吸收光谱法(IR),所用分析的仪器为紫外-可见分光光度计、红外分光光度计。

目前光谱鉴别法发展迅速,其他如近红外光谱法、原子吸收光谱法和核磁共振(NMR)法也逐渐用于药物的鉴别试验。

一、紫外-可见吸收光谱法

药物分子结构中如含有共轭体系、芳香环、杂环等发色团,均可在紫外-可见光区产生特征的吸收光谱,可将吸收光谱的形状、吸收峰的数目、最大吸收波长(吸收峰)的位置、最小吸收波长(吸收谷)的位置、吸收强度以及相应的吸收系数等作为鉴别的依据。

紫外-可见吸收光谱法简便,测定仪器普及,但紫外-可见光谱的曲线形状相对较简单、变化不大。物质的吸收波长及吸收强度主要取决于分子结构中的发色团、助色团及其共轭情况,与分子自身的精细结构无关。因此,结构相同的化合物具有相同的紫外-可见吸收光谱,但吸收光谱相同的化合物却不一定是同一个化合物。即紫外-可见光谱作为鉴别的专属性较差,远不如红外光谱,不能单独使用,只有与其他方法配合,才能对药物的真伪作出判别。

利用紫外-可见光谱进行鉴别,一般采用对比法,即在满足仪器要求的前提下,与文献值对比;或者在相同测定条件下对比供试品与对照品的吸收光谱特征。《中国药典》和《日本药局方》通常采用前者,《美国药典》通常采用后者。

通常在规定的溶剂,如 0.1 mol/L 盐酸溶液、0.1 mol/L 氢氧化钠溶液、水、无水乙醇等中,采用下列方法对药物进行鉴别:

(1) 对比峰位和峰形:以最大吸收波长、最小吸收波长和有无肩峰等作为指标。

例如布洛芬的鉴别:取本品,加 0.4%氢氧化钠溶液制成每 1 ml 中含 0.25 mg 的溶液,照紫外-可见吸收光谱法测定,在 265 nm 与 273 nm 的波长处有最大吸收,在 245 nm 与 271 nm 的波长处有最小吸收,在 259 nm 的波长处有一肩峰。

某些药物在紫外光区虽有数个吸收峰,但由于吸收峰的差距大于一个数量级,采用单一浓度不易观察到全部吸收峰,可采用两种浓度的供试液分别检测其最大吸收波长。例如氯贝丁酯的鉴别:取本品,用无水乙醇制成每 1 ml 中含 0.10 mg 的溶液①与每 1 ml 中含 10 μg 的溶液②,照紫外-可见分光光度法测定,溶液②在 226 nm 的波长处有最大吸收,溶液①在 280 nm 与 288 nm 的波长处有最大吸收。

(2) 测定一定浓度的供试液在最大吸收波长处的吸光度。

例如头孢噻吩钠的鉴别:取本品,加水制成每 1 ml 中含 20 μg 的溶液,在 237 nm 的波长处测定,其吸光度为 0.65~0.72。

(3) 测定最大吸收波长及吸光度比值。

对于不止一个吸收峰的药物,可以采用其吸收峰位及相应峰位处的吸光度比值作为鉴别的依据。例如维生素 B_{12} 的鉴别:取含量测定项下的溶液,照紫外-可见分光光度法测定,在 278 nm、361 nm 与 550 nm 的波长处有最大吸收。361 nm 波长处的吸光度与 278 nm 波长处的吸光度的比值应为 1.70~1.88。361 nm 波长处的吸光度与 550 nm 波长处的吸光度的比值应为 3.15~3.45。

(4) 测定最大吸收波长及其吸收系数。

例如贝诺酯的鉴别:取含量测定项下的溶液,照紫外-可见分光光度法测定,在 240 nm 的波长处有最大吸收;在 240 nm 的波长处测定吸光度,按干燥品计算,吸收系数($E_{1\,cm}^{1\%}$)为 730~760。

(5) 测定化学反应产物的吸收光谱特征。

例如苯妥英钠的鉴别:取本品约 10 mg,加高锰酸钾 10 mg、氢氧化钠 0.25 g 与水 10 ml,

小火加热 5 min,放冷,取上清液 5 ml,加正庚烷 20 ml,振摇提取,静置分层后,取正庚烷提取液,照紫外-可见分光光度法测定,在 248 nm 的波长处有最大吸收。其原理是利用苯妥英钠在碱性溶液中与高锰酸钾共热,生成氧化产物二苯甲酮,在正庚烷溶液中于 248 nm 波长处有最大吸收。

《美国药典》采用对照品比较法对药物进行鉴别,即在相同测定条件下对比供试品与对照品溶液的吸收光谱一致性。例如对阿替洛尔的鉴别:本品 20 μg/ml 的甲醇溶液显示的紫外光谱图与同样条件下测得的 USP 阿替洛尔对照品的紫外吸收图谱一致。

《英国药典》采用在一定波长范围内扫描,并规定在此范围内的最大吸收、最小吸收及吸收系数等光谱参数对药物进行鉴别。例如盐酸吗啡的鉴别:① 取本品 10 mg,加水溶解并稀释成 100.0 ml,于 250~350 nm 波长范围内测定,溶液显示仅在 285 nm 处有一吸收峰,吸收系数约为 41。② 取本品 10 mg,加 0.1 mol/L 氢氧化钠溶液使溶解,并稀释成 100.0 ml,于 265~350 nm 波长范围内测定,溶液显示仅在 298 nm 处有一吸收峰,吸收系数约为 70。

二、红外吸收光谱法

红外光谱特征性强,专属性高,凡化学结构明确的单一组分有机原料药物,尤其是结构复杂、结构间差别较小的药物的鉴别与区别,均采用红外光谱法。此外,红外光谱也常用于晶型鉴别,药物制剂经提取后也可以采用红外光谱法加以鉴别。

《中国药典》(2010 年版)和《英国药典》采用与《药品红外光谱集》对照的方式鉴别药物。即首先按规定绘制供试品的红外光谱图,然后与《药品红外光谱集》中的对照图谱对比,对照关键谱带的有无以及各谱带的相对强弱,若供试品的光谱图与对照光谱图一致,通常判定两化合物为同一物质(某些光学异构体如对映异构体、大分子同系物和高分子聚合物除外)。例如《中国药典》(2010 年版)对阿莫西林的鉴别:本品的红外光吸收图谱应与对照的图谱(光谱集 441 图)一致。又如阿司匹林的鉴别:本品的红外光吸收图谱应与对照的图谱(光谱集 209 图)一致。

具有多晶现象的固体药品,由于供测定的供试品晶型可能不同,导致绘制的光谱图与《药品红外光谱集》所收载的光谱图不一致。遇此情况,应按该药品光谱图中备注的方法或各品种项下规定的方法进行预处理后再绘制对比。如未规定药用晶型与合适的预处理方法,则可采用适当的溶剂对供试品与对照品在相同条件下同时进行重结晶后,再依法测定比对。对已规定药用晶型的,则应采用相应药用晶型的对照品依法对比。

对于具有同质异晶现象的药品,应选用有效晶型的图谱,或分别比较。例如《中国药典》(2010 年版)对棕榈氯霉素的鉴别:取本品(A 晶型或 B 晶型),用糊剂法测定,其红外光吸收图谱应与同晶型对照的图谱(光谱集 37 图或 38 图)一致。

对于晶型不一致,需要转晶的药物,应规定转晶条件,给出处理方法和重结晶所用溶剂。例如《中国药典》(2010 年版)对阿苯达唑的鉴别:本品的红外光吸收图谱应与对照的图谱(光谱集 1092 图)一致。如发现在 1 380 cm^{-1} 处的吸收峰与对照的图谱不一致时,可取本品适量溶于无水乙醇中,置水浴上蒸干,减压干燥后测定。

《美国药典》采用对照品比较法鉴别药物。例如阿莫西林的鉴别:取本品,经干燥后用溴化钾压片法测定,所得图谱与同时测定的 USP 阿莫西林对照品的图谱应一致。

《日本药局方》除了采用上述两种办法外,还采用在规定条件下测定一定波数处的特征吸收峰。例如氯羟去甲安定的鉴别:取本品,经干燥后用溴化钾压片法测定,在红外吸收图谱

3 440 cm^{-1}、3 220 cm^{-1}、1 695 cm^{-1}、1 614 cm^{-1}、1 324 cm^{-1}、1 132 cm^{-1}以及 828 cm^{-1}附近应有吸收。

第五节 色谱鉴别法

色谱鉴别法系将供试品和对照品(或经确证的已知药物)在相同条件下进行色谱分离并进行比较,要求色谱保留行为一致。

色谱法用于药物鉴别时,操作费时,因此通常在药物的检查或含量测定项下已采用色谱法的情况下使用。色谱法受试验条件的影响较大,在测定前需按要求进行系统适用性试验,以检查色谱系统是否符合要求。常用的色谱鉴别法包括薄层色谱法(TLC)、高效液相色谱法(HPLC)、气相色谱法(GC)等。

一、薄层色谱法

薄层色谱法(Thin Layer Chromatography,TLC)系将供试品溶液点样于薄层板上,经展开、显色、检视所得的色谱图,与适宜的对照品按同法所得的色谱图对比,具有简便、快速、灵敏、显色方便等特点,尤其在中药鉴别中被广泛应用。

《中国药典》自 2005 年版起规定了薄层色谱法的系统适用性试验,对斑点的检测灵敏度、比移值(R_f)和分离效能进行考察。

$$R_f = \frac{\text{从基线至展开斑点中心的距离}}{\text{从基线至展开剂前沿的距离}} \tag{3-7}$$

分离效能的要求是指在药物对照品与结构相似的化合物对照品制成混合对照溶液,按规定的方法展开后的色谱图中,应显示两个清晰分离的斑点。

例如《中国药典》(2010 年版)对复方磺胺甲噁唑片的鉴别试验:取本品的细粉适量(约相当于磺胺甲噁唑 0.2 g),加甲醇 10 ml,振摇,过滤,取滤液作为供试品溶液;另取磺胺甲噁唑 0.2 g 与甲氧苄啶 40 mg,加甲醇 10 ml 溶解,作为对照溶液。照薄层色谱法(附录ⅤB)试验,吸取上述两种溶液各 5 μl,分别点于同一硅胶 GF$_{254}$ 薄层板上,以三氯甲烷-甲醇-二甲基甲酰胺(20∶2∶1)为展开剂,展开,晾干,置紫外光灯(254 nm)下检视。供试品溶液所显两种成分的主斑点的颜色与位置应与对照溶液的主斑点相同。

二、高效液相色谱法

高效液相色谱法(High Performance Liquid Chromatography,HPLC)系采用高压输液泵将规定的流动相泵入装有填充剂的色谱柱进行分离测定的色谱方法。HPLC 鉴别法的系统适用性试验包括:理论板数、分离度、重复性和拖尾因子。其中,分离度和重复性是更具实际意义的参数。

鉴别时采用与对照品(或经确证的已知药品)在相同条件下进行色谱分离并进行比较,要求保留行为一致。测定时应注意仪器的稳定性和保证系统的平衡时间,使待测物的保留时间稳定。

例如《中国药典》(2010 年版)中阿莫西林的鉴别:取本品约 25 mg,精密称定,置 50 ml 量瓶中,加流动相溶解并定量稀释至刻度,摇匀,精密量取 20 μl 注入液相色谱仪,记录色谱图;另取阿莫西林对照品适量,同法测定。供试品溶液主峰的保留时间应与对照品溶液主峰的保留时间一致。

三、气相色谱法

气相色谱法(Gas Chromatography,GC)系采用气体为流动相(载气),流经装有填充剂的色谱柱进行分离测定的色谱方法。挥发性小的样品需采用衍生或裂解以增加挥发性,操作较繁琐,且样品也不易复原。因此,GC法常用于含挥发油或其他挥发性成分的鉴别。

GC鉴别法的系统适用性试验内容及药品的鉴别方法都与HPLC鉴别法一致。一般规定按供试品含量测定项下的色谱条件进行试验。要求供试品和对照品色谱峰的保留时间应一致。含量测定为内标法时,可要求供试品溶液和对照品溶液色谱图中药物峰的保留时间与内标峰的保留时间的比值应一致。

例如安宫牛黄丸的鉴别:取本品3 g,剪碎,加环己烷0.5 ml,缓缓加热至沸,并保持微沸约2.5 h,放置30 min后,取环己烷液作为供试品溶液。另取麝香酮对照品,加环己烷制成1 ml含2.5 mg的溶液,作为对照品溶液。色谱柱长为2 m,以苯基(50%)甲基硅酮(OV-17)为固定相,涂布浓度为9%,柱温为210℃。分别取对照品溶液和供试品溶液适量,注入气相色谱仪。供试品应呈现与对照品保留时间相同的色谱峰。

第六节 其他鉴别法

其他鉴别方法包括熔点法、X射线粉末衍射法、热分析法、质谱法(MS)等。此外还有利用微生物或实验动物进行鉴别的生物学方法。

一、熔点法

药物的熔点是鉴别方法中经常测定的一个物理常数。同时药物中也存在同质异晶现象,即化学结构相同,但由于结晶条件的差异,生成具有不同点阵结构的晶体。同一药物的不同晶型在密度、熔点、溶解度、溶出速率、硬度等物理性质方面可以有明显的差异,从而影响其稳定性、生物利用度、毒副反应及疗效。

熔点法可以用于鉴别药物的不同晶型。它是基于多晶型药物在晶型结构不同时熔点存在差异的现象。例如《中国药典》(2010版)附录ⅥC对棕榈氯霉素的鉴别:本品经60℃干燥2 h,依法测定,A晶型的熔点为89~95℃;B晶型的熔点为86~91℃。

二、X射线粉末衍射法

X射线具有电磁波的衍射作用,即绕过障碍物边缘向前传播的特性。晶体化合物无论是单晶还是多晶,组成晶体的分子或原子(质点)在空间作周期性的有序排列,都有其特定的X射线衍射图,图中衍射极大点(或线)间的距离及其相对强度可用作结晶物质的定性或定量分析。非晶体化合物中质点的空间排列是无序的,所以反射的X射线相干性差,衍射图呈弥散状,与晶体样品特征性的衍射图存在明显区别。因此,X射线粉末衍射法常用于结晶质和非晶质的区分,以及结晶质的不同晶型的鉴别。

一束准直的单色X射线照射旋转粉末晶体或单晶时,便发生衍射现象,发生衍射的条件应符合Bragg方程:

$$d_{hkl} = \frac{n\lambda}{2\sin\theta} \tag{3-8}$$

式中,d_{hkl} 为晶面间距(hkl 为晶面指数);θ 为衍射角。

当 X 射线以 θ 入射角照射晶体的平面点阵时,若两相邻点阵间距为 d,则两平面光程差为 $2d\sin\theta$,凡符合 Bragg 公式,即 $2d\sin\theta = n\lambda$ 情况下,就发生衍射。分子在晶格中的排列方式不同,则分子的重复形式不同,从而产生不同的 X 射线衍射图谱。具有不同晶格参数的多晶型物,可相应得到不同的 X 射线衍射图。结晶物质的鉴别可通过比较供试品与已知物质(包括晶型)的衍射图或标准衍射数据完成。各衍射线的衍射角(2θ)、相对强度(衍射图上各衍射谱线与最强谱线的强度比值)和面间距是鉴别的依据。

X 射线衍射分析是以晶型衍射现象为基础的分析方法,无论是单晶还是多晶状体,都具有特定的结构类型,如晶胞大小,晶胞中原子、离子或分子数目的多少和它们相互排列的方式,所以每一种晶型的粉末图谱,几乎同人的指纹一样,其衍射线的分布位置和强度有着特征性的规律。X 射线粉末衍射技术已普遍应用于结晶型物质的鉴定和药物多晶型的研究,如晶型变化、结晶度、晶构状态,有无混晶等。

图 3-1 为氨苄青霉素 4 种固相的典型粉末衍射图,显示无水非晶型、三水合物晶型、无水晶型 I 和无水晶型 II 存在较大差别。

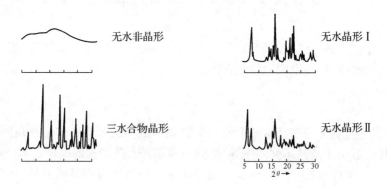

图 3-1　氨苄青霉素 4 种固相的典型 X 射线粉末衍射图

三、热分析法

热分析法是在程序控制温度情况下,准确记录物质的理化性质随温度变化的关系,研究其在受热过程中所发生的晶型转化、熔融、蒸发、脱水等物理变化或热分解、氧化等化学变化以及伴随发生的温度、能量或重量改变的方法。

热分析法广泛应用于物质的多晶型、物相转化、结晶水、结晶溶剂、热分解以及药物的纯度、相容性和稳定性等研究中。药物分析中常用的热分析方法有热重分析法(Thermogravimetric Analysis, TGA)、差热分析法(Differential Thermal Analysis, DTA)和差示扫描量热法(Differential Scanning Calorimetry, DSC)三种方法。

热重分析法(TGA)是在程序控制温度下,测量物质的重量与温度关系的一种技术。记录的重量变化对温度的关系曲线称为热重曲线。由于物相变化(如失去结晶水,结晶溶解,或热分解等)时测定体系的温度保持不变,所以热重曲线通常呈台阶状,重量基本不变的区段称平台。利用这种特性,可以方便地区分供试品所含水分是吸附水还是结晶水,并根据平台之间的失重率可以计算出所含结晶水的分子比。通常在加热过程中,吸附水的失去是一个渐进过程,而结晶水的失去则发生在特定的温度或温度范围(与升温速率有关),在此温度下由于失重率发生突跃而呈台阶状。

在对供试品与热惰性的参比物进行同时加热的条件下,当供试品发生某种物理的或化学的变化时,由于这些变化的热效应,使供试品和参比物之间产生温度差(ΔT)。这种在程序控制温度下,测定供试品与参比物之间温度差与温度(或时间)关系的技术称为差热分析法(DTA)。而测量输给供试品与参比物热量差(dQ/dT)与温度(或时间)关系的技术称为差示扫描量热法(DSC)。

DTA 法和 DSC 法常用于药物多晶型的研究。晶型不同,则升温(或冷却)过程中的吸热峰(或放热峰)不同,产生其特定的 DTA 曲线或 DSC 曲线。DTA 曲线或 DSC 曲线非常相似,横坐标均为温度 T(或时间 t),而纵坐标分别为温度差 ΔT 和热量差 dQ/dT(也称热流率,mJ/s)。随供试品的不同,在曲线上显示不同的吸热峰或放热峰。峰在横坐标上的位置、形状和数目与物质的性质有关,据此可用于药物的晶型鉴别、熔点测定以及纯度检查。

例如,磺胺甲噁唑(SMZ)存在两种晶型及它们之间的互变性也可用热分析法证实。如图 3-2 所示,用 DSC 分析 SMZ 样品 A(Ⅱ型)在 10℃/min 的加热速度下,165℃和 170℃出现双峰(双熔点)。样品 B(Ⅰ型)在相同条件下,在 170℃只出现一个峰。

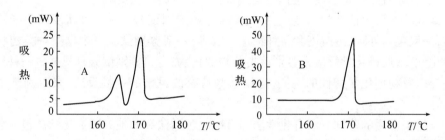

图 3-2 磺胺甲噁唑两种晶型 A(Ⅱ型)、B(Ⅰ型)的 DSC 图

用 TGA 分析 SMZ,由室温加热到 190℃,A 失重 0.2%,B 失重 0.4%,均在仪器基线漂移范围内,由此说明上述 DSC 加热过程中发生的变化是物理变化。将 SMZ 样品 A 以 1℃/min 的速度由室温加热到 168℃,在 165℃首先出现一个吸热峰,说明是Ⅱ型熔化,在约 168℃又出现一个放热峰,说明熔融状态的 SMZ 又结晶形成Ⅰ型,如图 3-3 所示。将上述样品冷却到室温,再用 10℃/min 的速度加热,仅在 170℃出现一个峰,与样品 B 相同,从而排除了样品 A 中含有杂质而引起双熔点的可能。

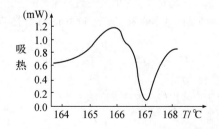

图 3-3 磺胺甲噁唑(Ⅱ型)熔化后析出晶状体(Ⅰ型)的 DSC 图

四、质谱法

质谱法(MS)是在高真空状态下将被测物质离子化,按离子的质荷比(m/z)大小分离而实现物质成分和结构分析的方法。质谱图通过离子谱峰位置及强度的相互关系,提供待测物分子结构、含量等信息。

质谱是物质的固有特性之一,不同的物质(除一些异构体外)有不同的质谱,因此可以利用这一性质进行定性分析。如果一个中性分子丢失或得到一个电子,则形成的分子离子的质荷比与该分子的质量数相同。使用高分辨质谱仪,可以测得分子离子的准确质量数,进而计算出该分子离子对应化合物的分子式。由分子离子的各种化学键发生断裂而形成的碎片离子,可推断其裂解方式,获得分子的结构信息。

《中国药典》(2010年版)、《美国药典》、《英国药典》均收载了质谱法,可用于药物的定性分析。

本 章 小 结

本章的学习旨在掌握药物鉴别试验的基本知识。鉴别试验的定义是根据药物的分子结构、理化性质,采用物理、化学或生物学方法来判断已知药物的真伪。

鉴别试验的项目包括性状、一般鉴别试验和专属鉴别试验。其中性状反映了药物特有的物理性质,一般包括外观、溶解度和各种物理常数等;一般鉴别试验是根据某一类药物的化学结构或理化性质,通过化学反应来鉴别该类药物的真伪;专属鉴别试验是根据每一种药物化学结构的差异以及物理化学特性的不同,选用某些特有的灵敏的定性反应,来鉴别某个药物的真伪。

药物分析中常用的鉴别方法有化学法、光谱法、色谱法和其他方法。化学法包括各种呈色反应、生成沉淀反应、荧光反应、产生气体、使试剂退色等;光谱法包括紫外-可见吸收光谱法(UV)、红外吸收光谱法(IR);色谱法包括薄层色谱法(TLC)、高效液相色谱法(HPLC)、气相色谱法(GC);其他方法包括熔点法、X射线粉末衍射法、热分析法、质谱法(MS)和生物学方法等。

思 考 题

1. 药物鉴别的含义是什么?试述鉴别试验的主要方法和影响鉴别试验的主要因素。
2. 百分吸收系数的定义是什么?与药物鉴别之间的关系是什么?
3. 测定某药物的比旋度,配制的供试品溶液的浓度为50.0 mg/ml,样品管的长度为20 cm,测得的旋光度为+3.25°,则比旋度为 ( )
   A. +32.5° B. +325° C. +16.25° D. +6.50° E. +65.0°
4. 试述芳香第一胺类药物的鉴别方法及原理。
5. 什么是热分析法?药物分析中常用的三种热分析法是什么?
6. 色谱鉴别法常用的方法有哪几种?
7. 根据所学知识,对下面内容进行配伍选择:
   A. 熔点 B. 溶解度 C. 黏度 D. 比旋度 E. 折光率 F. 吸收系数

(1) 入射角的正弦与折射角的正弦的比值是　　　　　　　　　　　　　（　　）
(2) 物质在熔化时自初熔至全熔的一段温度是　　　　　　　　　　　　（　　）
(3) 描述药品在不同溶剂中溶解性能的物理常数是　　　　　　　　　　（　　）
(4) 流体对流动的阻抗能力指的是　　　　　　　　　　　　　　　　　（　　）
(5) 用偏振光的平面偏转描述的物理常数是　　　　　　　　　　　　　（　　）

8. 计算题：

测定盐酸四环素的比旋度。称取供试品0.512 7 g，置50 ml容量瓶中，加盐酸溶液（9→1 000）稀释至刻度，采用2 dm长的测定管，要求比旋度为-188°～-202°，则测得的旋光度的范围是多少？

（宋沁馨）

第四章 药物的杂质检查

任何影响药品纯度的物质均称为杂质。药品质量标准中的杂质系指按照经国家有关药品监督管理部门依法审查批准的规定工艺和规定原辅料生产的药品中,由其生产工艺或原辅料带入的杂质,或经稳定性试验确证的在贮存过程中产生的降解产物。药品质量标准中的杂质不包括变更生产工艺或变更原辅料而产生的新的杂质,也不包括掺入或污染的外来物质。

第一节 概 述

一、药物纯度的概念与要求

药物的纯度(Purities of Drugs)是指药物的纯净程度。药物中的杂质是影响药物纯度的主要因素。如果药物中所含杂质超过质量标准规定的纯度要求,就有可能使药物的外观性状、物理常数发生变化,甚至影响药物的稳定性,使活性降低、毒副作用增加。例如,盐酸坦洛新中的右旋体为无效体;地高辛中的洋地黄毒苷毒性较地高辛大,且有蓄积作用;盐酸肼屈嗪中的游离肼对磷酸吡哆醛酶系统有抑制作用,能引起局部刺激,也可致敏和致癌。

杂质检查的目的是控制药品的质量,保证人的用药安全。由于药物研究是探索性很强的工作,每种药品的具体研究情况差异很大,本章不能涵盖杂质检查的所有类型,故仅提供了一些基本的检查项目和方法。特殊情况下,可在科学、合理的基础上,对杂质进行研究,只要能用科学的数据证明药品中的杂质被控制在安全、合理的范围内,就达到了杂质研究的目的。

二、杂质的种类及来源

药品中的杂质按化学类别和性质一般分为三类:有机杂质、无机杂质及残留溶剂。按照其来源杂质可以分为工艺杂质(包括合成中未反应完全的反应物及试剂、中间体、副产物等)、降解产物、从反应物及试剂中混入的杂质等。按结构关系,杂质又可分为:其他甾体、其他生物碱、几何异构体、光学异构体和聚合物等。按照其毒性,杂质又可分为毒性杂质和普通杂质等。

有机杂质包括工艺中引入的杂质和降解产物,可能是已知的或未知的、挥发性的或不挥发性的,这类杂质的化学结构与活性成分的分子结构类似或具渊源关系,故通常又可称之为有关物质。对映异构体杂质也属于有机杂质范畴,有关此类杂质的研究现在已成为药物质量控制的一个热点。生产过程中引入的外来有机污染物、原料药的不同晶型,均可归属为有机杂质。

无机杂质多由原料药及制剂的生产过程中引入,如由起始原料、反应过程中的副产物或未反应完全的试剂中引入杂质(钠盐、硫酸盐、氯化物、硫化物等);由生产过程所用的金属器皿、管道以及其他不耐酸、碱的金属工具,则可能引入砷盐,以及铅、铁、铜、锌等金属杂质。在贮存过程中引入无机杂质的可能性相对较小。无机杂质按性质又可分为信号杂质（或指示性杂质）和有害杂质。信号杂质（如氯化物、硫酸盐）本身一般无害，但其含量的多少可反映药物的纯度水平和生产工艺是否异常；有害杂质对人体有害，可在体内蓄积，主要指砷盐、重金属等。

残留溶剂是指在原料药及制剂生产过程中使用的有机溶剂，其研究可参考 ICH 有机溶剂残留量研究的技术指导原则。

三、杂质的分析方法

分析方法的选择直接关系到杂质测定结果的准确性，因此，在进行杂质研究时首要问题是选择合适的杂质分析方法。

（一）分析方法的选择

1. 有机杂质的分析方法

有机杂质的检测方法包括化学法、光谱法、色谱法等，可根据药物结构及降解产物的不同，采用不同的检测方法。通过合适的分析技术将不同结构的杂质与主药进行分离、检测，从而达到对杂质的有效控制，是杂质分析中最主要的研究思路。随着分离、检测技术的发展与更新，高效、快速的分离技术与灵敏、稳定、准确、适用的检测手段结合，可使几乎所有的有机杂质均能在合适的条件下得到很好的分离分析。

目前，质量标准中普遍采用的分离检测杂质的方法有高效液相色谱法（HPLC）、薄层色谱法（TLC）、气相色谱法（GC）和毛细管电泳法（Capillary Electrophoresis,CE）。根据待测物及杂质的理化性质、化学结构、杂质的控制要求等，选择建立合适的检测方法。由于各种分析方法均具有一定的局限性，因此在进行杂质分析时，应注意不同原理的分析方法间的相互补充与验证，如 HPLC 与 TLC 及 HPLC 与 CE 的互相补充，反相 HPLC 系统与正相 HPLC 系统的相互补充，HPLC 不同检测器结果的相互补充等。

选择合适的杂质分析方法时，还应考虑生产能力及控制的可行性等技术因素。如经过必要的验证，也可采用薄层色谱法等精确度较低的分析方法。TLC 法通常采用杂质对照品法和主成分自身对照法进行检测，但后者仅限于杂质斑点的颜色与主成分斑点颜色一致的情况下使用。需要注意的是，在研究过程中，如果分析方法有改变，应对方法改变前后所得分析结果的可比性进行研究，说明方法改变的必要性和可行性。

2. 无机杂质的分析方法

无机杂质的产生主要与生产工艺过程有关。由于许多无机杂质直接影响药品的稳定性，并可反映生产工艺本身的情况，因此了解药品中无机杂质的情况对评价药品生产工艺的状况有重要意义。对于无机杂质的检测，各国药典都收载了经典、简便而又行之有效的方法，对于成熟的生产工艺的仿制，可根据实际情况，采用药典收载的方法进行质量考察及控制。对于采用新生产工艺生产的新药，可采用原子吸收分光光度法、离子色谱法及电感耦合等离子发射光谱、电感耦合等离子质谱等分析技术，对产品中可能存在的各类无机杂质进行定性、定量分析，以便对其生产工艺进行合理评价，并为制订合理的质量标准提供依据。

在通常情况下，采用炽灼残渣法检测不挥发性无机物。对供试品中重金属（包含了银、铅、汞、铜、镉、铋、锑、锡、砷、锌、钴与镍等）阳离子杂质的总量进行限量检查称为重金属检查。考虑到药品生产中遇到铅的机会较多，且铅易积蓄中毒，故以铅作为重金属的代表，对重金属的量进行限制。如需对某种（些）特定金属离子或上述方法不能检测到的金属离子作限度要求，可采用专属性较强的原子吸收分光光度法或具有一定专属性的经典比色法（如采用药典收载的铁盐、铵盐、硒等的检查法检测药品中微量铁盐、铵盐和硒等杂质)。重金属检查法虽然可同时检测砷,但因砷的毒性大,且易带入产品,故需采用灵敏度高、专属性强的检查法对其进行专门考察和控制,各国药典收载的砷盐检查法已历经多年验证,行之有效。

由于硫酸根离子、氯离子、硫离子等多来源于生产中所用的干燥剂、催化剂或 pH 调节剂等,故考察它们在药物中的残留量,可反映药物的洁净程度。药典中收载了检查方法,可用于这些离子的限量检查。若生产中用到剧毒无机物,如氰化物等,必须采用药典方法检测药物中这些物质可能的痕量残留。

对于药典尚未收载的无机杂质(如磷酸盐、亚磷酸盐、铝离子、铬离子等)的检测,可根据其理化特性,采用具有一定专属性、灵敏度等要求的方法,如离子色谱法、原子吸收分光光度法、电感耦合等离子体质谱(ICP-MS)、比色法等。

3. 残留溶剂的分析方法

残留溶剂通常采用色谱技术(如 GC 法)测定。对药典中已规定要检测的残留溶剂,应采用药典方法分析。生产厂家也可选用其他更合适的分析方法,但这些方法必须首先经论证可行后方可使用。若药物中仅存在第三类溶剂,可采用非专属性的方法(如干燥失重法)来检查这些溶剂的存在情况。

(二) 分析方法的验证

杂质检测方法的验证,重点在于专属性的验证。杂质检查方法的专属性系指在其他成分(如有效成分、辅料等)存在时,采用的方法能正确反映出被测杂质的存在情况。检测限是反映分析方法灵敏度的一个重要指标,所用分析方法的检测限一定要符合质量标准中对杂质限度的要求,最低检测限不得大于被检测杂质的规定限度。

为验证杂质分析方法的专属性,对于原料药,可根据其合成反应原理,采用各步反应的中间体(尤其是后几步反应的中间体)、立体异构体、粗品作为对照品进行系统适用性研究,然后考察产品中各杂质与主峰相互间的分离度是否符合要求,从而验证该方法对制备工艺中产生杂质的分离能力。

为了考察杂质检测方法能否有效检测出原料或制剂中的降解产物,还可根据药物的化学结构特点、制剂的处方与工艺、储存条件等选用合适的酸、碱、光、热、氧化反应等加速破坏性试验来验证分析方法的专属性,必要时可采用光电二极管阵列检测器、质谱等方法检测峰的纯度。因为在强制降解试验条件下产生的降解产物较药品货架期产生的降解产物复杂、未知杂质多、分离难度大,上述分析方法可有效地显示各色谱峰的纯度,以免因分离度不符合要求,导致分析结果的不准确。如不具备检测峰纯度的试验条件,可通过适当调整流动相比例使色谱峰保留时间发生改变,用同一份经加速破坏试验的供试品溶液进样,然后比较流动相调整前后杂质峰的个数;也可采用 TLC 法比较同一份经加速破坏试验的供试品溶液在不同展开系统下的斑点个数及位置,以此佐证杂质分析方法的专属性。

强制降解试验对于未知杂质的分离度考察是非常必要的,其目的主要是提供关于杂质(特别是降解物)与样品的分离情况、样品稳定性及降解途径等重要信息。在试验过程中,应注意适度破坏,应着重考察敏感条件。如在某条件下产品稳定,便无必要提高条件的剧烈程度进行重复试验。至于破坏条件的剧烈程度,并无统一要求,一般以强力破坏后主成分的含量占绝大部分为宜,因此时已产生了一定量的降解产物,与样品长期放置的降解情况相似,考察此情况下色谱的分离度更具实际意义。要达到这种破坏程度,需要在研究过程中进行摸索,先通过初步试验了解样品对光、热、湿、酸、碱、氧化条件的基本稳定情况,然后进一步调整破坏试验条件(如光照强度、酸碱浓度和破坏的时间、温度等),以得到能充分反映降解物与样品分离的结果和图谱。另外,通过比较试验前后主峰面积的变化,还可粗略估算降解物对样品的响应值,了解样品在各种条件下的稳定性,为包装及贮藏条件的选择等提供信息。对于性质相对稳定的药品,如有充分的文献依据或试验依据,则可以免做强制降解试验。

(三) 杂质的限量检查

药物的纯度是相对的,绝对纯净的药物是不存在的,因为药物中的杂质不可能完全除尽,也没有必要完全除去。

对于药物中所存在的杂质,在不影响疗效、不产生毒性和保证药物质量的原则下,综合考虑杂质的安全性、生产的可行性与产品的稳定性,允许药物中含有一定量的杂质。药物中所含杂质的最大允许量,叫做杂质限量,通常用百分之几或百万分之几来表示。

$$杂质限量 = \frac{杂质最大允许量}{供试品量} \times 100\%$$

药物中杂质限量的控制方法一般分两种:一种为限量检查法,另一种是对杂质进行定量测定。限量检查法通常不要求测定其准确含量,只需检查杂质是否超过限量。进行限量检查时,多数采用对照法。对照法系指取一定量的被检杂质标准溶液和一定量供试品溶液,在相同条件下处理,比较反应结果,以确定杂质含量是否超过限量。由于供试品(S)中所含杂质的最大允许量可以通过杂质标准溶液的浓度(c)和体积(V)的乘积来表达,所以杂质限量(L)的计算公式为

$$杂质限量 = \frac{标准溶液的浓度 \times 标准溶液的体积}{供试品量} \times 100\%$$

或

$$L = \frac{c \times V}{S} \times 100\%$$

以下示例是杂质限量计算公式的具体使用。

(1) 示例一:柳氮磺吡啶中氯化物的检查

取本品 1.0 g,加水 100 ml,加热至 70℃,5 min 后,放冷,过滤,取滤液 25 ml,依法检查(附录Ⅷ A),与标准氯化钠溶液 7.0 ml(每 1 ml 相当于 10 μg 的 Cl)制成的对照液比较,不得更浓。问氯化物的限量是多少?

$$L = \frac{cV}{S} \times 100\% = \frac{10 \times 10^{-6} \times 7}{1.0 \times \frac{25}{100}} \times 100\% = 0.028\%$$

(2) 示例二:葡萄糖酸钙中重金属的检查

取本品 1.0 g,加 1 mol/L 盐酸溶液 2 ml 与水适量使成 25 ml,微温使溶解,放冷至室温,依法检查(附录Ⅷ H 第一法),含重金属不超过百万分之十五。问试验中所用标准铅溶液体积是多少?

$$V = \frac{LS}{c} \times 100\% = \frac{15 \times 10^{-6} \times 1.0}{10 \times 10^{-6}} = 1.5 \text{(ml)}$$

（3）示例三：卡比马唑片（规格：5 mg）中甲巯咪唑的检查

取本品 20 片，研细，加三氯甲烷适量，研磨使卡比马唑溶解，过滤，用三氯甲烷洗涤滤器，合并滤液与洗液，置 10 ml 量瓶中，加三氯甲烷稀释至刻度，摇匀，作为供试品溶液；另取甲巯咪唑对照品，加三氯甲烷制成每 1 ml 中含 100 μg 的溶液，作为对照品溶液。分别吸取上述两溶液各 10 μl，分别点于同一硅胶 G 薄层板上，以三氯甲烷-丙酮（4∶1）为展开剂，展开后，晾干，喷以稀碘化铋钾试液使显色。供试品溶液如显与对照品相应的杂质斑点，其颜色与对照品主斑点比较，不得更深，求杂质限量。

$$\text{杂质限量} = \frac{c_{杂质}}{c_{样品}} \times 100\% = \frac{100}{\frac{5 \times 20 \times 1\,000}{10}} \times 100\% = 1.0\%$$

注意：采用对照品法对药物中的杂质进行限量检查时应遵循平行原则，即供试溶液和对照溶液应在完全相同的条件下反应，加入的试剂、反应的温度、放置的时间等均应相同，这样检查结果才有可比性。

杂质的限量检查还可采用灵敏度法、比较法等。灵敏度法系指在供试品溶液中加入一定量的试剂，在一定反应条件下，不得有正反应出现，从而判断供试品中所含杂质是否符合限量规定。该法不需用杂质对照品溶液对比。如乳酸中枸橼酸、草酸、磷酸或酒石酸的检查：取本品 0.5 g，加水适量使成 5 ml，混匀，用氨试液调至微碱性，加氯化钙试液 1 ml，置水浴中加热 5 min，不得产生浑浊。

比较法系指取供试品一定量依法检查，测定特定待检杂质的参数（如吸光度等）与规定的限量比较，不得更大。如胰岛素的吸光度检查：取本品，用 0.01 mol/L 盐酸溶液制成每 1 ml 中含 0.5 mg 的溶液，在 276 nm 的波长处有最大吸收，吸光度为 0.48～0.55。蛋白激素在 276 nm 的波长处也有最大吸收，而 0.5 mg/ml 的胰岛素在此波长处的吸收应该为 0.48～0.55。维生素 B_2 中检查感光黄素，利用维生素 B_2 几乎不溶于三氯甲烷，而感光黄素溶于三氯甲烷的性质，用无醇三氯甲烷提取供试品中的感光黄素，在 440 nm 波长处测定三氯甲烷液的吸光度，不得超过 0.016。

（四）杂质限度的制订

质量标准中对杂质的规定应包括：每一个已知杂质、每一个未知杂质及总杂质的量。共存的异构体和抗生素的多组分在药理活性明确的情况下不一定作为杂质进行控制，必要时作为共存物质在质量标准中规定其比例。单一的对映体药物，其对映异构体应作为杂质控制。质量标准中应详细说明各杂质的详细检测方法及其限度。可根据稳定性考察、原料药的制备工艺、制剂工艺、降解途径等的研究及批次检测结果来预测正式生产时产品的杂质概况。

在制定质量标准中杂质的限度时，首先应从安全性方面进行考虑，尤其对于有药理活性或毒性的杂质；其次应考虑生产的可行性及批与批之间的正常波动；还要考虑药品本身的稳定性。表 4-1、表 4-2 分别是药物研究中通常的原料药杂质限度和制剂杂质限度。

表 4-1 原料药的杂质限度

最大日剂量	报告限度	鉴定限度	质控限度
≤2 g	0.05%	0.10% 或 1 mg（取最小值）	0.15% 或 1 mg（取最小值）
>2 g	0.03%	0.05%	0.05%

表4-2 制剂的杂质限度

报告限度		鉴定限度		质控限度	
每日最大剂量	限度	每日最大剂量	限度	每日最大剂量	限度
≤1 g	0.1%	<1 mg	1.0%或5 μg（取最小值）	<10 mg	1.0%或50 μg（取最小值）
>1 g	0.05%	1~10 mg	0.5%或20 μg（取最小值）	10~100 mg	0.5%或200 μg（取最小值）
		10~2 g	0.2%或2 mg（取最小值）	100~2 g	0.2%或2 mg（取最小值）
		>2 g	0.1%	>2 g	0.15%

根据药物的分类不同,杂质研究的出发点和要求各有不同。

1. 创新药研究

创新药是指国内外均未上市的新的化学实体及其制剂。由于在创新药物的研究过程中,需通过一系列的药理毒理及临床研究来验证该药品的安全有效性,而研究所用的样品本身就包含了一定种类与数量的杂质。如果在这些研究中并未明显反映与杂质有关的毒副作用,即使有些杂质的含量超出了表4-1或表4-2的报告限度,从安全性方面考虑,也可认为该杂质的含量已经通过了安全性的验证。在此前提之下,如果该杂质的含量同时也在正常的制备工艺所允许的范围内,那么根据试验样品中杂质的含量所确定的限度可认为是合理的。由于动物与人种的差异、临床试验例数的限制,即使在新药申请上市时的安全性数据仍很有限,据此制定的杂质限度尚不能完全保证产品的安全性,故新产品应在上市后继续监测不良反应,并对新增不良反应的原因进行分析。如与杂质有关,则应完善处方与工艺,降低杂质的限度,这样制订出来的杂质限度才能保证产品的安全性。如某杂质同时也是该药物在动物或人体中的主要代谢产物,则对该杂质可不考虑其安全性,但需制订合理的限度。对于用于某些适应证的药物,可以根据用药人群、剂量、用药周期、临床经验、利弊权衡等对杂质的限度做适当的调整。例如,当研究证明某些药物中的杂质与病人的不良反应有关,则应在制订该杂质的限度时引起重视,并适当降低合理限度。反之,如果研究证明对安全性的顾虑较小,则杂质的限度可适当放宽。由此可见,杂质的限度在特殊情况下,应具体问题具体分析,在保证安全的前提下,提供修改限度的充分理由。

当杂质的限度大于表4-1或表4-2中的规定时,可根据图4-1中的决策树来考虑下一步的研究。在某些情况下,使杂质的限度符合表4-1或表4-2的要求,可能比提供该杂质的安全性数据更为简单。如果能有比较充足的文献数据证明该杂质的安全性,也可不降低该杂质的限度。如果以上两种途径均不可行,则应考虑进行必要的安全性研究,安全性研究合理可靠取决于一系列的因素,如病例数、日剂量、给药途径与疗程等。杂质安全性可采用含有杂质的原料药进行研究,但应尽可能直接用分离纯化的杂质进行。

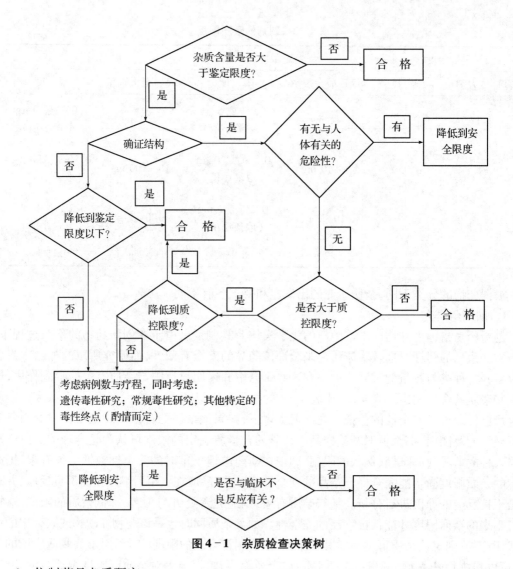

图 4-1 杂质检查决策树

2. 仿制药品杂质研究

在进行仿制药品杂质研究时,要对已上市的同品种产品的质量进行详细研究,分析其杂质的种类与含量,并与在研产品进行全面的质量对比,据此再制订出在研产品的杂质限度。一般来说,已上市的同品种产品质量标准中制订的杂质限度要高于产品的实测值,并且该产品的研发厂在进行安全性研究时的实际剂量远大于规定的限度,所以当杂质种类相同时可将在研产品的杂质限度设定为已上市的同品种产品的杂质实测值的两倍以内。当发现出现新的杂质时,应关注其有无安全性隐患,必要时需通过安全性研究,确定合理的限度。

由于工艺或处方的不同导致在研产品与已上市同品种产品的杂质种类不同,仿制产品中新杂质的含量高于合理限度,或在研产品的杂质含量高于已上市的同品种产品的杂质实测值的两倍。为了保证产品的安全性,应考虑优化产品的处方与制备工艺,将杂质的含量降到规定的限度以内。如仍不能达到要求,则应做必要的安全性研究。

无机杂质的限度主要根据该杂质的毒性及各批次产品的实测结果而定。如果某些产品的无机杂质在放置过程中会增加,则制订该杂质的限度时,还应综合考虑稳定性考察的结果。各国药典收载的质量标准及我国已批准上市产品的注册标准中包含有各类无机杂质的限度,在这些限度以内的无机杂质可以认为其安全性已得到了确认,因此,这些限度对于我们确定在研产品的无机杂质限度具有很强的参考价值。

第二节　无机杂质的检查

无机杂质通常是已知的,主要包括:反应试剂、配位体、催化剂、重金属以及其他残留的金属、无机盐、助滤剂、活性炭等。本节内容主要介绍常见无机杂质的检查方法和要点。

一、氯化物检查法

氯离子对人体无害,但它能反映药物的纯度及生产过程是否正常,因此氯化物常作为信号杂质检查。

原理:药物中的微量氯化物在硝酸酸性条件下与硝酸银反应,生成氯化银胶体微粒而显白色浑浊,与一定量的标准氯化钠溶液在相同条件下产生的氯化银浑浊程度比较,判定供试品中氯化物是否符合限量规定。

$$Cl^- + Ag^+ \longrightarrow AgCl \downarrow (白)$$

方法:除另有规定外,取各药品项下规定量的供试品,加水溶解使成 25 ml(溶液如显碱性,可滴加硝酸使呈中性),再加稀硝酸 10 ml;溶液如不澄清,应滤过(滤纸事先用含有硝酸的水洗净其上的氯化物);置 50 ml 纳氏比色管中,加水使成约 40 ml,摇匀,即得供试溶液。另取各药品项下规定量的标准氯化钠溶液(每 1 ml 相当于 10 μg 的 Cl),置 50 ml 纳氏比色管中,加稀硝酸 10 ml,加水使成 40 ml,摇匀,即得对照溶液。在供试溶液与对照溶液中,分别加入硝酸银试液 1.0 ml,用水稀释至 50 ml,摇匀,在暗处放置 5 min,同置黑色背景上,从比色管上方向下观察,比较,即得。

氯化物浓度以 50 ml 中含 50~80 μg 的 Cl^- 为宜。此范围内氯化物所显浑浊度明显,便于比较。

加硝酸可避免弱酸银盐如碳酸银、磷酸银及氧化银沉淀的干扰,且可加速氯化银沉淀的生成并产生较好的乳浊。酸度以 50 ml 供试溶液中含稀硝酸 10 ml 为宜。

供试品溶液如带颜色,可采用内消色法解决。取供试品溶液两份,分置于 50 ml 纳氏比色管中,一份中加硝酸银试液 1.0 ml,摇匀,放置 10 min,如显浑浊,反复滤过,至滤液完全澄清,再加入规定量的标准氯化钠溶液与水适量使成 50 ml,摇匀,在暗处放置 5 min,作为对照溶液;另一份中加硝酸银试液 1.0 ml 与水适量使成 50 ml,按上述方法与对照溶液比较,即得。

二、重金属检查法

重金属影响药物的稳定性及安全性。《中国药典》(2010 年版)附录中规定了三种重金属的检查方法。由于药品生产中引入铅的几率较大,且铅易蓄积中毒,故以铅作为重金属代表,来控制药品中重金属的限度。

1. 第一法:硫代乙酰胺法

第一法适用于溶于水、稀酸和乙醇的药物,为最常用的方法。

原理:硫代乙酰胺在弱酸性条件下水解,产生硫化氢,与重金属离子生成黄色到棕黑色的硫化物混悬液,与一定量标准铅溶液经同法处理后所呈颜色比较,判定供试品中重金属是否符合限量规定。

$$CH_3CSNH_2 + H_2O \longrightarrow CH_3CONH_2 + H_2S$$
$$H_2S + Pb^{2+} \xrightarrow{pH3.5} PbS \downarrow + 2H^+$$

方法:除另有规定外,取 25 ml 纳氏比色管两支,甲管中加标准铅溶液一定量与醋酸盐缓冲液(pH 3.5)2 ml 后,加水或各药品项下规定的溶剂稀释使成 25 ml,乙管加入按各药品项下规定方法制成的供试液 25 ml;再在甲乙两管中分别加硫代乙酰胺试液各 2 ml,摇匀,放置 2 min,同置白纸上,自上向下透视,乙管中显示的颜色与甲管比较,不得更深。

标准铅溶液为每 1 ml 相当于 10 μg 的 Pb,适宜目视比色的浓度范围为每 25 ml 溶液中含 10～20 μg 的 Pb。

当在 pH 3.0～3.5 时,硫化铅沉淀较完全。酸度增大,重金属离子与硫化氢呈色变浅,甚至不显色,因此供试品若用强酸溶解,或在处理中用了强酸,在加入硫代乙酰胺试液前,应先加氨水至溶液对酚酞指示液显中性,再加 pH 3.5 醋酸盐缓冲液调节溶液的酸度。

供试品如有色,应在加硫代乙酰胺试液前在对照溶液管中滴加少量稀焦糖溶液或其他无干扰的有色溶液,使之与供试品溶液管的颜色一致,然后再加硫代乙酰胺试液比色。如按以上方法仍不能使两管颜色一致,可采用内消色法使对照溶液与样品溶液的颜色一致。

供试品中若有微量高铁盐存在,在弱酸性溶液中将氧化硫化氢而析出硫,产生浑浊影响比色。可先加抗坏血酸 0.5～1.0 g,使高铁离子还原为亚铁离子,并在对照溶液中加入相同量的抗坏血酸,再按上述步骤分析。

2. 第二法:炽灼后的硫代乙酰胺法

第二法适用于含芳环、杂环以及难溶于水、稀酸及乙醇的有机药物。

原理:重金属可能会与芳环、杂环形成较牢固的价键,需先将供试品炽灼破坏,残渣加硝酸进一步破坏,蒸干。加盐酸转化为易溶于水的氯化物,再按第一法进行检查。

方法:除另有规定外,取炽灼残渣项下遗留的残渣,加硝酸 0.5 ml,蒸干,至氧化氮蒸气除尽后(或取供试品一定量,缓缓炽灼至完全炭化,放冷,加硫酸 0.5～1.0 ml,使恰湿润,用低温加热至硫酸除尽后,加硝酸 0.5 ml,蒸干,至氧化氮蒸气除尽后,放冷,在 500～600℃ 炽灼使完全灰化),放冷,加盐酸 2 ml,置水浴上蒸干后加水 15 ml,滴加氨试液至对酚酞指示液显中性,再加醋酸盐缓冲液(pH 3.5)2 ml,微热溶解后,移置纳氏比色管中,加水稀释成 25 ml;另取配制供试品溶液的试剂,置瓷皿中蒸干后,加醋酸盐缓冲液(pH 3.5)2 ml 与水 15 ml,微热溶解后,移置纳氏比色管中,加标准铅溶液一定量,再用水稀释成 25 ml;照上述第一法检查,即得。

炽灼温度对重金属检查影响较大,温度越高,重金属损失越多,因此,应控制炽灼温度在 500～600℃。

炽灼残渣若加硝酸加热处理后,必须蒸干,除尽氧化氮,否则亚硝酸可使硫化氢氧化析出硫,影响比色。

为了消除盐酸或其他试剂中可能夹杂重金属的影响,在配制供试品溶液时,如使用盐酸超过 1 ml(或与盐酸 1 ml 相当的稀盐酸),使用氨试液超过 2 ml,以及用硫酸与硝酸进行有机破坏或其他试剂处理者,除另有规定外,对照溶液应取同量试剂在瓷皿中蒸干后,依法检查。

含钠盐或氟的有机药物在炽灼时能腐蚀瓷坩埚而引入重金属,应改用铂坩埚或硬质玻璃蒸发皿。例如乳酸钠溶液中重金属的检查采用第二法,因其为碱金属盐,所以规定用铂或石英坩埚。

氧氟沙星及尼莫地平中重金属的检查亦采用该法。

3. 第三法:硫化钠法

第三法适用于溶于碱性水溶液而难溶于稀酸或在稀酸中即生成沉淀的药物。如磺胺类、巴比妥类药物等。

原理:在碱性介质中,以硫化钠为显色剂,使 Pb^{2+} 生成 PbS 混悬液,与一定量标准铅溶液经同法处理后所呈颜色比较,判断供试品中重金属是否符合限量规定。

方法:除另有规定外,取供试品适量,加氢氧化钠试液 5 ml 与水 20 ml 溶解后,置纳氏比色管中,加硫化钠试液 5 滴,摇匀,与一定量的标准铅溶液同法处理后的颜色比较。

硫化钠试液久置后会产生絮状物,应临用新制。

三、砷盐检查法

砷盐多由药物生产过程中所使用的无机试剂引入。由于砷为毒性杂质,因此须严格控制其限量。《中国药典》(2010 年版)和《日本药局方》均采用古蔡氏法和二乙基二硫代氨基甲酸银法检查药物中微量的砷盐;《英国药典》采用古蔡氏法和次磷酸法;《美国药典》采用二乙基二硫代氨基甲酸银法。

1. 古蔡(Gutzeit)氏法

原理:金属锌与酸作用产生新生态的氢,与药物中微量砷盐反应生成具挥发性的砷化氢,遇溴化汞试纸,产生黄色至棕色的砷斑,与一定量标准砷溶液所生成的砷斑比较,判断供试品中重金属是否符合限量规定。

$$As^{3+}+3Zn+3H^+ \longrightarrow 3Zn^{2+}+AsH_3\uparrow$$

$$AsO_3^{3-}+3Zn+9H^+ \longrightarrow 3Zn^{2+}+3H_2O+AsH_3\uparrow$$

$$AsH_3+3HgBr_2 \longrightarrow 3HBr+As(HgBr)_3(黄色)$$

$$2As(HgBr)_3+AsH_3 \longrightarrow 3AsH(HgBr)_2(棕色)$$

$$As(HgBr)_3+AsH_3 \longrightarrow 3HBr+As_2Hg_3(黑色)$$

检砷装置见图 4-2。在导气管 C 中装入醋酸铅棉花 60 mg(装管高度 60~80 mm),再于旋塞 D 的顶端平面上放一片溴化汞试纸,盖上旋塞 E 并旋紧。

标准砷斑的制备:精密量取标准砷溶液 2 ml,置 A 瓶中,加盐酸 5 ml 与水 21 ml,再加碘化钾试液 5 ml 与酸性氯化亚锡试液 5 滴,在室温放置 10 min 后,加锌粒 2 g,立即将装妥的导气管 C 密塞于 A 瓶上,并将 A 瓶置 25~40℃水浴中,反应 45 min,取出溴化汞试纸,即得。

检查:取按各品种项下规定方法制成的供试品溶液,置 A 瓶中,加盐酸 5 ml 与水 21 ml,照标准砷斑的制备,自"再加碘化钾试液 5 ml"起,依法操作。将生成的砷斑与标准砷斑比较,颜色不得更深。

用三氧化二砷配制贮备液,于临用前取贮备液新鲜配制标准砷溶液,每 1 ml 标准砷溶液相当于 1 μg 的 As。

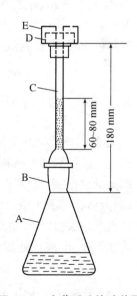

图 4-2 古蔡氏法检砷装置
A. 锥形瓶 B. 磨口塞(中有一孔)
C. 导气管(装入醋酸铅棉花 60 mg)
D. 有机玻璃旋塞 E. 有机玻璃

《中国药典》(2010年版)制备标准砷斑采用 2 ml 标准砷溶液(相当于 2 μg As),所得砷斑清晰。

五价砷在酸性溶液中也能被金属锌还原为砷化氢,但生成砷化氢的速度较三价砷慢,故在反应液中加入碘化钾及氯化亚锡将五价砷还原为三价砷,碘化钾被氧化生成的碘又可被氯化亚锡还原为碘离子,后者与反应中产生的锌离子能形成稳定的配位离子,有利于生成砷化氢的反应不断进行。

氯化亚锡与碘化钾还可抑制锑化氢的生成,因锑化氢也能与溴化汞试纸作用生成锑斑。在试验条件下,100 μg 锑存在也不致干扰测定。氯化亚锡又可与锌作用,在锌粒表面形成锌锡齐,起去极化作用,从而使氢气均匀而连续地发生。

锌粒及供试品中可能含有少量硫化物,在酸性液中能产生硫化氢气体,与溴化汞作用生成硫化汞的色斑,干扰试验结果,故用醋酸铅棉花吸收硫化氢。用醋酸铅棉花 60 mg,装管高度 60~80 mm,以控制醋酸铅棉花填充的松紧度,使既能免除硫化氢的干扰(100 μg S^{2-} 存在也不干扰测定),又可使砷化氢以适宜的速度通过。

溴化汞试纸与砷化氢作用较氯化汞试纸灵敏,但所呈砷斑不够稳定,在反应中应保持干燥及避光,并立即与标准砷斑比较。

供试品若为硫化物、亚硫酸盐、硫代硫酸盐等,在酸性溶液中生成硫化氢或二氧化硫气体,与溴化汞作用生成黑色硫化汞或金属汞,干扰砷斑检查。应先加硝酸处理,使氧化成硫酸盐,除去干扰。

供试品若为铁盐,能消耗碘化钾、氯化亚锡等还原剂,影响测定条件,并能氧化砷化氢干扰测定。如检查枸橼酸铁铵中砷盐,需先加酸性氯化亚锡试液,将高铁离子还原为低铁离子后再检查。

含锑药物,如葡萄糖酸锑钠,用古蔡氏法检查砷时,锑盐也可被还原为锑化氢,与溴化汞试纸作用,产生灰色锑斑,干扰砷斑的检出。此时,可改用白田道夫(Bettendorff)法检查砷盐。方法原理是氯化亚锡在盐酸中将砷盐还原成棕褐色的胶态砷,与一定量的标准砷溶液用同法处理后的颜色比较,可控制供试品中的砷量:

$$2As^{3+} + 3SnCl_2 + 6HCl \longrightarrow 2As\downarrow + 3SnCl_4 + 6H^+$$

试验中,少量二氯化汞的加入能提高反应灵敏度。

2. 二乙基二硫代氨基甲酸银法

二乙基二硫代氨基甲酸银法(Silver Diethyldithiocarbamate),简称 Ag(DDC)法,不仅可用于砷盐的限量检查,也可用作微量砷盐的含量测定。

原理:金属锌与酸作用产生新生态氢,与微量砷盐反应生成具挥发性的砷化氢,还原二乙基二硫代氨基甲酸银,产生红色胶态银,同时在相同条件下使一定量标准砷溶液呈色,用目视比色法或在 510 nm 波长处测定吸光度进行比较。

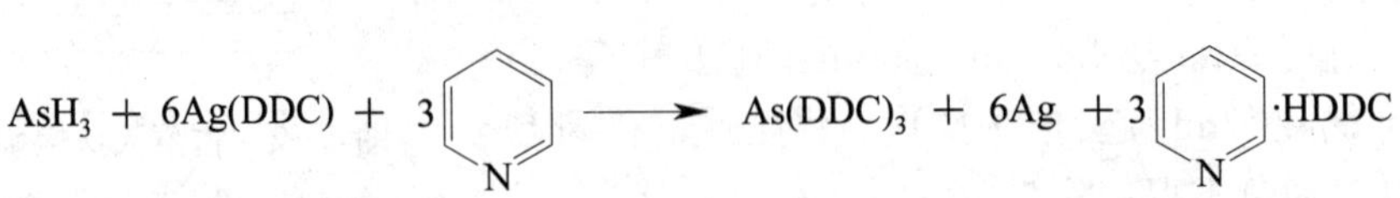

$$AsH_3 + 6Ag(DDC) + 3\,\text{Py} \longrightarrow As(DDC)_3 + 6Ag + 3\,\text{Py}\cdot HDDC$$

检砷装置如图 4-3:

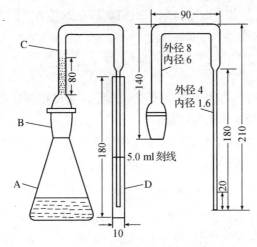

图 4-3 Ag-DDC 法检砷装置(单位:mm)

方法:取一定量的供试品溶液(或标准砷溶液 5.0 ml)置于 A 瓶中,加盐酸 5 ml 与水 21 ml,再加碘化钾试液 5 ml 与酸性氯化亚锡试液 5 滴,在室温放置 10 min 后,加锌粒 2 g,立即将导气管 C 与 A 瓶密塞,使生成的砷化氢气体导入盛有 Ag(DDC)溶液 5.0 ml 的 D 管中,并将 A 瓶置 25~40℃水浴中,反应 45 min 后,取出 D 管,添加三氯甲烷至刻度,混匀。将供试溶液 D 管和对照溶液 D 管同置白色背景上,自管上方向下观察比色。必要时,可将吸收液分别移至 1 cm 吸收池中,以 Ag(DDC)试液为空白,于 510 nm 波长处测定吸光度,供试溶液的吸光度不得大于标准砷对照液的吸光度。

注意事项:当 As 浓度为 1~10 μg/40 ml 范围内时,线性关系良好,显色在 2 h 内稳定,重现性好,并可测得砷盐含量。

锑化氢与 Ag(DDC)的反应灵敏度较低,当反应液中加入 40% 氯化亚锡溶液 3 ml、15% 碘化钾溶液 5 ml 时,500 μg 的锑也不干扰测定。

四、硫酸盐检查法

硫酸盐杂质也是一种信号杂质。

原理:药物中微量的硫酸盐在稀盐酸酸性条件下与氯化钡反应,生成硫酸钡微粒显白色浑浊,与一定量标准硫酸钾溶液(每 1 ml 相当于 100 μg 的 SO_4^{2-})在相同条件下产生的硫酸钡浑浊程度比较,判定供试品硫酸盐是否符合限量规定。

$$SO_4^{2-} + Ba^{2+} \longrightarrow BaSO_4\downarrow (白)$$

方法:除另有规定外,取各药品项下规定量的供试品,加水溶解使成约 40 ml,置 50 ml 纳氏比色管中,加稀盐酸 2 ml,摇匀,即得供试溶液;另取标准硫酸钾溶液,置 50 ml 纳氏比色管中,加水使成约 40 ml,加稀盐酸 2 ml,摇匀,即得对照溶液;于供试溶液与对照溶液中分别加入 25% 氯化钡溶液 5 ml,用水稀释成 50 ml,摇匀,放置 10 min,同置黑色背景上,从比色管上方向下观察、比浊。

盐酸可防止碳酸钡或磷酸钡等沉淀生成,影响比浊。但酸度过大可使硫酸钡溶解,降低检查灵敏度,50 ml供试品中含2 ml稀盐酸为宜。

供试溶液如带颜色,可采用内消色法。如果药物在水中不易溶解,可加入适量的有机溶剂将药物溶解后再依法检查,例如硫酸普拉睾酮钠中硫酸盐的检查,先用丙酮-水(1∶1)溶解样品后进行检查。

五、铁盐检查法

微量铁盐的存在可能会加速药物的氧化和降解,因而要控制铁盐的限量。《中国药典》(2010年版)、《美国药典》均采用硫氰酸盐法。

原理:铁盐在盐酸酸性溶液中与硫氰酸盐作用生成红色可溶性的硫氰酸铁配离子,与一定量标准铁溶液用同法处理后进行比色。

$$Fe^{3+} + 6SCN^- \longrightarrow [Fe(SCN)_6]^{3-}$$

方法:除另有规定外,取各药品项下规定量的供试品,加水溶解使成25 ml,移置50 ml纳氏比色管,加稀盐酸4 ml与过硫酸铵50 mg,加水稀释至约35 ml后,加30%硫氰酸铵溶液3 ml,再加水适量使成50 ml,摇匀;如显色,立即与标准铁溶液(每1 ml相当于10 μg的Fe)一定量按相同方法制成的对照溶液比较。

本法用硫酸铁铵[$FeNH_4(SO_4)_2 \cdot 12H_2O$]配制标准铁溶液,并加入硫酸防止铁盐水解,使易于保存。当50 ml溶液中含Fe^{3+}为5~90 μg时,溶液的吸光度与浓度呈良好线性关系。目视比色时以50 ml溶液中含10~50 μg Fe^{3+}为宜。在此范围内,溶液的色泽梯度明显,易于区别。

若供试液管与对照液管色调不一致,或所呈硫氰酸铁的颜色较浅不便比较时,可分别转移至分液漏斗中,各加正丁醇或异戊醇提取,分取醇层比色。因硫氰酸铁配位离子在正丁醇等有机溶剂中的溶解度大,上述处理能增加颜色深度,同时也排除上述酸根阴离子的影响。

在盐酸酸性条件下反应,可防止Fe^{3+}的水解。经试验,以50 ml溶液中含稀盐酸4 ml为宜。

加入氧化剂过硫酸铵既可氧化供试品中Fe^{2+}成Fe^{3+},同时可防止由于光线使硫氰酸铁还原或分解退色。

$$2Fe^{2+} + (NH_4)_2S_2O_8 \longrightarrow 2Fe^{3+} + (NH_4)_2SO_4 + SO_4^{2-}$$

注意事项:某些药物(如葡萄糖、糊精和硫酸镁等)在检查过程中需加硝酸处理,硝酸也可将Fe^{2+}氧化成Fe^{3+}。因硝酸中可能含亚硝酸,它能与硫氰酸根离子作用,生成红色亚硝酰硫氰化物,影响比色,所以剩余的硝酸必须加热煮沸除去。

$$HNO_2 + SCN^- + H^+ \longrightarrow NO \cdot SCN + H_2O$$

铁盐与硫氰酸根离子的反应为可逆反应,加入过量的硫氰酸铵,不仅可以增加生成的配位离子的稳定性,提高反应灵敏度,还能消除因Cl^-、PO_4^{3-}、SO_4^{2-}、枸橼酸根离子等与铁盐形成配位化合物而引起的干扰。

某些有机药物,特别是具环状结构的有机药物,在实验条件下不溶解或对检查有干扰,需经炽灼破坏,使铁盐转变成Fe_2O_3留于残渣中,处理后再依法检查。例如,阿苯达唑中铁盐的检查。

六、炽灼残渣检查法

炽灼残渣(Residue on Ignition)系指有机药物经炭化或挥发性无机药物加热分解后,高温炽灼,所产生的非挥发性无机杂质的硫酸盐。炽灼残渣检查用于控制有机药物经炭化或挥发性无机药物中非挥发性无机杂质。

方法:取供试品1.0~2.0 g或各药品项下规定的重量,置已炽灼至恒重的坩埚中,精密称定,缓缓炽灼至完全炭化,放冷至室温;除另有规定外,加硫酸0.5~1.0 ml使湿润,低温加热至硫酸蒸气除尽后,在700~800℃炽灼使完全灰化,移置干燥器内,放冷至室温,精密称定后,再在700~800℃炽灼至恒重,即得。

$$炽灼残渣 = \frac{残渣及坩埚重 - 空坩埚重}{供试品重} \times 100\%$$

供试品的取用量应根据炽灼残渣限量和称量误差决定。样品量过多,炭化和灰化时间太长;样品量过少,称量误差增大。一般应使炽灼残渣量为1~2 mg,残渣限量一般为0.1%~0.2%。当限量为0.1%,取样量约1 g;限量为0.05%,取样约2 g;限量为1%以上者,取样可在1 g以下。

如供试品分子中含碱金属或氟元素,应采用铂坩埚,以防药品对瓷坩埚有腐蚀。一些重金属(如铅)于高温下易挥发,故若需将炽灼残渣留作重金属检查时,炽灼温度必须控制在500~600℃。炽灼至恒重的第二次称重应在继续炽灼30 min后进行。瓷坩埚编号可采用蓝墨水与$FeCl_3$溶液的混合液涂写,烘烤、恒重后使用。

七、干燥失重测定法

干燥失重主要检查药物中的水分及其他挥发性物质。药物中若含有较多的水分,不仅使药物的含量降低,还会引起药物的水解或霉变,使药物变质失效,因此,需进行药物的干燥失重的测定。干燥失重系指药品在规定的条件下,经干燥后所减失的量,以百分率表示。干燥失重的量应恒重,《中国药典》(2010年版)二部规定供试品连续两次干燥或炽灼后称重的差异在0.3 mg以下即达到恒重,干燥至恒重的第二次及以后各次称重均应在规定的条件下继续干燥1 h后进行。

干燥失重测定方法主要有下列四种。

1. 常压恒温干燥法

本法适用于受热较稳定的药物。《中国药典》(2010年版)中的乌苯美司、卡巴胆碱、司帕沙星、尼莫地平、吗氯贝胺等采用此法测定。

方法:通常是将样品置于相同条件下已干燥至恒重的扁形称量瓶中,除另有规定外,在105℃干燥至恒重,按下式计算:

$$干燥失重 = \frac{称量瓶与加入样品重 - 恒重后称量瓶与样品重}{样品重} \times 100\%$$

供试品应平铺于扁形称量瓶中,其厚度不超过5 mm;如为疏松物质,厚度不超过10 mm;大颗粒结晶药物,应先研细至粒度约2 mm。放入干燥箱进行干燥时,应将瓶盖取下,置称量瓶旁,或将瓶盖半开进行干燥。取出时,须将称量瓶盖好。置烘箱内干燥的供试品,应在干燥后取出置干燥器中放冷,然后称定重量。

含有较多结晶水的药物,在105℃不易除去结晶水,可提高干燥温度。例如枸橼酸钠分子中含2个结晶水,在180℃下干燥;硫酸吗啡分子中含5个结晶水,在145℃下干燥1 h。氢溴酸东莨菪碱含3个结晶水,操作中规定先在60℃干燥1 h,除去吸附水,再在105℃干燥至恒重,除去结晶水。对于低熔点样品,应先将供试品于较低温度干燥至大部分水分除去后,再按规定条件干燥。

某些易吸湿或受热发生相变而达不到恒重的药物,可采用一定温度下、干燥一定时间所减失的重量代表干燥失重。如烟酸具有升华性,在干燥过程中不能达到恒重,《中国药典》(2010年版)规定其干燥时间为1 h。右旋糖酐40极易吸湿,经多次干燥,仍不易恒重,空气湿度较大时,恒重更为困难。《中国药典》(2010年版)和《日本药局方》规定在105℃干燥6 h后,减失重量不得超过5.0%;《英国药典》和《美国药典》规定在105℃干燥5 h后,减失重量不得超过7.0%。

供试品为膏状物,应先取一含洗净粗砂粒及一小玻璃棒的称量瓶于规定条件下干燥至恒重,然后称入一定量的供试品,用玻璃棒搅匀、干燥,并在干燥过程中搅拌数次,促使水分挥发,直至恒重。

2. 减压干燥法与恒温减压干燥法

本法适用于熔点低或受热分解的供试品。采用减压干燥器或恒温减压干燥器时,除另有规定外,压力应在2.67 kPa(20 mmHg)以下,温度为60℃。干燥器中常用的干燥剂有无水氯化钙、硅胶和五氧化二磷;恒温减压干燥器中常用的干燥剂为五氧化二磷。

例如,木糖醇的熔点为91.0~94.5℃,以五氧化二磷为干燥剂,减压干燥24 h;卡托普利的熔点为104~110℃,以五氧化二磷为干燥剂,减压干燥至恒重;奋乃静熔点为94~100℃,将它置于五氧化二磷干燥器中,减压干燥至恒重;泛昔洛韦的熔点为101~105℃,在80℃减压干燥至恒重。

3. 干燥剂干燥法

本法适用于受热分解或易升华的供试品。

方法:将供试品置干燥器中,利用干燥器内的干燥剂吸收水分,干燥至恒重。例如马来酸麦角新碱分子中具有酰胺结构,在较高的温度下会水解,其干燥失重检查采用该法,将本品置于五氧化二磷干燥器中至恒重,减失重量不得超过2.0%。再如乌洛托品的干燥失重检查:取本品,置于硫酸干燥器中干燥至恒重,减失重量不得超过1.5%。

常用的干燥剂有硅胶、硫酸和五氧化二磷等。硅胶的吸水能力次于五氧化二磷。

4. 热分析法

热重分析法(TGA)是热分析类型中的一种。TGA法可用来检查原料和药品的湿度。该法的主要优点是样品用量少,测定速度快,较适用于贵重的药物或在空气中极易氧化的药物的干燥失重测定。如USP(30)曾用TGA法测定长春新碱的干燥失重。样品用量约10 mg,于氮气流中(流速为40 ml/min)以5℃/min恒速升温,在200℃范围内记录热重曲线,减失重量不超过15.0%。

八、水分测定法

药物中的水分包括结晶水和吸附水。《中国药典》(2010年版)、《美国药典》和《英国药典》均收载了费休氏法和甲苯法测定药物中的水分。卡尔·费休法简称费休氏法,是1935年卡尔·费休(Karl Fischer)建立的测定物质中水分的定量的方法,可以准确地测定药物中的结晶水、吸附水和游离水。

原理:利用碘将二氧化硫氧化为三氧化硫时,需要一定量的水分参与反应:

$$I_2 + SO_2 + H_2O \rightleftharpoons 2HI + SO_3$$

根据消耗碘的量来测定水分的含量：

$$供试品中水分含量 = \frac{(A-B)F}{W} \times 100\%$$

式中，A 为供试品所消耗费休氏试液的容积(ml)；B 为空白所消耗费休氏试液的容积(ml)；F 为每 1 ml 费休氏试液相当于水的重量(mg)；W 为供试品的重量。

为了使以上的可逆反应往正反应方向进行完全，费休氏试液中的无水吡啶能定量地吸收反应产物 HI 和 SO_3，形成氢碘酸吡啶和硫酸酐吡啶：

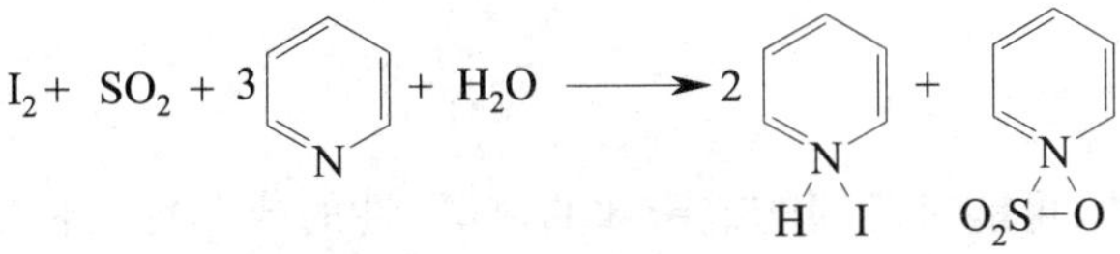

$$I_2 + SO_2 + 3\,\text{吡啶} + H_2O \longrightarrow 2\,[\text{吡啶}\cdot HI] + [\text{吡啶}\cdot O_2S\text{—}O]$$

但是硫酸酐吡啶不稳定，可与水发生副反应，加入无水甲醇可形成稳定的甲基硫酸氢吡啶：

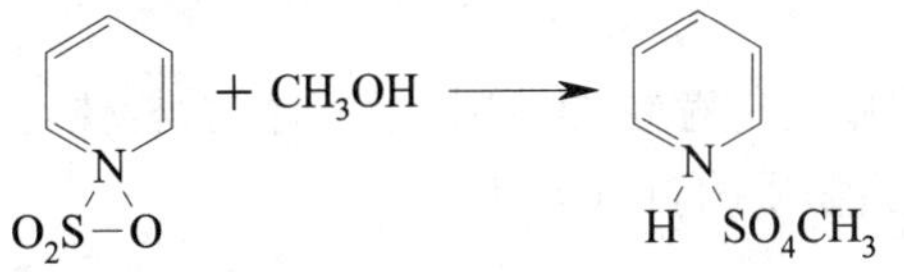

$$[\text{吡啶}\cdot O_2S\text{—}O] + CH_3OH \longrightarrow [\text{吡啶}\cdot H\ SO_4CH_3]$$

滴定的总反应为

$$I_2 + SO_2 + 3\,\text{吡啶} + CH_3OH + H_2O \longrightarrow 2\,[\text{吡啶}\cdot HI] + [\text{吡啶}\cdot H\ SO_4CH_3]$$

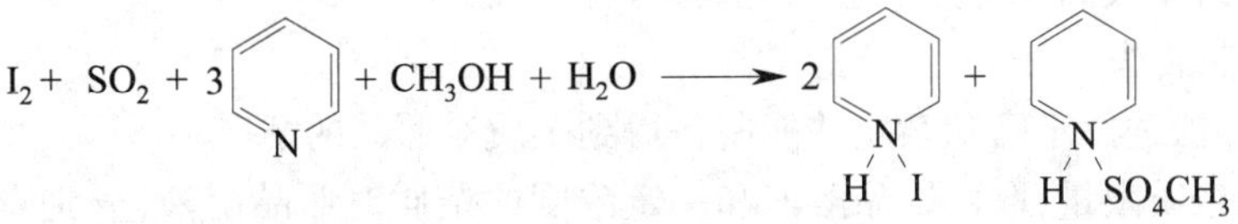

费休氏试液的配制：称取碘(置硫酸干燥器内 48 h 以上)110 g，置干燥的具塞锥形瓶中，加无水吡啶 160 ml，注意冷却，振摇至碘全部溶解，加无水甲醇 300 ml，称定重量，将锥形瓶置冰浴中冷却，在避免空气中水分侵入的条件下，通入干燥的二氧化硫至重量增加 72 g，再加无水甲醇使成 1 000 ml，密塞，摇匀，于暗处放置 24 h 后进行标定。

测定方法：取供试品适量(消耗费休氏试液 1~5 ml)，除另有规定外，加入无水甲醇 2~5 ml，不断搅拌下，用费休氏试液滴定至终点。另取无水甲醇 2~5 ml，按同法进行空白试验。指示终点的方法有两个：一个是用费休氏试液中碘的颜色变化指示终点，终点前，费休氏试液显淡黄色，终点时呈红棕色；另一个是用永停法指示终点，该法无需标定滴定液。

苯唑西林钠和氯唑西林钠分子中具有 β-内酰胺和酰胺结构，对水不稳定，水分的存在会使其开环而变质，盐酸土霉素具有引湿性，均采用费休氏法测定水分。

第三节　有机杂质的检查方法

检查药物中存在的有机杂质，首先要选择一个专属性强的方法。药物不能干扰杂质的检测，因此药物中杂质的检查主要依据药物与杂质在物理性质或化学性质上的差异来进行的。药物与杂质在物理性质上的差异，主要指外观性状、分配或吸附以及对光的吸收等性质的差别；在化学性质上的差异，主要指对某一化学反应的差别，一般是杂质与试剂反应，而药物不发生反应。

一、色谱分析法

药物中的有机杂质，可能是已知的或未知的、挥发性的或非挥发性的，其结构和性质往往与药物相近。如药物和杂质与某些试剂的反应相同或相似，或者它们的光谱特征相似，这就难以采用化学法和光谱法对杂质进行检查。由于色谱分析法具有高分离效能，可以利用药物与杂质的色谱性质的差异，能有效地将杂质与药物进行分离和检测，因而色谱法广泛应用于药物中杂质的检查。

有关物质主要是指药物中可能存在的原料、中间体、异构体、聚合体、副反应产物和降解产物等，色谱分析法是检查有关物质的首选方法。

（一）薄层色谱法

薄层色谱法被许多国家药典用于药物中杂质的检查，具有设备简单、操作简便、分离速度快、灵敏度和分辨率较高等优点。下面是其常用的方法。

1. 杂质对照品法

杂质对照品法适用于已知杂质并能制备得到杂质对照品的情况。

方法：根据杂质限量，取供试品溶液和一定浓度的杂质对照品溶液，分别点样于同一薄层板上，展开、斑点定位，将供试品溶液色谱中除主斑点外的其他斑点与相应的杂质对照品溶液或系列杂质对照溶液色谱中的主斑点进行比较，判断药物中杂质限量是否合格。

（1）应用示例一：枸橼酸乙胺嗪中 N-甲基哌嗪的检查

以对照品 N-甲基哌嗪的甲醇溶液为对照品溶液（50 μg/ml），将供试品溶液（50 mg/ml）和对照品溶液分别点样于同一薄层板上，经展开、斑点定位，判断结果：供试品溶液如显与对照品相应的杂质斑点，其颜色与对照品溶液主斑点比较，不得更深（0.1%）。

（2）应用示例二：盐酸乙胺丁醇中（+）-2-氨基丁醇的检查

取本品，精密称定，加甲醇溶解并稀释制成每 1 ml 中约含 50 mg 的溶液，作为供试品溶液；另取（+）-2-氨基丁醇对照品，精密称定，加甲醇溶解并稀释制成每 1 ml 中约含 0.50 mg 的溶液，作为对照品溶液。吸取上述两种溶液各 2 μl，分别点于同一硅胶 G 薄层板上，以乙酸乙酯-冰醋酸-盐酸-水（11：7：1：1）为展开剂，展开约 10 cm，晾干，在 105℃ 干燥半小时，放冷，喷以茚三酮试液，再在 105℃ 加热半小时。供试品溶液如显与对照品溶液相应的杂质斑点，其颜色与对照品溶液的主斑点比较，不得更深（1.0%）。

杂质对照品通常用来控制供试品中与之相同的杂质的限量，但有时也用来控制有关物质。

（3）应用示例三：醋氨苯砜中氨苯砜类杂质的检查

取本品，精密称定，加甲醇温热溶解，冷至室温，制成每 1 ml 中含 1 mg 的溶液，作为供试品溶液;另取氨苯砜对照品,精密称定,加甲醇分别制成每 1 ml 中含 50 μg 和 200 μg 的溶液,作为对照品溶液(1)和(2)。吸取供试品溶液 20 μl,对照品溶液(1)和(2)各 5 μl,分别点于同一硅胶 G 薄层板上,以甲苯-丙酮(2∶1)为展开剂,展开,晾干,喷以 0.5% 亚硝酸钠的 0.1 mol/L 盐酸溶液,数分钟后,再喷以 0.1% 二盐酸萘基乙二胺溶液。供试品溶液如显杂质斑点,其颜色与对照品溶液(1)的主斑点比较不得更深;如有 1～2 点超过时,与对照品溶液(2)的主斑点比较,不得更深。

2. 供试品溶液自身稀释对照法

供试品溶液自身稀释对照法适用于杂质的结构不能确定,或无杂质对照品的情况。该法仅限于杂质斑点的颜色与主成分斑点颜色相同或相近的情况下使用。

方法:先配制一定浓度的供试品溶液,然后将供试品溶液按限量要求稀释至一定浓度作为对照溶液,将供试品溶液和对照溶液分别点样于同一薄层板上,展开、斑点显色、定位。结果判断:供试品溶液中所显杂质斑点与对照溶液或系列自身稀释对照溶液所显主斑点比较,不得更深。

应用示例:那可丁中有关物质的检查

取本品,加丙酮制成每 1 ml 中约含 25 mg 的溶液,作为供试品溶液;精密量取适量,加丙酮稀释制成每 1 ml 中约含 0.125 mg 的溶液,作为对照溶液。吸取上述两种溶液各 10 μl,分别点于同一硅胶 G 薄层板上,以丙酮-甲苯-乙醇-浓氨溶液(20∶20∶3∶1)为展开剂,展开,晾干,喷以稀碘化铋钾试液,供试品溶液如显杂质斑点,与对照溶液的主斑点比较,不得更深。

3. 杂质对照品法与供试品溶液自身稀释对照法并用

当药物中存在多个杂质时,其中已知杂质有对照品时,采用杂质对照品法检查;共存的未知杂质或没有对照品的杂质,可采用供试品溶液自身稀释对照法检查。

应用示例:盐酸氯米帕明中有关物质的检查

避光操作。取本品,加甲醇制成每 1 ml 中含 20 mg 的溶液,作为供试品溶液;取盐酸丙米嗪对照品,加甲醇制成每 1 ml 中含 0.2 mg 的溶液,作为对照品溶液,另取供试品溶液适量,加甲醇稀释成每 1 ml 中含 40 μg 的溶液,作为对照溶液。吸取上述三种溶液各 5 μl,分别点于同一硅胶 G(含 CMC)薄层板上,以冰醋酸-乙酸乙酯-盐酸-水(35∶55∶5∶5)为展开剂,置经展开剂饱和的色谱缸内(缸内衬以用展开剂浸湿的滤纸),展开,晾干,喷以 0.5% 重铬酸钾 20%(ml/ml)硫酸溶液立即检视。供试品溶液在对照品溶液主斑点的相同位置如显杂质斑点,与对照品溶液的主斑点比较,不得更深;其余杂质斑点与对照溶液的主斑点比较,不得更深;杂质斑点总数不得超过 3 个。

4. 对照药物法

当无合适的杂质对照品,或者是供试品显示的杂质斑点颜色与主成分斑点颜色有差异,难以判断限量时,可用与供试品相同的药物作为对照品,此对照药物中所含待检杂质需符合限量要求,且稳定性好。

应用示例:青蒿素中有关物质的检查

取本品及青蒿素对照品,分别加三氯甲烷制成每 1 ml 中含 10 mg 的溶液,吸取上述两种溶液各 3 μl,分别点于同一硅胶 G 薄层板上,以石油醚(60～90℃)-乙醚(6∶4)为展开剂,展开,晾干,立即喷以茴香醛甲醇溶液(取冰醋酸 10 ml 与浓硫酸 5 ml 缓缓加到 55 ml 甲醇中,冷至室温,将此溶液加入含有 0.5 ml 茴香醛的 30 ml 甲醇中,摇匀,避光保存),在 110℃ 加热 3～5 min,供试品溶液所显主斑点的颜色和位置应与对照品溶液的主斑点相同,并不得显其他的杂质斑点。

为保证所用 TLC 系统符合要求,《中国药典》自 2005 年版起增加了 TLC 的系统适用性试验,规定按各品种项下要求对检测方法进行系统适用性试验,使斑点的检测灵敏度、比移值(R_f)和分离效能符合规定。下面是系统适用性试验项目及要求。

(1) 检测灵敏度:系指杂质检查时,采用对照溶液稀释若干倍的溶液与供试品溶液和对照溶液在规定的色谱条件下,在同一块薄层板上点样、展开、检视,前者应显示清晰的斑点。

(2) 比移值(R_f):系指从基线至展开斑点中心的距离与从基线至展开剂前沿的距离的比值。

$$R_f = \frac{\text{从基线至展开斑点中心的距离}}{\text{从基线至展开剂前沿的距离}}$$

可用供试品溶液主斑点与对照品溶液主斑点的比移值进行比较,或用比移值来说明主斑点或杂质斑点的位置。

(3) 分离效能:鉴别时,在对照品与结构相似药物的对照品制成混合对照溶液的色谱图中,应显示两个清晰分离的斑点。杂质检查时,在杂质对照品用供试品自身稀释对照溶液或同品种对照品溶液溶解制成混合对照溶液的色谱图中,应显示两个清晰分离的斑点,或待测成分与相邻的杂质斑点应有效分离。

(二) 高效液相色谱法

高效液相色谱法分离效能高、专属性强和检测灵敏度高,可以准确地测定各组分的峰面积,在杂质检查中的应用日益增多,对于使用高效液相色谱法测定含量的药物,可采用同一色谱条件进行杂质检查。

《中国药典》(2010 年版)规定:采用高效液相色谱法检查杂质时,应按各品种项下要求,要进行色谱系统适用性试验,以保证仪器系统达到杂质检查要求。

《中国药典》(2010 年版)高效液相色谱法检测杂质的方法有下面五种。

1. 内标法加校正因子测定法

内标法加校正因子测定法适用于有对照品的杂质,能够测定杂质校正因子的情况。先以杂质对照品测定其校正因子(f):

$$f = \frac{\frac{A_S}{c_S}}{\frac{A_R}{c_R}}$$

式中,A_S 为内标物质的峰面积;A_R 为杂质对照品的峰面积;c_S 为内标物质的浓度;c_R 为杂质对照品的浓度。然后测定供试品中杂质的含量(c_X):

$$c_X = f \cdot \frac{A_X}{\frac{A'_S}{c'_S}}$$

式中,A_X 为供试品中杂质的峰面积;c_X 为供试品中杂质的浓度;A'_S 为内标物质的峰面积;c'_S 为内标物质的浓度;f 为校正因子。

2. 外标法测定法

外标法测定法适用于有对照品的杂质,而且进样量能够精确控制(以定量环或自动进样器进样)的情况。

方法:配制杂质对照品溶液和供试品溶液,分别取一定量注入色谱仪,测定对照品的峰面积和供试品中杂质的峰面积,按外标法计算杂质的浓度。

外标法定量比较准确,但它必须使用杂质对照品,而杂质对照品的供应相对来讲是比较困难的。

应用示例:卡托普利中卡托普利二硫化物的测定

避光操作。取卡托普利对照品,加甲醇制成每 1 ml 中含 0.1 mg 的溶液(1);取卡托普利二硫化物对照品,加甲醇制成每 1 ml 中含 0.5 mg 的溶液(2);精密量取溶液(1) 1 ml 与溶液(2) 3 ml,置同一 100 ml 量瓶中,加流动相稀释至刻度,摇匀,作为对照品溶液。另取供试品,加流动相溶解制成每 1 ml 中含 0.5 mg 的溶液,作为供试品溶液(立即使用)。

以十八烷基硅烷键合硅胶为固定相;0.01 mol/L 磷酸二氢钠溶液-甲醇-乙腈(70:25:5)(用磷酸调节 pH 至 3.0)为流动相;检测波长 215 nm,柱温 40℃;取对照品溶液 50 μl,注入液相色谱仪,调节检测灵敏度,使卡托普利二硫化物色谱峰的峰高约为满量程的 50%;卡托普利与卡托普利二硫化物的分离度不小于 4.0。精密量取供试品溶液、对照溶液各 50 μl,分别注入液相色谱仪,记录色谱图。供试点溶液色谱图中如有与卡托普利二硫化物保留时间一致的色谱峰,按外标法以峰面积计算,不得过 1.0%。

3. 加校正因子的主成分自身对照测定法

进行杂质检查时,可以不用杂质对照品。但是在建立方法时,需利用杂质对照品。这个方法的优点是省去了杂质对照品,而又考虑到了杂质与主成分的响应因子可能不同所引起的测定误差。所以本法的准确度较好。缺点是在日常检验时没有杂质对照品,杂质的定位必须采用相对保留时间,所以杂质相对于药物的相对保留时间也载入各品种项下。

方法:将杂质对照品和药物对照品配制一定浓度的溶液,进行色谱分离、分析后,按内标法求出杂质相对于主成分的校正因子(f):

$$f = \frac{\dfrac{A_S}{c_S}}{\dfrac{A_R}{c_R}}$$

式中,A_S 为药物对照品的峰面积;A_R 为杂质对照品的峰面积;c_S 为药物对照品的浓度;c_R 为杂质对照品的浓度。

此校正因子可直接载入各品种质量标准中,在常规检验时用以校正该杂质的实测峰面积。

测定杂质含量时,将供试品溶液稀释成与杂质限量相当的溶液作为对照溶液,进样,调节检测灵敏度,使对照溶液的主成分色谱峰的峰高为满量程的 10%~25%。然后,分别进样供试品溶液和对照品溶液,除另有规定外,供试品溶液的分析时间应为主成分色谱峰保留时间的 2 倍,测量供试品溶液色谱图中各杂质的峰面积,分别乘以相应的校正因子后与对照溶液主成分的峰面积比较,计算杂质含量。

应用示例:利福平的有关物质检查

取本品适量,精密称定,用乙腈溶解并定量制成每 1 ml 中约含 1 mg 的溶液,作为供试品溶液;精密称取利福平对照品适量,用乙腈溶解并定量制成每 1 ml 中约含 10 μg 的溶液,作为对照溶液。

色谱条件:用辛基硅烷为固定相,以甲醇-乙腈-0.075 mol/L 磷酸二氢钾溶液-1.0 mol/L 枸橼酸溶液(30:30:36:4)为流动相,检测波长 254 nm。

取对照溶液 10 μl 注入液相色谱仪,调节检测灵敏度,使主成分色谱峰的峰高约为满量程的 25%。精密量取供试品溶液与对照溶液各 10 μl,分别注入液相色谱仪,记录色谱图至主成分峰保留时间的 4 倍。供试品溶液色谱图中如有杂质峰,与对照溶液主峰面积比较,按校正后的峰面积计算(利福平、醌式利福平、N-氧化利福平、3-甲酰利福霉素 SV 的校正因子分别为 1.0、1.4、1.67、1.08),醌式利福平峰、N-氧化利福平峰、3-甲酰利福霉素 SV 峰的峰面积分别不得大于对照溶液主峰面积的 1.5 倍(1.5%)、1/2(0.5%)、1/2(0.5%);其余各杂质(校正因子均为 1.0)峰面积的和不得大于对照溶液主峰面积的 3 倍(3.0%)。

4. 不加校正因子的主成分自身对照测定法

不加校正因子的主成分自身对照测定法适用于没有杂质对照品的情况。

该方法多在单一杂质含量较少、无法得到杂质对照品因而无法获得校正因子、杂质结构(吸收情况)与相应主药结构相似的情况下适用。前提是假定杂质与主成分的响应因子基本相同。一般情况下,如杂质与主成分的分子结构相似,其响应因子差别不会太大。否则,有可能导致定量有一定的误差。

方法:以供试品溶液的稀释溶液为对照溶液,调节检测灵敏度后,分别进样供试品溶液和对照溶液,除另有规定外,供试品溶液的分析时间应为主成分色谱峰保留时间的 2 倍,供试品溶液中各杂质的峰面积与对照溶液主成分的峰面积比较,计算杂质含量。

应用示例:地西泮中有关物质的检查

取本品,加甲醇制成每 1 ml 中含地西泮 0.45 mg 的溶液作为供试品溶液;精密量取供试品溶液 1 ml,置 100 ml 量瓶中,加甲醇稀释至刻度,摇匀,作为对照溶液。用十八烷基硅烷键合硅胶为填充剂;以甲醇-水(70∶30)为流动相;检测波长为 254 nm。理论板数按地西泮峰计算不低于 1 500。取对照溶液 20 μl 注入液相色谱仪,调节检测灵敏度,使主成分色谱峰的峰高为满量程的 20%~25%;再精密量取供试品溶液与对照溶液各 20 μl,分别注入液相色谱仪,记录色谱图至主成分峰保留时间的 4 倍。供试品溶液色谱图中如有杂质峰,各杂质峰面积的和不得大于对照液主峰面积的 3/10。

5. 面积归一化法

面积归一化法适用于粗略测量供试品中杂质的含量。该法简便快捷,但在杂质结构与主成分结构相差较大时可能会有较大的测量误差,因此在《中国药典》(2010 年版)附录中特别强调:"本法通常只能用于粗略考察供试品中的杂质含量。除另有规定外,一般不宜用于微量杂质的检查",这就为本法的使用作出了明确的限制。

方法:取供试品溶液适量,进样,经高效液相色谱分离,测定后,计算各杂质峰面积总和占总峰面积(含药物的峰面积而不含溶剂峰面积)的百分率,不得超过限量。

(三) 气相色谱法

气相色谱法用来测定药物中挥发性特殊杂质。

方法:与高效液相色谱法相同的有内标法加校正因子测定法、外标法和面积归一化法测定法,不同的有标准溶液加入法,该法是将一定量的杂质对照品溶液精密加入到供试品溶液中,根据外标法或内标法测定杂质的含量,再扣除加入的对照品溶液含量,即得供试品溶液中杂质的含量。也可按以下方法进行计算:

$$\frac{A_{is}}{A_x} = \frac{c_x + \Delta c_x}{c_x}$$

$$c_x = \frac{\Delta c_x}{\frac{A_{is}}{A_x} - 1}$$

式中,c_x 为供试品中组分 X 的浓度;A_x 为供试品中组分 X 的色谱峰面积;Δc_x 为所加入的已知浓度的待测组分对照品的浓度;A_{is} 为加入对照品后组分 X 的色谱峰面积。

应用示例:三唑仑有关物质检查

取本品适量,精密称定,加三氯甲烷制成每 1 ml 中含三唑仑 50 mg 的溶液,摇匀,作为供试品溶液。用酸洗并经硅烷化处理的硅藻土(60~80 目)为载体,以 FS-1265 为固定液,涂布浓度为 3%,在检测器温度 275℃、柱温 260℃下测定,取供试品溶液 0.4 μl 注入气相色谱仪,记录时间为主成分峰保留时间的 3 倍,按峰面积计算,除溶剂峰外所有杂质峰峰面积的总和不得超过主峰面积的 1.5%。

二、光谱分析法

光谱分析法依据药物与杂质对光的选择吸收性质的差异进行药物的杂质检查。

(一) 紫外光谱法

利用药物与杂质紫外特征吸收的差异进行检查,如果药物在杂质的最大吸收波长处没有吸收,则可在此波长处测定样品溶液的吸光度,通过控制样品溶液的吸光度来控制杂质的量。如地蒽酚中二羟基蒽醌的检查,后者是地蒽酚制备的原料和氧化分解产物,它的三氯甲烷溶液在 432 nm 处有最大吸收,而地蒽酚在该波长处几乎无吸收(图 4-4),所以《中国药典》(2010 年版)用 0.01% 的地蒽酚三氯甲烷溶液在 432 nm 处测定,吸光度不得大于 0.12,即相当于含二羟基蒽醌的量不大于 2.0%。

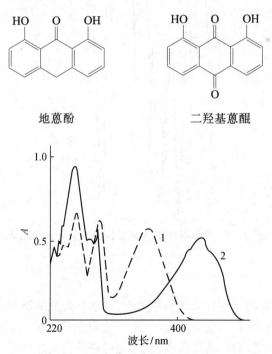

图 4-4 地蒽酚和二羟基蒽醌的紫外吸收光谱
1. 0.001% 地蒽酚氯仿溶液 2. 0.000 9% 二羟基蒽醌氯仿溶液

（二）红外光谱法

红外光谱法在杂质检查中主要用于药物中晶型的检查。某些多晶型药物由于其晶型结构不同，一些化学键的键长、键角等发生不同程度的变化，从而导致红外吸收光谱中某些特征峰的频率、峰形和强度出现显著差异。利用这些差异，可以检查药物中低效（或无效）晶型杂质，结果可靠，方法简便。

甲苯咪唑有三种晶型，其中 C 晶型为有效晶型，A 晶型为无效晶型，采用红外分光光度法进行检查。无效 A 晶型在 640 cm^{-1} 处有强吸收，药物 C 晶型在此波长处的吸收很弱；而在 662 cm^{-1} 处，A 晶型的吸收很弱，C 晶型却有较强吸收。当供试品中含有 A 晶型时，在上述二波数处的吸光度比值将发生改变。《中国药典》（2010 年版）采用供试品与对照品同法操作、供试品的吸光度比值应小于对照品比值的方法，限制 A 晶型的量。检查方法为：取供试品与含 10% A 晶型的甲苯咪唑对照品各约 25 mg，分别用液状石蜡法测定红外光谱，在约 620 cm^{-1} 和 803 cm^{-1} 处的最小吸收峰间连接一基线，以消除背景吸收；再于约 640 cm^{-1} 和 662 cm^{-1} 处的最大吸收峰顶处作垂线使与基线相交，从而得到此二波数处的最大吸收峰的校正吸收值（即用基线法消除背景吸收后的吸收值）。供试品在约 640 cm^{-1} 和 662 cm^{-1} 处的校正吸收值之比，不得大于含 10% A 晶型甲苯咪唑对照品在该波长处的校正吸收值之比（图 4-5）。

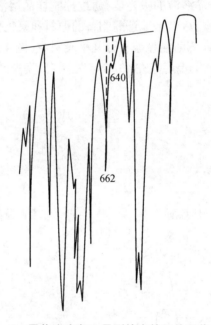

图 4-5　甲苯咪唑中 A 晶型检查的红外吸收光谱

三、化学分析法

当药物中杂质与药物的化学性质相差较大时，可选择合适的试剂，使之与杂质发生化学反应产生颜色、沉淀或气体，药物不发生该反应，从而检查杂质的限量。当杂质与试剂产生颜色时，采用比色法控制杂质的限量，既可目视比色，也可用分光光度计测定供试品溶液的吸光度。当杂质与试剂产生沉淀时，采用比浊法控制杂质的限量。当杂质与试剂产生气体时，采用相应的气体检查法来控制杂质的限量。

（1）应用示例一：呋塞米中芳香第一胺的检查

呋塞米遇酸可分解产生 2-氨基-4-氯-5-氨磺酰基苯甲酸，此杂质的结构中具有芳伯氨基，可发生重氮化-偶合反应，而呋塞米无芳伯氨基则无此反应。在盐酸的存在下，杂质与亚硝酸钠反应生成重氮盐，加氨基磺酸除去过量的亚硝酸后，加入二盐酸萘基乙二胺呈色，在 530 nm 波长处测定，吸光度不得大于 0.12。

（2）应用示例二：乳酸钠溶液中还原糖的检查

《中国药典》（2010 年版）和《美国药典》均采用还原糖可与碱性酒石酸铜反应，产生氧化亚铜的红色沉淀进行检查。方法为：取本品 0.5 g，加水 10 ml 混匀，加碱性酒石酸铜试液 6 ml，加热煮沸 2 min，不得生成红色沉淀。

四、物理分析法

根据药物与杂质在性状上的不同，如臭味和挥发性的差异、颜色的差异、溶解行为的差异和旋光性等物理性质的差异进行检查。

药物中如存在具有特殊气味的杂质，可以由气味判断该杂质的存在。例如乙醇中杂醇油的检查：取本品 10 ml，加水 5 ml 与甘油 1 ml，摇匀后，分次滴加在无臭滤纸上，使乙醇自然挥散，始终不得发生异臭。

有的药物可溶于水、有机溶剂或酸、碱中，而其杂质不溶；或反之，杂质可溶而药物不溶。例如高三尖杉酯碱如果吸湿水解或混有非酯碱杂质，用其配制注射液时，会出现难溶性的粘胶状物或小白点、假毛等，故需要检查溶液的澄清度。方法为：取本品 10 mg，加 0.1% 酒石酸溶液 10 ml 溶解后，溶液应澄清。

某些药物自身无色，但从生产中引入了有色的有关物质，或其分解产物有颜色。例如盐酸胺碘酮中游离碘的检查：取本品 0.5 g，加水 10 ml，振摇 30 s，放置 5 min，滤过，滤液加稀硫酸 1 ml 与三氯甲烷 2 ml，振摇，三氯甲烷层不得显色。游离碘是由于盐酸胺碘酮的合成反应中未反应完全或氧化分解而引入，它能溶于三氯甲烷中即显紫红色。

比旋度可以用来反映药物的纯度，限定光学杂质的含量。如《中国药典》（2010 年版）规定黄体酮在乙醇中的比旋度为 +186°～+198°，如供试品的测定值不在此范围，则表明其纯度不符合要求。这是因为黄体酮及其生产中间体（醋酸双烯醇酮、醋酸妊娠烯醇酮及妊娠烯醇酮）在乙醇中的比旋度差异很大（表 4-3），若供试品中所含的这些杂质超过限量，则测得的比旋度将偏离规定范围。

表 4-3　黄体酮及其中间体的比旋度（溶剂：乙醇）

化合物	浓度/%	温度/℃	$[\alpha]_D$
黄体酮	1～1.4	20～25	+193°±4°
醋酸双烯醇酮	0.9	20	−31°±2°
醋酸妊娠烯醇酮	～1	常温	+20°±2°
妊娠烯醇酮	1	17～20	+28°±2°

第四节 残留溶剂检查

一、概述

药物中的残留溶剂系指在原料药或辅料的生产中,以及在制剂制备过程中使用或产生而又未能完全去除的有机溶剂。根据国际化学品安全性纲要,以及美国环境保护机构、世界卫生组织等公布的研究结果,很多有机溶剂对环境、人体都有一定的危害,因此,为保障药物的质量和用药安全,以及保护环境,需要对残留溶剂进行研究和控制。

根据对人体及环境可能造成的危害的程度,药品中常见的残留溶剂分为四种类型,对它们的限度要求列于表4-4。其中,第一类溶剂是指人体致癌物、疑为人体致癌物或环境危害物的有机溶剂,因其具有不可接受的毒性或对环境造成公害,在原料药、辅料以及制剂生产中应该避免使用,一旦使用,必须进行残留量检测。第二类溶剂是指有非遗传毒性致癌(动物实验),或可能导致其他不可逆毒性(如神经毒性或致畸性),或可能具有其他严重的但可逆毒性的有机溶剂。此类溶剂具有一定的毒性,但和第一类溶剂相比毒性较小,属限制使用。考虑到第二类溶剂对人体的危害以及所使用的溶剂在终产品中残留的可能性,应对合成过程中所使用的全部第二类溶剂进行残留量研究,为最终制订合理可行的质量标准提供数据支持。第三类溶剂是GMP或其他质控要求限制使用的,对人体或环境的危害较小,人体可接受的粗略浓度限度为0.5%,因此仅需对在终产品精制过程中使用的第三类溶剂进行残留量研究。第四类溶剂在药物的生产过程中可能会使用,但目前尚无足够的毒理学研究资料,药物研究者可根据生产工艺和溶剂的特点,必要时进行残留量研究。

表4-4 药品中常见的残留溶剂及限度

类别	溶剂名称	英文名	限度/%
第一类溶剂 (应该避免使用)	苯	Benzene	0.000 2
	四氯化碳	Carbon tetrachloride	0.000 4
	1,2-二氯乙烷	1,2-Dichloroethane	0.000 5
	1,1-二氯乙烯	1,1-Dichloroethene	0.000 8
	1,1,1-三氯乙烷	1,1,1-Trichloroethane	0.15
第二类溶剂 (应该限制使用)	乙腈	Acetonitrile	0.041
	氯苯	Chlorobenzene	0.036
	三氯甲烷	Chloroform	0.006
	环己烷	Cyclohexane	0.388
	1,2-二氯乙烯	1,2-Dichloroethene	0.187
	二氯甲烷	Dichloromethane	0.06
	1,2-二甲氧基乙烷	1,2-Dimethoxyethane	0.01
	N,N-二甲基乙酰胺	N,N-Dimethylacetamide	0.109
	N,N-二甲基甲酰胺	N,N-Dimethylformamide	0.088
	1,4-二氧六环	1,4-Dioxane	0.038
	2-乙氧基乙醇	2-Ethoxyethanol	0.016
	乙二醇	Ethyleneglycol	0.062
	甲酰胺	Formamide	0.022
	正己烷	Hexane	0.029
	甲醇	Methanol	0.3

续表 4-4

类　别	溶剂名称	英文名	限　度/%
第二类溶剂 （应该限制使用）	2-甲氧基乙醇	2-Methoxyethanol	0.005
	甲基丁基酮	Methylbutyl ketone	0.005
	甲基环己烷	Methylcyclohexane	0.118
	N-甲基吡咯烷酮	N-Methylpyrrolidone	0.053
	硝基甲烷	Nitromethane	0.005
	吡啶	Pyridine	0.02
	四氢噻砜	Sulfolane	0.016
	四氢化萘	Tetralin	0.01
	四氢呋喃	Tetrahydrofuran	0.072
	甲苯	Toluene	0.089
	1,1,2-三氯乙烯	1,1,2-Trichloroethene	0.008
	二甲苯	Xylene	0.217
第三类溶剂 （GMP 或其他质控要求限制使用）	乙酸	Acetic acid	0.5
	丙酮	Acetone	0.5
	甲氧基苯	Anisole	0.5
	正丁醇	1-Butanol	0.5
	仲丁醇	2-Butanol	0.5
	乙酸丁酯	Butyl acetate	0.5
	叔丁基甲基醚	tert-Butylmethyl ether	0.5
	异丙基苯	Cumene	0.5
	二甲亚砜	Dimethyl sulfoxide	0.5
	乙醇	Ethanol	0.5
	乙酸乙酯	Ethyl acetate	0.5
	乙醚	Ethyl ether	0.5
	甲酸乙酯	Ethyl formate	0.5
	甲酸	Formic acid	0.5
	正庚烷	Heptane	0.5
	乙酸异丁酯	Isobutyl acetate	0.5
	乙酸异丙酯	Isopropyl acetate	0.5
第三类溶剂 （GMP 或其他质控要求限制使用）	乙酸甲酯	Methyl acetate	0.5
	3-甲基-1-丁醇	3-Methyl-1-butanol	0.5
	丁酮	Methylethyl ketone	0.5
	甲基异丁基酮	Methylidobutyl ketone	0.5
	异丁醇	2-Methyl-1-propanol	0.5
	正戊烷	Pentane	0.5
	正戊醇	1-Pentanol	0.5
	正丙醇	1-Propanol	0.5
	异丙醇	2-Propanol	0.5
	乙酸丙酯	Propyl acetate	0.5
第四类溶剂 （尚无足够毒理学资料）	1,1-二乙氧基丙烷	1,1-Diethoxypropane	
	1,1-二甲氧基甲烷	1,1-Dimethoxymethane	
	2,2-二甲氧基丙烷	2,2-Dimethoxypropane	
	异辛烷	Isooctane	
	异丙醚	Isopropyl ether	
	甲基异丙基酮	Methylisopropyl ketone	
	甲基四氢呋喃	Methyltetrahydrofuran	
	石油醚	Petroleum ether	
	三氯乙酸	Trichloroacetic acid	
	三氟乙酸	Trifluoroacetic acid	

二、残留溶剂测定方法

目前常用的残留溶剂检测方法为气相色谱法(GC),在某些情况下,可以采用 GC 法以外的方法进行残留溶剂的检查,如高效液相色谱法、毛细管电泳法、离子色谱法、气质联用、液质联用、干燥失重法等。

GC 法具有检测灵敏度较高,选择性较好的特点,采用此法所需的样品用量较少,基本可以满足所有残留溶剂测定的要求。采用 GC 法时,需要结合药物和所要检测的溶剂的性质,通过方法学研究确定合适的检测条件。由于通常要同时检测多种溶剂,为操作的可行性和简便性,建议尽量采用同样的检测条件控制尽量多种类的残留溶剂。残留溶剂测定中常用的色谱柱有毛细管柱和填充柱两大类型。毛细管柱的固定液包括:

(1) 非极性固定液,如 100% 的二甲基聚硅氧烷。

(2) 极性固定液,聚乙二醇(PEG-20M)。

(3) 中等极性固定液,如(35%)二苯基-(65%)甲基聚氧硅烷、(50%)二苯基-(50%)二甲基聚氧硅烷、(35%)二苯基-(65%)二甲基亚芳基聚氧硅烷、(14%)氰丙基苯基-(86%)二甲基聚氧硅烷、(6%)氰丙基苯基-(94%)二甲基聚氧硅烷等。

(4) 弱极性固定液,(5%)苯基-(95%)甲基聚氧硅烷、(5%)二苯基-(95%)二甲基亚芳基硅氧烷共聚物。填充柱常用直径为 0.18~0.25 mm 的乙二烯苯-乙基乙烯苯型高分子多孔小球或其他适宜的填料作为固定相。

GC 法包括溶液直接进样和顶空进样两种进样方法。通常情况下,沸点低的溶剂建议采用顶空进样法,沸点高的溶剂可以采用溶液直接进样法,当样品本身对测定有影响时,也建议采用顶空进样法。对于固体原料药,如采用溶液直接进样法,需先用水或合适的溶剂使原料药溶解,以使其中的有机溶剂释放于溶液中,才能被准确测定。如采用顶空进样法,通常以水作溶剂;当药物不溶于水,但可溶于一定浓度的酸或碱液中时,可采用不挥发的酸或碱液为溶剂,但不能使用盐酸溶液或氨水;对于非水溶性药物,可采用合适的溶剂,如 N,N-二甲基甲酰胺、二甲基亚砜等为溶剂。不管采用何种进样法,所选择的溶剂应能够尽量同时溶解样品和待检残留溶剂,所选择的溶剂自身及其杂质不干扰待检残留溶剂的测定,所选择的溶剂应能使样品和待检残留溶剂保持相对稳定。对照品溶液的配制需要采用与供试品溶液相同的方法和溶剂。

残留溶剂检查属于样品纯度检查的范围,无论采用何种检测方法,均需要通过方法学研究验证方法的合理可行。以下介绍常用的残留溶剂检查方法。

1. 系统适用性试验

(1) 用待测物的色谱峰计算,填充柱法的理论板数应大于 1 000;毛细管色谱柱的理论板数应大于 5 000。

(2) 色谱图中,待测物色谱峰与其相邻色谱峰的分离度应大于 1.5。

(3) 以内标法测定时,对照品溶液连续进样 5 次,所得待测物与内标物峰面积之比的相对标准偏差(RSD)应不大于 5%;若以外标法测定,所得待测物峰面积的相对标准偏差(RSD)应不大于 10%。

2. 测定方法

普通的填充柱采用溶液直接进样法测定,毛细管色谱柱可采用顶空进样方法测定,亦可采用溶液直接进样。进行有机溶剂限度测定时,根据残留溶剂的限度规定来确定对照品溶液的浓度;进行定量测定时,应根据供试品中残留溶剂的实际残留量确定对照品溶液的浓度;通常对照品溶液的色谱峰面积与供试品溶液中对应的残留溶剂的色谱峰面积以不超过2倍为宜。必要时应重新调整供试品溶液和对照品溶液的浓度。

(1) 毛细管柱顶空进样等温法(第一法)

本法适用于被检查的有机溶剂数量不多,并且极性差异较小的情况。

色谱条件:柱温为40~100℃;常以氮气为载气,流速为1.0~2.0 ml/min;顶空瓶加热温度为70~85℃,顶空瓶加热时间30~60 min;进样口温度为200℃;如采用氢火焰离子化(FID)检测器,温度为250℃。

溶液的制备:通常以水为溶剂;对于非水溶性药物,可采用N,N-二甲基甲酰胺(DMF)或二甲基亚砜(DMSO)或其他适宜溶剂;根据供试品和待测溶剂的溶解度,选择适宜的溶剂,且应不干扰待测溶剂的测定。根据品种正文中残留溶剂的限度规定,配制供试品溶液,使其浓度满足系统定量测定的需要。采用与制备供试品溶液相同的方法和溶剂制备对照品溶液。

顶空条件的选择:应根据供试品中残留溶剂的沸点选择顶空温度。对沸点较高的残留溶剂,通常选择较高的平衡温度;但此时应兼顾供试品的热分解特性,尽量避免供试品产生的挥发性热分解产物对测定的干扰。

顶空平衡时间一般为30~45 min,以保证供试品溶液的气-液两相有足够的时间达到平衡。顶空平衡时间通常不宜过长,如超过60 min,可能引起顶空瓶的气密性变差,导致定量准确性的降低。对照品溶液与供试品溶液必须使用相同的顶空条件。

测定:取对照品溶液和供试品溶液,分别连续进样不少于2次,测定待测峰的峰面积。

不适宜顶空法测定的残留溶剂有甲酰胺、2-甲氧基乙醇、2-乙氧基乙醇、乙二醇、N-甲基吡咯烷酮。

应用示例:美罗培南中二氯甲烷和丙酮的检查

取本品约0.2 g,精密称定,置顶空瓶中,加入相当于20%供试品量的碳酸钠,精密加入水5 ml使溶解,密封瓶口,作为供试品溶液;另精密称取丙酮和二氯甲烷各适量,加水定量稀释制成每1 ml中分别含丙酮0.2 mg、二氯甲烷24 μg的混合溶液,精密量取5 ml,置顶空瓶中,密封瓶口,作为对照品溶液。以(5%)苯基-(95%)甲基聚硅氧烷为固定液(或极性相似的固定液)的毛细管柱为色谱柱,柱温50℃;检测器为氢火焰离子化检测器(FID),检测器温度为250℃;进样口温度为140℃。顶空进样,顶空瓶平衡温度为90℃,平衡时间为20 min,进样体积为1.0 ml。取对照品溶液进样测试,记录色谱图,出峰顺序依次为丙酮、二氯甲烷,二者之间的分离度应大于1.5。分别取供试品溶液和对照品溶液顶空进样,记录色谱图,按外标法以峰面积计算,含二氯甲烷与丙酮均应符合规定。

(2) 毛细管柱顶空进样程序升温法(第二法)

本法适用于被检查的有机溶剂数量较多,并且极性差异较大的情况。

色谱条件:柱温先在40℃维持8 min,再以8℃/min的升温速率升至120℃,维持10 min;如为极性色谱系统,柱温先在60℃维持6 min,再以8℃/min的升温速率升至100℃,维持20 min;以氮气为载气,流速为每分钟2.0 ml;顶空瓶温度70~85℃,顶空时间30~60 min;进样口温度为200℃;如采用FID检测器,温度为250℃。具体对单个药品的残留溶剂检查时,可根据该品种项下的残留溶剂种类调整程序升温速率,取对照品溶液和供试品溶液,分别连续进样不少于2次,测定待测峰的峰面积。

应用示例:顶空气相色谱法测定氨氯地平中间体中残留苯及其同系物的含量

色谱条件:顶空瓶体积22 ml,平衡温度65℃,加热平衡时间30 min,加压时间1.2 min,压力平衡时间 0.1 min,定量管 1 ml,定量管充样时间 0.2 min,定量管平衡时间 0.2 min,进样时间 0.05 min,转移线温度 70℃。毛细管柱 DB-624〔0.53 mm(I. D.×30 m,5 μm)〕,起始温度 40℃,保持 6 min,升温速率 10℃/min,终温 220℃,保持 2 min,气化室温度 200℃,FID 温度 250℃,He 为载气,柱前压为 80 kPa,总流量 30 ml/min,分流比 6:1,H_2 流量 30 ml/min,空气流量 300 ml/min。

溶液制备:

标准贮备液①　分别精确称取苯、甲苯、对二甲苯、间二甲苯和邻二甲苯各 200 mg 到不同的盛有约 80 ml 二甲基乙酰胺的 100 ml 容量瓶中,然后用二甲基乙酰胺分别稀释到刻度,摇匀,得 2 mg/ml 标准贮备液①。

标准贮备液②　分别准确移取 1 ml 标准贮备液①到不同的 100 ml 容量瓶中,然后用二甲基乙酰胺稀释到刻度,摇匀,得 0.02 mg/ml 标准贮备液②。

标准试液　分别准确移取 1、2、4、8、16 和 32 ml 标准贮备液②到 100 ml 容量瓶中,然后用二甲基乙酰胺稀释到刻度,摇匀,得分别含有 $0.2×10^{-6}$、$0.4×10^{-6}$、$0.8×10^{-6}$、$1.6×10^{-6}$、$3.2×10^{-6}$ 和 $6.4×10^{-6}$ 的苯、甲苯、对二甲苯、间二甲苯和邻二甲苯系列标准试液。

供试品溶液　分别精确称取 600 mg 不同实际批号的邻苯二甲酰亚胺氨氯地平(Phthaloyl Amlodipine)并移取 8 ml 二甲基乙酰胺于不同的 10 ml 的容量瓶中,并用塑料密封盖密封容量瓶,振荡约 2 min,使样品充分溶解,打开密封盖并用二甲基乙酰胺稀释到刻度。

测定方法:分别用移液管准确移取 5 ml 上述标准试液和供试品溶液于顶空瓶中(每个顶空瓶中装一种溶液),加塞,密封,立即装入试样转盘,按色谱条件进样分析记录色谱图,利用纯物质保留时间定性,按外标法以峰面积计算苯、甲苯、对二甲苯、间二甲苯和邻二甲苯的残留量。

(3)溶液直接进样法(第三法)

采用填充柱,亦可采用适宜极性的毛细管柱。

溶液的制备:精密称取供试品适量,用水或合适的有机溶剂使溶解;根据品种正文中残留溶剂的限度规定,配制供试品溶液,使其浓度满足系统定量测定的需要。采用与制备供试品溶液相同的方法和溶剂制备对照品溶液。

测定:取对照品溶液和供试品溶液,分别连续进样不少于 3 次,测定待测峰的峰面积。

应用示例:盐酸头孢吡肟中 N-甲基吡咯烷的测定

色谱条件与系统适用性试验:用 SCX(4.6 mm×50 mm,5 μm)为色谱柱;以稀硝酸(0.3%,去离子重蒸水配制)-乙腈(60:40)为流动相;柱温为 45℃;流速为 1.5 ml/min,以电导检测器检测。取对照液 100 μl,重复 5 次进样,峰面积的相对标准偏差不得超过 5.0%;取氯化钠 60 mg,置于 10 ml 量瓶中,加入 125 mg N-甲基吡咯烷,加水稀释并定容至刻度;精密移取该溶液 4.0 ml 至 100 ml 量瓶中,加 0.3% 稀硝酸稀释至刻度,取 100 μl 进样,其分离度不小于 2.0,理论塔板数按 N-甲基吡咯烷计不低于 500。见图 4-6。

N-甲基吡咯烷对照液的制备:取 N-甲基吡咯烷 125 mg,精密称定,置于 100 ml 量瓶中,加水溶解并稀释至刻度,精密量取上述溶液 4 ml,加 0.3% 稀硝酸稀释至 100 ml,作为对照品溶液。

测定法:精密称取本品适量(约相当于头孢吡肟 100 mg)置 10 ml 量瓶中,0.3% 稀硝酸溶解并稀释至刻度,作为供试品溶液,取供试品溶液和对照液各 100 μl,注入液相色谱仪,测定峰面积,按照外标法计算出供试品 N-甲基吡咯烷的含量。本品含 N-甲基吡咯烷不得超过 0.5%(以头孢吡肟计)。

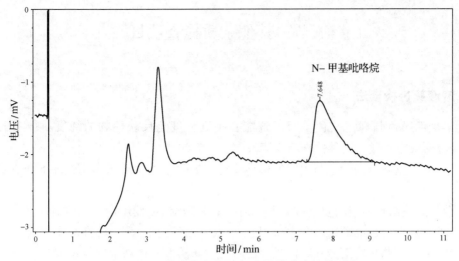

图 4-6　盐酸头孢吡肟中 N-甲基吡咯烷的测定

3．计算法

（1）限度实验：以内标法测定时,计算单位重量样品中的色谱峰面积与内标峰面积之比；由供试品溶液所得的峰面积比的平均值不得大于由对照品溶液所得的峰面积比的平均值。以外标法测定时,供试品溶液所得的单位重量中样品待测物峰的平均面积不得大于由标准溶液所得的待测物峰的平均峰面积。

（2）定量测定：按内标法或外标法计算各残留溶剂的量。

4．干扰峰的排除

供试品中的未知杂质或其挥发性热降解物易对残留溶剂的测定产生干扰。干扰作用包括在测定的色谱系统中未知杂质或其挥发性热降解物与待测物的保留值相同（共出峰）；或热降解产物与待测物的结构相同（如甲氧基热裂解产生甲醇）。当测定的有机溶剂残留量超出限度,但未能确定供试品中是否有未知杂质或其挥发性热降解物对测定有干扰作用时,应通过试验排除干扰作用的存在。对第一类干扰作用,通常采用在另一种极性相反的色谱柱系统中对相同样品再进行测定,比较不同色谱系统中测定结果的方法。如二者结果一致,则可以排除测定中有共出峰的干扰；如二者结果不一致,则表明测定中有共出峰的干扰。对第二类干扰作用,通常要通过测定已知不含该溶剂的对照样品来加以判断。

测定含氮碱性化合物时,普通气相色谱仪的不锈钢管路、进样器的衬管等对有机胺等含氮碱性化合物具有较强的吸附作用,致使其检出灵敏度降低。当采用顶空进样系统测定此类化合物时,应采用惰性的硅钢材料或镍钢材料管路；或采用溶液直接进样法测定。供试品溶液应不呈酸性,以免待测物与酸反应后不易气化。通常采用弱极性的色谱柱或其填料预先经碱处理过的色谱柱分析含氮碱性化合物,如果采用胺分析专用柱进行分析,效果更好。对不宜采用气相色谱法测定的含氮碱性化合物,可采用其他方法如离子色谱法等测定。

第五节　其他杂质检查项目

一、溶液颜色检查法

药物溶液的颜色与规定颜色是否一致能在一定程度上反映药物的纯度。《中国药典》(2010年版)附录中收载了三种检查药物溶液颜色的方法。

第一法:将药物溶液的颜色与规定的标准比色液的颜色相比较,根据颜色的深浅来判断检查结果。

用比色用重铬酸钾液、比色用硫酸铜液和比色用氯化钴液按规定的比例制备各种色调标准贮备液,然后用色调标准贮备液和水按规定的比例制备各种色调色号标准比色液。

第二法:通过控制药物溶液在某波长处的吸光度来检查药物溶液的颜色。

第三法(色差计法):用色差计直接测定药物溶液的三刺激值(在给定的三色系统中与待测色达到色匹配所需要的三个原刺激量),对其颜色进行定量表述和分析。供试品与标准比色液之间的颜色差异可以通过它们与水之间的色差值反映出来,也可以直接比较它们之间的色差值。

二、澄清度检查法

澄清度是检查药品溶液的浑浊程度,可以反映药物溶液中微量不溶性杂质的存在情况,在一定程度上可以反映药品的质量和生产工艺水平,是控制注射用原料药纯度的重要指标。

原理:药物溶液中存在分散的细微颗粒,当直线光通过溶液时,细微颗粒可引起光的散射,测量光的散射就可以测量溶液的浊度。

方法:在室温下,将用水稀释至一定浓度的供试品溶液与等量的浊度标准液分别置于配对的比浊管中,在浊度标准液制备5 min后,在暗室内垂直同置伞棚灯下,照度为1 000 lx,从水平方向观察、比较;用以检查溶液的澄清度或其浑浊程度。除另有规定外,供试品溶解后应立即检视。

《中国药典》(2010年版)规定的澄清系指供试品溶液的澄清度相同于所用溶剂或未超过0.5级号浊度标准液;供试品溶液的乳白色比0.5级号明显,而不及1级号时,称为浊度0.5级号;其余依此类推。

浊度标准液的制备是利用乌洛托品在偏酸性条件下水解产生甲醛,甲醛与肼缩合,生成不溶于水的甲醛腙白色浑浊。

$$(CH_2)_6N_4 + 6H_2O \longrightarrow 6HCHO + 4NH_3$$

$$HCHO + H_2N-NH_2 \longrightarrow H_2C=NNH_2\downarrow + H_2O$$

浊度标准贮备液的制备:配制1.0%硫酸肼水溶液,放置4~6 h,待浊度稳定后,取此溶液和10%乌洛托品水溶液等容量混合,摇匀,于25℃避光静置24 h,即得。浊度标准贮备液应置冷处避光保存,在2个月内使用,用前摇匀。

浊度标准原液的制备:取浊度标准贮备液15.0 ml,置1 000 ml量瓶中,加水稀释至刻度,摇匀,取适量,置1 cm吸收池中,在550 nm波长处测定,其吸光度应在0.12~0.15范围内。

本液应在 48 h 内使用,用前摇匀。

浊度标准液的制备:取浊度标准原液与水,按表 4-5 配制,即得。本液临用时配制,使用前充分摇匀。

表 4-5 不同级号浊度标准液

级 号	0.5	1	2	3	4
浊度标准原液/ml	2.50	5.0	10.0	30.0	50.0
水/ml	97.50	95.0	90.0	70.0	50.0

多数药物的澄清度检查以水为溶剂,但也有或同时用酸、碱或有机溶剂(如乙醇、甲醇、丙酮)作溶剂的。例如非洛地平在水中几乎不溶,在甲醇、乙醇中易溶,其澄清度的检查以甲醇为溶剂;依诺沙星在甲醇中微溶,水中几乎不溶,在氢氧化钠试液中易溶,故以氢氧化钠试液为溶剂;环丙沙星以 0.1 mol/L 盐酸为溶剂。有机酸的碱金属盐类药物强调用"新沸过的冷水",因为水中若溶有二氧化碳,将影响溶液的澄清度;当检查后的溶液还需供"酸度"检查用时,也应强调用"新沸过的冷水"。

三、易炭化物检查法

药物中存在的遇硫酸易炭化或易氧化而呈色的微量有机杂质称为易炭化物。这类杂质多为未知结构的化合物,用硫酸呈色的方法可以简便地控制它们的含量。《中国药典》(2010 年版)、《美国药典》和《日本药局方》中易炭化物的检查方法基本一样,均采用目视比色法。

方法:取两支内径一致的比色管:甲管中加入各品种项下规定的对照溶液 5 ml;乙管中加硫酸[含 H_2SO_4 94.5% ~95.5% (g/g)]5 ml 后,分次缓缓加入规定量的供试品,振摇使溶解。除另有规定外,静置 15 min 后,将甲乙两管同置白色背景前,平视观察,乙管中所显颜色不得较甲管更深。

供试品如为固体,应先研成细粉。如需加热才能溶解时,可取供试品与硫酸混合均匀,加热溶解后,放冷,再移入比色管中。

对照液主要有三类:①"溶液颜色检查"项下的不同色调色号的标准比色液;② 由比色用氯化钴液、比色用重铬酸钾液和比色用硫酸铜液按规定方法配制成的对照液;③ 高锰酸钾液。

四、对映异构体杂质检查

为了控制手性药物质量,对映异构体的拆分和测定研究越来越引起人们的普遍关注,并迅速发展成为现代药学研究的重要领域。

常规的手性化合物测定,多采用比旋度测定法。该方法的灵敏度较差,要求样品中某一构型的含量大于其对映异构体的 2% 时才能分辨,因而不适用于复杂样品的分析。核磁共振谱测定法,也可以用于手性化合物的测定,虽然其分析选择性高,但由于仪器及手性测试试剂不普及等原因,其应用受到限制。

现代分离分析技术可广泛应用于具有物理或化学性质差异的药物的分离分析。但是由于手性药物的两个对映异构体物理和化学性质几乎完全相同,只有旋光性不同;所以利用常规分离分析手段无法实行对它们的分离。只有采用适宜的方法使它们转变为具有明显的物理和化学性质差异的、具有非对映异构体性质的两种不同物质,才能实现对手性药物的两个对映异构体的拆分。常用的手性药物测定技术有:高效液相色谱(HPLC)、气相色谱(GC)、毛细管电泳(HPCE)、超临界流体色谱(SFC)、色谱与红外、质谱、核磁共振的联用等。这些手性色谱技术集分离与测定于一体,可实现对映体的快速定性、定量分析甚至制备,并且可以实现在复杂基质中对映体纯度的测定。其中,GC 手性分离研究开展得最早,已用于手性药物的合成、表征以及应用等多方面。但是 GC 分析要求样品具有一定的挥发性及热稳定性,使其应用受到了限制。HPLC 及 HPCE 手性分离技术为强极性、非挥发性和热不稳定性的手性药物的分离与分析提供了更为有效的途径。

1. 应用示例一:那格列奈对映异构体检查

那格列奈为 N-(反式-4-异丙基-环己烷羰基)-D-苯丙氨酸,为新一代具有氨基酸结构的新型餐时血糖调节剂。其 L-异构体由 L-苯丙氨酸经过立体选择性反应合成得到,即 L-那格列奈。

色谱条件与系统适用性试验:以 Kromasil KR100-5CHI-DMB(250 mm×4.6 mm)为填充剂;以正己烷-异丙醇-冰醋酸(95∶5∶0.1)为流动相;流速为 0.5 ml/min;检测波长为 220 nm。取顺式、L-那格列奈与那格列奈适量,用流动相稀释制成浓度分别为 5 μg/ml、2.5 μg/ml、1 mg/ml 的混合溶液,吸取该溶液 20 μl 注入高效液相色谱仪,记录色谱图,L-那格列奈与那格列奈的分离度应不小于 1.0。见图 4-7。

测定法:取那格列奈约 50 mg,精密称定,置 50 ml 量瓶中加流动相至刻度,充分振摇使溶解,作为供试品溶液。另取顺式那格列奈与 L-那格列奈适量,精密称定,用流动相稀释制成浓度分别为 5 μg/ml 的混合对照溶液。吸取上述溶液各 20 μl 注入高效液相色谱仪,记录色谱图。样品若有顺式或 L-那格列奈杂质存在,其峰面积不得超过对照液峰面积(≤0.5%)。

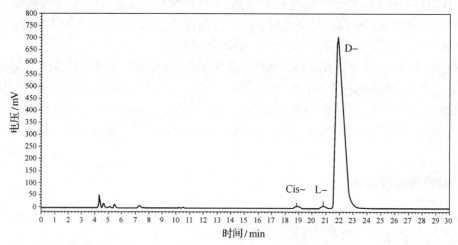

图 4-7 用 Kromasil CHI-DMB(250 mm×4.6 mm)色谱柱拆分那格列奈对映体的色谱图
(Cis-代表顺式那格列奈 D-代表 D-那格列奈 L-代表 L-那格列奈)

2. 应用示例二:CE 法检查手性药物佐米曲普坦中的对映异构体杂质[(R)-佐米曲普坦]

佐米曲普坦为第二代 5-HT1B/1D 受体激动剂,是一种选择性很高的强效 5-HT1B/1D 受体激动剂,其有效体为 S 异构体。

方法:在 20 mmol/L 磷酸二氢钠缓冲液中加入 1% 磺化 β-环糊精,溶解后,用磷酸调节 pH 至 3.5,作为运行缓冲液;石英毛细管 60 cm(有效长度 51.5 cm)×50 μm(I.D.);分离柱温为 20 ℃;操作电压为-30 kV;气压进样(50×10² Pa,6 s);检测波长为 220 nm。结果见图

4-8 和图 4-9。

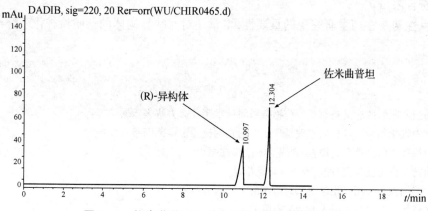

图 4-8　佐米曲普坦 R 体和 S 体毛细管电泳色谱图

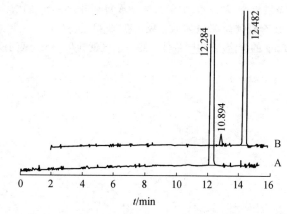

图 4-9　佐米曲普坦 S 体中 R 体检查的毛细管电泳色谱图
A 为 2 mg/ml 佐米曲普坦；B 为含 0.5%(R)-异构体的佐米曲普坦

本 章 小 结

　　本章对药物纯度概念、杂质定义分类及其检查意义进行了概述。

　　有机杂质的检测方法包括化学法、光谱法、色谱法等，本章主要介绍了色谱法，包括薄层色谱法、高效液相色谱法、气相色谱法。残留溶剂的分析主要为气相色谱法。光谱分析法依据药物与杂质对光的选择吸收性质的差异进行药物的杂质检查，主要有紫外分光光度法和红外分光光度法，其中红外分光光度法在杂质检查中主要用于药物中晶型的检查。

　　无机杂质的分析着重介绍了氯化物检查法、重金属检查法的四种方法、砷盐检查法中的古蔡(Gutzeit)氏法和二乙基二硫代氨基甲酸银法、硫酸盐检查法、铁盐检查法、炽灼残渣检查法、干燥失重测定法和水分测定法的基本原理和注意事项。

　　根据药物与杂质在性状上的不同，包括臭味和挥发性的差异、颜色的差异、溶解行为的差异和旋光性等物理性质的差异进行检查。当药物中杂质与药物的化学性质相差较大时，可选择合适的试剂,使之与杂质发生化学反应产生颜色、沉淀或气体,药物不发生该反应,从而检查杂质是否符合限量。

基于手性药物在药学研究中的重要性,本章还对对映异构体的杂质检查作了介绍。

思 考 题

1. 药物杂质限量的意义是什么?药物杂质限量常用什么方法表示?
2. 药物中氯化物杂质检查的原理是什么?适宜的比浊浓度范围是多少?
3. 若炽灼残渣留作重金属检查,则炽灼温度应在多少?
4. 若药物有色干扰杂质检查,可采取什么措施?
5. 残留溶剂检查采用气相色谱法时常用的方法有哪些?
6. 易在药物生产过程中引入的杂质有哪些?
7. 简述 TLC 法和 HPLC 法检查药物中有关物质的一般方法、特点和要求。
8. 某药物进行中间体杂质检查:取该药,加稀盐酸制成每毫升含 2 mg 的溶液,置 1 cm 比色池中,于 310 nm 处测定(杂质有吸收,药物无吸收)吸光度,不得超过 0.05。另取中间体对照品,用相同溶剂配成每毫升含 10 mg 的溶液,在相同条件下测得吸光度为 0.435。试问该药品中间体杂质的限量是多少?

（狄斌　冯芳）

第五章　样品前处理方法与技术

样品前处理的目的是采用一定的方法与技术使待测药物(或待测元素)转化为适合于分析测试的形式。分析样品的前处理是药物分析的重要步骤,前处理的方法是否适当,直接影响分析结果的可靠性。

药物分析中常遇到一些含有卤素元素(F、Cl、I)和金属元素(Bi、Al、Mg、Zn 等)的有机药物,另外药物在生产中可能引入磷、硫、卤素、硒、砷及各种金属(银、铅、汞、铜、镉、铋、锑、锡、锌、钴、镍等)杂质,需对其进行限度检查。有些药物中的卤素或金属元素不能够直接进行鉴别、检查及含量测定,需要对其进行适当的化学前处理,如氧化、还原、水解或有机破坏等,使待测药物或元素转化为适宜的形式后,再行分析测定。

药物分析工作中,还有一类分析对象为生物样品(血液、尿液、动物组织等),这类生物样品中药物浓度大多较低,且含有大量蛋白质等内源性杂质。除少数情况外,这类生物样品一般要在测定之前进行样品前处理,如去除蛋白、水解、提取与浓集,必要时还需对待测组分进行化学衍生化后,方可进行测定。

目前,对于复杂样品(生物样品)、痕量成分及特殊药物(如高极性、热不稳定性、难挥发性等)的分析,能够集采样、净化、浓缩(或衍生化)、进样与测定于一身的新方法和新技术不断涌现,使得样品前处理与分析测定向自动化、智能化的方向不断发展。

本章介绍常用化学前处理方法,生物样品的前处理和其他样品前处理技术。

第一节　化学前处理方法

常用的化学前处理方法可分为非有机破坏法与有机破坏法。有机破坏法通常是在剧烈的条件下,使有机药物转化为无机的离子,溶解于适当的溶液后,进行有关成分的检查或测定。而非有机破坏法采用的条件则温和得多,通常是通过简单的化学反应,如氧化、还原、水解等,使待测元素从有机药物中释放出来,将其转化为适当的价态(或形态)后进行测定。

一、非有机破坏法

非有机破坏法常用于含卤素的有机药物的测定。

在药物分析中,经常遇到结构中含有卤素元素(如 F、Cl、I)的有机药物,如三氯叔丁醇、水合氯醛、泛影酸、盐酸胺碘酮、氧氟沙星、氯烯雌醚等。该类药物的分析主要是基于其分子结构中所含的卤素元素,同时亦利用其他官能团的性质来分析测定。

在含有卤素元素的有机药物中,卤素原子一般以共价键与有机碳链或芳环相连,因此在分析之前,一般需采用适当的前处理方法,使有机卤素原子转变为卤素离子,然后利用卤素离子的一般鉴别反应对其进行鉴别,或采用银量法、碘量法或碘酸钾法等适宜的方法进行含量测定。

本节以泛影酸和氯烯雌醚的分析为例,介绍非有机破坏法在样品前处理中的应用。

(一) 泛影酸的测定

泛影酸为诊断用药,为3,5-双(乙酰氨基)-2,4,6-三碘苯甲酸二水合物,结构式如下:

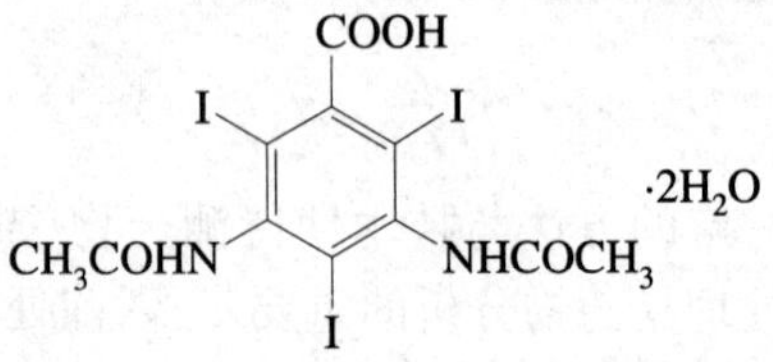

$$
\text{[3,5-双(乙酰氨基)-2,4,6-三碘苯甲酸] · 2H}_2\text{O}
$$

泛影酸

泛影酸的碘原子与芳环相连,化学键牢固,不能直接测定碘。可采用加入适量锌粉,在氢氧化钠中进行回流,使碘原子解离成为碘离子,采用银量法测定。

方法:取供试品约 0.4 g,精密称定,加氢氧化钠试液 30 ml 与锌粉 1.0 g,加热回流 30 min,放冷,冷凝管用少量水洗涤,过滤,烧瓶与滤器用水洗涤 3 次,每次 15 ml,洗液与滤液合并,加冰醋酸 5 ml 与曙红钠指示液 5 滴,用硝酸银滴定液(0.1 mol/L)滴定。每 1 ml 硝酸银滴定液(0.1 mol/L)相当于 20.46 mg 的 $C_{11}H_9I_3N_2O_4$。

原理:本法是利用在金属锌存在的条件下,加碱回流使泛影酸中碘水解为碘化钠,然后采用银量法测定。原理如下:

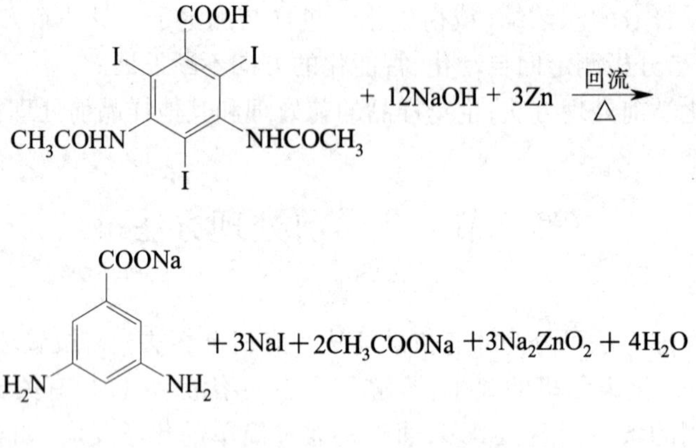

$$\text{泛影酸} + 12\text{NaOH} + 3\text{Zn} \xrightarrow[\triangle]{\text{回流}}$$

$$\text{3,5-二氨基苯甲酸钠} + 3\text{NaI} + 2\text{CH}_3\text{COONa} + 3\text{Na}_2\text{ZnO}_2 + 4\text{H}_2\text{O}$$

$$\text{NaI} + \text{AgNO}_3 \longrightarrow \text{AgI} \downarrow + \text{NaNO}_3$$

讨论:(1) 本法为沉淀滴定法,沉淀滴定法是以沉淀反应为基础的滴定分析法,常用于卤素离子、银离子的测定。其中利用 $AgNO_3$ 为滴定剂的沉淀滴定法称为银量法。银量法可采用电位法指示终点,也可采用指示剂法,依据所用的指示剂不同,又分为铬酸钾法(Mohr 法)、铁铵矾指示剂法(Volhard 法)和吸附指示剂法(Fajans 法)。

(2) 吸附指示剂是一类有机染料,以吸附指示剂确定终点的沉淀滴定法称为吸附指示剂法。泛影酸的含量测定以曙红钠为吸附指示剂,该吸附指示剂的阴离子容易被溶液中带正电荷的胶体吸附,并且在吸附后结构变形而引起颜色的变化,从而指示终点。

(3) 滴定过程中溶液的 pH 应适当,溶液的 pH 应由所选的指示剂确定。以荧光黄为指示剂,适宜的 pH 在 7.0~10 之间;若以曙红钠为指示剂,则 pH 在 2.0~10 之间。另外卤化银(AgX)容易感光变色,滴定时应避免强光直射。

(二) 氯烯雌醚的测定

氯烯雌醚是雌激素类药物,呈白色或类白色结晶或结晶性粉末,熔点 114~120℃。氯烯雌醚的结构如下:

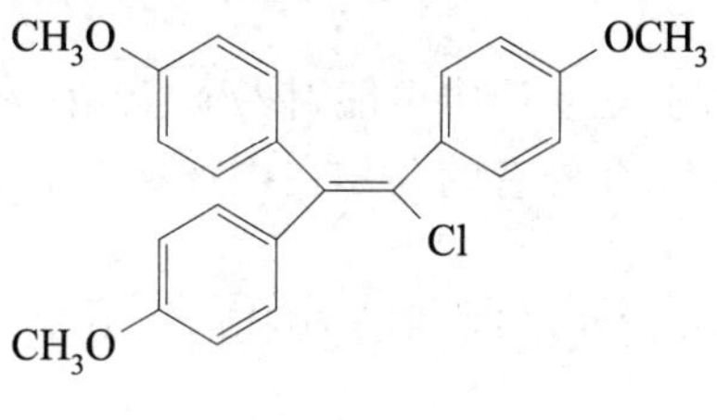

氯烯雌醚

氯烯雌醚结构中的氯原子与共轭碳链连接,采用加入金属钠,在无水乙醇中进行回流,使氯原子还原为氯离子后,再用银量法测定的方法。

方法:取供试品约 0.5 g,精密称定,置 250 ml 锥形瓶中,加无水乙醇 15 ml,缓缓加热回流,待溶解后,从冷凝管上口分次加入切成小块的金属钠 2.0 g,继续回流 1 h,并时时振摇,加无水乙醇 25 ml,使过量的金属钠作用完全,继续加热 15 min 后加水 70 ml,放冷,加硝酸 15 ml,精密加硝酸银滴定液(0.1 mol/L)25 ml,振摇,放置 10 min,滤过,用水 80 ml 分次洗涤容器和沉淀,合并滤液与洗液,加硫酸铁铵指示液 3 ml,用硫氰酸铵滴定液(0.1 mol/L)滴定,并将滴定结果用空白试验校正。每 1 ml 硝酸银滴定液(0.1 mol/L)相当于 38.09 mg 的 $C_{23}H_{21}ClO_3$。

原理:本法是加入金属钠、加碱回流使氯烯雌醚中的有机氯水解为氯化钠,氯化钠定量与过量硝酸银作用,滤除氯化银沉淀后,溶液中过量 Ag^+ 以硫氰酸铵(NH_4SCN)标准滴定液滴定,硫酸铁铵(Fe^{3+})为指示剂。

终点前　$Ag^+ + SCN^- \longrightarrow AgSCN$

终点后　$Fe^{3+} + SCN^- \longrightarrow [Fe(SCN)]^{2+}$

以 NH_4SCN(或 KSCN)为滴定剂,硫酸铁铵为指示剂,在硝酸酸性溶液中测定 Ag^+ 的滴定方法称为铁铵矾指示剂法(Volhard 法)。终点时 SCN^- 和 Fe^{3+} 形成红色配合物而指示终点。

讨论:(1) 本法可用来测定 Ag^+ 等可以和 SCN^- 定量生成沉淀的离子,也可用剩余滴定法来测定卤离子,即先加入定量过量的硝酸银滴定液,待 Ag^+ 和卤离子反应后再用硫氰酸铵来测定剩余的硝酸银。

(2) 用剩余滴定法测定 Cl^- 时要注意沉淀的转化,由于 AgCl 的溶解度比 AgSCN 的溶解度大,在回滴时,沉淀会发生转化:

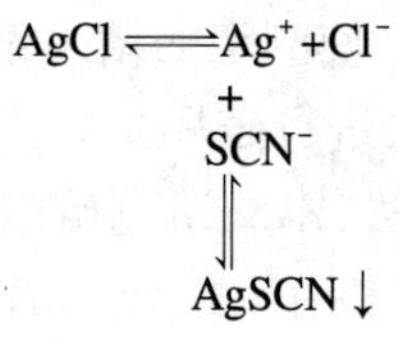

$$\begin{array}{c} AgCl \rightleftharpoons Ag^+ + Cl^- \\ + \\ SCN^- \\ \updownarrow \\ AgSCN \downarrow \end{array}$$

（3）滴定必须在强酸性介质中进行,用硝酸来控制酸度,其目的是为防止 $Fe(OH)_3$ 红棕色沉淀出现。

（4）测定 I^- 时,指示剂必须在加入过量的 $AgNO_3$ 溶液后才能加入,否则会发生下述的氧化还原反应:

$$2Fe^{3+} + 2I^- = 2Fe^{2+} + I_2$$

二、有机破坏法

某些含环状结构的有机药物,在生产中可能引入磷、硫、卤素及硒等杂质,需将药物经有机破坏后方能进行有关杂质的检查;此外有的药物在检查条件下不能溶解,干扰检查,也需经有机破坏处理后分析。

常用的有机破坏法一般分为湿法破坏、干法炽灼破坏及氧瓶燃烧法。

（一）湿法破坏

原理:湿法破坏是采用适当的分解试剂,使分析样品达到溶解和有机破坏的目的。较为常用的分解试剂为酸性体系,碱性体系也有报道。

酸性有机破坏体系最常单独使用的酸是硝酸（HNO_3）,主要原因是它易于制成较高的纯度,溶解性好,高温下氧化性强,高温高压下使有机物分解、矿化,所以常以硝酸做单独使用的酸试剂。

高氯酸（$HClO_4$）也是一种强氧化性的酸,在试样溶解中广泛采用,但在较高的温度下其安全性较差,易发生爆炸事故,必须与其他试剂联合使用。氢氟酸（HF）也是一种常用试剂,它可以分解样品中二氧化硅和硅酸盐。但氢氟酸有毒、有腐蚀性,不仅会造成环境污染,还会对测试仪器产生腐蚀,试样溶解后应除去。过氧化氢（H_2O_2）也是一种强氧化剂,溶样时经常使用,其在高温下有强氧化性,一般不单独使用,与其他酸一起混用,而且产物不产生污染,是一种良好的分解试剂。

分解试样也可采用混酸体系,常用的有十多种,如 HNO_3/HF、HNO_3/H_2O_2、$HNO_3/HCl/HF$、$HNO_3/HCl/HF/HClO_4$、$HNO_3/HF/HClO_4$ 等,其中 $HNO_3/HF/HClO_4$ 常用于测定各种药物、食品中的 Zn、Cu、Fe、Cr 等元素,效果令人满意;$HNO_3/H_2O_2/HF$ 体系对有机物的破坏有良好的效果。

此外尚可以采用 HNO_3/H_2SO_4、H_2SO_4/K_2SO_4 进行破坏,其依据都是增加氧化性,加热,使有机物破坏分解。

下面是湿法破坏需要注意的问题:

① 硝酸-高氯酸（$HNO_3/HClO_4$）法:本法的破坏能力强,反应比较激烈,故试验过程中,必须严密注意且勿将容器中的内容物蒸干,以免发生爆炸。经本法破坏后,所得的无机离子一般为高价态。本法对含氮杂环药物的破坏不够完全,此时宜选用干法炽灼破坏。

② 硝酸-硫酸（HNO_3/H_2SO_4）法:本法适用于大多数有机物质的破坏,如染料、中间体或药物等,经本法破坏分解所得的无机金属离子均为高价态。因碱土金属可与硫酸形成不溶性的硫酸盐,同时吸附被测定的金属离子,使测定的结果偏低,所以本法不适合含碱土金属有机药物的破坏,此时可改用硝酸-高氯酸法进行破坏。

③ 硫酸-硫酸盐（H_2SO_4/K_2SO_4）法:本法所用硫酸盐为硫酸钾或硫酸钠,因硫酸钠为含水化合物,不利于有机破坏,故一般多采用硫酸钾。加入硫酸盐的目的,是为了提高硫酸的

沸点,以使样品破坏完全。同时,也防止硫酸在加热过程中过早地分解为三氧化硫而损失。经本法破坏分解所得的金属离子,多为低价态。本法常用于含砷或锑的有机药物的破坏分解。因在有机物破坏时需经炭化过程,最后得到低价态的三价砷或锑离子。用本法破坏低炭化合物时,宜添加适量的淀粉等多炭化合物,以保证在破坏过程中,将金属离子都转变为低价态。

(1) 应用示例一:葡萄糖酸锌检查镉盐

葡萄糖酸锌中镉盐的检查需经有机破坏,将试样中各种形态的镉转化为无机的镉离子,采用原子吸收分光光度法测定。溶解样品的体系为硝酸/过氧化氢(HNO_3/H_2O_2)体系。

方法:取供试品 1 g,精密称定,置 50 ml 凯氏烧瓶中,加硝酸与过氧化氢各 6 ml,在瓶口放一小漏斗使烧瓶成45°斜置,用直火缓缓加热,待溶液澄清,放冷,移至 25 ml 量瓶,加水稀释至刻度,摇匀,作为溶液(B)。另取硝酸镉溶液(每 1 ml 相当于 10 μg 的 Cd)1 ml,同法制成的溶液作为溶液(A),照原子吸收分光光度法,在 228.8 nm 的波长处依法检查,应符合规定(0.000 5%)。

(2) 应用示例二:右旋糖酐 20 检查氮含量

右旋糖酐 20 为细菌发酵产物,测定氮含量可以反映供试品中杂蛋白的多少,对于控制药品质量、避免副作用和过敏反应具有重要意义。

其原理是供试品先经硫酸消化,使有机氮全部转化为硫酸铵,再用碱中和使氨游离,游离出的氮立即与碱性碘化汞钾试液反应显色,与硫酸铵对照品在相同条件下所产生的颜色进行比较,采用比色法测定。

方法:取本品 0.20 g,置 50 ml 凯氏烧瓶中,加硫酸 1 ml,加热消化至供试品成黑色油状物,放冷,加 30% 过氧化氢溶液 2 ml,加热消化到溶液澄清(如不澄清,可再加上述过氧化氢溶液 0.5~1.0 ml,继续加热),冷却至20℃以下,加水 10 ml,滴加 5% 氢氧化钠溶液使成碱性,移至 50 ml 比色管中,加水洗涤烧瓶,洗液并入比色管中,再用水稀释至刻度,缓缓加碱性碘化汞钾试液 2 ml,随加随摇匀(溶液温度保持在20℃以下);如显色,与标准硫酸铵溶液(精密称取经105℃干燥至恒重的硫酸铵 0.471 5 g,置 100 ml 量瓶中,加水溶解并稀释至刻度,混匀,作为贮备液。临用时精密量取贮备液 1 ml,置 100 ml 量瓶中,加水稀释至刻度,摇匀。每 1 ml 相当于 10 μg 的 N)1.4 ml 加硫酸 0.5 ml 用同一方法处理后的颜色比较,不得更深(0.007%)。

讨论:湿法破坏所用的仪器,一般为硅玻璃或硼玻璃制成的凯氏烧瓶,所用试剂及蒸馏水均不应含有被测金属离子或干扰测定的其他金属离子等组分;由于整个操作过程所用矿酸量数倍于样品,所以必须按相同条件进行空白试验校正,操作时应在通风橱内进行。

关于样品的取用量,应视被测含金属有机药物中所含金属元素的量和破坏后所用测定方法而定。一般来说,含金属元素在 10~100 μg 范围内时,取样量为 10 g;如果测定方法灵敏度较高,取样量可相应减少。对于生物样品,一般血样 10~15 ml 或尿样 50 ml。

(二) 干法炽灼破坏

干法炽灼破坏也是样品前处理的常用方法。试样被强酸或强碱熔融分解,也可以置于铂皿中 500~1 000℃下高温处理,该法对试样分解的效果优于湿法。

在药物分析中,供试品经炽灼破坏,然后检查有机药物中混入的各种无机杂质(如金属氧化物或盐等)是杂质检查中常用的方法。

干法破坏适用于湿法不易破坏完全的有机物(如含氮杂环类有机物)以及某些不能用硫

酸进行破坏的有机药物,不适用于含易挥发性金属(如汞、砷等)有机药物的破坏。

方法:炽灼破坏的一般方法是有机药物经加硫酸、高温炽灼破坏,挥发性物质逸出,遗留的非挥发性无机杂质成为硫酸盐,称为炽灼残渣。加硫酸处理可以促进有机物的破坏,还可使杂质转化为稳定的硫酸盐。如炽灼残渣需留作重金属检查,则炽灼温度应控制在500~600℃,因超过此温度,可使重金属杂质挥发而造成检查结果偏低。

含金属的有机药物经有机破坏后,常采用的含量测定方法为配位滴定法。配位滴定法是以配位反应为基础的滴定分析法,氨羧配位剂是一类以氨基二乙酸为基体的配位体,其中应用最广泛的是乙二胺四乙酸钠(EDTA)。EDTA几乎能与所有的金属离子形成配位化合物,EDTA与金属离子反应配比均为1:1,且绝大多数化合物都相当稳定。

绝大部分金属离子与EDTA的配位反应能满足滴定的要求,可采用直接滴定法测定,如钙盐、镁盐、锌盐和铋盐等。有的金属离子虽能和EDTA形成稳定的配合物,但无恰当的指示剂,有的和EDTA的配合反应慢,不宜直接滴定,此种情况下可采用剩余滴定法。

应用示例:复方铝酸铋片的测定

复方铝酸铋片的处方(1 000片)如下:铝酸铋200 g,重质碳酸镁400 g,碳酸氢钠200 g,甘草浸膏粉300 g,弗郎鼠李皮25 g,茴香粉10 g。该制剂的质量标准规定,每片含铝酸铋以铋(Bi)计算,应为79~97 mg;以铝(Al)计算,应为30.6~37.4 mg。含重质碳酸镁以氧化镁(MgO)计算,应为标示量的37.3%~45.7%。

可见,复方铝酸铋片中除含有金属矿物质外,尚含有中药提取物。在这一复杂体系中,不能直接进行有关金属的直接滴定,需采用有机破坏的方法,分解处方中的有机成分,并且使待测组分转化为适宜测定的离子形式。

各组分的含量测定方法如下:

(1) 铋的测定

取片剂10片,精密称定,研细,精密称取适量(约相当于铝酸铋0.3 g),置50 ml坩埚中,缓缓炽灼至完全炭化,放冷至室温,加硝酸3 ml,低温加热至硝酸气除尽后,炽灼使完全灰化;放冷至室温后加硝酸液溶(3→10)20 ml,将残渣转移至500 ml锥形瓶中,瓶口置小漏斗微火回流至残渣溶解(溶液微显浑浊),放冷后加水200 ml,加二甲酚橙指示液5滴,用乙二胺四醋酸二钠滴定液(0.05 mol/L)滴定至溶液由橘红色转变为柠檬黄色。每1 ml乙二胺四醋酸二钠滴定液(0.05 mol/L)相当于10.45 mg的铋(Bi)。

(2) 铝的测定

取测定铋后的溶液,滴加氨试液至恰析出沉淀,再滴加稀硝酸使沉淀恰溶解(pH约为6),加醋酸-醋酸铵缓冲液(pH 6.0)15 ml,精密加乙二胺四醋酸二钠滴定液(0.05 mol/L)50 ml,煮沸10 min,放冷,加二甲酚橙指示液5滴,用锌滴定液(0.05 mol/L)滴定,至溶液由柠檬黄色转变为橘红色,并将滴定的结果用空白试验校正。每1 ml乙二胺四醋酸二钠滴定液(0.05 mol/L)相当于1.349 mg的铝(Al)。

(3) 氧化镁的测定

精密称取上述细粉适量(约相当于碳酸镁0.4 g),置50 ml坩埚中,缓缓炽灼至完全炭化,放冷至室温,加硝酸3 ml,低温加热至硝酸气除尽后,使完全灰化,放冷至室温,用稀盐酸15 ml将残渣转移至50 ml烧杯中,煮沸使残渣溶解,然后加水20 ml,加甲基红指示液1滴,滴加氨试液使溶液红色消失,再煮沸5 min,趁热滤过;滤渣用微温的2%氯化铵溶液30 ml洗涤,合并滤液与洗液于100 ml量瓶中,加水至刻度,摇匀,精密量取20 ml于锥形瓶中,加水20 ml,加氨-氯化铵缓冲液(pH 10.0)及三乙醇胺溶液(1→2)各 5 ml,再加铬黑 T 指示剂少量,用乙二胺四醋酸二钠滴定液(0.05 mol/L)滴定,至溶液显纯蓝色。每 1 ml 乙二胺四醋酸二钠滴定液(0.05 mol/L)相当于 2.015 mg 的 MgO。

讨论:① 铋的含量测定中,供试品经炽灼破坏后,溶解样品用硝酸而不用盐酸。因为 $BiCl_3$ 比 $Bi(NO_3)_3$ 更易水解,如用盐酸溶解样品,则稀释时要析出 BiOCl 沉淀。

$$Bi^{3+}+Cl^-+H_2O \rightleftharpoons BiOCl\downarrow +2H^+$$

② 测定时加硝酸微火回流,加水 200 ml 溶解与稀释,片剂中的金属矿物质转变为 Bi^{3+}、Al^{3+} 和 Mg^{2+}。为了使各个金属离子的滴定不相互干扰,须控制滴定的 pH 条件。

已知 Bi^{3+} 与乙二胺四醋酸二钠络合时的最低 pH 为 1.0;Al^{3+} 与乙二胺四醋酸二钠络合时的最低 pH 为 4.2,Mg^{2+} 与乙二胺四醋酸钠络合时的最低 pH 为 9.7,故调节 pH 为 1,以二甲酚橙为指示剂,以 EDTA 滴定 Bi^{3+},则 Al^{3+} 和 Mg^{2+} 不干扰滴定。

EDTA 与 Bi^{3+} 的配合比为 1:1,1 mol 的 EDTA 相当于 1 mol 的 Bi,Bi 的相对分子质量为 208.98,所以 1 ml 乙二胺四醋酸二钠滴定液(0.05 mol/L)相当于 10.45 mg 的 Bi。

③ Al^{3+} 与 EDTA 配位反应的速度慢,且 Al^{3+} 对二甲酚橙指示剂有封闭作用,因此不能用 EDTA 直接滴定。因此采用剩余滴定法测定铝的含量,于供试品溶液中先加入一定量、过量的乙二胺四醋酸二钠滴定液(0.05 mol/L),煮沸使反应完全后,用锌滴定液(0.05 mol/L)回滴,同时作空白试验进行校正。测定结果按 Al 计算。

EDTA 与 Al^{3+} 的配合比为 1:1,1 mol 的 EDTA 相当于 1 mol 的 Al,Al 的相对分子质量为 26.98,所以 1 ml 乙二胺四醋酸二钠滴定液(0.05 mol/L)相当于 1.349 mg 的 Al。

④ 氧化镁的测定中,供试品经同法有机破坏后,使碳酸镁生成 Mg^{2+} 溶解于水中。加氨试液至甲基红指示剂显黄色,使铋离子生成氢氧化铋,铝离子生成氢氧化铝析出,继续煮沸 5 min,使沉淀完全。趁热滤过,滤渣用 2% 氯化铵液洗涤,防止氢氧化镁析出,则大部分铝离子除去,调节 pH 至 10 左右,加三乙醇胺作掩蔽剂,掩蔽少量铝盐,避免干扰测定。再加铬黑 T 指示剂少量,用乙二胺四醋酸二钠滴定液(0.05 mol/L)滴定,至溶液显纯蓝色。

EDTA 与 Mg^{2+} 的配合比为 1:1,1 mol 的 EDTA 相当于 1 mol 的 MgO,MgO 的相对分子质量为 40.30,所以 1 ml 乙二胺四醋酸二钠滴定液(0.05 mol/L)相当于 2.015 mg 的 MgO。

(三) 氧瓶燃烧法

氧瓶燃烧法系将有机药物放入充满氧气的密闭的燃烧瓶中进行燃烧,燃烧产物被吸收液吸收后,采用适宜的分析方法进行鉴别、检查或含量测定,该法适用于含卤素或含硫、磷、硒等有机药物分析的前处理。

仪器及用具:氧瓶燃烧法的装置包括燃烧瓶为 500 ml、1 000 ml 或 2 000 ml 的磨口、硬质玻璃锥形瓶,瓶塞应严密、空心,瓶塞底部熔封铂丝一根(直径 1 mm),铂丝下端做成网状或螺旋状,长度约为瓶身长度的 2/3,如图 5-1A 所示。

燃烧瓶容积大小的选择,主要取决于被燃烧分解样品量的多少。一般取样量(10~20 mg)使用 500 ml 燃烧瓶,加大样品量(200 mg)时可选用 1 000 ml 或 2 000 ml 燃烧瓶。使用燃烧瓶前,应检查瓶塞是否严密。

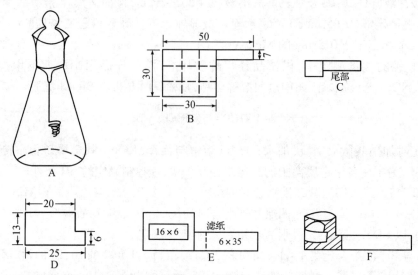

图 5-1　氧瓶燃烧法装置与样品包装示意图(单位:mm)

称取固体样品时,应先研细,精密称取各药品项下的规定量,置无灰滤纸中心,按虚线折叠后,固定于铂丝下端的网内或旋转处,使尾部露出(图 5-1B、C)。称取液体样品时,是将供试品滴在透明胶纸和无灰滤纸做成的纸袋中。纸袋的做法是:将透明胶纸剪成规定大小和形状(图 5-1D),中部贴一条约 16 mm×6 mm 的无灰滤纸,并于其突出部分贴一 6 mm×35 mm 的无灰滤纸条(图 5-1E),将胶纸对折,紧黏住底部及另一边,并使上口敞开(图 5-1F);精密称定重量,用滴管将供试品从上口滴在无灰滤纸条上,立即捏紧黏住上口,精密称定重量,两次重量之差即为供试品量。将含有液体供试品的纸带固定于铂丝下端的网内或螺旋处,使尾露出。

方法:在燃烧瓶内加入规定的吸收液,并将瓶口用水湿润,小心急速通氧气约 1 min(通气管应接近液面,使瓶内空气排尽),立即用表面皿覆盖瓶口,备用;点燃包有样品的滤纸包或纸袋尾部,迅速放入燃烧瓶中,按紧瓶塞,用水少量封闭瓶口,待燃烧完毕(应无黑色碎片)充分振摇,使生成的烟雾完全吸入吸收液中,放置 15 min,用少量水冲洗瓶塞及铂丝,合并洗液及吸收液。用同法另做空白试验。

吸收液可使样品经燃烧分解所产生的各种价态的卤素,定量地被吸收并使其转变为一定的便于测定的价态,以适应所选择的分析方法。根据被测物质的种类及所用分析方法来选择适合的吸收液。氧瓶燃烧法常用吸收液见表 5-1,用于卤素、硫、硒等的鉴别、检查及含量测定的吸收液多数是水或水与氢氧化钠的混合液,少数是水-氢氧化钠-浓过氧化氢的混合液或硝酸溶液(1→30)。

表 5-1　氧瓶燃烧法常用吸收液

样品	吸收液
含氟有机药物	水 20 ml
含氯有机药物	NaOH 液(1 mol/L)20 ml
含溴有机药物	H_2O_2(30%)/NaOH(0.05 mol/L)1:40
	NaOH 液(1 mol/L)20 ml 和硫酸肼饱和溶液 0.3 ml
含碘有机药物	NaOH 液(1 mol/L)20 ml 和硫酸肼饱和溶液 0.3 ml

(1) 应用示例一:盐酸胺碘酮的含量测定

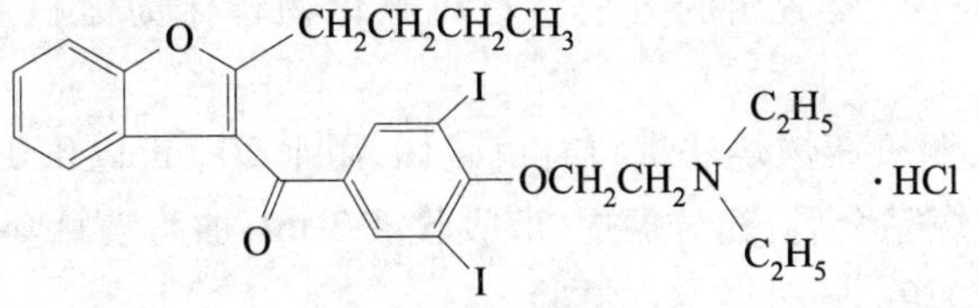

盐酸胺碘酮

盐酸胺碘酮中碘原子与芳环相连,采用氧瓶燃烧法进行有机破坏,能够快速、完全分解有机药物,使碘定量转变成离子,以碘量法测定。

方法:取供试品约 20 mg,精密称定,照氧瓶燃烧法进行有机破坏,用氢氧化钠试液 2 ml 与水 10 ml 为吸收液,待吸收完全后,加溴醋酸溶液(取醋酸钾 10 g,加冰醋酸适量使溶解,加溴 0.4 ml,再加冰醋酸使成 100 ml)10 ml,密塞,振摇,放置数分钟,加甲酸约 1 ml,用水洗涤瓶口并通入空气流 3~5 min 以除去剩余的溴蒸气,加碘化钾 2 g,密塞,摇匀,用硫代硫酸钠滴定液(0.02 mol/L)滴定,至近终点时,加淀粉指示液 1 ml,继续滴定至蓝色消失。并将滴定结果用空白试验校正。1 ml 硫代硫酸钠滴定液(0.02 mol/L)相当于 0.423 mg 的 I。

讨论:盐酸胺碘酮用氧瓶燃烧分解,转化为碘化物,继而氧化为游离的碘,并被定量地吸收于吸收液中,和氢氧化钠反应,生成碘化物和碘酸盐,加入溴-醋酸溶液,使全部转化为碘酸盐,过量的溴加酸及通空气除去。加入碘化钾,使与碘酸盐反应析出游离碘,用硫代硫酸钠滴定,碘与淀粉结合所显的蓝色消失即为终点。见如下反应式:

燃烧 $C_{25}H_{29}I_2NO_3 \cdot HCl \xrightarrow{O_2} I_2$

吸收 $3I_2 + 6NaOH \longrightarrow NaIO_3 + 5NaI + 3H_2O$

加溴 $NaI + 3Br_2 + 3H_2O \longrightarrow HIO_3 + NaBr + 5HBr$

加碘化钾 $IO_3^- + 5KI + 3H_2SO_4 \longrightarrow 3I_2 + 3SO_4^{2-} + 5K^+ + 3H_2O$

滴定 $I_2 + 2Na_2S_2O_3 \longrightarrow 2NaI + Na_2S_4O_6$

(2) 应用示例二:氟康唑的鉴别及检查

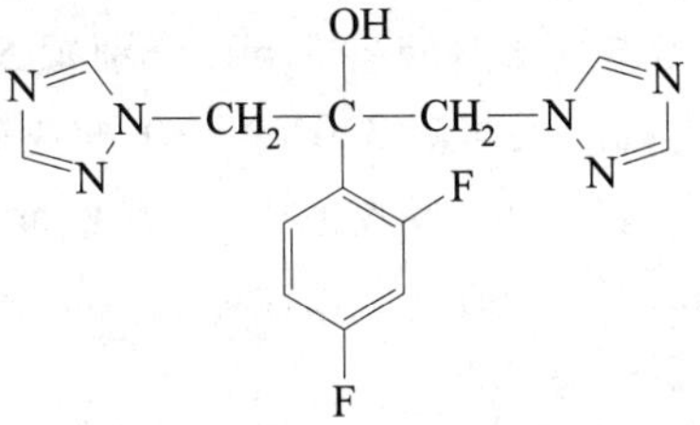

氟康唑

氟康唑为抗真菌药,其有机氟化物的鉴别及含氟量、含氯化合物检查均采用氧瓶燃烧法进行样品的前处理。

① 有机氟化物的鉴别

含氟元素的有机药物,经适当的方法将有机氟化物转化为无机氟化物,采用下述方法鉴别:

取供试品约 7 mg,照氧瓶燃烧法进行有机破坏,用水 20 ml 与 0.01 mol/L 氢氧化钠溶液 6.5 ml 为吸收液,待燃烧完全后,充分振摇,取吸收液 2 ml,加茜素氟蓝试液 0.5 ml,加硝酸亚铈试液 0.5 ml,即显蓝紫色,同时做空白试验。

药物经氧瓶燃烧法破坏后,被碱性溶液吸收成为无机氟化物,与茜素氟蓝、硝酸亚铈在 pH 4.3 溶液中形成蓝紫色络合物,反应原理如下:

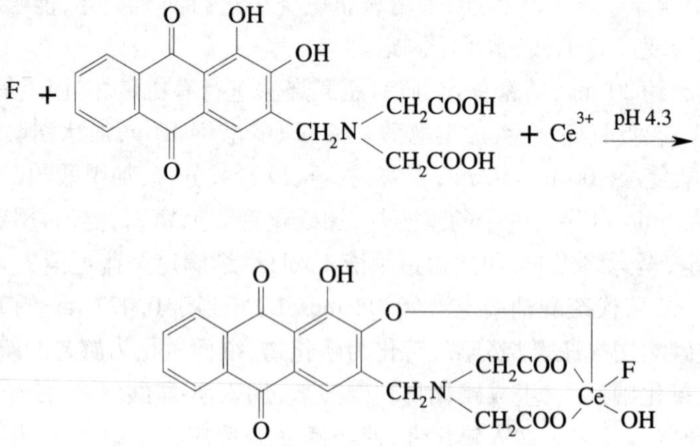

② 含氟量检查

含氟量与药物疗效相关,故《中国药典》(2010 年版)在氟康唑项下规定含氟量检查。供试品经氧瓶燃烧破坏,以比色法测定含氟量。

氟对照溶液的制备:精密称取经 105℃干燥 1 h 的氟化钠 22.1 mg,置 100 ml 量瓶,加水溶解并稀释至刻度,摇匀,精密量取 20 ml,置另一 100 ml 量瓶中,加水稀释至刻度,摇匀,即得。(每 1 ml 相当于 20 μg 的 F)。

供试品溶液的制备:取本品约 15 mg,精密称定,照氧瓶燃烧法进行有机破坏,用水 20 ml 为吸收液,待吸收完全后,再振摇 2~3 min,用少量水冲洗瓶塞及铂丝,合并洗液及吸收液,置 100 ml 量瓶中,加水稀释至刻度,摇匀,即得。

检查法:精密量取对照溶液与供试溶液各 2 ml,分别置 50 ml 量瓶,各加茜素氟蓝试液 10 ml,摇匀,再加 12% 醋酸钠的稀醋酸溶液 3.0 ml 与硝酸亚铈试液 10 ml,加水稀释至刻度,摇匀,在暗处放置 1 h,照比色法,置 2 cm 吸收池中,在 610 nm 的波长处分别测定吸光度,计算,本品含氟量应为 11.1%~12.4%。则以下式计算供试品中含氟量:

$$含氟量 = \frac{20 \times 2 \times A_x}{1\,000 \times A_r} \times \frac{1}{15} \times 100\%$$

式中,对照液测得吸光度为 A_r,供试品溶液测得吸光度为 A_x。

③ 氯化物检查

方法:取本品约 20 mg,精密称定,照氧瓶燃烧法进行有机破坏,以 0.4% 氢氧化钠溶液 20 ml 为吸收液,待吸收完全后,强力振摇 5 min,加稀硝酸 10 ml,移至 50 ml 纳氏比色管中,与对照溶液(与供试品同法操作,但燃烧时滤纸中不含供试品,并加标准氯化钠溶液 6.0 ml)比较,不得更浓(0.3%)。

许多药物中磷、硫、卤素及硒等杂质的检查都需将药物经有机破坏处理后检查,目前各国药典收载的有机破坏方法大多是氧瓶燃烧法。这里以硒的检查方法为例进行说明。

药物中混入的微量硒主要来自生产中使用的试剂,元素状态的硒无毒性,但硒化物(二氧化物)对人体有剧毒。因此必须检查其残留量。

方法:先将有机药物用氧瓶燃烧法进行有机破坏,使硒转化为高价氧化物(SeO_3),以硝酸溶液吸收;再用盐酸羟胺将 Se^{6+} 还原为 Se^{4+};在 pH 2.0±0.2 的条件下,Se^{4+} 与二氨基萘试液作用,生成 4,5-苯并苯硒二唑(4,5-benzopiazselenol),被环己烷提取后,在 378 nm 波长处呈最大吸收。

$$SeO_3 + H_2O \longrightarrow H_2SeO_4$$
$$H_2SeO_4 + 2NH_2OH \longrightarrow H_2SeO_3 + N_2 + 3H_2O$$

讨论:配制标准硒溶液需用亚硒酸钠,由于该物质易风化,故应先对其进行含量测定后,再配制。标准硒溶液每 1 ml 相当于 1 μg 的 Se,临用前稀释制成为硒对照液。

溶液 pH 对测定结果有明显影响,应严格控制 pH 在 2.0±0.2,并调整对照液与供试品溶液的 pH 一致。测定时若有机破坏不完全,则吸收液略带黄色至黄棕色,使测定结果明显偏高,因此保证氧瓶燃烧完全是本法的关键。

第二节　生物样品前处理

一、生物样品的特点、采集及贮藏

生物样品分析系指分析对象为生物体液(血液、尿液、唾液等)、动物组织、器官等,分析的目的主要是考察药物在生物体内动态分布过程和代谢情况。这类生物样品中药物浓度大多较低,且含有大量蛋白质等内源性杂质。除少数情况将体液经简单处理后进行直接测定外,一般要在测定之前进行样品前处理,如去除蛋白、水解、提取与浓集,必要时还需对待测组分进行化学衍生化后,方可进行测定。

生物样品的种类较多,但实际上最常用的是比较容易得到的血液(血浆、血清、全血)和尿液,它们的特点、采集和贮藏各有不同,下面将分别叙述。

1. 血样

血浆和血清是最常用的血液生物样品,由两部分组成。测定血中药物浓度通常指测定血浆或血清中的药物浓度,而不是指含有血细胞的全血中的血药浓度。一般认为当药物在体内达到稳定状态时,血浆中药物浓度与药物在作用点的浓度是密切相关的,即血浆中的药物浓度反映了药物在体内(靶器官)的分布和存在状况,因而血浆中药物浓度可作为作用部位药物浓度的可靠指标。

供测定的血样应能代表整个血药浓度,因而应待药物在血液中分布均匀后取样。动物实验时,可直接从动脉或心脏取血。对于病人,通常采取静脉血,有时根据血药浓度和分析方法灵敏度,也可用毛细管采血。由采集的血液提取血浆或血清。

将采取的血液置含有抗凝剂(肝素、草酸盐、枸橼酸盐、EDTA、氟化钠等)的试管中,混合后,以 2 500~3 000 r/min 离心 5 min 使与血细胞分离,分取上清液即为血浆。将采取的血样在室温下至少放置 30 min 到 1h,待凝结出血饼后,用细竹棒或玻璃棒轻轻地剥去血饼,然后以 2 000~3 000 r/min 离心分离 5~10 min,分取上清液即为血清。

血浆比血清分离快,而且制取的量多,其量约为全血的一半。因为药物与纤维蛋白几乎不结合,故血浆及血清中的药物浓度测定值通常是相同的。

血样的采取量受到一定限制,特别是间隔比较短的多次取样,患者不易配合。一般取 1~2 ml。随着高灵敏度测定方法的建立,采取量可减少到 1 ml 以下。采取静脉血时,目前通行的方法是用注射器直接从静脉抽取,然后置试管中;采用毛细管取血时,应用毛细管或特殊的微量采血管采取。

采取血样后,应及时分离血浆或血清,最好立即进行分析。如不能立即测定时,应妥善储存。血浆或血清样品,必须置硬质玻璃试管中完全密塞后保存,短期保存可置冰箱(4℃)中,长期保存时要在冷冻橱(库)(-20℃)中冷冻保存。

要注意采血后及时分离出血浆或血清再进行储存,若不预先分离,血凝后冰冻保存,则因冰冻时会引起细胞溶解,从而妨碍血浆或血清分离,或因溶血影响药物浓度变化。

2. 尿样

尿样测定主要用于药物剂量回收、尿清除率、生物利用度的研究,并可推断患者是否违反医嘱用药,同时根据药物剂量回收研究可以预测药物的代谢过程及测定药物的代谢类型等。

体内药物清除主要是通过尿液排出,药物可以原形(母体药物)或代谢物及其缀合物等形式排出。尿液中药物浓度较高,收集量可以很大,收集也方便。但尿液浓度通常变化较大。

尿液主要成分是水、含氮化合物(其中大部分是尿素)及盐类。尿液放置后会析出盐类,并有细菌繁殖、固体成分的崩解,因而使尿液变浑浊。由于这些原因,必须加入防腐剂保存。

测定尿中药物浓度时应采取时间尿,时间尿以外的尿不可能推断全尿中药物的排泄浓度和药物总量。因此,测定尿中药物的总量时,将一定时间内(如 8 h、12 h 或 24 h 等)排泄的尿液全部储存起来,并记录其体积,取其一部分测定药物浓度,然后乘以尿量求得排泄总量。

尿液中药物浓度的改变不能直接反映血药浓度,即与血药浓度相关性差;受试者的肾功能正常与否直接影响药物排泄,因而肾功能不良者不宜采用尿样,婴儿的排尿时间难于掌握,尿液不易采集完全并不易保存,这些是尿样的缺点。

采集的尿样应立即测定,若收集 24 h 的尿液不能立即测定时,应加入防腐剂置冰箱中保存。常用防腐剂有甲苯、二甲苯、三氯甲烷以及醋酸、浓盐酸等。利用甲苯可以在尿液的表面形成薄膜,醋酸等可以改变尿液的酸碱性来抑制细菌的生长。保存时间为 24~36 h 时,可置冰箱(4℃)中;长时间保存时,应冷冻(-20℃)。

二、生物样品前处理一般方法

生物样品的前处理涉及很多方面,但主要应考虑生物样品的种类、被测定药物的性质和测定方法三个方面的问题。一般包括下面的步骤。

1. 去除蛋白质

在测定血样时,首先应除去蛋白质。去除蛋白质可使结合型的药物释放出来,以便测定药物的总浓度;去除蛋白质也可预防提取过程中蛋白质发泡,减少乳化的形成,以及可以保护仪器性能(如保护 HPLC 柱不被污染),延长使用期限。去除蛋白质有以下几种方法:

(1) 加入与水相混溶的有机溶剂

加入水溶性的有机溶剂,可使蛋白质的分子内及分子间的氢键发生变化而使蛋白质凝聚,使与蛋白质结合的药物释放出来。常用的水溶性有机溶剂有乙腈、甲醇、乙醇、丙醇和四氢呋喃等。药物的血浆或血清与水溶性有机溶剂的体积比为 1∶1~1∶3 时,就可以将 90% 以上的蛋白质除去。水溶性有机溶剂的种类不同时,析出的蛋白质形状亦不同;用甲醇或乙腈做溶剂时所得上清液的 pH 为 8.5~9.5,用乙醇或丙酮做溶剂时,上清液 pH 为 9~10。操作时,将水溶性有机溶剂与血浆或血清混合,若常用的离心机(3 000 r/min)不能将蛋白质沉淀完全,可采用超速离心机(10 000 r/min)离心(1~2 min),可将析出的蛋白质牢固地黏在管底,便于上清液的吸取。

(2) 加入中性盐

加入中性盐,使溶液的离子强度发生变化,中性盐能将与蛋白质水合的水置换出来,从而使蛋白质脱水而沉淀。常用的中性盐有饱和硫酸铵、硫酸钠、磷酸盐及枸橼酸盐等。操作时,如按血清与饱和硫酸铵的比例 1∶2 混合,离心(1 000 r/min)1~2 min,即可除去 90% 以上的蛋白质,所得上清液的 pH 为 7.0~7.7。这种利用盐析的方法与有机溶剂提取法并用时,药物的回收率高,因而常被采用。

(3) 加入强酸

当 pH 低于蛋白质的等电点时,蛋白质以阳离子形式存在,此时加入强酸可与蛋白质阳离子形成不溶性盐而沉淀。常用的强酸有 10% 三氟醋酸、6% 高氯酸、硫酸-钨酸混合液及 5% 偏磷酸等。

(4) 加入含锌盐及铜盐的沉淀剂

当 pH 高于蛋白质的等电点时,金属阳离子与蛋白质分子中带负电荷的羧基形成不溶性盐而沉淀。常用的沉淀剂有 $CuSO_4$-Na_2WO_4、$ZnSO_4$-$NaOH$ 等。

(5) 酶解法

在测定一些酸不稳定的药物及蛋白结合牢的药物时,常用酶解法,最常用的酶是蛋白水解酶中的枯草菌溶酶,它不仅可使组织酶解,并且可使药物析出。

2. 缀合物水解

尿中药物大多数成缀合状态。一些含羟基、羧基、氨基、巯基的药物,可与内源性物质葡萄糖醛酸形成葡萄糖醛酸苷缀合物,还有一些含酚羟基、芳胺、醇类药物与内源性硫酸形成硫酸酯缀合物。为测定药物的总量,都需将缀合物的药物释放出来。有些药物仅需温和的条件即可游离,有些则需要较剧烈的方法,常用酸水解或酶水解。

3. 提取

提取的目的是从大量共存物中分离出所需要的微量组分即药物及其代谢物。提取法包括液-液提取和液-固提取。液-液提取简便、经济,根据药物性质的不同可有多种溶剂供选择,因而应用较多。

多数药物是亲脂性的,在适当的有机溶剂中的溶解度大于在水相中的溶解度,而血样或尿样中含有的大多数内源性物质是水溶性的,因而用有机溶剂提取一次即可除去大部分杂质。应用本法需对有机溶剂和水相的 pH 仔细选择,所选用的有机溶剂要求对被测组分的溶解度大,沸点低,与水的互溶度小,不易乳化。实践中常用的有机溶剂为乙醚和三氯甲烷。也有用不同极性的混合溶剂来提取的,提取时所用有机溶剂要适量,一般有机相与水相的体积比为 1∶1 或 2∶1。pH 的影响在溶剂提取中十分重要,水相的 pH 随药物的理化性质的不同而异。

亲脂性碱性药物一般在碱性条件下提取,且内源性杂质在碱性条件下不会被有机溶剂提取,中性及酸性药物可在中性及酸性条件下提取。

4. 浓集

样品在提取过程中,虽然被测组分得到了纯化,但因微量的组分分布在较大体积(数毫升)的提取溶剂中,提取液往往不能直接供分析用。一些分析方法如 GC 法和 HPLC 法等都受进样量的限制,若将提取液直接注入仪器,被测组分量可能达不到检测灵敏度,因此常需要使被测组分浓集后再进行测定。

浓集的方法主要有两种:一种方法是在末次提取时加入的提取液尽量少,使被测组分提取到小体积溶剂中,然后直接吸出适量供测定。另一种方法是挥去提取溶剂法进一步用少量溶剂溶解残渣后供分析。挥去溶剂时应避免直接加热,防止被测组分破坏或挥发损失。挥去提取溶剂的常用方法是直接通入氮气流吹干;对于易随气流挥发或遇热不稳定的药物,可采用减压法挥去溶剂,溶剂蒸发所用的试管,底部应为尖锥形。

5. 测定

经过前处理的生物样品最后采用适当的方法测定。现代生物样品分析测定技术包括高效液相色谱法、气相色谱法、双向电泳、超临界色谱和毛细管电泳等各种方法与技术,每种方法各具特点。另外一些联用技术,尤其是色谱-质谱联用、色谱-光谱联用、各种先进技术联用等都在生物样品的分析测定中得到越来越广泛的应用。

第三节　其他样品前处理技术

随着药学研究的拓宽和深入,复杂体系中微量待测物质的分析越来越受到人们的重视。样品前处理技术的开发与研究已成为药物分析的重要内容。本节就近年来发展的各种样品预处理新技术的特点及其应用情况进行简要介绍。

一、固相萃取

固相萃取(Solid Phase Extraction,SPE)最早是在 20 世纪 70 年代提出的,至今已发展成为许多领域样品预处理的标准模式,商品化程度极高。其基本原理是基于样品在两相之间的分配差异,即在固相和液相之间的分配不同。SPE 保留或洗脱的机制取决于被分析物与固相表面的活性基团,以及被分析物与液相之间的分子间作用力。

SPE 有两种洗脱模式,一种是被分析物与固相之间的亲和力比其与所存在的生物介质的亲和力更强,因而被保留,然后用一种对被分析物亲和力更强的溶剂洗脱;另一种是存在的生物介质与被分析物间的亲和力较被分析物与固相之间亲和力更强,则分析物被直接洗脱。通常使用前一种洗脱方式。

现代 SPE 方法采用长 2~3 cm 的聚丙烯小柱,内装各种填料。除了经典的柱管式 SPE 外,圆盘式 SPE 的使用也日渐广泛。圆盘式 SPE 使用一张扁平过滤膜,厚度<1 mm,直径 4~96 mm。它与柱管式 SPE 比较,具有相对较大的横截面,固定相薄,这就使流速增大,萃取速率也增大,特别适合环境样品如水中痕量有机物的分析、尿中药物代谢物的分析等,可以通过增大样品体积来提高检测灵敏度。

SPE 的填料种类繁多,其中吸附型的有活性炭、硅胶、硅藻土、硅酸镁和氧化铝等。化学键合相硅胶中,正相的有氨基、氰基和二醇基等;反相的有 C_1、C_2、C_6、C_8、C_{18}、氰基、环己基和苯基等;离子交换的有季铵、氨基、二氨基、苯磺酸基和羧基等。此外还有聚合物,如苯乙烯-二乙烯苯共聚物等。相对于键合相填料,聚合物可适用于全部 pH 范围,因而用途更广。

除了这些与 HPLC 使用的固定相类似的填料外,一种原理与分子排阻色谱大致相同的限入性介质和一种原理与免疫亲和色谱类似的分子印迹吸附剂,正成为固相萃取的新型固定相,这些都是生物样品分析前处理的有效手段。

二、固相微萃取

固相微萃取(Solid Phase Micro Extraction,SPME)技术是 20 世纪 80 年代末发展起来的样品预处理方法,其装置简单,操作方便,已实现自动控制,适用于现场分析。它采用的是一个类似气相色谱微量进样器的萃取装置,如图 5-2 所示。由一根涂布多聚物固定相的熔融石英纤维从液/气态基质中萃取待测物,并直接与气相色谱或高效液相色谱联用,在进样口(GC 即为气化室)将萃取的组分解吸附后进行色谱分离检测。

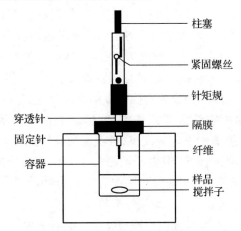

图 5-2 固相微萃取装置示意图

SPME 集萃取、浓缩、进样于一体,极大地提高了分析速率。萃取模式可分为直接固相微萃取(Direct SPME)和顶空固相微萃取(Headspace SPME,HS SPME)两种。Direct SPME 将涂有高分子固相液膜的石英纤维直接伸入样品基质中进行萃取,经过一定时间达到分配平衡,即可取出进行色谱分析,这种模式适用于气体基质或干净的水基质;而 HS SPME 则是将石英纤维放在样品溶液上方进行顶空萃取,避免了基质的干扰,对生物样品的分析步骤少于 Direct SPME 法,并能延长石英纤维的使用寿命。因此 HS SPME 适合于任何基质,尤其是 Direct SPME 无法处理的污水、油脂、血液、污泥和土壤等样品。

但 HS SPME 也有其局限性,一般只能萃取沸点较低的药物。目前设计出的一种中空纤维膜,能从复杂的生物基质中萃取出高沸点的待测物,有望克服应用范围窄的不足。

SPME 技术目前应用最活跃的领域是环境样品、食品和临床以及天然植物成分的研究。技术上,SPME 已由初期的与 GC 联用发展到与 HPLC 联用,溶剂解吸取代了 SPME/GC 的热解吸,因此适用范围将更广。SPME 具有不使用有毒有机溶剂;集采样、萃取、浓缩、进样于一体,避免引入多步误差;进样空白值小;简单快速等优点。

三、逆流分配

逆流分配（Counter-current Distribution，CCD）是逆流色谱原理的一种形式，它可以提供相当于1 000次以上的液-液萃取平衡步骤，所以特别适合于分配系数小的化合物。CCD的基本过程就是流动相不断地以微滴的方式流过液态固定相，待测物在两相间平衡一段时间后，逆转流向，泵入新鲜的萃取溶剂，即可从固定相中萃取出待测物。该法适用的萃取样品浓度为$10^{-9} \sim 10^{-6}$级，其最大优势是可以从大体积样品中得到很小体积的萃取液，浓缩比为50~100倍。

选定合适的萃取溶剂，逆流分配色谱可以成为制备化学对照品的较简易手段。CCD的优点是载样量大至1~4 g，回收率高，非破坏性，易于放射示踪，避免了代谢物的自动氧化，可以用于制备结构鉴定用的药物代谢产物；但其分离能力低，不易直接监测，速度慢。

四、膜萃取

膜萃取（Membrane Extraction，ME）技术因其萃取免用有机溶剂而成为前处理技术领域的一大热点。ME通常使用硅酮膜，具有化学惰性、热稳定性和特有的通透性。ME大致过程是利用膜将气体样品基质中的待测物萃取进入膜孔中，然后在膜的另一侧，由气体将待测物带入后续的吸附剂接口。接口一般包括吸附剂捕集装置、加热线圈和电源。捕集装置可以是一段毛细管或SPME纤维，上面涂布的聚合物控制收集的选择性，还可以富集并减少成分损失。

ME技术分为扁平膜和中空纤维膜两种类型，但它们都需要吸附剂接口。扁平膜厚约0.25 μm，无法自身支持，需要有上下模块支撑，且不易与载气连接，但它响应快，记忆效应短。纤维膜可以自身支撑，易与载气连接，但由于壁厚大于100 μm，响应慢，记忆效应也长。ME是一种可以连续、快速地监控环境、工业等样品中有机化合物的样品前处理技术，具有不使用溶剂、构造简单、步骤单一等优点。它在挥发性有机物的测定方面已有很成功的例子，如果升高温度或用高密气体作载气，还可以分析半挥发物质。随着多聚物技术的发展，膜与吸附剂配合优化后，ME的选择性和专一性将得到提高，其应用范围也将不断扩大。

五、在线预柱切换净化技术

柱切换（Column Switching）术语最早是在1970年提出的，在现代液相色谱中亦被称为顺序色谱（Sequential Chromatography）、多柱色谱（Multiple Column Chromatography）、偶合柱色谱（Coupled Column Chromatography）和分流色谱（Split Chromatography）。此外，多维色谱（Multiple Dimensional Chromatography）、自动高效液相色谱（Automated HPLC）、在线前处理等过程中都隐含使用了柱切换技术。

柱切换HPLC技术实际上是指那些能够由阀来改变流动相走向与流动相系统，从而使洗脱液在特定时间内从预处理柱进入分析柱的技术。例如若需要用两个或两个以上柱子连接构成色谱网络系统，使不同柱子达到不同分离目标，就需要将柱子间用切换阀来连接，这就是柱切换技术。

在线预柱切换净化的基本原理是首先在预柱上实现生物体液中干扰大分子与待测药物的分离，然后用柱切换将待测药物从预柱转移至分析柱上完成色谱分析，其切换阀装置和流路见图5-3。这种将预处理柱和分析柱直接连接的方式称"在线"连接。切换阀（六通阀或十通阀）的驱动通常由电脑时间程序控制。

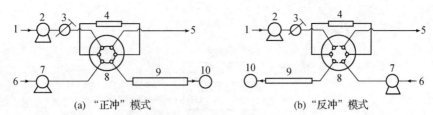

(a) "正冲"模式　　　　　　(b) "反冲"模式

图 5-3　单阀双泵切换图

切换后,阀(8)虚线部分联通,实线部分断开

1. 一级流动相;2,7. 泵;3. 进样阀;4. 一级柱;5. 废液;
6. 二级流动相;8. 切换阀;9. 二级柱;10. 检测器

柱切换 HPLC 技术及其与在线透析、在线衍生化等联合应用于体内药物分析,由于该技术最显著的特点是在线分离,增强了色谱的选择性,使之成为药物分析强有力的工具,具有广阔的应用前景。下面将分别叙述。

(一) 在线预柱切换净化

对富含蛋白质的体液(如血浆、血清等),一般不能采用传统的 HPLC 法直接进样,因蛋白质与流动相的有机溶剂会发生作用,使色谱柱堵塞和变质。采用柱切换技术,在以水为主的预处理流动相的引导下,可将大体积的体液样品直接进入预处理柱,在体液样品经简单预处理后通过进样阀进样,进样的同时启动高压切换阀时间程序;样品随预处理流动相达到预处理柱,药物保留在预处理柱上,而蛋白质和干扰物质则随废液流出。在此期间,分析流动相则经旁路流入分析柱,使分析柱平衡,色谱基线稳定。

预处理结束时,切换阀自动改变流动相流路,切换至分析位置,使预处理流动相不再流经预处理柱,而由分析流动相正冲(与预处理流动相同向)或反冲(与预处理流动相反向),将浓集在预处理柱上的组分携至分析柱,组分在分析柱上继续由分析流动相洗脱分离,最终进入检测器检测;同时切换阀恢复切换前状态,由预处理流动相冲洗预处理柱,准备下一次进样。

水的冲洗可除去蛋白质和一些极性内源性杂质,被测组分则保留在预处理柱上,得到净化和浓缩;然后切换,以分析流动相将被测组分从预处理柱冲至分析柱,进行再分离测定。与 HPLC 法相比较,体现出其处理样品快速、简捷、灵敏度高等优点,此法特别适用于临床血液及其他体液中药物浓度的监测及药代动力学研究。

含蛋白样品直接进样所使用的预处理柱一般是 1~5 cm 的短柱,其填料粒径宜采用较粗粒径(25~40 μm),也可采用 10 μm 粒径的填料,但填料粒径越小,其柱压越易升高,影响柱寿命。采用 0.12 mol/L 乙酸作为预处理柱的再生清洗液(Purge Solution),可使预处理柱在一定程度上延缓柱压的升高。采用粗粒径(25~40 μm) C_2 填料及 0.2 mol/L 乙酸作清洗液,可使预处理柱在进多达 800 个以上血浆样品后仍无需更换。

作为一般原则,净化去蛋白后,样品组分从预处理柱转移至分析柱的时间(切换时间)的长短与被测组分谱带的宽度和保留能力有关,一般要求切换时间越短越好,这样可避免更多的杂质进入分析柱,从而减少干扰和使分析柱在短时间内恢复至平衡状态。

(二) 柱切换与其他技术联用

近年来,随着柱切换技术应用日益广泛,人们在实践中开发出很多柱切换联用技术,使柱切换在分析复杂样品中的应用更加灵活广泛。

1. 与在线透析联用

柱切换与在线透析联用。在线透析(On Line Dialysis)与柱切换联用技术的基本构型见图

5-4。

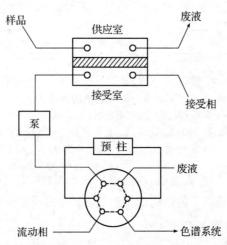

图 5-4 在线透析与柱切换联用技术色谱系统基本装置示意图

样品一般首先通过流动相连续流动进入供应室,滤膜透析后进入接受室并溶于接受相,然后通过预柱,主要对痕量被测物进行浓集,再经阀切换进入 HPLC 柱进行分离分析。样品通过平面半透膜(如醋酸纤维膜)的在线透析,蛋白及类脂大分子被阻隔,而小分子被测组分则可穿过膜而进入色谱系统。这对于 HPLC 前处理不失为一种新的净化途径。

2. 在线衍生化

柱切换技术可以实现在线衍生化。为了提高某些化合物(如氨基糖苷类、激素类、氨基酸、脂肪酸等)的检测灵敏度,往往需要进行衍生化。离线(Off Line)衍生化测定的最大问题是精密度不够好,因衍生化时间及衍生物的稳定时间均需要严格控制,这对大批量的生物样品是难以实现的。而采用柱切换技术,可使衍生化过程在线自动完成,并获得很好的精密度。

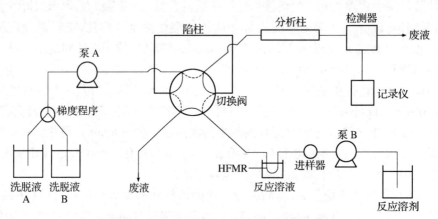

图 5-5 在线衍生化柱切换 HPLC 装置示意图

在线衍生化柱切换 HPLC 装置如图 5-5 所示,B 泵将衍生化反应液(20 mmol/L 硼酸盐缓冲液,pH 9.3)以 0.1 ml/min 速度缓慢输入预处理柱;连接在预处理柱与进样阀之间的中空纤维膜反应管(Hollow Fibre Membrane Reactor,HFMR)被浸于 20 ml 的衍生化试剂邻苯二醛(OPA)和巯基乙醇(β-ME)的溶液中,OPA 和 β-ME 靠管内外浓度差进入 HFMR;当氨基酸被注入后,在 HFMR 内和衍生化试剂反应,产物和未来得及反应的氨基酸被预处理柱阻挡浓缩在柱端,后者在预处理柱上继续与衍生化试剂反应,所以预处理柱起到一种陷阱的作用,故也叫陷柱(Trap Column)。由于衍生化试剂需在碱性条件下(pH 9~10)与氨基酸反应,因此预处理柱能否耐受碱性的腐蚀是在线衍生化的关键。采用硅酮涂敷(Silicon Coated)的键合相硅胶柱(C_{18},10~25 μm,10 mm×416 mm)成功解决了此问题,该填料可耐受硼酸盐缓冲液(pH 9.3)的连续冲洗。

反应 2 min(进样 2 min)时自动切换(见虚线),由 A 泵将洗脱液 A(5 mmol/L NaH_2PO_4-Na_2HPO_4-乙腈,1:1:2)以 0.8 ml/min 的速度(在 0~70 min 内线性梯度变化达 80%)将预处理柱中反应物反向冲入分析柱进行分离测定,以 340 nm 为激发光波长,450 nm 为发射光波长检测,对 16 种氨基酸同时进行在线衍生化测定,结果表明,被测物含量在 20 pmol 时即有较好的精密度(RSD<5%,$n=5$);在含量为 100 pmol 时的 RSD 小于 4%($n=5$)。

生物样品的前处理过程迫切需要自动化,以达到简便、快速净化浓缩,减少干扰,提高灵敏度的目的。柱切换技术正是解决此问题的一条重要途径,而预处理柱填料及规格的多样化是解决前处理中选择性和专一性的关键。随着新填料和多种联用技术的不断发展,柱切换 HPLC 技术在药物分析中的应用前景将更为广阔。

六、色谱手性试剂衍生化法

随着手性药理学的兴起,色谱法分离手性对映体也就成为生物医药分析最有意义的领域之一,同时手性色谱学也成为色谱学研究最重要的分支。

目前手性色谱法中,应用最广泛的当属高效液相色谱法(HPLC),其分离对映体的方法有三种,即手性固定相法(CSP),手性流动相添加剂法(CMPA)和手性衍生化试剂法(CDR)。第三种方法费用较少,易于在基层单位使用,这里仅就 CDR 法及其应用作一简要介绍。

(一)手性衍生化反应

手性衍生化试剂的反应是为了有效地分离和准确地测定对映体,手性衍生化试剂法(CDR)及其衍生化反应需要满足以下条件:

(1)手性试剂和反应产物在化学上和手性上都很稳定。手性试剂应是光学纯且在贮存中不发生改变。在衍生化反应中,试剂、手性药物和反应产物不应发生消旋化反应。若有光学纯对映体,试剂中对映体杂质量或消旋化率可通过检测其非对映体杂质的相对峰面积来确定,一般应少于1%。若用于测定痕量对映体杂质,则试剂光学纯度要求更高。各对映体应有相同的衍生化速率。另外,从对映体杂质的最小检出量考虑,杂质峰最好在主峰之前洗脱,通过换用两种不同构型的手性试剂可容易地达到这一目的。

(2)手性试剂和反应产物在衍生化反应和色谱条件下应是稳定的。为了防止消旋化,反应条件应尽可能温和简便。为了保证分析方法的准确性,衍生化反应需定量完成(90%~100%)。

(3)衍生化反应生成的非对映体在色谱分离时应能显示高柱效。这在生物药物分析中尤为重要,因痕量的非对映体衍生物需要在大量内源性化合物存在下测定。为达到高柱效,应选择最佳色谱条件,如 RP 或 NP、流动相组成、添加剂、pH 和柱温等。

(4)手性试剂应具有 UV 或荧光等敏感结构。尽管手性衍生化的目的是将对映体转变成能良好分离的非对映体对衍生物,但是真正优良的试剂同时还应使生成物具有良好的可检测性。例如具有萘结构的手性试剂与胺类反应,最低 UV 检测限约 10 ng,若衍生物具有荧光,检测限则可达 1 ng 以下。这在对映体浓度低的生物药物分析和相对纯的对映体中痕量光学杂质的测定时显得特别重要。

(5) 手性化合物对映体的化学结构中应具有易于衍生化的基团,如氨基、羧基、羟基和巯基等。

(二) 手性试剂的种类和应用

1. 酰化试剂

酰化试剂是由羧酸衍生的,一般手性碳原子位于羧基的 α 位,主要用于分离胺和醇类。主要应用形式有酰氯、酸酐和酯。其中酰氯的反应性最强,即使是仲胺、仲羟基也能反应,但性质欠稳定,如市售的 N-三氟乙酰-S-脯氨酰氯,在存放过程中可能发生消旋化,生成百分之几到十几的 R 对映体。酸酐的反应性次之,可由羧酸与光气制备。游离羧酸的酰化反应需要缩合剂存在,如二环己基碳二亚胺(DCC)和 1,1-羰基二咪唑(CDI)等,有时还加催化剂。常用的反应溶剂是 CH_2Cl_2、甲苯和苯。过量的试剂一般于色谱分析前除去。

2. 手性胺试剂

手性胺试剂主要用于衍生化羧酸类、N-保护氨基酸、醇类药物如芳基丙酸类非甾体抗炎药、烃基丙三醇、类萜酸等。羧基可于反应前用 $SOCl_2$ 转变成相应的酰氯或用 CDI 作为缩合剂,后者反应条件温和。若用 1-(3-二甲氨基)丙基-3-乙基碳酰亚胺(WSC)和 1-羟基苯并三唑(HOBT)可获得高产率的酰胺衍生物。广泛应用的手性胺试剂都具有苯环、萘或蒽结构,以提高检测灵敏度。如 1-苯乙胺、萘乙胺、蒽乙胺、二甲氨基萘乙胺(DANE)及对硝基苯乙胺等。

3. 异氰酸酯

异氰酸酯一般以干燥甲苯为溶剂,由相应的胺与光气制得。常用的试剂有苯乙基异氰酸酯(PEIC)、萘乙基异氰酸酯(NEIC)、脱氢枞酸基异氰酸酯等,主要用于分离胺和醇类对映体。这类试剂与胺反应生成脲,与醇反应生成氨基甲酸酯类,反应通常在 CH_2Cl_2、甲苯、$CHCl_3$ 中进行。PEIC 与胺类在室温下反应 30 min 可完成;而与醇类则需 70℃反应 30 min,亦可加 4-二甲氨基吡啶催化反应。这种反应性的差异可用于选择性地衍生化 β-阻滞剂的氨基,酚羟基在相同条件下反应要慢得多。

异硫氰酸酯早已用于肽类顺序和氨基酸分析。手性异硫氰酸酯可由相应的胺与硫代光气或 CS_2 反应,再与氯甲酸乙酯缩合制得。常用的试剂包括 2,3,4,6-四-O-乙酰基-β-D-吡喃葡萄糖异硫氰酸酯(GITC),2,3,4-三-O-乙酰基-α-D-吡喃阿拉伯糖异硫氰酸酯(AITC)等。这类试剂比异氰酸酯更为稳定;与伯、仲胺或氨基酸酯反应生成硫脲;通常在三乙胺存在下,于乙腈、CH_2Cl_2、二甲基甲酰胺中反应,室温下反应时间为 10~60 min。

4. 氯甲酸酯

烃基和芳基氯甲酸酯都可以叔碱作为酸受体用光气处理相应的醇来制备。这类试剂与伯、仲胺在中等碱性的水溶液中反应生成氨基甲酸酯;与硫醇和酚反应则生成硫基碳酸酯和碳酸酯;试剂同时水解产生母体醇、CO_2 和盐酸。醇和叔胺需在合适的氢受体存在下,于有机溶剂如甲苯或 CH_2Cl_2 中与氯甲酸酯类反应。常用的试剂有氯甲酸薄荷醇酯和 1-(9-芴基)乙基氯甲酸酯(FLEC)等,主要用于分离羟基酸、胺和氨基酸等。

5. 异吲哚类

邻苯二醛(OPA)和手性硫醇 OPA 在硫醇存在下,可将胺类衍生化生成异吲哚类。这类衍生物通常都具有强烈荧光和良好的分离度。这类试剂是由 OPA 与各种手性硫醇组成,如 N-乙酰基-L-半胱氨酸、叔丁氧基-L-半胱氨酸和 N-乙酰基-D-青霉胺等,广泛用于拆分氨基酸、氨基醇、胺和硫醇。

非对映体对衍生物是否具有良好的分离度,衍生化反应是否具有较高的选择性,都将取决于手性试剂的选择、反应产物手性基团的结构和反应生成的化学键类型。非对映体对在色谱系统中的差速迁移与下述因素有关:非对映体分子的手性结构;手性中心所连接的基团;色谱系统的分离效率,包括溶质分子与固定相和溶剂之间的结合力,如氢键、偶极-偶极、电荷转移和疏水性等。反应产物间的构型差异越大,分离就越容易。通常认为两个手性中心间的最佳距离是 2~4 个原子,具有能形成氢键的极性基团,发生能稳定构型的分子内反应,手性中心区域有环系统或刚性结构,这些均可增加非对映体对衍生物的分离度。

(三) 检测

对映体的可检测性随着手性反应所生成的衍生物不同而发生改变。缩合的结构常常是手性试剂的一部分或生成新键,这不仅有利于分离,也有助于对映体的检测。常用 UV 和荧光检测。例如含萘结构的手性试剂,其衍生物可用 UV(λ 为 254 nm 或 280 nm)或荧光(E_x = 320~350 nm)。异硫氰酸酯所生成的硫脲,UV 灵敏度很高(λ 在 250 nm 以下,ε = 12 000)。还有二极管阵列和电化学检测,随着 HPLC-MS 联用技术的发展,已有用 MS 检测的报道,这对药物手性代谢物的鉴别很有意义。

总之,手性试剂衍生化法将继续是一类拆分和测定手性药物的重要方法之一。尤其是那些对映体分离仅仅是日常工作的一部分的实验室,可以使用相同的固定相或流动相做其他非手性的分离测定工作。

七、应用示例

柱前衍生化 RP-HPLC 测定人血清白蛋白中美西律对映体[①]。

美西律[mexiletine,1-(2,6-二甲基苯氧基)-2-丙胺盐酸盐]为 Ⅰ b 类抗心律失常药,其有效血药浓度为 0.5~2 mg/L。临床上,美西律通常以消旋体给药,但研究表明,美西律对映体在药效学和药动学上均存在差异。因此,同时分离与测定生物体液中的美西律对映体在立体选择性的药效学和药动学研究中有重要的意义。

采用 2,3,4,6-四-O-乙酰基-β-D-吡喃葡萄糖异硫氰酸酯(GITC)为衍生化试剂,对待测物进行预处理,可以实现人血清白蛋白中美西律对映体的 RP-HPLC 法拆分及定量测定。

1. 色谱条件

采用 C_{18}(4.6 mm×250 mm,5 μm)色谱柱;保护柱:ODS(5 mm×10 mm,10 μm);流动相:乙腈-0.01 mol/L 磷酸二氢钾缓冲液(pH 4.5)(1∶1);检测波长 250 nm;流速 1.0 ml/min;进样量 20 μl;柱温为室温。

2. 溶液制备

对照品贮备液:精密称取美西律对照品 40.2 mg 置于 100 ml 量瓶中,用甲醇溶解并稀释至刻度,摇匀,得 402 mg/L 美西律对照品溶液,以此来配制系列浓度的对照品溶液。

内标贮备液:精密称取内标艾司洛尔 40.4 mg 置于 100 ml 量瓶中,用甲醇溶解并稀释至刻度,摇匀。再精密量取 10 ml 于 100 ml 量瓶中,用甲醇稀释至刻度,摇匀,得 40.4 mg/L 内标溶液,以上溶液均置于 4℃保存。

3. 方法与结果

(1) 样品处理和手性衍生化方法

取蛋白样品 200 μl,置 10 ml 离心管中,依次加入内标储备液艾司洛尔和浓氨水 100 μl,

---

① 金银秀等. 柱前衍生化 RP-HPLC 测定人血清白蛋白中美西律对映体. 中国药学杂志,2007,42:860

混匀,加入环己烷-异丙醇(9∶1)3 ml,涡旋混合 4 min,3 000 r/min 离心 10 min,取上层有机层置 5 ml 离心管中,在室温下空气吹干,加入 60 μl GITC 乙腈液(1.02 g/L),涡旋混匀后 35℃ 恒温反应 30 min,空气吹干后,残渣用 80 μl 流动相溶解,立即进样 20 μl。

(2) 方法专属性考察

取空白人血清白蛋白(人血清白蛋白在磷酸盐缓冲液的质量浓度为 40 g/L)和加有对照品和内标的人血清白蛋白各 200 μl,按上述方法操作,所得色谱图如图 5-6 所示。由图可见,两对映体间和对映体与内标间均有良好的分离度,R-美西律、S-美西律和内标的保留时间分别为 23.9 min、25.5 min、26.9 min。蛋白样品中的内源性物质对美西律和内标物的分析测定无干扰。因此本法具有良好的专属性。

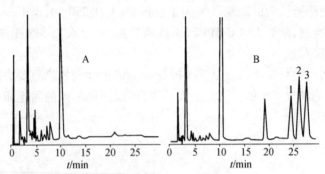

图 5-6 美西律对映体的 HPLC 色谱图
A. 空白血样;B. 空白血样中加入 10 mg/L 美西律和内标
1. 内标;2. R-美西律;3. S-美西律

(3) 线性范围

取空白人血清白蛋白 200 μl,加入美西律对照品系列溶液,使样品中美西律对映体的最终质量浓度为(0.1,0.2,0.5,2.0,5.0,10.0,40.0) mg/L,依法操作,记录色谱图。以对映体峰高与内标峰高之比(ρ)分别对质量浓度进行线性回归。结果人血清白蛋白中美西律对映体在 0.1~40 mg/L 范围内内线性关系良好,回归方程分别为 R-美西律,$Y = 0.415\ 4\rho - 0.001\ 1$,$r = 0.999\ 5$;S-美西律,$Y = 0.417\ 0\rho - 0.015\ 4$,$r = 0.999\ 5$。

(4) 精密度及回收率

取空白人血清白蛋白 200 μl,配制高、中、低 3 个质量浓度的样品,按本法处理。同日内每个质量浓度进行 5 个样本分析,连续测定 5 天,分别计算日内和日间精密度。同法配制高、中、低 3 个质量浓度的样品,平行操作 5 份,按本法处理,测定,由标准曲线求出各样品的浓度,计算方法回收率。结果见表 5-2。实验数据表明,该方法的日内、日间精密度均小于 14%,R-美西律和 S-美西律的方法平均收率分别为 100.4% 和 100.7%。

(5) 灵敏度

按照逐步稀释法,测定人血清白蛋白溶液中分析方法的灵敏度。将 S/N = 3 时样品的最低药物质量浓度定为美西律对映体的检测限,LOD 为 15 μg/L。

表 5-2 美西律对映体在人血清白蛋白中的回收率及精密度

药物	浓度 /ng·ml^{-1}	方法回收率 /%	RSD($n=5$) 日内	日间
R-mexiletine	0.1	100.9	7.2	11.2
	2.5	100.2	6.5	6.5
	25.0	100.0	6.6	7.9
S-mexiletine	0.1	101.4	7.4	13.3
	2.5	100.8	3.9	5.4
	25.0	99.9	6.7	7.8

(6) 美西律对映体与人血清白蛋白结合的立体选择性测定

取 700 μl 人血清白蛋白(37℃预孵育 10 min),加入药物,混匀后,放入 37℃恒温振荡仪中,孵育 30 min。待药物与蛋白结合完全后,取 500 μl 血浆置于离心超滤装置中,37℃,10 000 r/min,离心 5 min,得 200 μl 超滤液,按本法处理。另取 200 μl 未经超滤蛋白液,同法平行操作。计算美西律各对映体的蛋白结合率。美西律对映体在不同浓度下与人血清白蛋白的结合见图 5-7。R-美西律与 S-美西律蛋白结合率 t-检验显著性差异:① $P<0.05$,② $P<0.01$。

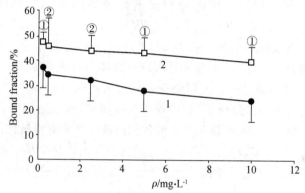

图 5-7 不同浓度美西律对映体与人血清白蛋白的结合率
① R-美西律;② S-美西律

4. 讨论

美西律为碱性药物,因此提取应在碱性条件下进行。比较了不同碱化试剂(浓氨水)的用量对提取效率的影响,结果表明,当碱化试剂的用量大于 100 μl 时(即样品的 pH 大于 13),美西律具有高的提取效率,因此确定浓氨水的用量为 100 μl。对于提取溶剂的选择,实验比较了二氯甲烷、三氯甲烷、正庚烷、乙酸乙酯、乙醚和环己烷-异丙醇(9:1)对提取效率的影响,结果显示,三氯甲烷、乙酸乙酯和环己烷-异丙醇(9:1)对美西律均有较好的提取效率,但三氯甲烷和乙酸乙酯中的微量杂质会干扰对映体的色谱分离,故选用环己烷-异丙醇(9:1)为提取溶剂。

美西律分子侧链中有伯胺基团,与手性衍生化试剂 GITC 反应生成硫脲,能形成良好分离的非对映体对衍生物,所以选用 GITC 为衍生化试剂。在衍生化反应中,衍生化试剂 GITC 的用量对衍生产率有影响。当 GITC 的物质的量大于美西律的物质的量 2 倍时,继续增加 GITC,美西律衍生物峰面积保持不变,因此,确定美西律与 GITC 反应的物质的量之比为 1:2。

本实验采用 GITC 为衍生化试剂,用 RP-HPLC 拆分了人血清白蛋白中的美西律对映体。本方法灵敏准确,线性范围大,精密度高,可用于美西律对映体的药动学研究。手性药物与血中蛋白结合的立体选择性主要表现在对映体与蛋白质结合的容量和亲和力的差异。与药物结合的蛋白主要有白蛋白和 α_1 酸性糖蛋白两种。本实验选用人血清白蛋白进行药物蛋白结合的立体选择性研究。研究表明 S-美西律与人白蛋白结合率显著高于 R-美西律。可以说明美西律与蛋白结合的立体选择性可能不是来源于药物与白蛋白和 α_1 酸糖蛋白的综合作用。

本 章 小 结

分析样品的前处理是药物分析的重要步骤。

化学前处理方法适用于一部分含有卤素元素和金属元素的有机药物及药物中磷、硫、卤素、硒及各种金属杂质检查的前处理,分为非有机破坏前处理方法与有机破坏前处理方法。有机破坏法通常是在剧烈的条件下,使有机药物转化为无机的离子,溶解于适当的溶液后,进行有关成分的检查或测定。而非有机破坏法一般通过化学反应,如氧化、还原、水解等,使待测元素从有机药物中释放出来,将其转化为适当的价态(或形态)后进行测定。有机破坏法一般分为湿法破坏、干法炽灼破坏及氧瓶燃烧法。湿法破坏是采用适当的分解试剂,使分析样品达到溶解和有机破坏的目的。较为常用的分解试剂为酸性体系,如 HNO_3/HF、HNO_3/H_2O_2、$HNO_3/HCl/HF$、$HNO_3/HCl/HF/HClO_4$、$HNO_3/HF/HClO_4$ 等。干法炽灼破坏系用强酸或强碱熔融分解样品,也可以置于铂皿中 500~1 000℃下高温处理,适用于湿法不易破坏完全的有机物(如含氮杂环类有机物)以及某些不能用硫酸进行破坏的有机药物,不适用于含易挥发性金属(如汞、砷等)有机药物的破坏。氧瓶燃烧法系将有机药物在氧气中燃烧,燃烧产物被吸入吸收液后,采用适宜的分析方法进行鉴别、检查或含量测定,该法适用于含卤素或含硫、磷、硒等有机药物分析的前处理。氧瓶燃烧法是目前各国药典收载的有机破坏的常用方法。

生物样品中药物浓度大多较低,且含有大量蛋白质等内源性杂质。生物样品一般的前处理步骤包括去除蛋白、水解、提取与浓集,必要时还需对待测组分进行化学衍生化后,方可进行测定。

其他样品前处理技术以现代色谱法为主,如固相萃取、固相微萃取、逆流分配、膜萃取、在线预柱切换净化及色谱手性试剂衍生化法。通过与其他技术的结合,使得对复杂样品的前处理与分析测定向自动化、智能化的方向不断发展。

思 考 题

1. 说明样品的前处理对药物分析的意义。
2. 湿法破坏法常用的分解试剂有哪些?使用时应注意哪些问题?
3. 干法炽灼破坏有哪些类型?适用的分析对象有何特点?
4. 含金属有机药物常用的含量测定方法有哪些?说明各方法的基本原理。
5. 简述氧瓶燃烧法的特点,包括的仪器用具有哪些,不同类药物常用的吸收液是什么。
6. 简述生物样品前处理的基本步骤,各步骤的目的及常用的试剂有哪些。
7. 简述固相萃取的特点及在生物样品分析中的应用。
8. 什么是固相微萃取、逆流分配、膜萃取和柱切换技术?简述各技术在生物样品分析中的应用。

(柳文媛)

第六章 巴比妥类药物的分析

巴比妥(Barbitals)类药物是巴比妥酸的衍生物,具有丙二酰脲类的环状结构,临床上多用于镇静、催眠,具有抑制中枢神经的作用。

第一节 结构、性质与鉴别

一、结构

巴比妥类药物的基本结构式为

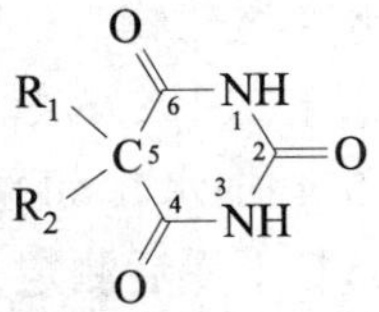

$$\begin{array}{c}\text{结构式:巴比妥酸环} \end{array}$$

其中,母核巴比妥酸环状丙二酰脲结构是巴比妥类药物的共同部分,它决定了巴比妥类药物有别于其他类药物的共性;取代基部分的不同(即 R_1 或 R_2 的不同),构成了不同的巴比妥药物,具有不同的理化性质,可用于各种巴比妥药物之间的相互区分和鉴别。

临床所用巴比妥多为巴比妥酸的5,5-取代物或 C_2 位为硫取代的硫代巴比妥的5,5-取代物。国内外药典收载的典型巴比妥类药物及结构列于表6-1中。

表6-1 常见巴比妥类药物及其结构

名 称	R_1	R_2	备 注
巴比妥	—C_2H_5	—C_2H_5	
苯巴比妥	—C_2H_5	—C_6H_5	
甲苯巴比妥	—C_2H_5	—C_6H_5	1位有—CH_3取代
司可巴比妥	—$CH_2CH=CH_2$	—$CH(CH_3)(CH_2)_2CH_3$	
戊巴比妥	—C_2H_5	—$CH(CH_3)(CH_2)_2CH_3$	
异戊巴比妥	—C_2H_5	—$CH_2CH_2CH(CH_3)_2$	
硫喷妥钠	—C_2H_5	—$CH(CH_3)(CH_2)_2CH_3$	C_2上硫取代物的钠盐

二、性质与鉴别

巴比妥类药物一般为白色结晶或结晶性粉末;在空气中较稳定,加热多能升华;微溶或极微溶于水,易溶于乙醇及有机溶剂中;其钠盐则易溶于水,而不溶于有机溶剂。熔点最低者为96℃,最高者为205℃。其环状结构遇酸、氧化剂、还原剂时,一般情况下不会破裂,但与碱液共沸时则水解开环。

(一) 弱酸性

巴比妥类药物环状结构中的1,3-二酰亚胺基团,易发生互变异构,形成烯醇式结构,在水溶液中可发生二次电离:

$$\begin{array}{c}R_1\\R_2\end{array}\!\!\!>\!\!\!C\!\!<\!\!\!\begin{array}{c}OC-NH\\OC-NH\end{array}\!\!\!>\!\!CO \rightleftharpoons \begin{array}{c}R_1\\R_2\end{array}\!\!\!>\!\!\!C\!\!<\!\!\!\begin{array}{c}OC-N\\OC-NH\end{array}\!\!\!>\!\!C-OH \underset{+H^+}{\overset{pK_1=8,\ -H^+}{\rightleftharpoons}} \begin{array}{c}R_1\\R_2\end{array}\!\!\!>\!\!\!C\!\!<\!\!\!\begin{array}{c}OC-N\\OC-NH\end{array}\!\!\!>\!\!C-O^- \underset{+H^+}{\overset{pK_2=12,\ -H^+}{\rightleftharpoons}} \begin{array}{c}R_1\\R_2\end{array}\!\!\!>\!\!\!C\!\!<\!\!\!\begin{array}{c}OC-N\\OC-N\end{array}\!\!\!>\!\!C-O^-\ |\ O^-$$

因此,巴比妥类具有弱酸性(pK_a 一般为 7.3~8.4),可与强碱生成盐,通常为钠盐:

$$\begin{array}{c}R_1\\R_2\end{array}\!\!\!>\!\!\!C\!\!<\!\!\!\begin{array}{c}OC-N\\OC-NH\end{array}\!\!\!>\!\!C-OH + NaOH \overset{\triangle}{\rightleftharpoons} \begin{array}{c}R_1\\R_2\end{array}\!\!\!>\!\!\!C\!\!<\!\!\!\begin{array}{c}OC-N\\OC-NH\end{array}\!\!\!>\!\!C-ONa + H_2O$$

加酸于上述盐溶液中,析出游离巴比妥类,用乙醚或氯仿等有机溶剂提取,制备游离酸沉淀,过滤、干燥后,测定熔点,可鉴别巴比妥类药物。《中国药典》(2010年版)对苯巴比妥钠、司可巴比妥钠及注射用硫喷妥钠的鉴别均采用该方法。

苯巴比妥钠的鉴别:取供试品约 0.5 g,加水 5 ml 溶解后,加稍过量的稀盐酸,即析出白色结晶性沉淀,滤过;沉淀用水洗净,在 105℃ 干燥后测定,熔点为 174~178℃。

司可巴比妥钠的鉴别:取供试品约 1 g,加水 100 ml 溶解后,加稀醋酸 5 ml 强力搅拌,再加水 200 ml,加热煮沸使溶解成澄清溶液(液面无油状物),放冷,静置待析出结晶,滤过;结晶在 70℃ 干燥后测定,熔点约为 97℃。

注射用硫喷妥钠的鉴别:取供试品约 0.5 g,加水 10 ml 溶解后,加过量的稀盐酸,即生成白色沉淀,滤过;沉淀用水洗净,在 105℃ 干燥后测定,熔点为 157~161℃。

《英国药典》《欧洲药典》采用测定熔点的方法作为苯巴比妥钠、戊巴比妥钠的鉴别条目之一。《日本药局方》对硫喷妥钠的一项鉴别也依据了上述原理。例如《英国药典》鉴定苯巴比妥钠的方法为:取本品 1.0 g,加 50% 乙醇 10 ml 溶解后,加 2 mol/L 盐酸溶液酸化,再加乙醚 20 ml,振摇,分离醚层,并用水 10 ml 洗涤,然后用无水硫酸钠脱水,滤过;蒸发乙醚至近干,再于 100~105℃ 干燥。依法分别测定残渣和残渣与苯巴比妥对照品等量混合物的熔点,约为 176℃(差异不应大于 2℃)。

(二) 水解反应

巴比妥类结构中的酰亚胺基团与碱溶液共沸可水解产生氨气,使红色石蕊试纸变蓝。

$$\begin{array}{c}R_1\\R_2\end{array}\!\!\!>\!\!\!C\!\!<\!\!\!\begin{array}{c}OC-N\\OC-NH\end{array}\!\!\!>\!\!C-OH + 5NaOH \overset{\triangle}{\longrightarrow} \begin{array}{c}R_1\\R_2\end{array}\!\!\!>\!\!CHCOONa + 2NH_3\uparrow + 2Na_2CO_3$$

《日本药局方》对苯巴比妥、异戊巴比妥的鉴别采用这一原理作为鉴别依据之一。如苯巴比妥的鉴别:取供试品 2 g,加入 10 ml NaOH 试液,加热、煮沸,产生的气体可使红色石蕊试纸变蓝。

巴比妥类的钠盐,在吸湿的情况下,也能水解成无效的物质,水解情况随取代基的不同和水解条件不同而异。一般在室温和 pH 10 以下,水解较慢;pH 11 以上,温度升高,水解加快。

(三) 与重金属离子反应

在适宜的 pH 溶液中,巴比妥类化合物所含的丙二酰脲基团可与一些重金属离子,如 Ag^+、Cu^{2+}、Co^{2+}、Hg^{2+} 等反应生成可溶或不溶的有色物质。利用这一特点,可对该类药物进行鉴别和含量测定。

1. 与钴盐的反应

巴比妥类药物在碱性溶液中可与钴盐反应生成紫堇色配位化合物。反应式如下:

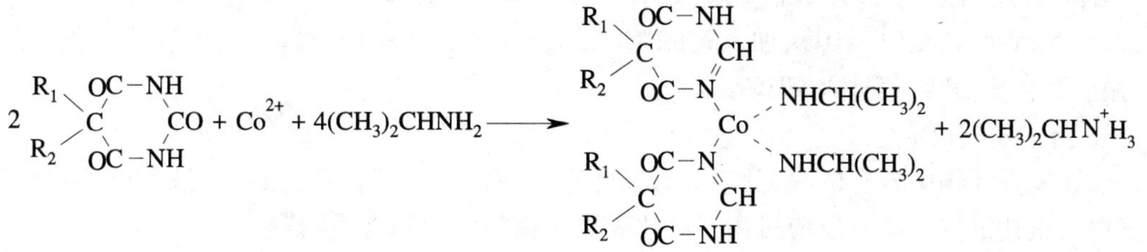

（紫堇色）

所用碱以有机碱为好,一般采用异丙胺。常用钴盐为醋酸钴、硝酸钴或氯化钴。

本反应在无水条件下比较灵敏,而且生成的有色产物也较稳定。因此,反应时所用试剂均应不含水分。常用样品和试剂的溶剂为无水甲醇或乙醇。

2. 与铜盐的反应

巴比妥类药物在吡啶溶液中可与铜盐反应,生成紫堇色或难溶性紫色物质;含硫巴比妥类药物与铜盐反应显绿色。利用这一反应,可以区别或鉴别巴比妥类药物和硫代巴比妥类药物。其反应如下:

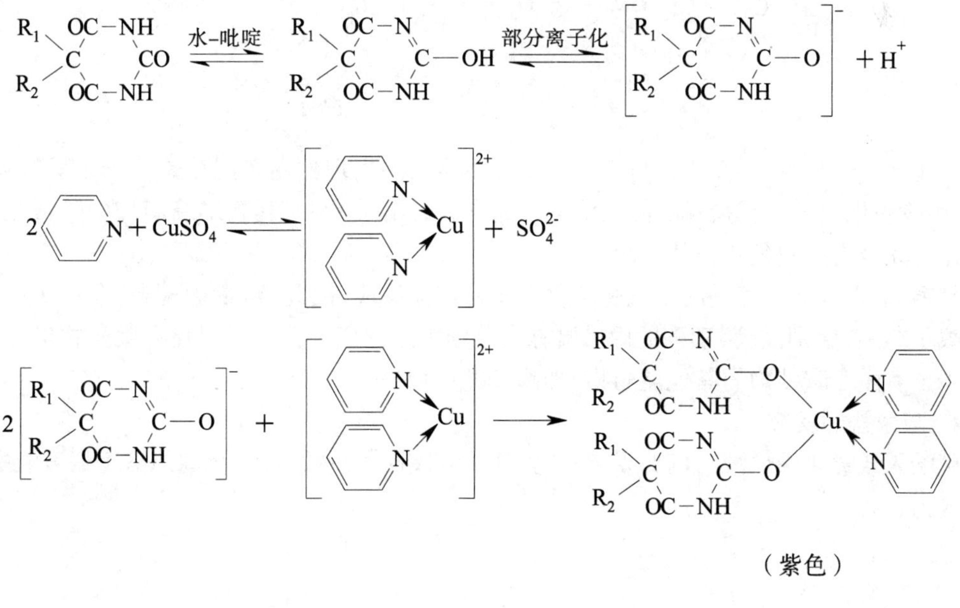

（紫色）

在不同的 pH 溶液中,5,5-取代基不同的巴比妥类药物与铜盐生成的紫色物质在氯仿中的溶解度不同。5,5-取代基的亲脂性越强,在 pH 较高的溶液中,与铜盐生成的紫色物质越容易溶于氯仿中。

《中国药典》(2010 年版)对巴比妥类药物的鉴别为:取供试品约 50 mg,加吡啶溶液(1→10) 5 ml,溶解后,加铜吡啶试液 1 ml,即显紫色或生成紫色沉淀。

注射用硫喷妥钠的鉴别虽然也涉及与铜盐的反应,但反应速度稍慢,且沉淀物显绿色。例如,《中国药典》(2010 年版)对注射用硫喷妥钠的鉴别方法为:取本品约 0.1 g,加吡啶溶液(1→10) 10 ml,使硫喷妥钠溶解,加铜吡啶试液 1 ml,振摇,放置 1 min,即生成绿色沉淀。

《日本药局方》鉴别异戊巴比妥、苯巴比妥时也采用铜盐法,但分析步骤有所不同。异戊巴比妥的鉴别方法为:取供试品 0.05 g,使溶解于 2~3 滴 NH_3-NH_4Cl 缓冲溶液(pH 10.7)中,加入 5 ml 稀吡啶(1→10),加入 5 ml $CHCl_3$ 及 0.3 ml $CuSO_4$ 试液,水层有紫红色沉淀生成,振摇混合物,紫红色进入 $CHCl_3$ 层。

3. 与银盐的反应

巴比妥类药物中含有的酰亚胺基团,在适宜的碱性条件下,可与银盐溶液反应,生成白色难溶性二银盐沉淀。这一反应可用于巴比妥类药物的鉴别和含量测定。

《中国药典》(2010 年版)对 5,5-取代巴比妥类药物的鉴别为:取供试品约 0.1 g,加碳酸钠试液 1 ml 与水 10 ml,振摇 2 min,滤过,滤液中逐滴加入硝酸银试液,即生成白色沉淀,振摇,沉淀即溶解;继续滴加过量的硝酸银试液,沉淀不再溶解。

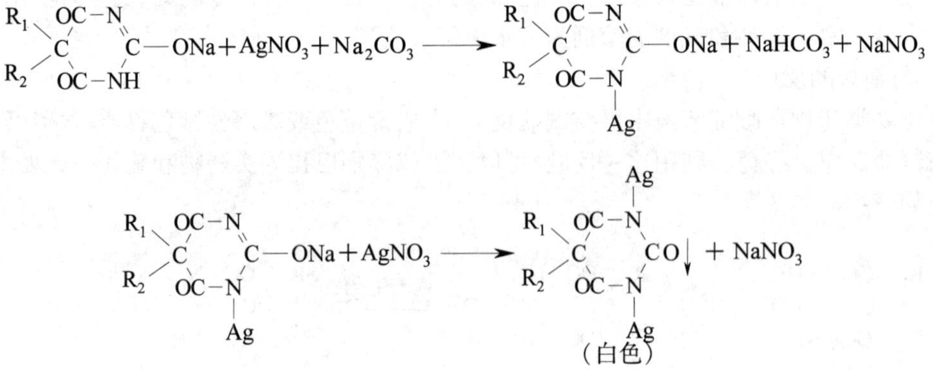

巴比妥一银盐可溶,而二银盐不溶。反应中第一次出现的白色沉淀是由于硝酸银局部过浓,产生少量巴比妥二银盐;振摇后,溶液中完全为可溶性的一银盐,继续滴加硝酸银至过量,则巴比妥完全生成白色二银盐沉淀。

与铜盐、银盐的反应是丙二酰脲类化合物的特征反应,因此被《中国药典》(2010 年版)附录收载于"一般鉴别试验"项下的丙二酰脲类鉴别中。它们不仅用于巴比妥类药物的分析,也可用于含有酰亚胺结构的其他类药物(如磺胺类药物)。

4. 与汞盐的反应

硝酸汞或氯化汞试液与巴比妥类药物反应,生成白色汞盐沉淀,沉淀能溶于氨溶液中。其反应式为:

$$R_1\underset{R_2}{\overset{OC-NH}{\underset{OC-NH}{C}}}CO + Hg(NO_3)_2 \longrightarrow R_1\underset{R_2}{\overset{OC-N}{\underset{OC-N}{C}}}CO \rightleftharpoons R_1\underset{R_2}{\overset{OC-N}{\underset{OC-N}{C}}}C-OH\downarrow$$
$$ HgNO_3 HgNO_3$$

$$R_1\underset{R_2}{\overset{OC-N}{\underset{OC-N}{C}}}C-OH + NH_3 + H_2O \longrightarrow R_1\underset{R_2}{\overset{OC-N}{\underset{OC-N}{C}}}C-OH + NH_4NO_3$$
$$ HgNO_3 HgOH$$

如巴比妥类药物为 1,5,5-取代物,则与汞盐的反应如下式所示:

$$2\,\underset{\phenyl}{\overset{H_3C}{\underset{\,}{C}}}\overset{OC-NH}{\underset{OC-N}{}}CO + HgCl_2 \longrightarrow \cdots + 2HCl$$

如对戊巴比妥的鉴别,方法为将 5 ml NaOH(1→125)试液与 300 mg 戊巴比妥振摇 2 min 后,滤过,取滤液 1 ml,加入 3 滴 $HgCl_2$ 试液后,生成白色沉淀,沉淀可溶于 6 mol/L $NH_3 \cdot H_2O$。

(四) 紫外吸收光谱特征

巴比妥类药物的紫外吸收光谱特征和它们的电离程度有关。图 6-1 显示了不同酸碱度介质条件下,巴比妥类的紫外吸收变化。在 0.05 mol/L H_2SO_4 溶液中,5,5-取代和 1,5,5-取代巴比妥类药物几乎无明显吸收;pH 增加为 10,这两类药物发生一级电离,于 240 nm 波长处产生最大吸收。碱性进一步增大,在 pH 13 的强碱性溶液中,5,5-取代巴比妥类药物发生二级电离,最大吸收峰位移至 255 nm 波长处,而 1,5,5-取代巴比妥类药物因不产生二级电离,其最大吸收峰仍在 240 nm 波长处。

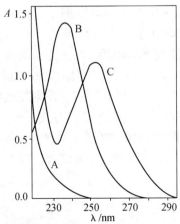

图 6-1 巴比妥类药物的紫外吸收光谱随溶液 pH 的变化(2.5 mg/100 ml)
A. H_2SO_4 溶液(0.05 mol/L,未电离);B. pH 9.9 缓冲溶液(一级电离);
C. NaOH 溶液(0.1 mol/L,pH=13,二级电离)

与上述两种巴比妥类药物不同,硫代巴比妥类药物在酸性或碱性溶液中均有较明显的紫外吸收(如图6-2)。酸性介质中,它有两个吸收峰,分别位于287 nm和238 nm处;溶液的pH增大为10,这两个吸收峰分别移至304 nm(大峰)和255 nm(小峰)处;pH 13的强碱性溶液中,硫代巴比妥类仅出现一个吸收峰(峰位304 nm),另一个吸收峰(峰位255 nm)消失。

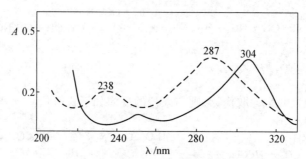

图6-2 硫代巴比妥类药物的紫外吸收与溶液pH的变化
---- HCl溶液(0.1 mol/L);—— NaOH溶液(0.1 mol/L)

根据巴比妥类药物在不同pH的溶液中紫外吸收光谱特征,可以鉴别该类药物或对一些药物进行含量测定。《美国药典》对戊巴比妥的鉴别是:以0.1 mol/L的NaOH水溶液为溶剂,配制含戊巴比妥16 μg/ml的供试品溶液和对照品溶液,于240 nm处测定,差异不得大于3.0%。显然,USP对戊巴比妥钠的鉴别是采用比较供试品和对照品谱图的一致性的方法。

(五)红外吸收光谱特征

巴比妥类药物的基本结构中均含有酰胺基团,它们的红外光谱因而出现相应的特征吸收峰。随取代基的不同,各种巴比妥类药物红外光谱又各具特色,因此可用于不同巴比妥药物的鉴别。《中国药典》(2010年版)对苯巴比妥及其钠盐、司可巴比妥钠、异戊巴比妥及其钠盐等均采用与标准红外图谱比较的方式鉴别。《美国药典》对所收载的巴比妥类药物几乎均采用红外光谱法鉴别。

例如,《美国药典》根据苯巴比妥等在不同溶剂中的溶解性差异,采用红外光谱法作为鉴别手段。方法为:取供试品约50 mg,溶于15 ml水中,加盐酸2 ml,振摇,用氯仿提取四次,每次25 ml;合并提取液,过滤脱水;取50 ml氯仿提取液,水浴上、空气流下蒸干;加入10 ml乙醚后,再蒸干;105℃干燥2 h;KBr压片测定红外光谱,应与对照品谱图一致。

由于红外光谱具有很好的专属性,《英国药典》对注射用硫喷妥钠的鉴别也采用先将其游离,氯仿提取、蒸干、干燥后,再用红外光谱法测定的方式。图6-3为《英国药典》收载的硫喷妥钠标准红外光谱。与《中国药典》(2010年版)不同,《英国药典》收载的药物红外光谱图仅仅记录了药物在2 000 cm^{-1}~400 cm^{-1}区间的红外吸收。因为这一区间的吸收是体现物质指纹性所在。

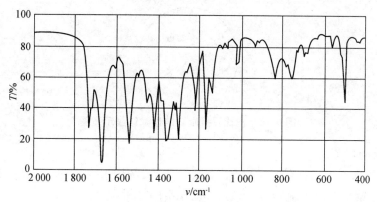

图 6-3　硫喷妥钠红外光谱图（KBr 压片）

（六）薄层色谱行为

巴比妥类药物的结构不同，其薄层色谱行为也各异，采用以下通用的薄层分离条件和步骤，可对巴比妥类药物进行鉴别。

方法：取巴比妥类药物约 50 μg，点于硅胶 GF_{254} 薄层板上，以氯仿-丙酮（4∶1）混合液作展开剂，展开后，薄层板用温热空气流进行干燥，然后喷洒 2% 的氯化汞乙醇溶液，继之再喷洒 2% 的 1,5-二苯卡巴腙的乙醇溶液，则在紫色的背景上可观察到巴比妥类药物的白色斑点。

《英国药典》、《欧洲药典》对异戊巴比妥、戊巴比妥、硫喷妥钠等均采用薄层色谱法鉴别，方法为与对照斑点对比比移值的一致性。

（七）显微结晶

大部分巴比妥类药物或本身存在特殊晶型，或与某种试剂反应产生的化合物有特征的晶形。观察这些晶型，可对巴比妥类进行鉴别。

1. **药物本身的晶形**

取 1 滴温热的 1% 巴比妥类药物的酸性水溶液，放置在载玻片上，显微镜下观察，可看到析出的固定形状的结晶。如供试药物为钠盐，则取它们 3~4 滴 5% 的水溶液于载玻片上，然后在液滴边缘上加 1 滴稀硫酸，显微镜下观察，即可发现不同巴比妥药物特殊结晶的出现。其中，巴比妥为长方形；苯巴比妥在开始时呈球形，然后变成花瓣状的结晶，如图 6-4。

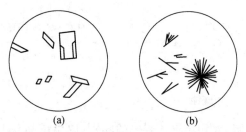

图 6-4　巴比妥与苯巴比妥的显微结晶示意图
（a）巴比妥结晶　（b）苯巴比妥结晶

2. **反应产物的晶形**

某些巴比妥药物与重金属离子反应后，生成具有特殊晶形的沉淀。例如，巴比妥可与硫酸铜-吡啶试液进行反应，生成具有十字形的紫色结晶（如图 6-5 所示）；苯巴比妥发生上述反应后，生成的是细小、不规则或看似菱形的浅紫色结晶；其他巴比妥类药物不能形成结晶。

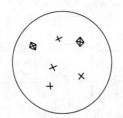

图 6-5 巴比妥铜吡啶的显微结晶示意图

(八) 衍生物制备法

巴比妥类药物可生成具有不同熔点的特殊衍生物,利用这一特点,可对它们进行鉴别。如《日本药局方》(第十五改正版)对巴比妥、苯巴比妥的分析。

以苯巴比妥为例说明:将供试品 0.4 g 与 0.1 g 无水 Na_2CO_3、4 ml 水混合,振摇,加入含 0.3 g 的对硝基氯苄的 95% 乙醇溶液 7 ml,水浴上回流 30 min,放置 1 h 后,滤过,所得结晶用 7 ml NaOH 试液洗涤后,再用少量的水洗涤,最后在 95% 乙醇-氯仿(1:1)中重结晶,将结晶在 105℃干燥 30 min,测定熔点,应为 181~185℃。

(九) 取代基的反应

1. 苯环取代基的反应

《中国药典》(2005 年版)采用以下两种反应鉴别苯巴比妥。

(1) 与亚硝酸钠-硫酸的反应

方法:取供试品约 10 mg,加硫酸 2 滴与亚硝酸钠约 5 mg,混合,即显橙黄色产物,随即转橙红色。

(2) 与甲醛-硫酸的反应

方法:取供试品约 50 mg,置试管中,加甲醛试液 1 ml,加热煮沸,冷却,沿管壁缓缓加硫酸 0.5 ml,使成两液层,置水浴中加热,接界面显玫瑰红色。

这两个反应可用于区别苯巴比妥和其他不含苯环的巴比妥类药物。

2. 烯丙基的反应

司可巴比妥钠结构中含烯丙基,可与碘试液发生加成反应,使碘试液的棕黄色在几分钟之内消失。

(司可巴比妥钠)

《中国药典》(2010 年版)对司可巴比妥钠的鉴别:取供试品 0.1 g,加水 10 ml 溶解后,加碘试液 2 ml,所显棕黄色在 5 min 内消失。

3. 硫元素的反应

硫喷妥钠分子结构中含有硫元素,可在氢氧化钠试液中与铅离子反应,生成白色沉淀;加热后,沉淀转变为黑色硫化铅。

$$2\ \underset{\underset{CH_3}{|}}{\underset{CH_3(CH_2)_2HC}{}}\overset{\overset{H_5C_2}{|}}{C}\underset{OC-N}{\overset{OC-NH}{<}}CO-SNa + Pb^{2+} \longrightarrow \left[\underset{\underset{CH_3}{|}}{\underset{CH_3(CH_2)_2HC}{}}\overset{\overset{H_5C_2}{|}}{C}\underset{OC-N}{\overset{OC-NH}{<}}CO-S\right]_2 Pb\downarrow \xrightarrow{\triangle} PbS\downarrow$$

（硫喷妥钠）

此鉴别试验可用于硫代巴比妥类与巴比妥类药物的区别。《中国药典》(2010 年版)、《美国药典》和《日本药局方》均采用该方法作为硫喷妥钠鉴别项目之一。

（十）钠盐的反应

巴比妥类药物多制成钠盐，故可采用钠盐鉴别反应对相关药物进行鉴别。

1. 鉴别试验一：取铂丝，用盐酸湿润后，蘸取供试品，在无色火焰中燃烧，火焰即显鲜黄色。

试验原理：钠的火焰光谱在可见光区，有 589.0 nm、589.6 nm 主要谱线，故其燃烧火焰显黄色。本焰色反应极为灵敏（最低检出限量为 0.1 ng 钠离子）。因此，对所用仪器和试剂要求必须很严格。在检测前应将铂丝烧红，趁热浸入盐酸中，如此反复数次，直至火焰不显黄色后，再蘸取供试品进行测定。只有当强烈的黄色火焰持续数秒不退，才能确认为钠盐。

2. 鉴别试验二：取供试品的中性溶液，加醋酸氧铀锌试液，即生成黄色沉淀。

试验原理可用以下反应式说明：

$$Na^+ + Zn^{2+} + 3UO_2^{2+} + 9CH_3COO^- + 9H_2O \longrightarrow NaCH_3COO \cdot Zn(CH_3COO)_2 \cdot 3UO_2(CH_3COO)_2 \cdot 9H_2O\downarrow$$
（黄色）

本试验中，供试品溶液应为中性；有些有机酸盐（如水杨酸钠）遇醋酸氧铀锌试液能生成有色配位化合物，故在试验前应对供试品进行预处理。其处理方法是，在供试液中加入稀盐酸，过滤，取滤液蒸干，加水溶解后，再供试验用；试验中，醋酸氧铀锌试液要加过量；必要时，还需用玻璃棒摩擦试管壁，以促进黄色沉淀的析出。

《中国药典》(2010 年版)对所收载的苯巴比妥钠仅采用上述鉴别试验一。

第二节 特殊杂质的检查

以苯巴比妥为例说明特殊杂质的来源和检查方法。苯巴比妥的合成工艺如下：

$$\text{Ph-}CH_2CONH_2 \xrightarrow[C_2H_5OH,\ H_2SO_4]{[水解],[酯化]} \text{Ph-}CH_2COOC_2H_5 \xrightarrow[C_2H_5ONa]{[缩合]\ O=C(OC_2H_5)_2}$$

$$\underset{(\text{I})}{\text{Ph-}\underset{COOC_2H_5}{\overset{COOC_2H_5}{C}}=C-ONa} \xrightarrow[HCl]{[酸化],[消除]} \underset{(\text{II})}{\text{Ph-}\underset{COOC_2H_5}{\overset{COOC_2H_5}{CH}}} \xrightarrow[C_2H_5Br]{[乙基化]}$$

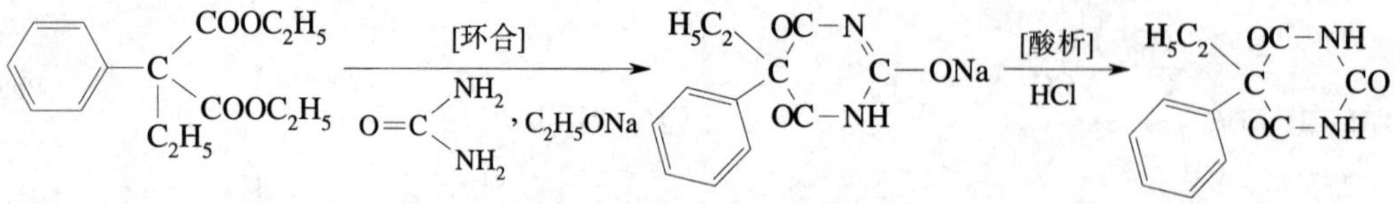

其中,中间体(Ⅰ)和(Ⅱ)的存在易带来副反应。《中国药典》(2010年版)在苯巴比妥质量标准中设立了"酸度"、"乙醇溶液的澄清度"和"中性或碱性物质"检查项,以限制相关杂质的含量。

1. 酸度

当中间体(Ⅱ)的乙基化反应进行不完全时,会与尿素缩合生成苯丙二酰脲。该分子酸性较苯巴比妥强,能使甲基橙指示剂显红色。规定:在一定量苯巴比妥供试品水溶液中加甲基橙指示剂,不得显红色,即可控制供试品中酸性物质的量。

2. 乙醇溶液的澄清度

苯巴比妥酸杂质在乙醇溶液中溶解度小,而主成分苯巴比妥溶解程度大,据此可以对苯巴比妥酸杂质进行限量检查。

方法:取供试品 1.0 g,加乙醇 5 ml,加热回流 3 min,溶液应澄清。

3. 中性或碱性物质

这类杂质主要是中间体(Ⅰ)的副产物 2-苯基丁酰胺、2-苯基丁酰脲或分解产物。这些物质不溶于氢氧化钠试液而溶于醚,利用这一特性,将它们从主成分中分离、提取出来,再称重以确定是否超过规定的限量。

方法:取供试品 1.0 g,置分液漏斗中,加氢氧化钠试液 10 ml 溶解后,加水 5 ml 与乙醚 25 ml,振摇 1 min,分取醚层,用水振摇洗涤 3 次,每次 5 ml,取醚液经干燥滤纸滤过,滤液置 105℃恒重的蒸发皿中,蒸干,在 105℃干燥 1 h,遗留的残渣不得超过 3 mg。

司可巴比妥钠的质量标准中也设有"中性或碱性物质"检查项,方法同苯巴比妥。

第三节 含量测定

根据巴比妥类药物不同的结构特点,可以采用银量法、溴量法、提取重量法、非水酸量法、紫外分光光度法及 HPLC 法来测定该类药物的含量。

一、银量法

以《中国药典》(2010年版)对苯巴比妥的含量测定为例。

测定方法:取供试品约 0.2 g,精密称定,加甲醇 40 ml 使溶解,再加新制的 3% 无水碳酸钠溶液 15 ml,用硝酸银滴定液(0.1 mol/L)滴定,电位法指示终点。每 1 ml 硝酸银滴定液(0.1 mol/L)相当于 23.22 mg 的 $C_{12}H_{12}N_2O_3$。

滴定反应的原理与"丙二酰脲类鉴别反应"中的银盐反应相同。理论上可以利用滴定过程中先生成可溶性的一银盐,化学计量点稍过,过量的银离子与巴比妥类形成难溶的二银盐浑浊来指示终点的到达。本法操作简便,专属性强,巴比妥类药物的分解产物或其他一些可能存在的杂质不与硝酸银反应。但本法受到温度影响较大,实际操作时,近终点反应较慢,难以准确判断浑浊的出现;同时二银盐沉淀具有一定的溶解度,沉淀的乳光要在化学计量点以后才出现,因此测定结果偏高。采用电位法可以消除这一缺陷。同时用甲醇作为溶剂可以克服滴定过程中温度变化的影响。

《中国药典》(2010年版)对苯巴比妥钠、注射用苯巴比妥钠的含量测定均采用银量法。

二、提取重量法

《美国药典》利用巴比妥钠盐易溶于水,而巴比妥本身水溶性差的特点,测定异戊巴比妥钠的含量。

方法:准确称量异戊巴比妥钠 500 mg 于一含水 15 ml 的分液漏斗中,加入 2 ml 盐酸,振摇,连续用 25 ml 氯仿完全提取游离异戊巴比妥,合并氯仿溶液,空气流下蒸去溶剂;105℃烘干 30 min,称重,所得重量乘以 1.097,即得异戊巴比妥钠的含量。

1.097 是将异戊巴比妥的量转换为异戊巴比妥钠的量的转换系数,它等于异戊巴比妥钠的摩尔质量除以异戊巴比妥的摩尔质量。

三、溴量法

司可巴比妥钠分子结构中含有丙烯基取代基,它的双键可与溴定量地发生加成反应,《中国药典》(2010年版)据此对司可巴比妥钠原料药及其胶囊进行含量测定。

测定方法:取供试品约 0.1 g,精密称定,置 250 ml 碘瓶中,加水 10 ml,振摇使溶解,精密加溴滴定液(0.1 mol/L)25 ml,再加盐酸 5 ml,立即密塞并振摇 1 min,在暗处放置 15 min 后,注意微开瓶塞,加碘化钾试液 10 ml,立即密塞,摇匀后,用硫代硫酸钠滴定液(0.1 mol/L)滴定,至近终点时,加淀粉指示液,继续滴定至蓝色消失,并将滴定结果用空白试验校正。每 1 ml 溴滴定液(0.1 mol/L)相当于 13.01 mg $C_{12}H_{17}N_2NaO_3$。

滴定反应式为

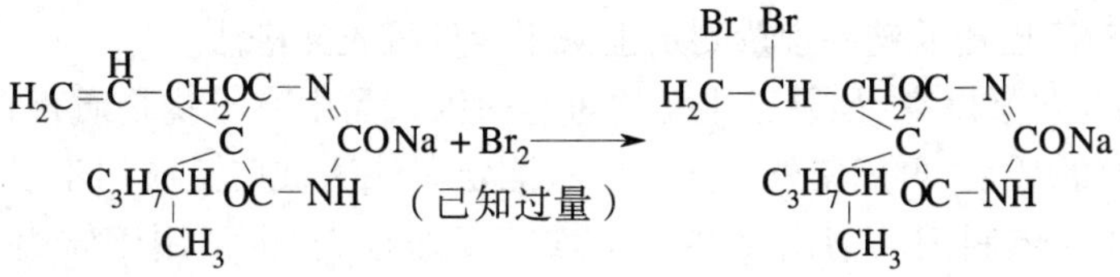

(司可巴比妥钠)

$$Br_2(剩余) + 2KI \longrightarrow 2KBr + I_2$$

$$I_2 + 2Na_2S_2O_3 \longrightarrow 2NaI + Na_2S_4O_6$$

本法反应专属性强,针对结构中的双键特征,可与其他巴比妥类药物区别,不受干扰,操作简便。

四、非水酸量法

基于巴比妥类药物的弱酸性,可在非水溶液中以标准碱液对其直接滴定,终点明显,可以得到较为满意的结果。最常用的有机溶剂为二甲基甲酰胺,其次有甲醇、氯仿、苯、吡啶、甲醇-苯(15∶85)、乙醇-氯仿(1∶10)、丙酮、无水乙醇等。常用的滴定剂为甲醇钠的甲醇-苯溶液,也有的用氢氧化钾(或钠)的甲醇(或乙醇)溶液、氢氧化四丁基铵的氯苯溶液等。常用的指示剂为麝香草酚蓝,也有用玻璃-甘汞电极指示终点的方法。

例如《美国药典》对司可巴比妥的含量测定为：取本品约 450 mg，精密称定，加二甲基甲酰胺 60 ml 使溶解。加麝香草酚蓝指示液 4 滴，在隔绝二氧化碳的情况下用电磁搅拌，以 0.1 mol/L 甲醇钠液滴定，并将滴定的结果用空白试验校正。每 1 ml 的甲醇钠(0.1 mol/L)与 23.83 mg 的 $C_{12}H_{18}N_2O_3$ 相当。

非水酸量法可用于大部分巴比妥类药物及其制剂的分析。用于制剂时，可先用有机溶剂提取，然后按上法进行测定。片剂中如含有硬脂酸镁时，对本法有干扰。

五、紫外分光光度法

硫代巴比妥类药物在酸性或碱性溶液中均有紫外吸收。硫喷妥在酸性介质中的吸收峰分别位于 287 nm 和 238 nm；在 pH 10 的碱性条件下，吸收峰移至 304 nm 和 255 nm(小峰)；强碱性溶液中，255 nm 峰消失，仅剩下 304 nm 处一个吸收峰。《中国药典》(2010 年版)以硫喷妥为对照品，采用紫外分光光度法测定注射用硫喷妥钠的含量。

测定方法：取装量差异项下的内容物，混合均匀，精密称取适量(约相当于硫喷妥钠 0.25 g)，置 500 ml 量瓶中，加水稀释至刻度，摇匀，量取此溶液用 0.4% 氢氧化钠液定量稀释制成每 1 ml 中约含 5 μg 的溶液；另取硫喷妥对照品，精密称定，加 0.4% 氢氧化钠溶液溶解并定量稀释制成每 1 ml 中约含 5 μg 的溶液。在 304 nm 的波长处分别测定吸光度，根据每支的平均装量计算。每 1 mg 的硫喷妥相当于 1.091 mg 的 $C_{11}H_{17}N_2NaO_2S$。

结果计算：

$$取样量中硫喷妥钠质量(mg) = 50 \times 1.091 \times (A_x/A_R) \times c_R$$

式中，c_R 为硫喷妥对照品溶液的浓度(μg/ml)；A_x 为供试品溶液的吸光度；A_R 为对照品溶液的吸光度；1.091 为硫喷妥钠与硫喷妥的相对分子质量比值；50 来于 $500 \times 100 \times 10^{-3}$，其中 500 为供试品溶液体积(ml)，100 为测定溶液的稀释倍数，10^{-3} 是将 μg 换算成 mg。

《美国药典》对丁巴比妥钠的含量测定也采用紫外吸收光谱法。

本法专属性强、灵敏度高，如果巴比妥类药物的供试品中有干扰物质存在，可采取提取分离的方法除去干扰物质后，再用紫外分光光度法测定。该法被广泛应用于巴比妥类药物及其制剂的测定，以及固体制剂的溶出度和含量均匀度的检查，也常用于体内巴比妥类药物的检测。

六、HPLC 法

《美国药典》对苯巴比妥含量测定采用高效液相色谱法。所用流动相：甲醇-醋酸盐缓冲液(pH 4.5)(2:3)，流速：2 ml/min；色谱柱：C_{18} 柱[250 mm×4.0 mm(i.d.)]；内标：咖啡因；检测波长：254 nm。

系统适用性：苯巴比妥与内标咖啡因分离度应大于 1.2；两物质拖尾因子不得大于 2.0；重复进样相对标准偏差小于 2.0%。

HPLC 法多用于制剂及体液中巴比妥类药物的含量测定。目前，临床上为了提高巴比妥类药物的疗效，减少毒副反应，为超剂量中毒诊断治疗提供依据，需要进行血药浓度检测，而 HPLC 是最常用的监测方法之一。

例如，苯巴比妥、苯妥英和卡马西平均为临床上常用的抗癫痫药物，其血药浓度与疗效和毒副反应密切相关。为提高疗效，临床上常将这三种药物同时联合使用，为了减少毒副作用与个体差异,同时为超剂量中毒诊断、治疗与及时调整给药方案提供科学依据,临床上必须要对其进行血药浓度监测。其 HPLC 色谱条件如下:色谱柱为 Lichrosorb C_{18}(250 mm×4 mm,10 μm);流动相为甲醇-10 mmol/L 磷酸二氢钾(58∶42);检测波长 210 nm;流速 1 ml/min。结果如图 6-6 所示。

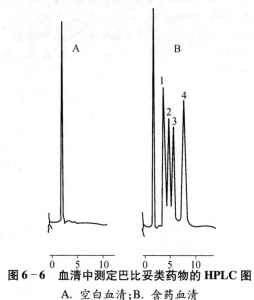

图 6-6　血清中测定巴比妥类药物的 HPLC 图
A. 空白血清;B. 含药血清
1. 苯妥英;2. 非那西丁;3. 苯巴比妥;4. 卡马西平

本 章 小 结

巴比妥类药物多为巴比妥酸的 5,5-取代物,少数为硫取代物。不同的取代基,构成各种不同的巴比妥类药物。

巴比妥类药物的分析方法,主要基于其基本结构(丙二酰脲)的性质决定的。丙二酰脲结构中具有酰亚胺基团,与碱液共沸即水解而产生氨气。利用这种性质,可进行巴比妥类药物的鉴别。丙二酰脲结构中的亚胺基上的氢,受相邻两个羰基的影响很活泼,能使酰亚胺基互变异构成烯醇式结构而显酸性,在一定的碱性溶液中电离为具有紫外吸收性质的结构;并能被重金属离子置换生成有色或不溶性物质。利用这些性质可对巴比妥类药物进行鉴别,并用非水酸量法、银量法、提取重量法和紫外分光光度法等进行含量测定。

巴比妥类药物的分析方法也有基于其 5 位特殊结构取代基性质。例如含有不饱和键取代基的药物,可利用与溴的加成反应进行鉴别和含量测定。有苯环取代基的药物可利用亚硝酸钠-硫酸反应和甲醛-硫酸反应进行鉴别。

此外,根据药物分子的性质和杂质存在情况,也可采用红外光谱法、色谱法、显微结晶法等进行分析。

思 考 题

1. 试述巴比妥类药物的结构特点。
2. 如何区别巴比妥、苯巴比妥、司可巴比妥、异戊巴比妥和硫喷妥钠?
3. 苯巴比妥类中有哪些特殊杂质? 如何检查?
4. 巴比妥类药物在吡啶溶液中与铜离子作用,生成绿色配位化合物的是 ( )
   A. 苯巴比妥　　B. 戊巴比妥　　C. 司可巴比妥　　D. 硫喷妥钠　　E. 异戊巴比妥
5. 根据以下内容,完成配伍选择。
   A. 苯巴比妥　　B. 硫喷妥钠　　C. 司可巴比妥　　D. 戊巴比妥　　E. 巴比妥

   (1) 可生成十字形紫色结晶的是 ( )
   (2) 在碱性溶液中与 Pb^{2+} 反应,加热后有黑色沉淀的是 ( )
   (3) 与甲醛-硫酸反应生成玫瑰色环的是 ( )
   (4) 加碘试液,可使碘试液退色的是 ( )

(宋沁馨)

第七章 芳酸类药物的分析

芳酸类药物包括水杨酸及其酯类、苯甲酸及其酯类,以及其他一些含有芳环的羧酸及其酯类药物。

水杨及其酯类药物的典型代表有阿司匹林和对氨基水杨酸钠;苯甲酸及其酯类的典型药物如苯甲酸钠和丙磺舒;其他一些含有芳环的羧酸及其酯类药物如氯贝丁酯与布洛芬等。

本章以上述典型药物的分析为例,介绍芳酸类药物质量控制的方法与特点。

第一节 阿司匹林及其制剂的分析

一、阿司匹林

阿司匹林是临床常用的解热镇痛药,为水杨酸与醋酸所成的酯。其在水中微溶,在乙醇中易溶,遇湿气即缓缓水解。阿司匹林结构中有羧基,具有酸性,可采用酸碱滴定法测定含量。

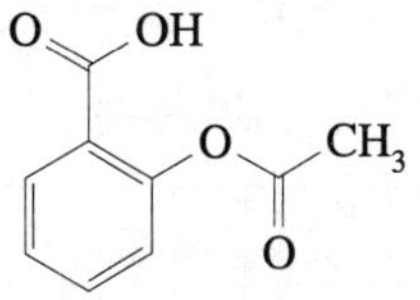

阿司匹林

(一) 鉴别

阿司匹林属水杨酸类药物。水杨酸类药物包括水杨酸酯类、盐类,或另有取代的水杨酸类,该类药物可采用药典附录"一般鉴别试验"项下水杨酸盐的反应鉴别。

1. 与三氯化铁试液反应

阿司匹林结构中的酯键受热水解为水杨酸,水杨酸具酚性羟基,在中性或弱酸性(pH 为 4~6)条件下,与三氯化铁试液反应,生成紫堇色配合物。

方法:取供试品 0.1 g,加水 10 ml,煮沸,放冷,加三氯化铁试液 1 滴,即显紫堇色。

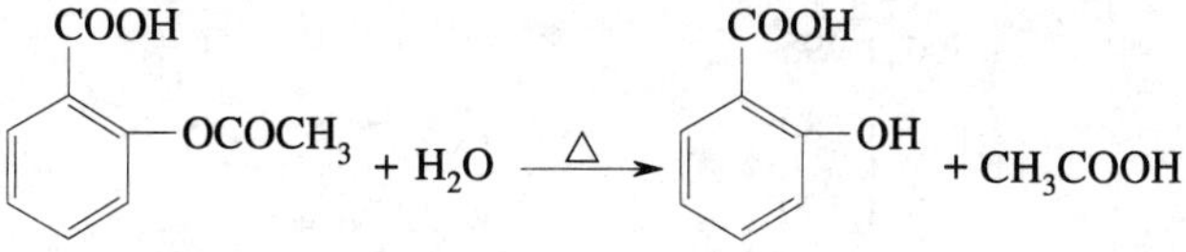

阿司匹林 + H_2O $\xrightarrow{\triangle}$ 水杨酸 + CH_3COOH

$$\underset{6}{\underset{}{\text{COOH}}}\!}$$

6 (C₆H₄)(COOH)(OH) + 4FeCl₃ $\xrightarrow{\Delta}$ [(C₆H₄)(COO)(O)]₂Fe·Fe + 12HCl

2. 水解反应

阿司匹林结构中的酯键与碳酸钠试液加热水解，生成水杨酸钠及醋酸钠，加过量稀硫酸酸化后，水杨酸白色沉淀析出，并产生醋酸的臭气。

方法：取供试品 0.5 g，加碳酸钠试液 10 ml，煮沸 2 min，放冷，加过量的稀硫酸，即析出白色沉淀，并发生醋酸的臭气。

C₆H₄(COOH)(OCOCH₃) + Na₂CO₃ $\xrightarrow{\Delta}$ C₆H₄(COONa)(OH) + CH₃COONa + CO₂↑

2 C₆H₄(COONa)(OH) + H₂SO₄ ⟶ 2 C₆H₄(COOH)(OH)↓ + Na₂SO₄

2CH₃COONa + H₂SO₄ ⟶ 2CH₃COOH + Na₂SO₄

3. 红外吸收光谱

红外吸收光谱由于其具有较强的专属性，被多国药典用作药物的鉴别，《美国药典》一般采用标准品对照法，而《中国药典》则采用标准图谱对照法，即待测药物的红外吸收光谱应与标准图谱一致。《中国药典》阿司匹林鉴别亦采用了红外吸收光谱。阿司匹林红外图谱及主要特征峰归属如下：

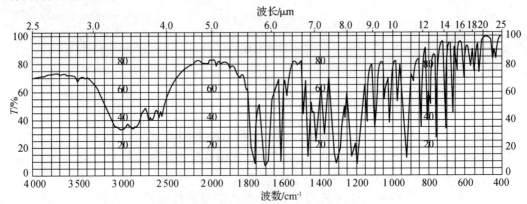

图 7-1 阿司匹林红外吸收图谱

波数(cm⁻¹)	归属
3 300 ~ 2 300	ν_{O-H}（羟基）
1 760, 1 695	$\nu_{C=O}$（羰基）
1 610, 1 580	ν_{Ar}
1 310, 1 190	ν_{C-O}（酯基）
750	δ_{C-H}（邻位取代苯环）

(二) 检查

阿司匹林的检查除包括炽灼残渣、重金属和干燥失重等一般检查项目外,还包括溶液澄清度、游离水杨酸、易炭化物及有关物质等检查项目。

1. 有关物质

有关物质包括阿司匹林制备工艺(如下式所示)中可能含有未完全反应的原料、中间体及副产物,在贮藏过程中还可能产生水解产物等。

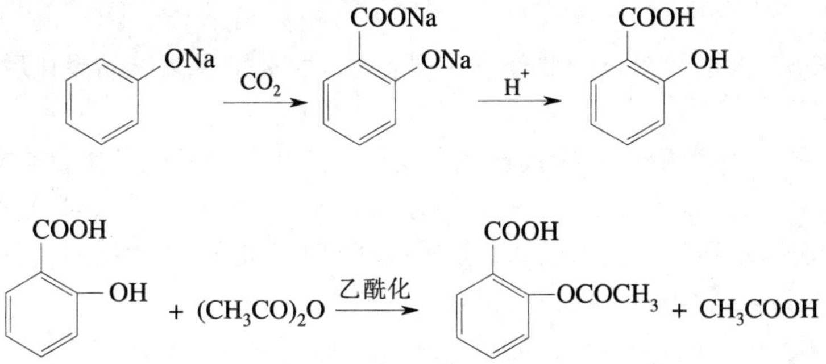

《中国药典》(2010 版)采用高效液相色谱法测定阿司匹林中的有关物质。方法如下:用十八烷基硅烷键合硅胶为固定相,以乙腈-四氢呋喃-冰醋酸-水(20∶5∶5∶70)为流动相 A,乙腈为流动相 B,按如下所示进行线性梯度洗脱;检测波长为 276 nm。阿司匹林峰的保留时间约为 8 min,理论板数按阿司匹林峰计算不低于 5 000,阿司匹林峰与水杨酸峰分离度应符合要求。

时间(min)	流动相 A(%)	流动相 B(%)
0.0	100	0
60.0	20	80

测定法 取本品约 0.1 g,精密称定,置 10 ml 量瓶中,加 1%冰醋酸甲醇溶液适量,振摇使溶解,并稀释至刻度,摇匀,即得供试品溶液;精密量取供试品溶液 1 ml,置 200 ml 量瓶中,用 1%冰醋酸甲醇溶液稀释至刻度,摇匀,即得对照溶液;精密量取对照溶液 1 ml,置 10 ml 量瓶中,用 1%冰醋酸甲醇溶液稀释至刻度,摇匀,即得灵敏度试验溶液。分别精密量取供试品溶液、对照溶液、灵敏度试验溶液及水杨酸检查项下的水杨酸对照品溶液各 10 μl,注入液相色谱仪,记录色谱图。供试品溶液色谱图中如显杂质峰,除小于灵敏度试验溶液中阿司匹林主峰面积的单个杂质峰、溶剂峰及水杨酸峰不计外,其余各杂质峰面积的和不得大于对照溶液主峰峰面积(0.5%)。

2. 游离水杨酸

阿司匹林生产过程中乙酰化不完全或贮藏过程中水解均产生水杨酸,且易被空气氧化成一系列红棕甚至深棕色醌型有色物质,使阿司匹林成品变色,因此须加以控制。

《中国药典》(2010 版)采用高效液相色谱法测定游离水杨酸。方法如下:用十八烷基硅烷键合硅胶为固定相;以乙腈-四氢呋喃-冰醋酸-水(20∶5∶5∶70)为流动相;检测波长为 303 nm。理论板数按水杨酸峰计算不低于 5 000,阿司匹林主峰与水杨酸主峰分离度应符合要求。

供试品溶液的制备 取本品约 100 mg,精密称定,置 10 ml 量瓶中,加 1%冰醋酸甲醇溶液适量,振摇使溶解,并稀释至刻度,摇匀,即得(临用前新配)。

对照品溶液的制备　取水杨酸对照品约 10 mg,精密称定,置 100 ml 量瓶中,加 1% 冰醋酸甲醇溶液适量使溶解,并稀释至刻度,摇匀;精密量取 5 ml,置 50 ml 量瓶中,用 1% 冰醋酸甲醇溶液稀释至刻度,摇匀,即得。

测定法　立即精密量取供试品溶液、对照品溶液各 10 μl,分别注入液相色谱仪,记录色谱图。供试品溶液色谱图中如显水杨酸色谱峰,按外标法以峰面积计算供试品中水杨酸含量,含水杨酸不得过 0.1%。

3. 易炭化物

此项检查能被硫酸炭化呈色的低分子有机杂质。取规定量供试品炭化后如显色,与对照液比较,不得更深。

取内径一致的比色管两支:甲管加比色用氯化钴液 0.25 ml、比色用重铬酸钾液 0.25 ml、比色用硫酸铜液 0.4 ml,加水使成 5 ml 作为对照;乙管中加硫酸[含 H_2SO_4 94.5% ~ 95.5% (g/g)] 5 ml 后,分次缓缓加入供试品 0.5 g,振摇使溶解。静置 15 min 后,将甲乙两管同置白色背景前,平视观察,乙管中所显颜色不得较甲管更深。

（三）含量测定

阿司匹林结构中含羧基,具有酸性,《中国药典》(2010 年版)采用酸碱滴定法测定阿司匹林含量。

1. 方法

取本品约 0.4 g,精密称定,加中性乙醇(对酚酞指示液显中性)20 ml 溶解后加酚酞指示液 3 滴,用氢氧化钠滴定液(0.1 mol/L)滴定。每 1 ml 的氢氧化钠滴定液(0.1 mol/L)相当于 18.02 mg 的 $C_9H_8O_4$。

$$\text{COOH} \underset{}{\bigcirc}\text{—OCOCH}_3 + \text{NaOH} \longrightarrow \text{COONa} \underset{}{\bigcirc}\text{—OCOCH}_3 + H_2O$$

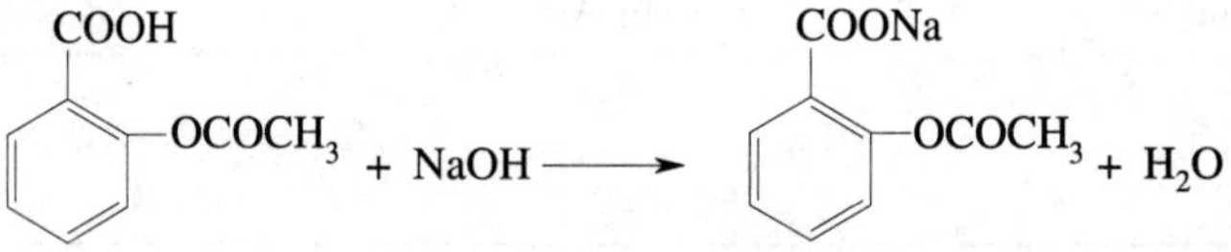

2. 讨论

为了防止阿司匹林水解,致使测定结果偏高,故不用水为溶剂,而用中性乙醇溶液溶解样品进行滴定。阿司匹林是弱酸,用强碱滴定时,化学计量点偏碱性,故指示剂选用在碱性区变色的酚酞。滴定时应在不断振摇下稍快地进行,以防止局部碱度过大而促使其水解。

1 mol 的阿司匹林消耗 1 mol 的氢氧化钠,阿司匹林的相对分子质量为 180.16,所以 1 ml 氢氧化钠滴定液(0.1 mol/L)相当于 18.02 mg 的 $C_9H_8O_4$。

$$\text{滴定度 } T = \frac{cM}{n} = \frac{0.1 \times 180.2}{1} = 18.02$$

式中,c 为滴定剂的浓度(mol/L);M 为待测物的相对分子质量;n 为滴定剂与待测物反应系数比,n = 滴定剂的反应系数/待测物的反应系数。

$$\text{含量}(\%) = \frac{T \times V \times f \times 10^{-3}}{W} \times 100\%$$

式中,T 为滴定度;V 为消耗滴定液体积(ml);W 为供试品量(g);f 为浓度校正系数($f = N'/N$,N' 为实际滴定液浓度,N 为标准滴定液浓度)。

二、阿司匹林片剂

《中国药典》收载的阿司匹林制剂包括片剂、肠溶片和泡腾片。片剂需检查溶出度,肠溶片与肠溶胶囊需检查释放度。由于阿司匹林在制剂生产中可能水解产生水杨酸,故上述制剂均须检查水杨酸。片剂中水杨酸的限量为0.3%,肠溶片为1.5%,泡腾片中水杨酸的限量则为3.0%。

（一）游离水杨酸

片剂中游离水杨酸采用高效液相色谱法测定,色谱条件与原料药中水杨酸测定条件相同。供试品溶液的制备需取片粉适量,用1%冰醋酸的甲醇溶液振摇溶解并稀释,经有机相滤膜（孔径:0.45 μm）滤过进行分析。方法如下:

色谱条件与系统适用性试验　用十八烷基硅烷键合硅胶为固定相,以乙腈-四氢呋喃-冰醋酸-水（20:5:5:70）为流动相;检测波长为303 nm。理论板数按水杨酸峰计算不低于3 000,阿司匹林峰与水杨酸峰分离度应符合要求。

测定法　精密称取本品细粉适量（约相当于阿司匹林0.5 g）,置100 ml量瓶中,用1%冰醋酸的甲醇溶液振摇溶解,并稀释至刻度,摇匀,用有机相滤膜（孔径:0.45 μm）滤过,立即精密量取续滤液10 μl,注入液相色谱仪,记录色谱图;另取水杨酸对照品约15 mg,精密称定,置50 ml量瓶中,用1%冰醋酸的甲醇溶液溶解,并稀释至刻度,摇匀;精密量取5 ml,置100 ml量瓶中,用1%冰醋酸的甲醇溶液稀释至刻度,摇匀,同法测定。按外标法以峰面积计算,含游离水杨酸不得过阿司匹林标示量的0.3%。

（二）溶出度

《中国药典》(2010版)采用高效液相色谱法测定片剂溶出度,所涉及阿司匹林片剂的规格有每片50 mg、0.3 g、0.5 g。溶出度测定方法为:

取稀盐酸24 ml加水至1 000 ml,制得盐酸溶液。取本品,以盐酸溶液500 ml（50 mg规格）或1 000 ml（0.3 g、0.5 g规格）为溶出介质,转速为每分钟100转,依法操作,经30分钟时,取溶液10 ml滤过,取续滤液作为供试品溶液。另取阿司匹林对照品,精密称定,加1%冰醋酸的甲醇溶液溶解并稀释制成每1 ml中含0.08 mg（50 mg规格）、0.24 mg（0.3 g规格）或0.4 mg（0.5 g规格）的溶液,作为阿司匹林对照品溶液;取水杨酸对照品,精密称定,加1%冰醋酸的甲醇溶液溶解并稀释制成每1 ml中含0.01 mg（50 mg规格）、0.03 mg（0.3 g规格）或0.05 mg（0.5 g规格）的溶液,作为水杨酸对照品溶液。照含量测定项下的色谱条件,精密量取供试品溶液、阿司匹林对照品溶液与水杨酸对照品溶液各10 μl,分别注入液相色谱仪,记录色谱图。按外标法以峰面积分别计算每片中阿司匹林与水杨酸含量,将水杨酸含量乘以1.304后,与阿司匹林含量相加即得每片溶出量,应符合≥标示量80%的限度要求（阿司匹林相对分子质量为180.16,水杨酸相对分子质量为138.12,校正因子为1.304）。

讨论:

上式中系数1.304是阿司匹林的相对分子质量与水杨酸相对分子质量之比（180.16/138.12）,即将所测得的水杨酸的量折算为阿司匹林的量。

片剂的溶出度系指药物在规定溶剂中从片剂或胶囊剂等固体制剂溶出的速度和程度。测定时将供试制剂置于溶出仪的吊篮（或烧杯）中,在（37±0.5）℃恒温下,在规定的转速、介质中依法检查,在规定的时间内测定其溶出的量。

溶解度小于0.1%~1%的药物,在体内吸收一般均受溶解速度的影响,因而目前片剂溶出度的测定主要用于一些难溶性的药物,它是观察生物利用度的一种简易的体外试验法。溶出度试验不一定和体内的生物利用度结果都有相关性,但对控制处方和生产过程中的各因素的变化是一种有效的方法,同时,它与药物在体内药效的真实情况仍有一定的平行关系。

（三）含量测定

1. 两步滴定法

阿司匹林片和阿司匹林肠溶片中除了加入少量酒石酸或枸橼酸稳定剂外，制剂工艺过程中也可能有水解产物（水杨酸、醋酸）产生，因此不能采用直接滴定法，而采用先中和与供试品共存的酸，再将阿司匹林在碱性条件下水解后测定，由于测定分两步进行，故称为两步滴定法，《中国药典》（2005年版）曾采用两步滴定法测定片剂含量。

（1）中和

方法：取本品10片，精密称定，研细，精密称取适量（约相当于阿司匹林0.3 g），置锥形瓶中，加入中性乙醇（对酚酞指示液显中性）20 ml，振摇使阿司匹林溶解，加酚酞指示液3滴，滴加氢氧化钠滴定液（0.1 mol/L）至溶液显粉红色。

在此过程中，中和了与阿司匹林共存的游离酸，阿司匹林也同时成为钠盐，如下列反应式所示：

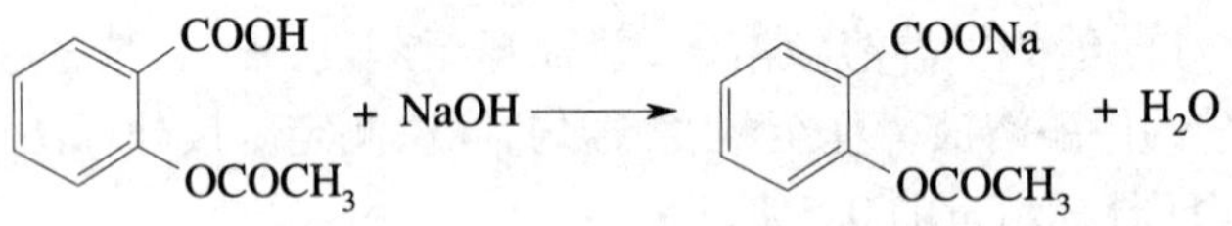

（结构式：水杨酸乙酯结构 —COOH，—OCOCH$_3$ + NaOH → —COONa，—OCOCH$_3$ + H$_2$O）

（2）水解与测定

于上述溶液中，再精密加氢氧化钠滴定液（0.1 mol/L）40 ml，置水浴上加热15 min并时时振摇，迅速放冷到室温，用硫酸滴定液（0.05 mol/L）滴定，并将滴定的结果用空白试验校正。每1 ml的氢氧化钠滴定液（0.1 mol/L）相当于18.02 mg的$C_9H_8O_4$。

在此过程中，阿司匹林中酯结构水解而消耗碱，而共存酸不干扰测定，供试品中阿司匹林的含量，由水解时消耗的碱量计算。如下反应式所示：

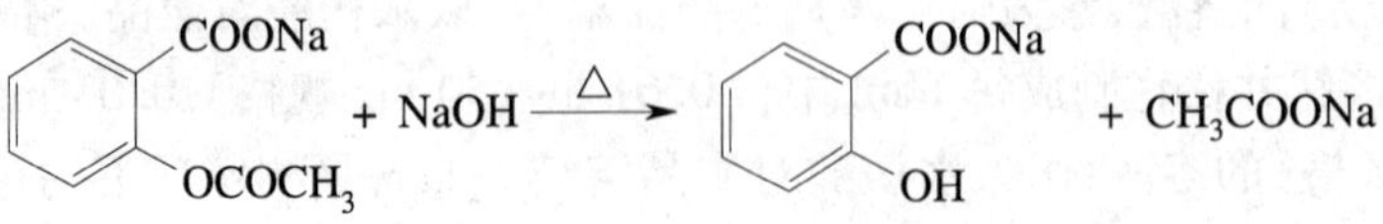

（结构式：—COONa，—OCOCH$_3$ + NaOH $\xrightarrow{\Delta}$ —COONa，—OH + CH$_3$COONa）

$$2NaOH + H_2SO_4 \longrightarrow Na_2SO_4 + 2H_2O$$

（3）讨论

该滴定为剩余滴定法，从空白溶液所消耗碱的量中，减去供试液消耗碱的量，即为阿司匹林中酯结构水解而消耗碱的量，由于氢氧化钠1 mol与硫酸0.5 mol、阿司匹林1 mol相当，故1 ml氢氧化钠滴定液（0.1 mol/L）或1 ml硫酸滴定液（0.05 mol/L）相当于阿司匹林的量为：

$$滴定度 \quad T = \frac{1}{1} \times 0.1 \times 180.2 = 18.02$$

若空白试验消耗硫酸体积为V_0(ml)；若供试品消耗硫酸体积为V(ml)，W为供试品称取量(g)，f为浓度校正系数，因供试品为片剂，故含量测定结果以标示量百分含量表示，如下式所示：

$$供试品标示量百分含量 = \frac{T \times (V_0 - V) \times f}{W \times 1\,000} \times \frac{平均片重(g)}{标示量(g)} \times 100\%$$

2. 高效液相色谱法

《中国药典》(2010年版)采用高效液相色谱法测定片剂含量。高效液相色谱法可使混合物中各组分相互分离,而后逐个分析,因而是分析混合物的有力手段。此法具有灵敏度高、选择性好、分析速度快等优点,因而被各国药典广泛用作复杂体系中各组分的含量测定。

色谱条件与系统适用性试验 用十八烷基硅烷键合硅胶为固定相,以乙腈-四氢呋喃-冰醋酸-水(20∶5∶5∶70)为流动相;检测波长为276 nm。理论板数按阿司匹林峰计算不低于3 000,阿司匹林峰与水杨酸峰分离度应符合要求。

测定法 取本品20片,精密称定,充分研细,精密称取细粉适量(约相当于阿司匹林10 mg),置100 ml量瓶中,用1%冰醋酸的甲醇溶液强烈振摇使溶解,并用1%冰醋酸的甲醇溶液稀释至刻度,摇匀,用有机相滤膜(孔径:0.45 μm)滤过,精密量取续滤液10 μl,注入液相色谱仪,记录色谱图;另取阿司匹林对照品精密称定,加1%冰醋酸的甲醇溶液强烈振摇使溶解并定量稀释制成每1 ml中约含0.1 mg的溶液,同法测定。按外标法以峰面积计算,即得。

$$标示量百分含量 = c_R \cdot \frac{A_x}{A_R} \cdot \frac{V}{m} \cdot \frac{\overline{W}}{标示量} \times 100\%$$

式中,c_R(g/ml)为对照品溶液的浓度;A_R为对照品溶液中阿司匹林色谱峰面积;A_x为供试品溶液中阿司匹林色谱峰面积;m为供试品称取量(g);V为供试品溶液体积(ml);$\overline{W}$为平均片重(g)。

讨论:

本法为外标定量法。外标法是按各品种项下的规定,精密称(量)取对照品和供试品,配制成溶液,分别精密取一定量,注入仪器,记录色谱图。测量对照品溶液和供试品溶液中待测杂质的峰面积(或峰高),按下式计算含量:

$$含量(c_X) = c_R \frac{A_X}{A_R}$$

式中,各符号意义同上。

第二节 对氨基水杨酸钠的分析

对氨基水杨酸钠是抗结核药,为4-氨基-2-羟基苯甲酸钠盐二水合物。其结构如下:

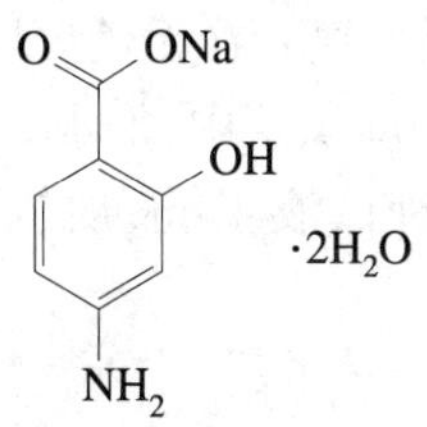

对氨基水杨酸钠
(Sodium Aminosalicylate)

对氨基水杨酸钠为白色或类白色的结晶或结晶性粉末;无臭,味甜带咸。在水中易溶,在乙醇中略溶,在乙醚中不溶。

一、鉴别

1. 与三氯化铁试液反应

取本品约 10 mg,加水 10 ml 溶解后,加稀盐酸 2 滴使呈酸性,加三氯化铁试液 1 滴,应显紫红色;放置 3 h,不得发生沉淀(与 5-氨基水杨酸钠的区别)。

2. 红外吸收光谱

《中国药典》(2010 年版)采用红外吸收光谱法进行对氨基水杨酸钠的鉴别。按照药典《药品红外光谱集》所规定的制备方法制备样品,测定供试品的红外光谱,规定供试品的红外吸收图谱应与对照的图谱一致。

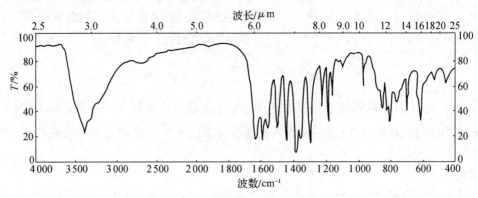

图 7-2 对氨基水杨酸钠红外吸收图谱

波数/cm^{-1}	归属
3 700 ~ 2 900	ν_{N-H},ν_{O-H}(氨基及羟基)
1 640	$\nu_{C=O}$(羧基)
1 580,1 500	ν_{Ar}
1 300	ν_{C-N}(芳胺)
800,840	1,2,4 三取代苯 δ_{C-H}

3. 钠盐的反应

《中国药典》(2010 年版)附录"一般鉴别试验"收载无机金属盐的鉴别方法,其中钠盐的鉴别试验如下:

(1)取铂丝,用盐酸湿润后,蘸取供试品,在无色火焰中燃烧,火焰即显鲜黄色。

(2)取供试品约 100 mg,置于 10 ml 试管中,加水 2 ml 溶解;加 15% 碳酸钾溶液 2 ml,加热至沸,应不得有沉淀生成;加焦锑酸钾试液 4 ml,加热至沸;置冷水中冷却,必要时,用玻棒摩擦试管内壁,应有致密的沉淀生成。

二、检查

对氨基水杨酸钠的检查项目有溶液的澄清度与颜色、氯化物、硫酸盐、间氨基酚、硫化物、干燥失重、重金属和砷盐等,若供注射用,还需检查热原与无菌。

对氨基水杨酸钠的合成方法有多种,以间氨基酚为原料的生产路线较为普遍。因此,在成品中可能有未反应完的间氨基酚。对氨基水杨酸钠又很不稳定,在潮湿的空气中,置日光中或遇热受潮时,失去二氧化碳,生成间氨基酚,色渐变深,并被氧化成二苯醌型化合物,见如下反应式。此化合物的氨基容易被羟基取代而生成3,5,3′,5′-四羟基联苯醚,呈明显的红棕色。间氨基酚的存在不仅导致变色,且有毒性,因此在检查项下进行限量控制。

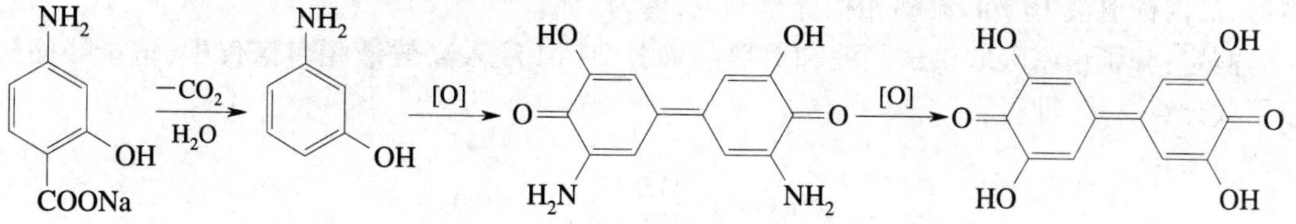

原理:药典采用双相滴定法检查对氨基水杨酸钠中的间氨基酚。对氨基水杨酸钠易溶于水,而间氨基酚不溶于水,易溶于乙醚,故用乙醚提取间氨基酚,用盐酸滴定液(0.02 mol/L)滴定,根据消耗盐酸滴定液的体积控制杂质限量。

方法:称取供试品3.0 g,置50 ml烧杯中,加入用熔融氯化钙脱水的乙醚25 ml,用玻璃棒搅拌1 min,注意将乙醚溶液滤入分液漏斗中,不溶物再用脱水的乙醚提取2次,每次25 ml,乙醚液滤入同一分液漏斗中,加水10 ml与甲基橙指示液1滴,振摇后,用盐酸滴定液(0.02 mol/L)滴定,并将滴定结果用空白试验校正,消耗盐酸滴定液(0.02 mol/L)不得超过0.30 ml。

由于滴定终点偏酸性,故应选择酸性条件下变色的甲基橙为指示剂。

三、含量测定

1. 亚硝酸钠滴定法

对氨基水杨酸钠原料、肠溶片及注射用对氨基水杨酸钠均采用该法测定。

测定的原理是对氨基水杨酸钠具有芳伯氨基,能在盐酸存在下与亚硝酸钠定量地发生重氮化反应,生成重氮盐,因此药典采用亚硝酸钠滴定法和永停指示终点法测定对氨基水杨酸钠及其制剂的含量。

方法:取本品约0.4 g,精密称定,加水180 ml与盐酸溶液(1→2)15 ml,照永停滴定法,用亚硝酸钠滴定液(0.1 mol/L)滴定。每1 ml亚硝酸钠滴定液(0.1 mol/L)相当于17.51 mg的$C_7H_6NNaO_3$。以下式计算含量:

$$含量 = \frac{17.51 \times V \times f}{W \times 1\,000} \times 100\%$$

式中,17.51为滴定度;V为消耗滴定液体积(ml);W为供试品量(g);f为浓度校正系数($f = N'/N$,N'为实际滴定液浓度,N为标准滴定液浓度)。

2. 高效液相色谱法

《美国药典》采用高效液相色谱法测定对氨基水杨酸钠含量。

色谱条件与系统适用性试验:采用十八烷基硅烷键合硅胶为填充剂;以磷酸盐缓冲液(以0.05 mol/L磷酸氢二钠和0.05 mol/L磷酸二氢钠以等体积混合)-甲醇[含1.3%(g/ml)氢氧化四丁基铵](17∶3)为流动相;紫外检测器,检测波长为254 nm。采用对乙酰氨基酚为内标。内标峰与对氨基水杨酸色谱峰的保留时间比约为0.83∶1,内标峰与对氨基水杨酸色谱峰的分离度不得低于1.7。

内标溶液的制备:取对乙酰氨基酚适量,精密称定,加流动相制成5 mg/ml溶液,即得。

对照品溶液的制备：取氨基水杨酸 12.5 mg，精密称定，置 25 ml 量瓶，加 15 ml 流动相振摇使溶解，加内标溶液 2.5 ml，流动相稀释至刻度，摇匀。

供试品溶液的制备：取供试品约 69 mg，精密称定，置 100 ml 量瓶，加 50 ml 流动相振摇使溶解，加内标溶液 10 ml，流动相稀释至刻度，摇匀。

测定：分别精密吸取供试品液和对照品液各 20 μl 注入高效液相色谱仪中，记录峰面积，以下式计算含量，即得：

$$含量(mg) = \frac{175.12}{153.14} \times \frac{R_u}{R_s} \times c \times 100$$

式中，175.12 和 153.14 分别为无水对氨基水杨酸钠和对氨基水杨酸相对分子质量，c 为对照品溶液中对氨基水杨酸浓度(mg/ml)，R_u 为供试品溶液中对氨基水杨酸与内标峰面积之比；R_s 为对照品溶液中对氨基水杨酸与内标峰面积之比。

3. 溴量法

对氨基水杨酸及钠盐中酚羟基邻对位的质子，在酸性溶液中，易发生卤代反应，可与过量溴定量地发生溴代反应，再以碘量法测定剩余的溴，根据消耗的硫代硫酸钠标准溶液的量，即可计算供试品含量。

测定原理：

$$KBrO_3 + 5KBr + 6HCl \longrightarrow 3Br_2 + 6KCl + 3H_2O$$

$$2KI + Br_2 \longrightarrow 2KBr + I_2$$

$$I_2 + 2Na_2S_2O_3 \longrightarrow 2NaI + Na_2S_4O_6$$

方法：取供试品约 0.2 g，精密称定，加水定容置 100 ml 量瓶中，精密吸取 20 ml 于碘瓶中，并分别加入溴液(0.1 mol/L) 25 ml，溴化钾液(1→4) 20 ml 及盐酸-冰醋酸(2∶5) 14 ml，密塞，放置 10 min，并间或振摇；注意加入 KI 试液 6 ml，摇匀，放置 5 min 后，用硫代硫酸钠滴定液(0.1 mol/L)滴定，近终点时加入淀粉指示液 1 ml，滴定至蓝色消退，并将结果用空白试验校正，每 1 ml 的溴液(0.1 mol/L)相当于 2.918 7 mg 的 $C_7H_6O_3NNa$(相对分子质量：175.14)。

讨论：由反应式可知，1 mol 硫代硫酸钠与 6 mol 溴(Br)相当，1 ml 硫代硫酸钠滴定液 (0.1 mol/L)相当于对氨基水杨酸钠的量为

$$滴定度\ T = \frac{1}{6} \times 0.1 \times 175.14 = 2.918\ 7\ (mg)$$

若称取供试品 $W(g)$，供试品溶液消耗硫代硫酸钠为 $V(ml)$，空白溶液消耗硫代硫酸钠滴定液体积为 $V_0(ml)$，则以下式计算供试品含量：

$$含量 = \frac{2.918\ 7 \times (V_0 - V) \times f}{W \times 1\ 000} \times 100\%$$

第三节 苯甲酸钠与丙磺舒的分析

苯甲酸及其钠盐以及丙磺舒属于苯甲酸类药物,苯甲酸及其钠盐系消毒防腐药,丙磺舒为抗痛风药,它们的结构如下:

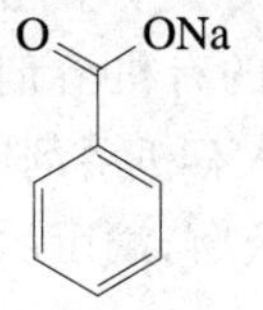

苯甲酸钠
(Sodium Benzoate)

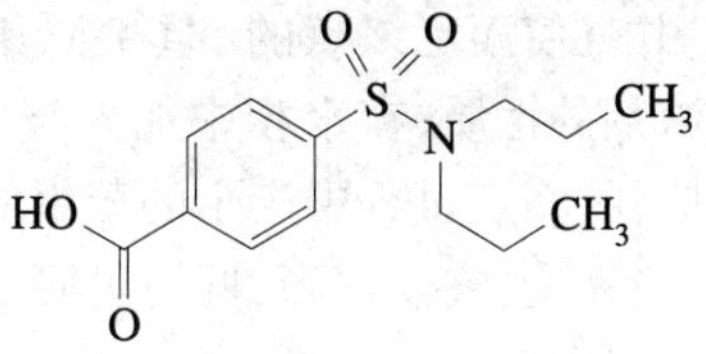

丙磺舒
(Probenecid)

一、苯甲酸钠的分析

苯甲酸钠为白色颗粒、粉末或结晶性粉末;无臭或微带臭气,味微甜带咸。其在水中易溶,在乙醇中略溶。

苯甲酸为白色有丝光的鳞片或针状结晶或结晶性粉末;质轻;无臭或微臭;在热空气中微有挥发性。

(一) 鉴别

苯甲酸钠为苯甲酸的钠盐,显钠盐与苯甲酸盐的鉴别反应;另外药典还采用红外吸收光谱法鉴别。

1. 钠盐的焰色反应

取本品约 0.5 g,加水 10 ml 溶解后,溶液作为供试品。取铂丝,用盐酸湿润后,蘸取供试品,在无色火焰中燃烧,火焰即显鲜黄色。

2. 苯甲酸盐的反应

苯甲酸钠显苯甲酸盐的反应。药典"一般鉴别试验"项下苯甲酸盐的反应包括:

(1) 取苯甲酸钠的中性溶液,滴加三氯化铁试液,即生成碱式苯甲酸铁盐的赭色沉淀,再加稀盐酸,变为白色沉淀。

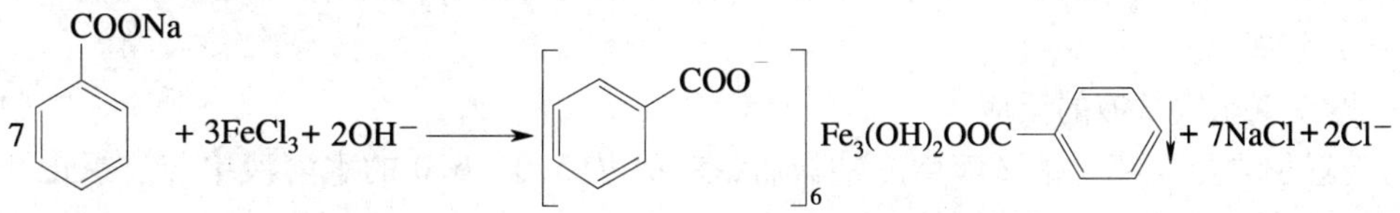

$$7 C_6H_5COONa + 3FeCl_3 + 2OH^- \longrightarrow [C_6H_5COO]_6 Fe_3(OH)_2 OOCC_6H_5 \downarrow + 7NaCl + 2Cl^-$$

(2) 苯甲酸盐可分解成苯甲酸升华物,分解产物可用于鉴别。

取苯甲酸钠适量置干燥试管中,加硫酸后,加热,析出苯甲酸,在试管内壁凝结成白色升华物,原理如下:

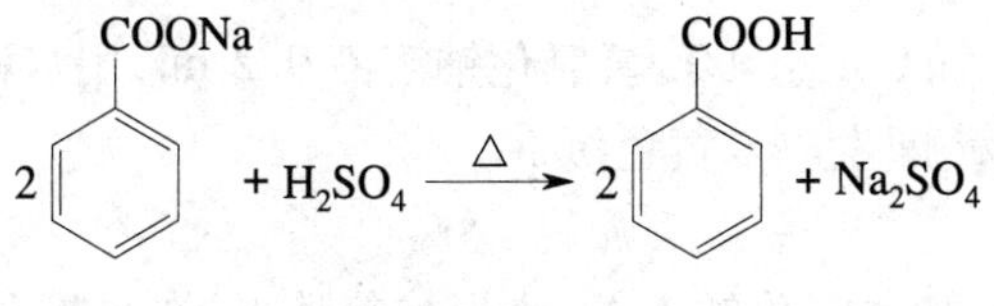

$$2 C_6H_5COONa + H_2SO_4 \xrightarrow{\Delta} 2 C_6H_5COOH + Na_2SO_4$$

(二) 检查

苯甲酸钠的检查项包括干燥失重、重金属和砷盐等一般检查项目。其中酸碱度检查方法如下:

取本品1.0 g,加水20 ml溶解后,加酚酞指示液2滴;如显淡红色,加硫酸滴定液(0.05 mol/L) 0.25 ml,淡红色应消失;如无色,加氢氧化钠滴定液(0.1 mol/L)0.25 ml,应显淡红色。

（三）含量测定

采用双相滴定法,可以测定苯甲酸钠的含量。

原理:苯甲酸钠为芳酸碱金属盐,易溶于水,其水溶液呈碱性,用盐酸滴定液滴定时,析出不溶于水的游离酸,并且使滴定终点的pH突跃不明显,不利于终点的正确判断。因此,利用苯甲酸能溶于有机溶剂的性质,在水相中加入与水不相混溶的有机溶剂(乙醚),并置于分液漏斗中进行滴定反应,将滴定过程中产生的苯甲酸不断萃取入有机溶剂层中,减少苯甲酸在水中的浓度,使滴定反应完全,终点清晰,同时可降低苯甲酸的离解,滴定反应原理如下:

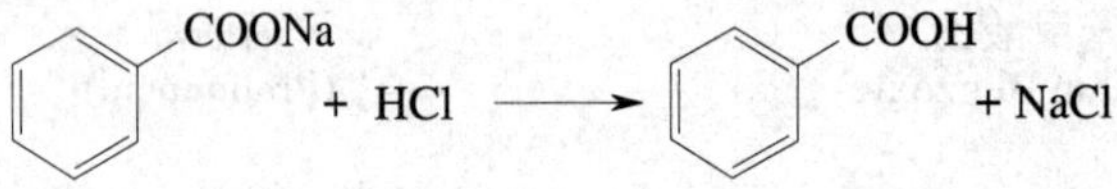

$$\text{C}_6\text{H}_5\text{COONa} + \text{HCl} \longrightarrow \text{C}_6\text{H}_5\text{COOH} + \text{NaCl}$$

方法:取供试品约1.5 g,精密称定,置分液漏斗中,加水25 ml、加乙醚50 ml及甲基橙指示液2滴,用盐酸滴定液(0.5 mol/L)滴定,边滴边振摇,至水层显橙红色;分取水层,置具塞锥形瓶中,乙醚层用水5 ml洗涤,洗液并入锥形瓶中,加乙醚20 ml,继续用盐酸滴定液(0.5 mol/L)滴定,随滴随振摇,至水层显持续的橙红色。每1 ml的盐酸滴定液(0.5 mol/L)相当于72.06 mg的$C_7H_5NaO_2$。

讨论:(1)滴定中不断振摇,可使滴定中生成的苯甲酸不断地萃取入乙醚,同时降低苯甲酸的解离。

(2)为使滴定完全,最后将醚层分出用水洗涤,使混溶于醚中的盐洗出,洗液并入水层,继续滴定。

(3)滴定反应终点偏酸性,故不能选酚酞为指示剂,需选择在酸性条件下变色的指示剂甲基橙。

二、丙磺舒及其制剂的分析

丙磺舒为白色结晶性粉末,熔点为198～201℃;无臭,味微苦。其在丙酮中溶解,在乙醇或三氯甲烷中略溶,在水中几乎不溶;在稀氢氧化钠溶液中溶解,在稀酸中几乎不溶。

（一）鉴别

1. 与三氯化铁试液的反应

丙磺舒加少量氢氧化钠试液生成钠盐后,在pH为5.0～6.0的水溶液中与三氯化铁试液反应,即生成米黄色沉淀,产物结构式为

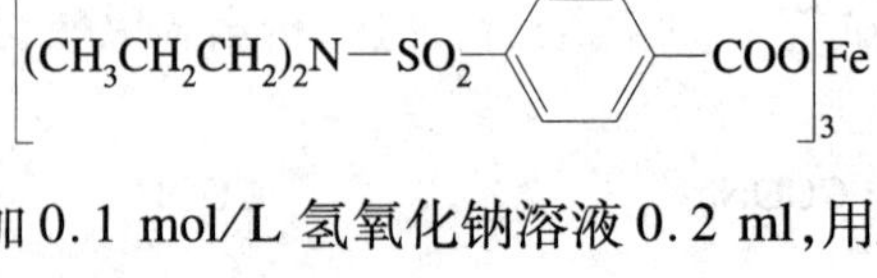

$$[(CH_3CH_2CH_2)_2N-SO_2-C_6H_4-COO]_3Fe$$

方法:取本品约5 mg,加0.1 mol/L氢氧化钠溶液0.2 ml,用水稀释至2 ml(pH为5.0～6.0),加三氯化铁试液1滴,即生成米黄色沉淀。

2. 分解产物的反应

方法:取本品约0.1 g,加氢氧化钠1粒,小火加热熔融数分钟,放冷,残渣加硝酸数滴,再加盐酸溶解使呈酸性,加水少许稀释,滤过,滤液显硫酸盐的鉴别反应。

丙磺舒结构中具有—$SO_2N(CH_2CH_2CH_3)_2$基团,加碱熔融后分解生成亚硫酸盐,加硝酸

氧化为硫酸盐,即显 SO_4^{2-} 的各种反应。也可利用加强热放出 SO_2 进行鉴别。

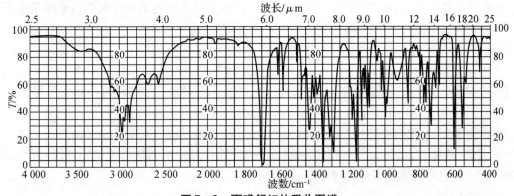

3. 紫外吸收光谱

方法:取丙磺舒,用含盐酸的乙醇[盐酸溶液(9→1 000)2 ml,加乙醇制成 100 ml]制成每 1 ml 中含 20 μg 的溶液,分光光度法测定,在 225 nm 与 249 nm 的波长处有最大吸收,在 249 nm 波长处的吸光度约为 0.67。

4. 红外吸收光谱

《中国药典》(2010 年版)规定供试品的红外吸收图谱应与对照的图谱一致。丙磺舒的红外吸收光谱及主要特征峰归属如下:

图 7-3 丙磺舒红外吸收图谱

波数(cm^{-1})	归属
1 690	$\nu_{C=O}$
1 348	$\nu_{S=O}$(不对称)
1 288	ν_{O-C}
1 158	$\nu_{S=O}$(对称)
860	δ_{C-H}(对位取代苯环)
605	δ_{S-O}

(二) 检查

丙磺舒检查内容包括氯化物、硫酸盐、干燥失重、炽灼残渣、重金属等一般杂质,及酸度和有关物质检查。其制剂中有关物质的检查则视制剂配方组成不同而采用适宜的方法。

1. 酸度

酸度主要检查制备工艺中未反应完的盐酸,采用酸碱滴定法检查。

方法:取本品 2.0 g,加新沸过的冷水 100 ml,置水浴上加热 5 min,并振摇,放冷,滤过;取滤液 50 ml,加酚酞指示液数滴,用氢氧化钠滴定液(0.1 mol/L)滴定,消耗氢氧化钠滴定液(0.1 mol/L)不得超过 0.25 ml。

2. 有关物质

有关物质主要是在生产过程中带入的起始原料、中间体、聚合体、副反应产物,以及贮藏过程中的降解产物等。有关物质研究是药物质量研究中关键性的项目之一,其含量是反映药物纯度的直接指标。对药物的纯度要求，应基于安全性和生产实际情况两方面的考虑，因此，允许含一定量无害或低毒的共存物，但对有毒杂质则应严格控制。《中国药典》(2010年版)采用薄层色谱法检查丙磺舒的有关物质。方法如下：

方法：取供试品，加1.7%氨溶液-乙醇(1∶9)制成每1 ml中含10 mg的溶液，作为供试品溶液；精密量取适量，加1.7%氨溶液-乙醇(1∶9)稀释成每1 ml中含50 μg的溶液，作为对照溶液。照薄层色谱法试验，吸取上述两种溶液各20 μl，分别点于同一硅胶GF_{254}薄层板上，以正丁醇-1.7%氨溶液(15∶3)为展开剂，展开后，晾干，置紫外光灯(254 nm)下检视。供试品溶液如显杂质斑点，与对照溶液的主斑点比较，不得更深。

丙磺舒制剂中有关物质的检查是根据制剂配方组成，采用适宜的方法来进行的。如高效液相梯度洗脱法测定氨苄西林丙磺舒分散片中的有关物质。

氨苄西林丙磺舒分散片由氨苄西林和丙磺舒(4∶1)组成，其中有关物质主要来源于原料的中间体、降解产物、聚合物等，是引起不良反应的主要原因之一，对有关物质进行限量控制有着重要意义。氨苄西林和丙磺舒的极性相差较大，采用高效液相色谱梯度洗脱法测定样品中的有关物质及降解产物的含量，可以实现在较短时间内将原料中引入的有关物质和强力破坏条件下产生的降解产物与主成分之间的基线分离[①]。

(1) 色谱条件与系统适用性试验

色谱柱为ODS柱(200 mm×4.6 mm,5 μm)；柱温30℃；检测波长232 nm；流动相A为磷酸盐缓冲液-乙腈(20∶80)；B相为磷酸盐缓冲液(水-1 mol/L 磷酸二氢钾溶液-1 mol/L 醋酸溶液10∶1)。进样量为10 μl。

梯度洗脱时A相的起始比例为10%，30 min内上升至90%；流速1 ml/min。在上述色谱条件下，氨苄西林、丙磺舒与二者的有关物质(分解产物)及片剂辅料均可获得基线分离，理论板数按氨苄西林峰计算不低于10 000。

(2) 专属性

高温破坏试验：取氨苄西林50 mg，丙磺舒约14 mg，直火炽灼至棕黄色，加溶媒[磷酸盐缓冲液-乙腈(50∶50)，下同]10 ml溶解后，经微孔滤膜(0.45μm)滤过，取续滤液10 μl进样。主要分解产物保留时间分别为7.05 min，11.67 min，13.36 min，15.15 min，与氨苄西林主峰(t_R = 8.12 min)、丙磺舒主峰(t_R = 25.73 min)获得良好分离。色谱图见图7-4。

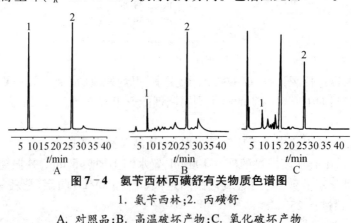

图7-4 氨苄西林丙磺舒有关物质色谱图

1. 氨苄西林；2. 丙磺舒

A. 对照品；B. 高温破坏产物；C. 氧化破坏产物

---

① 赵云丽等. 高效液相梯度洗脱法测定氨苄西林丙磺舒分散片中的有关物质. 中国医院药学杂志，2005,25:445

酸破坏试验:取氨苄西林约 50 mg,丙磺舒约 14 mg,加 0.1 mol/L 盐酸溶液 1 ml,水浴加热 1 h,加 0.1 mol/L 氢氧化钠溶液 1 ml 中和后,用溶媒稀释至 10 ml,超声振荡溶解后经微孔滤膜(0.45 μm)滤过,取续滤液 10 μl 进样。

碱破坏试验:取氨苄西林约 50 mg,丙磺舒约 14 mg,加 0.1 mol/L 氢氧化钠溶液 1 ml,水浴加热 0.5 h,加 0.1 mol/L 盐酸溶液 1 ml 中和后,用溶媒稀释至 10 ml,超声振荡溶解后经微孔滤膜(0.45 μm)滤过,取 10 μl 进样。

氧化破坏试验:取氨苄西林约 50 mg,丙磺舒约 14 mg,加 30% 过氧化氢溶液 1 ml,水浴加热 0.5 h,用溶媒保留时间分别为 7.77 min,10.80 min,14.04 min,16.06 min,与氨苄西林主峰(t_R = 8.55 min)、丙磺舒主峰(t_R = 25.80 min)获得良好分离。色谱图见图 7-6。

辅料干扰试验:取片剂辅料适量(相当于 1/4 片量,含氨苄西林 50 mg),加溶媒 10 ml,超声振荡 10 min,摇匀,滤过。取滤液 10 μl 注入液相色谱仪,记录色谱图,除溶剂峰外未见明显辅料峰,片剂辅料无干扰。

(3) 检测限

经逐步稀释试验,以氨苄西林峰计算,本法检测限为 5 ng(S/N=3)。

(4) 有关物质

精密称取本品的细粉适量,加溶媒溶解并稀释制成每 1 ml 中含氨苄西林 10 mg、丙磺舒 2.8 mg 的溶液,取 10 μl 进样。记录色谱图至丙磺舒主成分峰保留时间的 1.5 倍。分别量取氨苄西林和杂质峰面积总和,按归一化法计算有关物质量。结果 3 批样品的有关物质含量分别为 1.55%,1.23%,1.43%。色谱图见图 7-5。

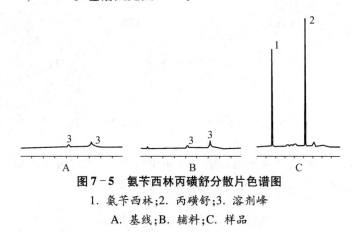

图 7-5 氨苄西林丙磺舒分散片色谱图
1. 氨苄西林;2. 丙磺舒;3. 溶剂峰
A. 基线;B. 辅料;C. 样品

(5) 讨论

检测波长的选择:《美国药典》版收载的氨苄西林与丙磺舒含量测定色谱条件中,检测波长均为 254 nm,但若同时测定,二者的峰面积相差较悬殊。而在氨苄西林与丙磺舒吸收较大的 232 nm 波长处,二者具有较为相近的吸收,故选择检测波长为 232 nm。

流动相组成及洗脱方式的确定:氨苄西林极性相对较大,《中国药典》(2010 年版)采用流动相 A-流动相 B(85∶15)为流动相;其中流动相 A 为 12% 醋酸溶液-0.2 mol/L 磷酸二氢钾溶液-乙腈-水(0.5∶50∶50∶900),流动相 B 为上述各部分以 0.5∶50∶400∶550 的比例组成。因丙磺舒极性相对较小,为使其尽快出峰,《美国药典》版丙磺舒含量测定中流动相乙腈的比例几乎达到 50%,故本试验采用氨苄西林含量测定的流动相组成为分散片流动相的基本组成。采用梯度洗脱法,实现了较短时间内氨苄西林、丙磺舒与二者有关物质的基线分离。

溶媒的选择:氨苄西林在弱酸、弱碱溶液中溶解性较好,丙磺舒在碱性溶液中溶解性较好。本法流动相的 pH 呈弱酸性,氨苄西林在流动相中可充分溶解,但丙磺舒的溶解性差。试验发现,加大流动相中乙腈的比例,可提高丙磺舒的溶解度。因此选择磷酸盐缓冲液-乙腈(50∶50)作为溶媒,从而解决了丙磺舒的溶解性问题,在此条件下氨苄西林、丙磺舒具有良好的稳定性。

进样量的确定:为解决丙磺舒的溶解性问题,溶媒中乙腈的比例达到 50%,但梯度洗脱时,初始流动相中乙腈的比例仅为 8%,因此溶媒与流动相不能达到较好的融合,在样品分析过程中氨苄西林出现不正常的双峰现象。通过试验研究,提高样品浓度,降低进样量可以改善峰形,且色谱进样量以 10 μl 为宜。

上述色谱条件适合氨苄西林丙磺舒分散片的有关物质和降解产物测定,主峰与各有关物质间有较好的分离度。

(三) 含量测定

1. 丙磺舒

丙磺舒含羧基,具酸性,可将其溶解在中性乙醇中,以氢氧化钠中和。滴定反应终点偏碱性,故选择酚酞为指示剂。

《中国药典》(2010 年版)采用中和法测定丙磺舒含量。方法为:

取供试品约 0.6 g,精密称定,加中性乙醇(对酚酞指示液显中性)50 ml 溶解后,加酚酞指示液数滴,用氢氧化钠滴定液(0.1 mol/L)滴定。每 1 ml 氢氧化钠滴定液(0.1 mol/L)相当于 28.54 mg 的 $C_{13}H_{19}NO_4S$。

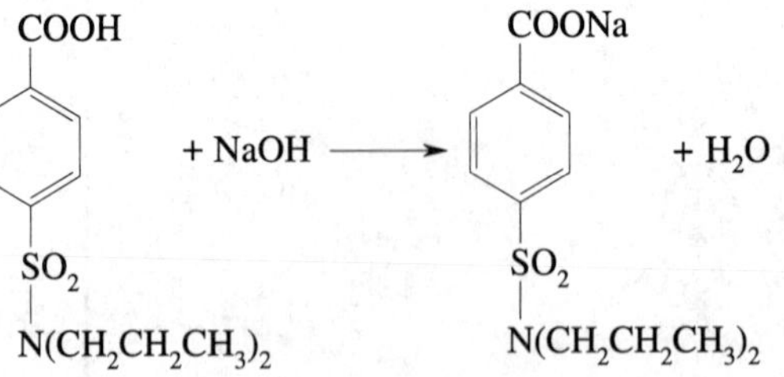

由反应式可知,1 mol 氢氧化钠滴定液与 1 mol 丙磺舒(相对分子质量为 285.36)相当,1 ml 氢氧化钠滴定液(0.1 mol/L)相当于对氨基水杨酸钠的量为

$$滴定度\ T = \frac{1}{1} \times 0.1 \times 285.36 = 28.54$$

2. 丙磺舒片

《中国药典》(2010 年版)采用紫外分光光度法测定丙磺舒片剂的含量及片剂溶出度。

丙磺舒在盐酸乙醇溶液中,在 249 nm 的波长处有最大吸收,可用于丙磺舒片剂的含量测定。

方法:取供试品 10 片,精密称定,研细,精密称取适量(约相当于丙磺舒 60 mg),置 200 ml 量瓶中,加乙醇 150 ml 与盐酸溶液(9→100)4 ml,置 70℃水浴上加热 30 min,放冷,用乙醇稀释至刻度,摇匀,滤过,弃去初滤液,精密量取续滤液 5 ml,置 100 ml 量瓶中,加盐酸溶液(9→100)2 ml,用乙醇稀释至刻度,摇匀。于 1 cm 吸收池中,以溶剂为空白,在 249 nm 的波长处测定其吸光度,按 $C_{13}H_{19}NO_4S$ 的吸收系数为 338 计算。

讨论:按吸收系数法测定时,根据朗伯-比尔定律,待测物浓度(c)与吸收系数($E_{1\,cm}^{1\%}$)有如下关系:

$$c(\text{g}/100\text{ ml}) = \frac{A}{E_{1\,cm}^{1\%}}$$

则供试品标示量百分含量为

$$标示量百分含量 = \frac{\dfrac{A}{E_{1\,cm}^{1\%}} \times \dfrac{V_0}{100} \times \dfrac{1}{W} \times 稀释倍数 \times 平均片重(\text{g})}{标示量(\text{g})} \times 100\%$$

式中,A 为吸光度;$E_{1\,cm}^{1\%}$ 为吸收系数;V_0 为供试品初溶体积(ml);W 为供试品的量(g)。

第四节 氯贝丁酯与布洛芬的分析

氯贝丁酯和布洛芬属于含有芳环的羧酸及其酯类药物。氯贝丁酯为降血脂药,布洛芬为解热镇痛非甾体抗炎药,它们的结构式如下:

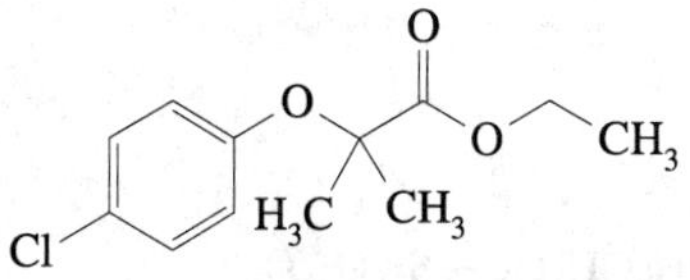

氯贝丁酯
(Clofibrate)

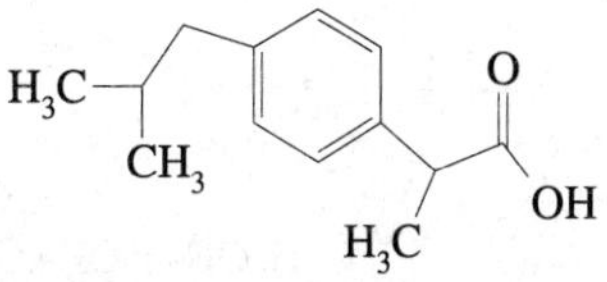

布洛芬
(Ibuprofen)

一、氯贝丁酯的分析

氯贝丁酯,又称安妥明或氯苯丁酯,为2-甲基-2-(4-氯苯氧基)丙酸乙酯,为无色或黄色的澄清油状液体,有特臭,味初辛辣后变甜;遇光色渐变深。

氯贝丁酯在乙醇、丙酮、三氯甲烷、乙醚或石油醚中易溶,在水中几乎不溶。药典规定氯贝丁酯的相对密度为 1.138～1.144,折光率为 1.500～1.505。

(一) 鉴别

氯贝丁酯分子结构中具酯基,可发生水解;含有芳环,具紫外吸收,据此可进行鉴别。

1. 异羟肟酸铁反应

氯贝丁酯分子中含有酯基,经碱水解后与盐酸羟胺作用生成异羟肟酸盐,在弱酸性条件下加三氯化铁即生成紫色异羟肟酸铁。

方法:取本品的乙醚溶液(1→10)数滴,加盐酸羟胺的饱和乙醇溶液与氢氧化钾的饱和乙醇溶液各 2～3 滴,置水浴上加热约 2 min,冷却,加稀盐酸使呈酸性,加 1% 三氯化铁溶液 1～2 滴,即显紫色。

$$\text{Cl}-\text{C}_6\text{H}_4-\text{O}-\text{C}(\text{CH}_3)_2-\text{COOC}_2\text{H}_5 + \text{NH}_2\text{OH}\cdot\text{HCl} + 2\text{KOH} \longrightarrow$$

$$\text{Cl}-\text{C}_6\text{H}_4-\text{O}-\text{C}(\text{CH}_3)_2-\text{C}(=\text{O})-\text{NHOK} + \text{C}_2\text{H}_5\text{OH} + \text{KCl} + \text{H}_2\text{O}$$

$$\text{Cl}-\text{C}_6\text{H}_4-\text{O}-\text{C}(\text{CH}_3)_2-\text{C}(=\text{O})-\text{NHOK} + \text{Fe}^{3+} \longrightarrow \text{Cl}-\text{C}_6\text{H}_4-\text{O}-\text{C}(\text{CH}_3)_2-[\text{C}(=\text{O})-\text{N}(\text{H})-\text{O}]\text{Fe}/3$$

2. 水解产物的性质

氯贝丁酯水解产生乙醇,与二硫化碳、钼酸铵作用生成紫色络合物。另一水解产物对氯苯氧异丁酸为白色结晶,乙醇重结晶后,熔点为 120～123℃。

$$\text{Cl}-\text{C}_6\text{H}_4-\text{O}-\text{C}(\text{CH}_3)_2-\text{COOC}_2\text{H}_5 \longrightarrow \text{Cl}-\text{C}_6\text{H}_4-\text{O}-\text{C}(\text{CH}_3)_2-\text{COOH} + \text{C}_2\text{H}_5\text{OH}$$

对氯苯氧异丁酸

$$\text{C}_2\text{H}_5\text{OH} + \text{KOH} + \text{CS}_2 \longrightarrow \text{CH}_3\text{CH}_2\text{OC}(=\text{S})-\text{SK} + \text{H}_2\text{O}$$

$$2\text{CH}_3\text{CH}_2\text{OC}(=\text{S})-\text{SK} + \text{H}_2\text{SO}_4 + \text{MoO}_3 \longrightarrow (\text{CH}_3\text{CH}_2\text{OC}(=\text{S})-\text{SH})_2 \cdot \text{MoO}_3 + \text{K}_2\text{SO}_4$$

3. 紫外吸收光谱

取供试品,加无水乙醇制成每 1 ml 中含 0.10 mg 的溶液①与每 1 ml 中含 10 μg 的溶液②,照分光光度法测定,溶液②在 226 nm 的波长处有最大吸收,溶液①在 280 nm 与 288 nm 的波长处有最大吸收。

4. 红外吸收光谱

《中国药典》(2010 年版)规定供试品的红外吸收图谱应与对照品的图谱一致。

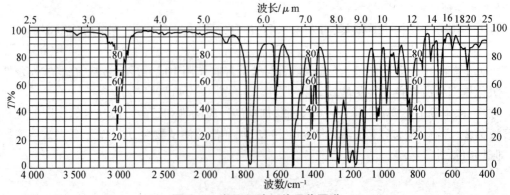

图 7-6 氯贝丁酯红外吸收图谱

波数(cm^{-1})	归属
3 000～2 800	ν_{C-H}
1 740	$\nu_{C=O}$
1 600,1 500	ν_{Ar}
1 380	δ_{C-H}（甲基）
1 100～1 300	ν_{C-O}
830	δ_{C-H}（对位取代苯环）

（二）检查

氯贝丁酯的检查项包括酸度、对氯酚和挥发性杂质等检查项目。

氯贝丁酯合成工艺如下：

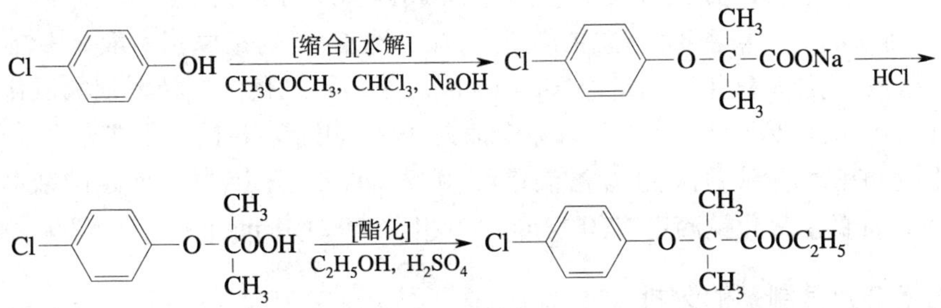

$$Cl-C_6H_4-OH \xrightarrow[CH_3COCH_3, CHCl_3, NaOH]{[缩合][水解]} Cl-C_6H_4-O-C(CH_3)_2-COONa \xrightarrow{HCl}$$

$$Cl-C_6H_4-O-C(CH_3)_2-COOH \xrightarrow[C_2H_5OH, H_2SO_4]{[酯化]} Cl-C_6H_4-O-C(CH_3)_2-COOC_2H_5$$

本品在生产过程中的中间体为对氯苯氧异丁酸，在放置过程中也可能分解产生对氯苯氧异丁酸，另外制备中加入的盐酸、硫酸，均可影响成品酸度。因此，检查项下需控制其酸度。除此之外，对氯酚为本品合成的起始原料，成品常有微量存在，因其毒性大，各国药典均采用气相色谱法检查对氯酚。合成过程中试剂等挥发性杂质的检查也采用气相色谱法。各项检查方法分述如下：

1. 酸度

取供试品 2.0 g，加中性乙醇（对酚酞指示液呈中性）10 ml 溶解后，加酚酞指示液数滴与氢氧化钠滴定液（0.1 mol/L）0.15 ml 应显粉红色。以对氯苯氧异丁酸计，限度为 0.15%。

2. 对氯酚

《中国药典》（2010 年版）采用气相色谱法检查氯贝丁酯中的对氯酚。

色谱条件：色谱柱为 2 m 玻璃色谱柱，以甲基硅橡胶（SE-30）为固定液，涂布浓度为 5%；柱温 160℃；载气为氮气；检测器为氢火焰离子化检测器。

对照品溶液：0.0025% 对氯酚的三氯甲烷溶液。

供试品溶液：取本品 10.0 g，加氢氧化钠试液 20 ml，振摇提取，分取下层液，用水 5 ml 振摇洗涤后，留作挥发性物质检查用。上述水洗液并入碱性提取液中，用三氯甲烷振摇洗涤 2 次，每次 5 ml，弃去三氯甲烷液，加稀盐酸使呈酸性，用三氯甲烷提取 2 次，每次 5 ml，合并三氯甲烷提取液，并加三氯甲烷稀释成 10 ml，作为供试品溶液。

测定法：取经碱液洗涤后的供试品溶液适量，经无水硫酸钠干燥，称取适量，用三氯甲烷稀释成每 1 ml 中含 10 mg 的溶液作为预试溶液，取预试溶液适量注入气相色谱仪，调节检测灵敏度或进样量使仪器适合测定；取供试品液体注入气相色谱仪，记录色谱图至主成分峰保留时间的 2 倍。供试品如有杂质峰，量取各杂质峰面积的和，不得大于总峰面积的千分之五。取对照品溶液和供试品溶液各一定量，分别注入气相色谱仪，供试品溶液中对氯酚峰面积应小于对照品溶液中对氯酚峰面积。限度为 0.002 5%。

3. 挥发性杂质

《中国药典》(2010 年版)采用气相色谱法检查挥发性杂质,气相色谱条件同对氯酚的检查。

方法:取对氯酚项下经碱液洗涤后的样品适量,经无水硫酸钠干燥,作为供试品;称取适量,用三氯甲烷稀释成每 1 ml 中含 10 mg 的溶液作为预试溶液,取预试溶液适量注入气相色谱仪,调节检测灵敏度或进样量使仪器适合测定;取供试品液体注入气相色谱仪,记录色谱图至主成分峰保留时间的 2 倍。供试品如有杂质峰,量取各杂质峰面积的和,不得大于总峰面积的千分之五。

(三) 含量测定

氯贝丁酯含量测定采用两步滴定法,原理同阿司匹林片剂含量测定。

方法:取供试品 2 g,精密称定,置锥形瓶中,加中性乙醇(对酚酞指示液显中性)10 ml 与酚酞指示剂数滴,滴加氢氧化钠滴定液(0.1 mol/L)至显粉红色。再精密加氢氧化钠滴定液(0.5 mol/L)20 ml,加热回流 1 h 至油珠完全消失,放冷,用新沸过的冷水洗涤冷凝管,洗液并入锥形瓶中,加酚酞指示液数滴,用盐酸滴定液(0.5 mol/L)滴定,并将滴定的结果用空白试验校正。每 1 ml 的氢氧化钠滴定液(0.5 mol/L)相当于 121.4 mg 的 $C_{12}H_{15}ClO_3$。

二、布洛芬及其制剂的分析

布洛芬为 2-(4-异丁基苯基)丙酸,白色结晶性粉末,熔点为 74.5～77.5℃;在乙醇、丙酮、三氯甲烷或乙醚中易溶,在水中几乎不溶;在氢氧化钠或碳酸钠试液中易溶。

(一) 鉴别

1. 紫外吸收光谱

布洛芬结构中具羧基,羧基通过亚甲基与苯环相联,具酸性;含有芳环,具紫外吸收,据此可进行鉴别。

方法:取供试品,加 0.4% 氢氧化钠溶液制成每 1 ml 中含 0.25 mg 的溶液,照分光光度法测定,在 265 nm 与 273 nm 的波长处有最大吸收,在 245 nm 与 271 nm 的波长处有最小吸收,在 259 nm 的波长处有一肩峰。

2. 红外吸收光谱

《中国药典》(2010 年版)规定供试品的红外吸收图谱应与对照的图谱一致。

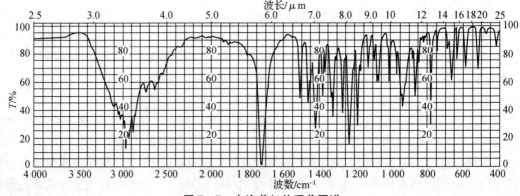

图 7-7 布洛芬红外吸收图谱

波数(cm^{-1})	归属
1 730	$\nu_{C=O}$
1 510,1 430	ν_{Ar}
1 460,1 380	δ_{C-H}(甲基)
860	δ_{C-H}(对位取代苯环)

(二) 检查

布洛芬检查包括氯化物、炽灼残渣、重金属、干燥失重等一般检查项目外,还包括有关物质等检查项目。

1. 有关物质

有关物质系指反应的中间体、副产物、分解产物等,《中国药典》(2010年版)采用薄层色谱法以主成分自身对照法检查布洛芬中有关物质。

方法:取供试品,加三氯甲烷制成每 1 ml 含 100 mg 的溶液,为供试品溶液;精密量取适量,加三氯甲烷稀释成每 1 ml 含 1.0 mg 的溶液,为对照溶液。取供试品溶液与对照溶液各 5 μl 点于同一硅胶 G 薄层板上,以正己烷-乙酸乙酯-冰醋酸(15:5:1)为展开剂,展开后,喷 1% $KMnO_4$ 的稀硫酸溶液,于 120℃加热 20 min,在紫外灯(365 nm)下检视。供试品溶液如显杂质斑点,不得深于对照溶液主斑点(杂质限量 1.0%)。

2. 布洛芬片溶出度

布洛芬片溶出度测定采用转篮法装置,以紫外分光光度法测定,按吸收系数($E_{1\ cm}^{1\%}$)为 449 计算每片的溶出量。

方法:取供试品,置溶出仪转篮中,以磷酸盐缓冲液(pH 7.2)900 ml 为溶剂,转速为 120 r/min,依法操作,经 30 min,取溶液 5 ml 滤过,精密量取续滤液 2 ml,加上述缓冲液稀释至 25 ml,摇匀,照分光光度法,在 222 nm 的波长处测定吸光度,按布洛芬的吸收系数($E_{1\ cm}^{1\%}$)为 449 计算出每片的溶出量,限度为标示量的 70%,应符合规定。

3. 布洛芬缓释胶囊释放度

布洛芬缓释胶囊释放度测定,照释放度测定法,采用转篮法装置,以高效液相色谱法测定,用峰面积以外标法计算每片的释放量。

方法:取供试品,置溶出仪转篮中,以磷酸盐缓冲液(取磷酸二氢钾 68.05 g,加 1 mol/L 氢氧化钠溶液 56 ml,用水稀释至 10 000 ml,摇匀,pH 应为 6.0±0.05)900 ml 为溶剂,转速为 30 r/min,依法操作,经 1 h、2 h、4 h 与 7 h 时,各取溶液 5 ml,并同时补充相同温度、相同体积的磷酸盐缓冲液,滤过,精密量取续滤液 20 μl,照含量测定项下的色谱条件分别测定;另精密称取布洛芬对照品适量,加磷酸盐缓冲液溶解并定量稀释制成每 1 ml 含 300 μg 的溶液,同法测定。分别计算出每粒在不同时间的释放量。本品每粒在 1 h、2 h、4 h 与 7 h 时的释放量应分别为标示量的 10%~35%、25%~55%、50%~80% 和 75% 以上,均应符合规定。

(三) 含量测定

1. 中和法

布洛芬结构中含羧基,与碱能发生中和反应,可采用直接中和法测定布洛芬及其片剂含量。

方法:取供试品 20 片,精密称定,研细,精密称取适量(约相当于布洛芬 0.5 g),加中性乙醇(对酚酞指示液显中性)20 ml,振摇使布洛芬溶解后,用垂熔玻璃漏斗滤过,容器与滤器用中性乙醇洗涤 4 次,每次 10 ml,洗液与滤液合并,加酚酞指示液 5 滴,用氢氧化钠滴定液(0.1 mol/L)滴定。每 1 ml 的氢氧化钠滴定液(0.1 mol/L)相当于 20.63 mg 的布洛芬($C_{13}H_{18}O_2$)。

2. 高效液相色谱法

《中国药典》(2010年版)采用高效液相色谱法测定布洛芬缓释胶囊含量。方法如下：

色谱条件与系统适用性试验：用十八烷基硅烷键合硅胶为填充剂；以醋酸钠缓冲液(取醋酸钠 6.13 g，加水 750 ml，振摇使溶解，用冰醋酸调节 pH 至 2.5)-乙腈(40∶60)为流动相；检测波长为 263 nm。理论板数按布洛芬峰计算应不低于 2 500。

测定法：取装量差异项下内容物，混合均匀，精密称取适量(约相当于布洛芬 0.1 g)置 200 ml 量瓶中，加甲醇 100 ml 溶解，振摇 30 min，加水稀释至刻度，摇匀，滤过，取续滤液，取 20 μl 注入液相色谱仪，记录色谱图；另取布洛芬对照品，同法测定。按外标法以峰面积计算，即得。

讨论：外标法定量原理是在同样条件下分别制备对照品溶液与样品溶液，在选定的色谱条件下进样，测定对照品溶液与样品溶液的峰高或峰面积，照下式计算含量：

$$含量\ c_X = c_R \cdot \frac{A_X}{A_R}$$

式中，c_X 为供试品的浓度；c_R 为对照品的浓度；A_X 为供试品峰面积或峰高；A_R 为对照品峰面积或峰高。

本 章 小 结

本章以芳酸及其酯类药物的典型代表阿司匹林、对氨基水杨酸钠、苯甲酸钠、丙磺舒、氯贝丁酯与布洛芬的分析为例，介绍芳酸类药物质量控制的方法与特点。

阿司匹林结构中含有羧基、酚性羟基和酯基，与三氯化铁试液反应，生成紫堇色配合物；与碳酸钠试液加热，加过量稀硫酸，有白色沉淀析出，并产生醋酸的臭气。红外吸收光谱亦可用于鉴别。游离水杨酸的检查原理是利用水杨酸含有酚性羟基，能直接与高铁盐反应生成紫堇色配合物。阿司匹林含羧基，可采用酸碱滴定法测定含量。阿司匹林片剂含量测定则采用两步滴定法，阿司匹林肠溶胶囊、泡腾片和栓剂的含量测定采用高效液相色谱法。

对氨基水杨酸钠采用三氯化铁反应和红外吸收光谱法鉴别。其中间氨基酚检查采用双相滴定法。亚硝酸钠滴定法(重氮化法)用于对氨基水杨酸钠及其肠溶片和注射用对氨基水杨酸钠的测定。

苯甲酸钠为苯甲酸的钠盐，可采用焰色反应、苯甲酸升华、与三氯化铁试液反应等加以鉴别。双相滴定法用于苯甲酸钠的含量测定，是利用苯甲酸能溶于有机溶剂(乙醚)的性质，将滴定过程中产生的苯甲酸不断萃取入有机溶剂层中，使滴定反应完全，终点清晰，同时可降低苯甲酸的离解。

丙磺舒采用三氯化铁反应和分解产物的反应鉴别；其有关物质采用薄层色谱法和 HPLC 法检查。丙磺舒含羧基，具酸性，采用中和法测定含量。以紫外分光光度法测定丙磺舒片剂的含量及片剂溶出度。

氯贝丁酯和布洛芬属于含有芳环的羧酸及其酯类药物。氯贝丁酯可以发生异羟肟酸铁反应,对氯酚检查采用气相色谱法。氯贝丁酯含量测定采用两步滴定法,原理同阿司匹林片剂含量测定。

布洛芬采用紫外光谱法及红外吸收光谱法鉴别,采用薄层色谱法以主成分自身对照法检查布洛芬中有关物质。布洛芬及其片剂采用直接中和法测定,采用高效液相色谱法测定布洛芬缓释胶囊含量。

思 考 题

1. 简述阿司匹林的鉴别试验方法、游离水杨酸的检查原理和限量计算。
2. 简述阿司匹林原料、片剂、肠溶胶囊、泡腾片和栓剂的含量测定原理、方法,以及如何计算其中的滴定度。
3. 简述对氨基水杨酸钠中间氨基酚的检查方法、原理,以及它与苯甲酸钠含量测定方法的原理之间的异同点。
4. 丙磺舒片剂采用的含量测定方法是什么?说明结果计算的方法。
5. 氯贝丁酯中需检查的特殊杂质有哪些?分别采用什么方法进行检查?
6. 简述布洛芬有关物质检查的方法,及主成分自身对照法的基本原理。
7. 《中国药典》(2005 年版)枸橼酸乙胺嗪片含量测定方法为:取供试品(规格 100 mg/片)20 片,精密称定,研细,精密称取适量(约相当枸橼酸乙胺嗪 0.25 g),置具塞锥形瓶中,加酒石酸 0.2 g 与冰醋酸 10 ml,用小火微热 3~5 min,放冷,加醋酐 5 ml 与结晶紫指示液 1 滴,用高氯酸滴定液(0.1 mol/L)滴定至溶液显蓝色。每 1 ml 高氯酸滴定液(0.1 mol/L)相当于 39.14 mg 枸橼酸乙胺嗪。已知:取 20 片(标示量 100 mg)精密称得总重 4.000 g,研细后,精密称取片粉 0.500 0 g,同上法测定,消耗 0.101 0 mol/L 的高氯酸 6.34 ml。计算枸橼酸乙胺嗪片标示量百分含量。
8. 《中国药典》(2005 年版)盐酸布桂嗪片的含量测定方法为:取本品 20 片(标示量 30 mg),精密称定,研细,精密称取片粉适量(约相当盐酸布桂嗪 30 mg),置 100 ml 量瓶中,加 0.1 mol/L 盐酸溶液,振摇使盐酸布桂嗪溶解,用 0.1 mol/L 盐酸溶液稀释至刻度,摇匀,滤过,精密取续滤液 2 ml,置 100 ml 量瓶中,用 0.1 mol/L 盐酸溶液稀释至刻度,摇匀,在 252 nm 的波长处测得吸光度,按 $C_{17}H_{24}N_2O$ 的吸收系数为 671 计算。已知:取 20 片精密称得总重 1.750 g,研细,精密称取片粉 0.081 2 g,同上法试验,在 252 nm 的波长处测得吸光度为 0.586。计算盐酸布桂嗪片标示量百分含量。

(柳文媛)

第八章 胺类药物的分析

胺类药物范围较广,临床上常用的药物较多。根据药物的化学结构,可分为芳胺类、芳烃胺类、脂肪胺类、季铵盐类等。本章选择芳胺类、苯乙胺类和氨基醚衍生物类药物予以介绍。

第一节 芳胺类药物的分析

芳胺类药物的基本结构有两类:一类为对氨基苯甲酸酯类,另一类则为芳酰胺类药物。

一、典型药物结构及性质

(一)对氨基苯甲酸酯类药物

对氨基苯甲酸酯类药物多为局部麻醉药,它们的分子结构中含有对氨基苯甲酸酯的基本结构:

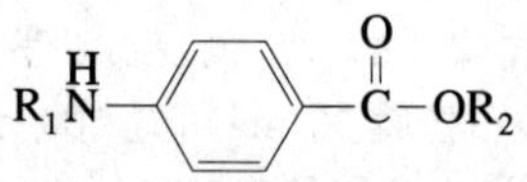

典型药物有盐酸普鲁卡因、苯佐卡因和盐酸丁卡因,它们的结构为

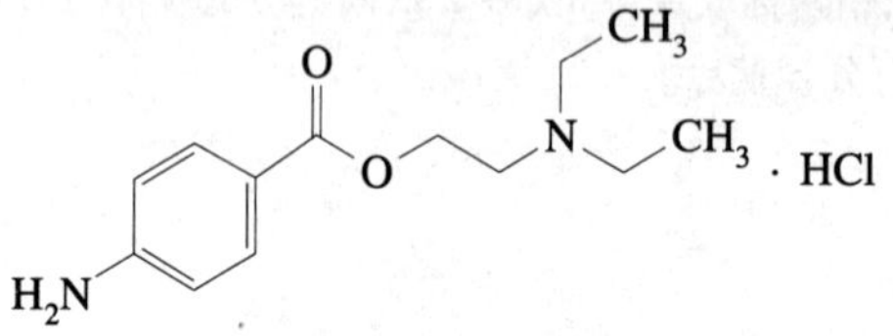

盐酸普鲁卡因
(Procaine hydrochloride)

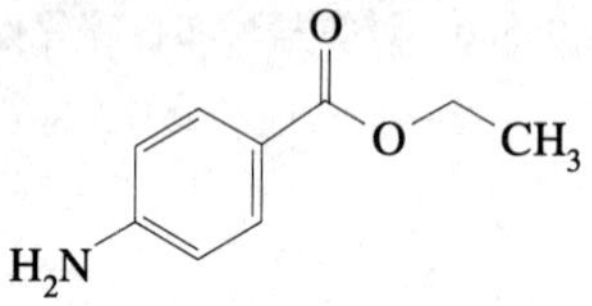

苯佐卡因
(Benzocaine)

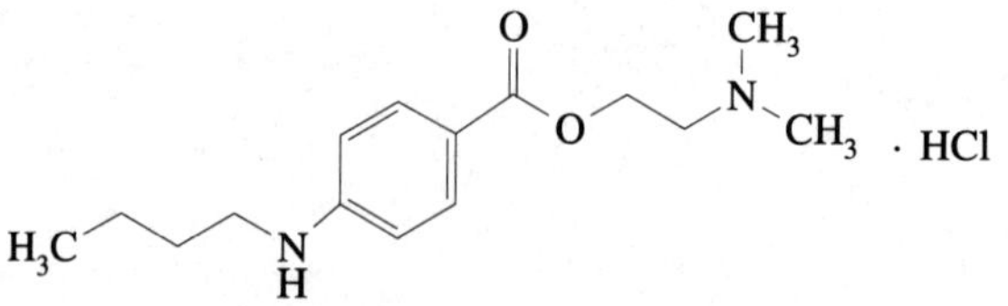

盐酸丁卡因
(Tetracaine hydrochloride)

对氨基苯甲酸酯类药物的游离碱多为碱性油状液体或低熔点固体,难溶于水,可溶于有机

溶剂；它们的盐酸盐多为白色结晶性粉末，易溶于水和乙醇，难溶于有机溶剂。如普鲁卡因和丁卡因，临床多用其盐酸盐。苯佐卡因为白色结晶性粉末；遇光色渐变黄；在乙醇、氯仿或乙醚中易溶，在水中极微溶解，在稀酸中溶解。

本类药物中部分品种由于侧链具有脂肪族氮原子，呈一定的碱性，能与酸成盐，可采用非水溶液滴定法测定含量，并能与生物碱沉淀剂发生沉淀反应。

分子中具有芳伯氨基的对氨基苯甲酸酯类药物，可进行重氮化-偶合反应（芳香第一胺类反应）；可与芳醛缩合成席夫氏碱（Schiff 碱）。同时芳伯氨基对光及氧较敏感，易被氧化，所以盐酸普鲁卡因和盐酸丁卡因等需遮光、密闭保存。

此外，本类药物分子结构中有酯键，容易水解，水解受酸、碱、高温等条件的影响。例如盐酸丁卡因在20℃时，pH 为 3.5～5.5 时稳定性好，而其溶液加入氢氧化钠会加速水解；同时常温下储存 1 个月含量下降约 4%，冰箱放置 1 年，含量仅下降 2.1%。

（二）芳酰胺类药物

芳酰胺类药物均为苯胺的酰基衍生物，分子中具有芳酰氨基的基本结构：

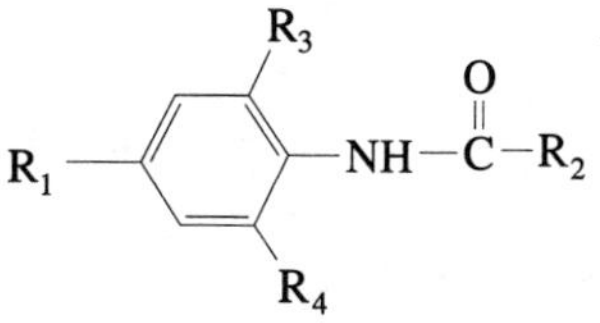

典型药物有对乙酰氨基酚（解热镇痛药）、盐酸妥卡尼（抗心律失常药）及盐酸利多卡因、盐酸布比卡因等局部麻醉药，它们的结构如下：

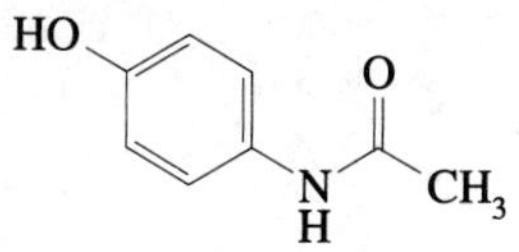

对乙酰氨基酚
(paracetamol, acetaminophen)

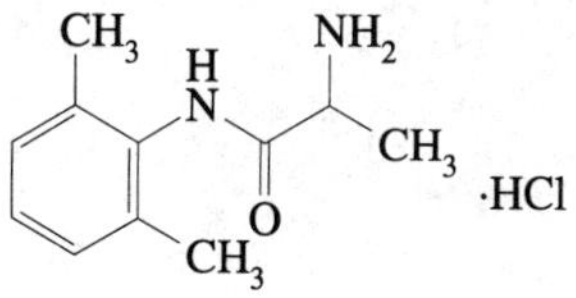

盐酸妥卡尼
(tocainide hydrochloride)

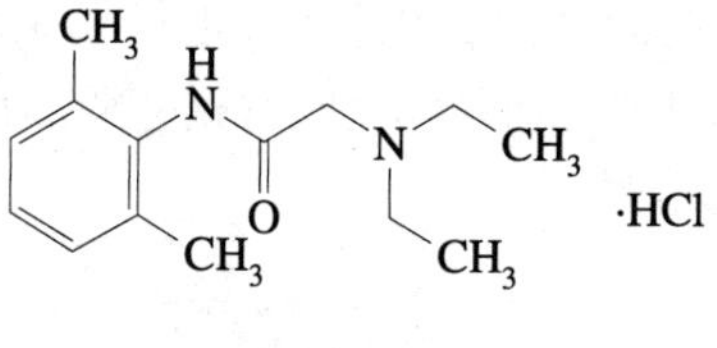

盐酸利多卡因
(lidocaine hydrochloride)

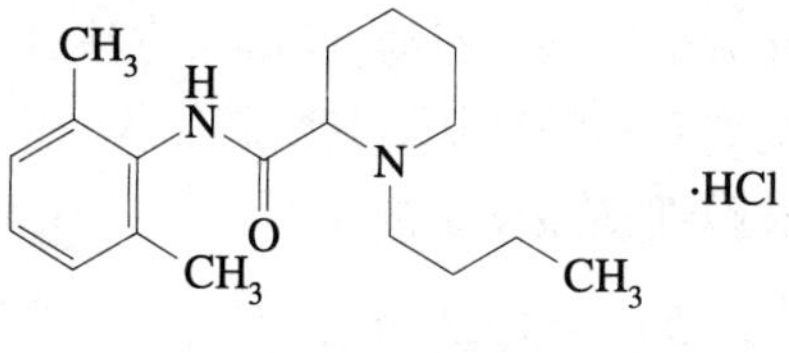

盐酸布比卡因
(bupivacaine hydrochloride)

本类药物多为白色结晶或结晶性粉末；药物的游离碱在水中溶解性不好，它们的盐酸盐可溶于水、乙醇。如盐酸布比卡因为白色结晶性粉末；在乙醇中易溶，在水中溶解，在氯仿中微溶，在乙醚中几乎不溶。

本类药物为芳香胺的酰基衍生物，分子结构中具有潜在芳伯氨基，在酸性溶液中易水解得具有芳伯氨基的产物，可发生重氮化或重氮化-偶合反应，用于鉴别及含量测定。对乙酰氨基酚的水解反应速率相对较快；盐酸利多卡因和盐酸布比卡因酰氨键的两个邻位均有甲基，由于空间位阻的影响，其水溶液不易水解，比较稳定。

利多卡因和布比卡因的脂烃胺侧链上有叔胺氮原子,显碱性,可以成盐,可与生物碱沉淀剂发生沉淀反应,可在水溶液中与铜离子或钴离子络合呈色。

此外,对乙酰氨基酚具有酚羟基,可与三氯化铁作用呈色,借此可与布比卡因等芳酰胺类药物区别。

二、鉴别试验

(一) 重氮化-偶合反应

凡分子结构中具有游离芳伯氨基的药物,如苯佐卡因和盐酸普鲁卡因,均可在盐酸溶液中,直接与亚硝酸钠进行重氮化反应,生成的重氮盐再与碱性 β-萘酚偶合,生成有色的偶氮化合物。此反应收载于《中国药典》(2010 年版)附录"一般鉴别试验"项下,用于芳香第一胺类的鉴别。

《中国药典》(2010 年版)对盐酸普鲁卡因的鉴别方法为:取供试品约 50 mg,加稀盐酸 1 ml,必要时缓缓煮沸使溶解,放冷,加 0.1 mol/L 亚硝酸钠溶液数滴,再加碱性 β-萘酚试液数滴,生成猩红色沉淀。

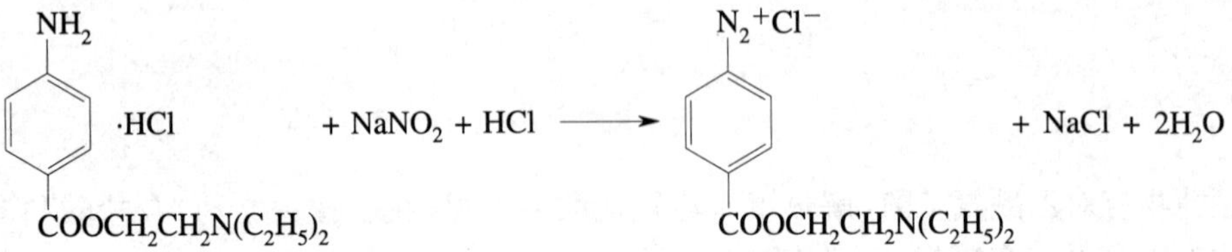

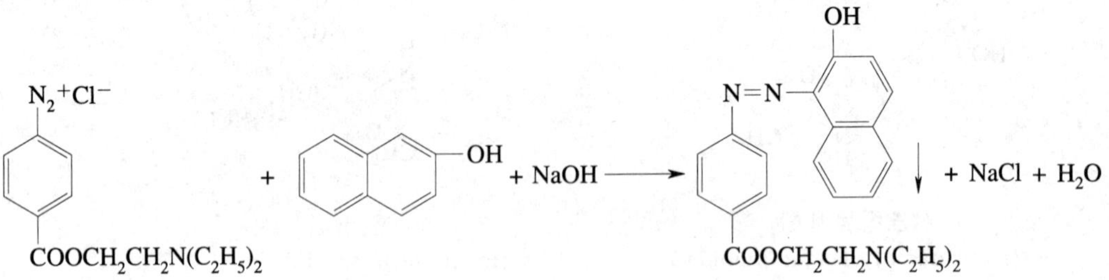

具潜在芳伯氨基的药物,经适当方法处理后,若能游离出芳伯氨基,也可发生重氮化-偶合反应。例如对乙酰氨基酚具酰胺结构,在酸性溶液中受热水解,生成对氨基酚。该化合物与亚硝酸钠及碱性 β-萘酚试液作用,产生红色的偶氮化合物。

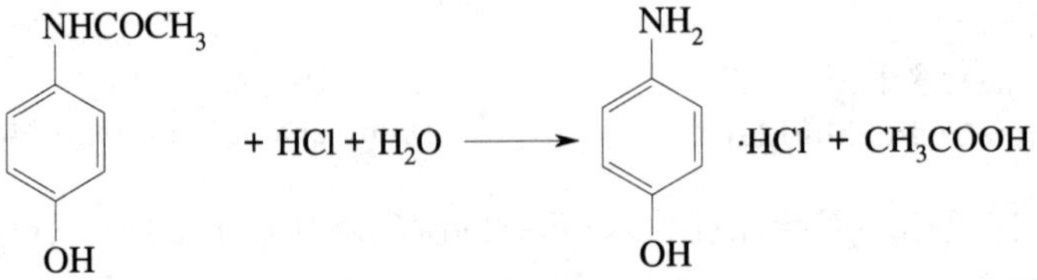

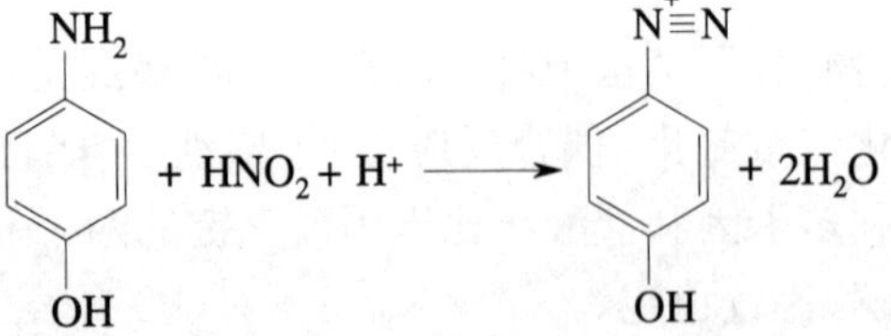

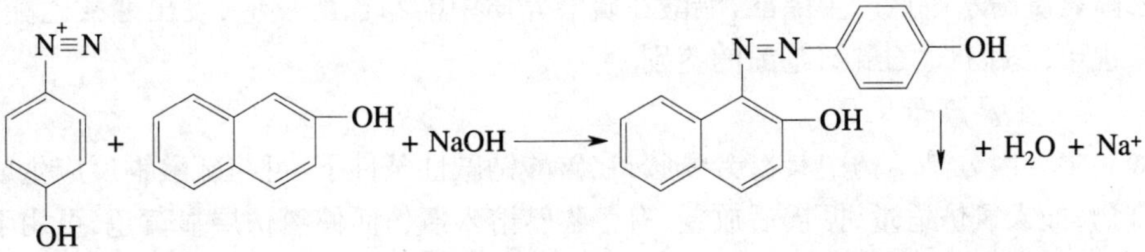

《中国药典》(2010年版)中,对乙酰氨基酚的鉴别方法为:取供试品约0.1 g,加稀盐酸5 ml,置水浴中加热40 min使水解,放冷;取0.5 ml,滴加亚硝酸钠试液5滴,摇匀,加水3 ml后,加碱性β-萘酚试液2 ml,振摇,即显红色。

(二) 水解及水解产物反应

分子结构中有酯键(或酰氨键)的药物,容易水解,其水解受酸、碱、高温等条件的影响。利用水解反应及水解产物的性质,可以对化合物进行鉴别。

如盐酸普鲁卡因具有对氨基苯甲酸酯的结构,向其水溶液加10%氢氧化钠溶液后,盐酸普鲁卡因转化为游离普鲁卡因,由于其水溶性小,析出白色沉淀。初热时,游离的普鲁卡因呈油状物;继续加热,则酯键水解释放出二乙氨基乙醇和对氨基苯甲酸钠。二乙氨基乙醇为碱性蒸气,能使润湿的红色石蕊试纸变为蓝色;热至油状物消失,普鲁卡因完全水解后,放冷,加盐酸酸化,即析出对氨基苯甲酸的白色沉淀。

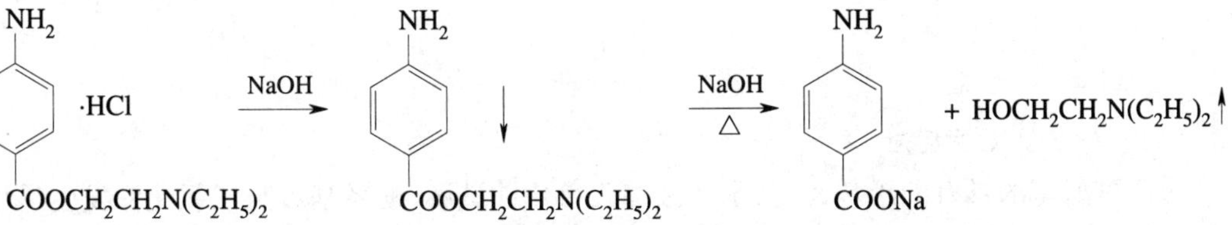

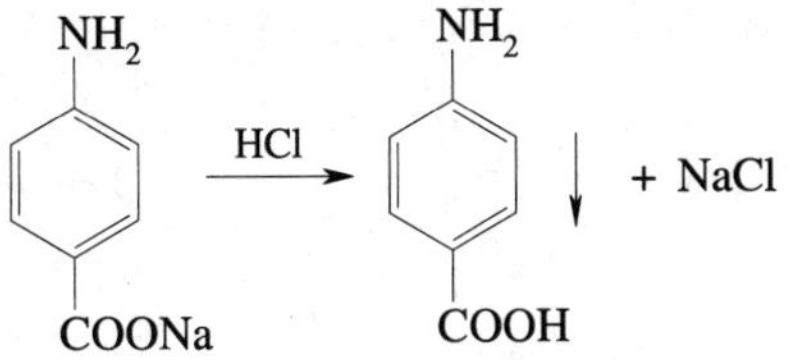

苯佐卡因与强碱液共沸,发生水解反应,生成乙醇及对氨基苯甲酸盐。乙醇可进一步与碘试液在加热条件下发生碘仿反应,生成碘仿的黄色沉淀,并有碘仿的臭气。

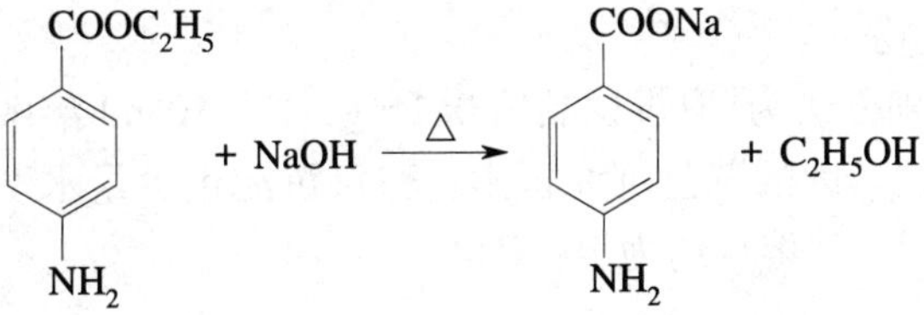

$$C_2H_5OH + 4I_2 + 6NaOH \xrightarrow{\triangle} CHI_3 \downarrow + 5NaI + 5H_2O + HCOONa$$
　　　　　　　　　　　　　　碘仿

对乙酰氨基酚水解后产生醋酸,醋酸在硫酸介质中能与乙醇反应,发出醋酸乙酯的香味,这一现象也可以用于对乙酰氨基酚的鉴别。

(三) 与重金属离子反应

盐酸利多卡因分子结构中具有芳酰胺,在碳酸钠碱性条件下,可与硫酸铜反应生成蓝紫色配位化合物,加入氯仿适量,振摇后放置,有色物转溶入氯仿而使氯仿层显黄色,可用于盐酸利多卡因的鉴别。该方法检出限量为 1 mg/ml。《中国药典》(2010 年版)中盐酸利多卡因鉴别时浓度为 10 mg/ml,结果易于判断。其他药物如盐酸普鲁卡因、盐酸丁卡因和苯佐卡因等,均不显此反应。

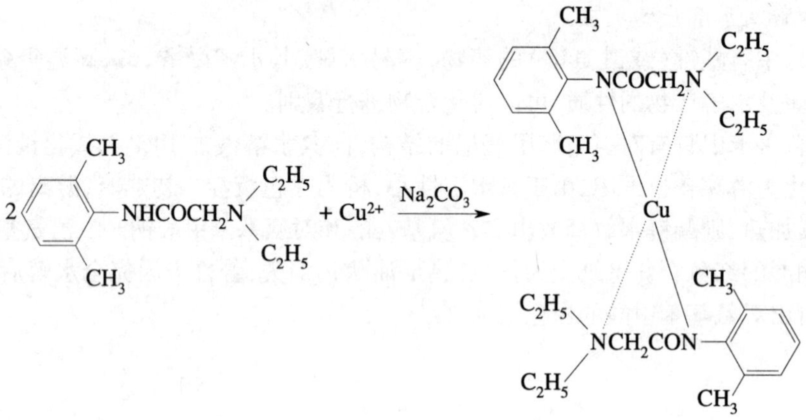

(四) 与三氯化铁反应

对乙酰氨基酚具有酚羟基,向其水溶液加三氯化铁试液,酚羟基可与三氯化铁发生呈色反应,而使溶液呈蓝紫色。

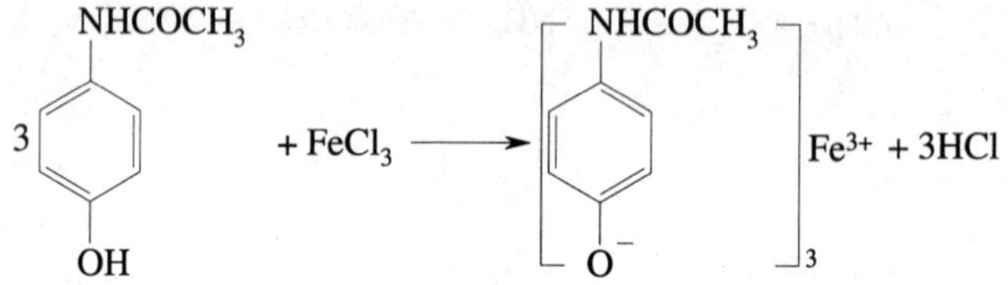

(五) 衍生物测熔点

本类药物的衍生物如三硝基苯酚衍生物或硫氰酸盐衍生物具有固定的熔点,可用于鉴别,《中国药典》曾对盐酸利多卡因、盐酸布比卡因及盐酸丁卡因采用此法进行鉴别。

1. 三硝基苯酚衍生物

盐酸布比卡因的鉴别方法为:取供试品约 0.15 g,加水 10 ml 溶解后,加三硝基苯酚试液 15 ml,有三硝基苯酚布比卡因的黄色沉淀析出,滤过,沉淀用少量水洗涤后,再以少量甲醇和乙醚冲洗,在 105℃ 干燥后,其熔点约为 194℃。

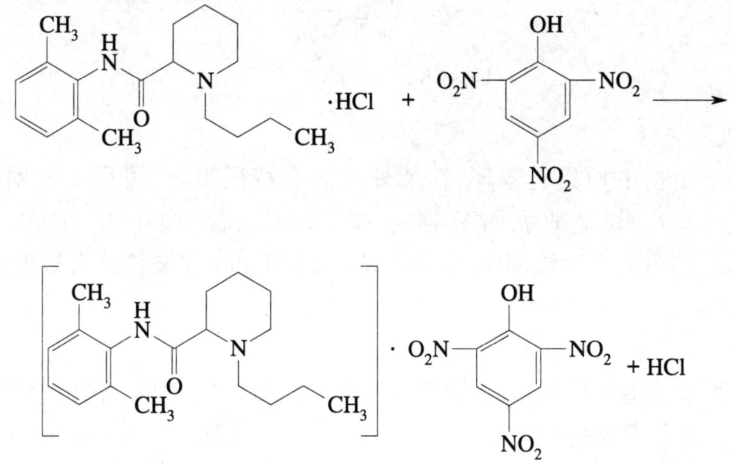

盐酸利多卡因与三硝基苯酚按此法制备的三硝基苯酚利多卡因衍生物,其熔点约为 228～232℃,熔融时同时分解。

2. 硫氰酸盐衍生物

《美国药典》对盐酸丁卡因的鉴别利用与硫氰酸盐的衍生物:取供试品约 100 mg,加水 10 ml 溶解后,加硫氰酸钾溶液 1 ml(1→4),有晶状沉淀析出,沉淀用水重结晶后,在 80℃ 干燥 2 小时,其熔点为 130～132℃。

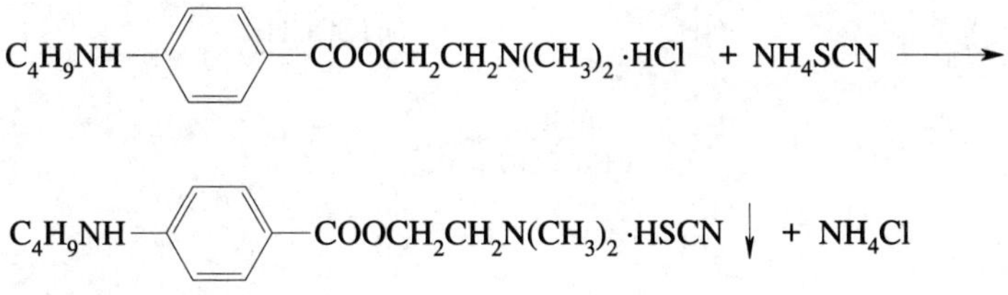

C_4H_9NH—⟨⟩—$COOCH_2CH_2N(CH_3)_2 \cdot HCl + NH_4SCN \longrightarrow$

C_4H_9NH—⟨⟩—$COOCH_2CH_2N(CH_3)_2 \cdot HSCN \downarrow + NH_4Cl$

(六) 氯化物的鉴别反应

盐酸普鲁卡因、盐酸丁卡因、盐酸利多卡因等药物均为有机碱的盐酸盐,应显氯化物的鉴别反应。根据《中国药典》(2010 年版)附录收载的"一般鉴别试验"项下氯化物的鉴别反应,可以对它们进行鉴别:

(1) 取供试品溶液,加入适量的硝酸使呈酸性,加入硝酸银试液,即生成白色凝乳状沉淀;分离,沉淀加氨试液即溶解,再加硝酸,沉淀复生成。如供试品为有机碱的盐酸盐,需先加氨试液使呈碱性,将析出的沉淀滤过除去,取滤液进行试验。

$$Cl^- + Ag^+ \longrightarrow AgCl \downarrow$$

此沉淀需分离后再加氨试液溶解,这是由于氯化银是在酸性溶液中析出的,溶液酸度很强,如不分离直接加氨试液,则所需量很大。

$$AgCl + 2NH_3 \cdot H_2O \longrightarrow Ag(NH_3)_2^+ + Cl^- + 2H_2O$$

$$Ag(NH_3)_2^+ + Cl^- + 2H^+ \longrightarrow AgCl \downarrow + 2NH_4^+$$

(2) 取供试品少量,置试管中,加等量的二氧化锰,混匀,加硫酸湿润,缓缓加热,发生的氯气能使湿润的碘化钾淀粉试纸显蓝色。

$$2Cl^- \xrightarrow[H^+]{MnO_2} Cl_2 \uparrow$$

$$Cl_2 + 2KI \longrightarrow I_2 + 2KCl$$

(七) 紫外吸收光谱

本类药物分子结构中均具有苯环,在紫外光区有特征吸收,可用于鉴别。如盐酸布比卡因的鉴别方法为:取供试品适量,精密称定,按干燥品计算,加 0.01 mol/L 盐酸溶液制成 400 μg/ml 的溶液,照分光光度法测定,在 263 nm 与 271 nm 的波长处有最大吸收;其吸光度分别为 0.53~0.58 与 0.43~0.48。

(八) 红外吸收光谱

用红外吸收光谱法鉴别化合物,方法特征性强、专属性好。因此,国内外药典均把红外吸收光谱作为药物鉴别的重要指标。

三、杂质检查

(一) 对乙酰氨基酚的杂质检查

1. 合成工艺及杂质来源

对乙酰氨基酚的合成工艺是以对硝基氯苯为原料,水解后制得对硝基酚,经还原生成对氨基酚;也有工艺是以酚为原料,经亚硝化及还原反应制得对氨基酚。制得的对氨基酚再经乙酰化处理后可得对乙酰氨基酚。

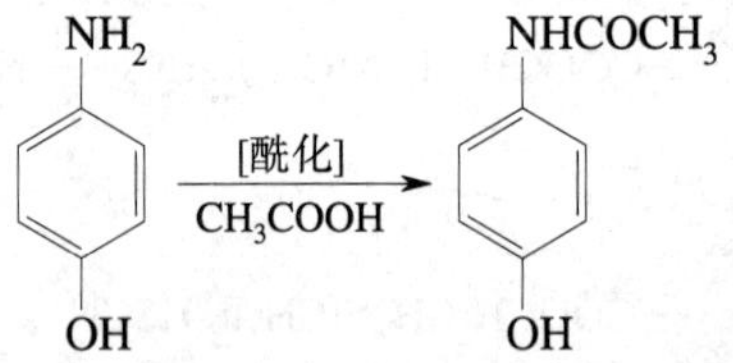

由于对乙酰氨基酚的生产工艺路线较多,不同的工艺路线所带入的杂质也有所不同,如以对硝基氯苯为原料,则可能引入对氯乙酰苯胺。此外,对乙酰氨基酚若暴露在潮湿条件下可水解成对氨基酚。

因此,药物中可能有的特殊杂质主要包括中间体、副产物及分解产物,如对氨基酚、O-乙酰基对乙酰氨基酚、对氯乙酰苯胺、氧化偶氮苯、偶氮苯、醌亚胺和苯醌等。国内外药典均规定对乙酰氨基酚除需检查酸度、氯化物、硫酸盐等一般杂质外,还需检查药物中的特殊杂质,以控制药物的纯度。

2. 对氨基酚

对乙酰氨基酚的制备与贮存过程均可能引入对氨基酚。对氨基酚的毒性较大,应予检查,严格控制其存在的量。

检查方法为:取供试品 1.0 g,加甲醇溶液(1→2) 20 ml 使溶解,加入碱性亚硝基铁氰化钠试液 1 ml,摇匀,静置 30 min;如显色,与对乙酰氨基酚对照品 1.0 g 加对氨基酚 50 μg 用同一方法制成的对照液比较,不得更深,对氨基酚的限量为 0.005%。

该方法利用对氨基酚为芳香第一胺,与亚硝基铁氰化钠在碱性条件下可生成蓝色配位化合物,对乙酰氨基酚无此呈色反应而进行限量检查。对氨基酚对照溶液不稳定,应临用前新制。

$$Na_2[Fe(CN)_5NO] + H_2O \longrightarrow Na_2[Fe(CN)_5H_2O] + NO$$

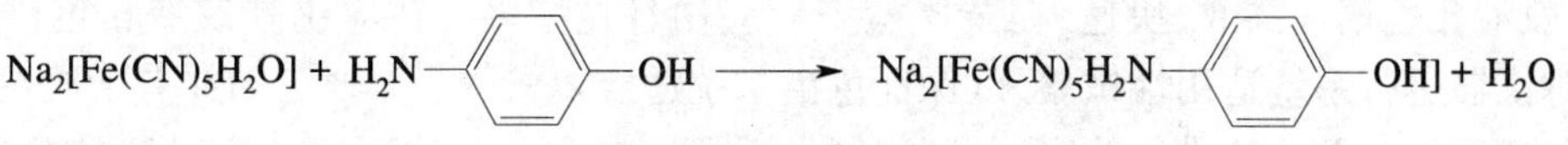

$$Na_2[Fe(CN)_5H_2O] + H_2N-\!\!\!\left\langle\!\!\!\bigcirc\!\!\!\right\rangle\!\!\!-OH \longrightarrow Na_2[Fe(CN)_5H_2N-\!\!\!\left\langle\!\!\!\bigcirc\!\!\!\right\rangle\!\!\!-OH] + H_2O$$

蓝色

《美国药典》对氨基酚的检查也利用亚硝基铁氰化钠的反应,但采用显色后测定样品和对照品在 710 nm 处的吸光度,比较进行。

3. 有关物质

以对氯苯乙酰胺为对照品,检查对乙酰氨基酚原料药中对氯苯乙酰胺等有关物质的量。可以采用薄层色谱法,具体操作如下:

取本品的细粉 1.0 g,置具塞离心管或试管中,加乙醚 5 ml,立即密塞,振摇 30 min,离心或放置至澄清,取上清液作为供试品溶液;另取每 1 ml 中含对氯苯乙酰胺 1.0 mg 的乙醇溶液适量,用乙醚稀释成每 1 ml 中含 50 μg 的溶液作为对照溶液。取供试品溶液 200 μl 与对照溶液 40 μl,分别点于同一硅胶 GF_{254} 薄层板上,以三氯甲烷-丙酮-甲苯(13∶5∶2)为展开剂,展开,晾干,置紫外光灯(254 nm)下检视,供试品溶液如显杂质斑点,与对照溶液的主斑点比较,不得更深。

《英国药典》对有关物质的检查采用 HPLC 法:

供试品溶液的制备:取供试品 0.2 g,用含 4.6 g/L 四丁基氢氧化铵(400 g/L)的甲醇 2.5 ml 溶解,并用 17.9 g/L 磷酸氢二钠-7.8 g/L 磷酸二氢钠(1∶1)稀释至 10 ml,即得。

对照溶液ⓐ的制备:取供试品溶液 1.0 ml,流动相稀释至 50 ml,量取 5.0 ml,流动相稀释至 100 ml,即得。

对照溶液ⓑ的制备:量取对照品溶液ⓐ1.0 ml,加流动相稀释至 10.0 ml。

对照溶液ⓒ的制备:取 5 mg 对氨基酚对照品,5 mg 对乙酰氨基酚对照品,5 mg 对氯乙酰苯胺对照品,加甲醇溶解并定量稀释至 20.0 ml;量取 1.0 ml,加流动相稀释成 250.0 ml。

对照溶液ⓓ的制备:取对硝基酚对照品 20 mg,加甲醇溶解并稀释至 50 ml,量取 1.0 ml,加流动相稀释至 20.0 ml。

色谱条件:色谱柱为 C_8 烷基键合硅胶柱(4.6 mm×25 cm,5 μm);柱温为 35℃;以 17.9 g/L 磷酸氢二钠-7.8 g/L 磷酸二氢钠-含 4.6 g/L 四丁基氢氧化铵(浓度为 400 g/L)的甲醇(375∶375∶250)为流动相,流速 1.5 ml/min,检测波长 245 nm,进样量 20 μl。记录至对乙酰氨基酚保留时间的 12 倍。以对乙酰氨基酚的保留为基准(保留时间约 4 min),对氨基酚的相对保留值为 0.8,对硝基酚的相对保留值为 3,对氯乙酰苯胺的相对保留值为 7。

系统适用性:以对照溶液ⓒ进样测定,对氨基酚和对乙酰氨基酚的分离度应大于 4,对氯乙酰苯胺的信噪比应大于 50。

限度要求:供试品溶液的色谱图中对氯乙酰苯胺峰面积不得超过对照溶液ⓒ中对氯乙酰苯胺峰面积的 0.2 倍;对氨基酚峰面积不得超过对照溶液ⓒ中对氨基酚峰面积、对硝基酚峰面积不得超过对照溶液ⓓ中对硝基酚峰面积的一半;其他单个杂质不得超过对照溶液ⓐ中主峰面积的一半;其他杂质峰面积之和不得超过对照溶液ⓐ中主峰面积。其中其他杂质只记录峰面积不小于对照溶液ⓑ主峰面积的杂质峰。

本法中,以对照品法检查供试品中对氯乙酰苯胺、对氨基酚和对硝基酚的量,其限量分别为 0.001%、0.005% 和 0.05%;然后以自身对照法检查供试品溶液中其余杂质的量,其他杂质单个限量为 0.05%,其他杂质总和的限量为 0.1%。

高效液相色谱法高效、快速,在杂质检查中应用日益增多。在应用高效液相色谱法检查前,应对仪器进行系统适用性试验,以保证色谱系统适合要求。当杂质已知并有杂质对照品的情况下,可采用对照品法进行检查:分别配制供试品溶液和一定浓度的杂质对照品溶液,分别测定,供试品中杂质的峰面积不得超过相应杂质对照品溶液的峰面积。当没有杂质对照品时,可采用主成分自身对照法,根据杂质的限量,将供试品溶液稀释成一定浓度的对照品溶液,分别量取供试品溶液与对照品溶液进样,计算供试品溶液色谱图上各杂质峰面积及其总和,与对照品溶液的主成分峰面积比较进行检查。

4. 乙醇溶液的澄清度与颜色

《中国药典》(2010 年版)中收载的检查方法为:取供试品 1.0 g,加乙醇 10 ml 溶解后,溶液应澄清,无色;如显浑浊,与 1 号浊度标准溶液比较,不得更浓;如显色,与棕红色 2 号或橙红色 2 号标准比色液比较,不得更深。

此项检查项是利用对乙酰氨基酚与杂质的溶解性差异和颜色的差异检查产品中还原剂及中间体对氨基酚的氧化产物。对乙酰氨基酚为白色结晶或结晶性粉末,在乙醇中易溶。若其乙醇溶液产生浑浊,则表明药物成品中引入了生产工艺中使用的还原剂;若其乙醇溶液显色,则是中间体对氨基酚的氧化呈色物所致,此有色杂质在乙醇中的溶解度亦较大。

(二) 盐酸普鲁卡因注射液中对氨基苯甲酸的检查

盐酸普鲁卡因分子中含酯键,其水溶液稳定性较差,因此注射液在制备过程中,由于灭菌温度过高或时间过长,溶液的 pH 过高或过低,贮藏时间过久以及受光线和注射液中金属离子等因素的影响,可发生水解作用,生成对氨基苯甲酸。

$$\text{H}_2\text{N-C}_6\text{H}_4\text{-COOCH}_2\text{CH}_2\text{N}(\text{C}_2\text{H}_5)_2 \xrightarrow{\text{H}_2\text{O}} \text{H}_2\text{N-C}_6\text{H}_4\text{-COOH} + (\text{C}_2\text{H}_5)_2\text{NCH}_2\text{CH}_2\text{OH}$$

经长久贮藏或高温加热,对氨基苯甲酸还可进一步脱羧转化为苯胺,苯胺又可被氧化为有色物质,使注射液变黄。已变黄的注射液不仅疗效下降,而且毒性增加。

$$\text{H}_2\text{N-C}_6\text{H}_4\text{-COOH} \xrightarrow{-\text{CO}_2} \text{H}_2\text{N-C}_6\text{H}_5 \xrightarrow{[\text{O}]} \text{O=C}_6\text{H}_4\text{=O}$$

因此《中国药典》(2005 年版)在盐酸普鲁卡因注射液中,增加了"对氨基苯甲酸"项目的检查,自 2010 年版起,《中国药典》在原料药检查中也增加了此项检查。检查的方法为高效液相色谱法中的杂质对照品法,其中,原料药中对氨基苯甲酸限度为不得过标示量的 1.2%,注射剂为不得过标示量的 0.5%。

四、含量测定

(一) 亚硝酸钠滴定法(重氮化滴定法)

分子结构中具有芳伯氨基的药物(如盐酸普鲁卡因、苯佐卡因)以及水解后具有芳伯氨基的药物(如对乙酰氨基酚),在酸性溶液中可与亚硝酸钠反应,因而可用亚硝酸钠滴定法测定含量。重氮化为《中国药典》（2010年版）收载的具有芳伯氨基以及水解后具有芳伯氨基结构的药物含量测定的通用方法。

1. 原理

芳伯氨基药物在酸性溶液中与亚硝酸钠定量反应，生成重氮盐。

$$Ar-NHCOR + H_2O \xrightarrow[\Delta]{H^+} Ar-NH_2 + RCOOH$$

$$Ar-NH_2 + NaNO_2 + 2HCl \longrightarrow [Ar-N\equiv N]^+Cl^- + NaCl + 2H_2O$$
氯化重氮盐

值得注意的是，当芳伯氨基邻位被较大基团取代时，由于空间位阻影响重氮化反应的定量完成，不宜采用此法进行含量测定。

在盐酸酸性溶液中，重氮化反应的历程为

$$NaNO_2 + HCl \longrightarrow HNO_2 + NaCl$$

$$HNO_2 + HCl \longrightarrow NO^+Cl^- + H_2O$$

$$Ar-NH_2 \xrightarrow[慢]{NO^+Cl^-} Ar-NH-NO \xrightarrow{快} Ar-N=N-OH \xrightarrow{快} [Ar-N\equiv N]^+Cl^-$$

由反应历程知，重氮化反应的速度取决于速度慢的第一步反应，若能使第一步加快，则整个反应也相应的加快。

2. 测定的主要条件

重氮化反应的速度受多种因素的影响，主要包括以下方面：

（1）药物结构

第一步反应的快慢与芳伯氨基化合物中芳伯氨基的游离程度有密切关系。如果芳伯氨基的碱性较弱，则在一定强度酸性溶液中成盐的比例较小，即游离芳伯氨基多，重氮化反应速度就快；反之，芳伯氨基碱性较强，与酸成盐的比例较大，游离芳伯氨基较少，则重氮化反应速度就慢。

芳胺中氨基的碱性强弱受到苯环上取代基，尤其是氨基的对位取代基的影响。若取代基为吸电子基则碱性较弱，此类吸电子基有—NO_2、—SO_3H、—COOH、—X等；若取代基为斥电子基团，如—CH_3、—OH或—OR，则这些基团的斥电子作用通过共轭效应，使N上电子云密度加大，碱性加强，重氮化反应减慢。

（2）酸的种类

重氮化反应的速度与酸的种类有关。

反应在氢溴酸溶液中最快，在盐酸溶液中次之，在硫酸或硝酸溶液中最慢。其作用机理为溴化氢与亚硝酸作用生成NOBr：

$$HNO_2 + HBr \longrightarrow NOBr + H_2O \qquad ①$$

若供试溶液中仅有HCl，则生成NOCl：

$$HNO_2 + HCl \longrightarrow NOCl + 2H_2O \qquad ②$$

由于反应①的平衡常数比反应②的平衡常数大300倍，即生成的NOBr量大得多，也就是在供试液中NO^+的浓度大得多，故能加速重氮化反应的进行。

而氢溴酸价格昂贵，故实际操作中采用盐酸，同时向供试溶液中加入适量溴化钾（《中国药典》2010年版规定加入2 g），这样在溶液中溴化钾可与盐酸作用产生溴化氢，进而生成

NOBr,使重氮化反应速度加快。

(3) 酸的浓度

按反应方程式,1 mol 的芳胺发生重氮化反应时仅需 2 mol 的盐酸,其中 1 mol 的盐酸与芳胺形成盐,而另 1 mol 的盐酸与亚硝酸钠形成亚硝酸。但实际测定时盐酸用量要大得多,加入过量的盐酸有利于:① 重氮化反应速度加快;② 酸度增高能增加重氮盐的稳定性;③ 防止生成偶氮氨基化合物。酸度不足时已生成的重氮化合物可与尚未被重氮化的芳胺偶合,生成偶氮氨基化合物,影响测定结果。

$$[Ar\text{—}N\equiv N]^+Cl^- + ArNH_2 \rightleftharpoons Ar\text{—}N=N\text{—}NH\text{—}Ar + HCl$$

酸度加大,反应向左进行,故可以防止偶氮氨基化合物的生成。但酸度不可过高,否则将引起亚硝酸的分解,也会抑制芳伯氨基的游离,使重氮化反应速度变慢。所以,酸的实际用量通常都为理论值的 2.5～6 倍。

(4) 反应温度

重氮化反应速度随温度的升高而加快,一般温度每升高 10℃,重氮化反应速度加快 2.5 倍,但所形成的重氮盐亦随温度的升高而迅速分解:

$$[Ar\text{—}N\equiv N]^+Cl^- + H_2O \longrightarrow Ar\text{—}OH + N_2\uparrow + HCl$$

滴定温度过高亦会促使亚硝酸的逸失和分解:

$$3HNO_2 \longrightarrow HNO_3 + H_2O + 2NO\uparrow$$

所以滴定应在低温下进行。但低温时反应速度缓慢,经试验,可在室温(10～30℃)条件下采用"快速滴定法"。

因此,在亚硝酸钠滴定中,通常加入溴化钾以加快反应速度,加入过量的盐酸,同时滴定操作在室温下进行。

为了避免滴定过程中亚硝酸挥发和分解,滴定时将滴定管尖端插入液面下约 2/3 处,事先通过计算,一次将反应所需的大部分亚硝酸钠滴定液在搅拌条件下迅速加入,使其尽快反应。然后将滴定管尖端提出液面,用少量水淋洗尖端,再缓缓滴定。尤其是在近终点时,由于溶液中未经重氮化的芳伯氨基药物的浓度也降至极少量,需在最后一滴加入后,搅拌 1～5 min,再确定终点是否真正到达。这样可以缩短滴定时间,也不影响滴定结果。

3. 指示终点的方法

《中国药典》(2010 年版)规定用永停法指示亚硝酸钠滴定法的终点。

调节永停滴定仪方法如下:电极上的电压至约 50 mV。取供试品适量,精密称定,置烧杯中,除另有规定外,可加水 40 ml 与盐酸溶液(1→2)15 ml,然后置于电磁搅拌器上,搅拌使溶解,再加溴化钾 2 g,插入铂-铂电极后,用亚硝酸钠液迅速滴定。终点前,溶液中无亚硝酸,线路无电流通过,电流计指针指零。当溶液中有微量亚硝酸存在时,电极即起氧化还原反应,此时电流计指针突然偏转,并不再回复,即为滴定终点。

例如《中国药典》(2005 年版)对盐酸普鲁卡因的含量测定:取供试品约 0.6 g,精密称定,照永停滴定法,在 15～25℃,用亚硝酸钠滴定液(0.1 mol/L)滴定。每 1 ml 亚硝酸钠滴定液(0.1 mol/L)相当于 27.28 mg 的 $C_{13}H_{20}N_2O_2 \cdot HCl$。按下式计算含量:

$$C_{13}H_{20}N_2O_2 \cdot HCl \text{ 的含量} = \frac{V \times T \times F}{W} \times 100\% = \frac{V \times F \times 0.027\,28}{W} \times 100\%$$

式中，V 为消耗的亚硝酸钠滴定液的体积(ml)；T 为滴定度；F 为亚硝酸钠滴定液的浓度校正系数；W 为供试品的取样量(g)。

（二）非水溶液滴定法

盐酸丁卡因、盐酸利多卡因、盐酸布比卡因与盐酸妥卡尼侧链上的氮原子具有碱性，可采用非水溶液滴定法测定含量。由于药物均为盐酸盐，用高氯酸滴定时有氢卤酸生成，故在滴定前加入醋酸汞溶液，使成为氯化汞，以除去氢卤酸的干扰。以盐酸布比卡因为例，其滴定反应如下：

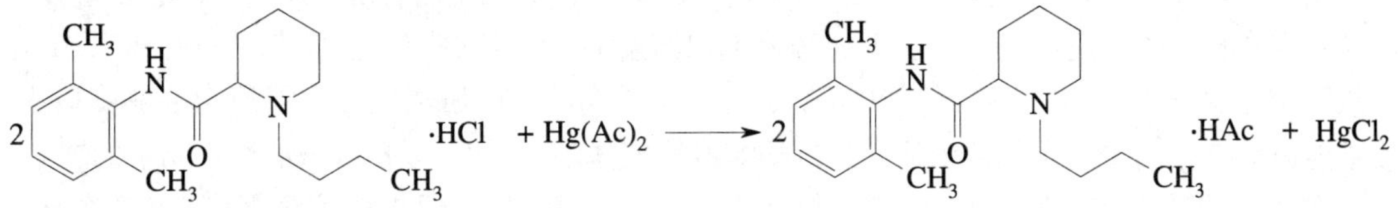

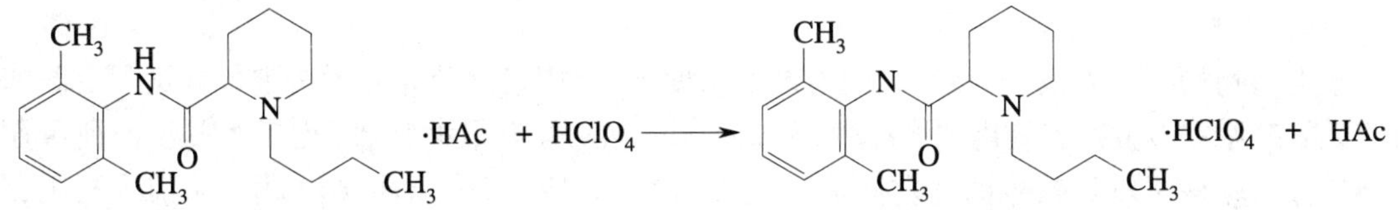

[盐酸布比卡因 · HCl + Hg(Ac)₂ → 2 醋酸布比卡因 · HAc + HgCl₂]

[醋酸布比卡因 · HAc + HClO₄ → 高氯酸布比卡因 · HClO₄ + HAc]

在滴定盐酸丁卡因时，因其在冰醋酸中显较弱的碱性，因此加入适量醋酐。醋酐解离生成的醋酐合乙酰氧离子比醋酸合质子的酸性还强，有利于丁卡因碱性增强，使滴定突跃敏锐。

$$2(CH_3CO)_2O \longrightarrow (CH_3CO)_3O^+ + CH_3COO^-$$

但加入醋酐应注意防止氨基被乙酰化，乙酰化物碱性很弱，以结晶紫为指示剂时不能被滴定，为此，醋酐应按需要量加入。此外，低温可防止乙酰化，因此加冰醋酸溶解样品后，应放冷后再加醋酐。

本法灵敏准确，一般采用半微量法，应用 10 ml 的滴定管，与其他容量分析法相比，取样量较小。

（三）提取中和法

非水碱量法主要用于原料的含量测定。片剂中含有较多的赋形剂，若赋形剂中含有硬脂酸镁、滑石粉、碳酸钙或明胶，均能与高氯酸作用而干扰测定，所以不能直接测定，而需经过适当的方法处理后再用本法分析。

提取中和法利用有机碱类药物在游离和成盐时在有机相和水相溶解性差异大，而辅料等干扰物质在酸性、碱性条件下溶解性差异小的特点，将制剂中有机碱类药物提取分离后酸碱测定。基于此原理，盐酸妥卡尼片的含量测定采用了有机碱盐常用的提取中和法。

如盐酸妥卡尼片的含量测定方法：取供试品 20 片，除去糖衣后，精密称定，研细，精密称取细粉适量(约相当于盐酸妥卡尼 0.8 g)，置 50 ml 量瓶中，加水约 40 ml，充分振摇，加水稀释至刻度，摇匀，滤过，精密量取续滤液 25 ml，置分液漏斗中，加氨试液 5 ml 使呈碱性，用二氯甲烷振摇提取 4 次，每次 20 ml，合并二氯甲烷液，置 40～50℃水浴中加热蒸干，再用冷风吹干，精密加入硫酸滴定液(0.05 mol/L) 25 ml，加甲基红–溴甲酚绿混合指示液数滴，用氢氧化钠滴定液(0.1 mol/L)滴定至绿色。每 1 ml 硫酸滴定液(0.05 mol/L)相当于 22.87 mg 的 $C_{11}H_{16}N_2O \cdot HCl$。按下式计算相当于标示量的百分含量：

$$相当于标示量的含量 = \frac{2\times(V_{空白}-V_{NaOH})\times T\times F}{W}\times \frac{\overline{W}}{L}\times 100\%$$

$$= \frac{2\times(V_{空白}-V_{NaOH})\times F\times 0.02287}{W}\times \frac{\overline{W}}{L}\times 100\%$$

式中,$V_{空白}$为空白试验消耗的氢氧化钠滴定液的体积(ml);V_{NaOH}为主试验消耗的氢氧化钠滴定液的体积(ml);T为滴定度;F为硫酸滴定液的浓度校正系数;W为供试品的取样量(g);$\overline{W}$为平均片重(g);L为标示量(g/片)。

由于盐酸妥卡尼片中的赋形剂采用了磷酸氢钙,在含量测定时,用非水溶液滴定法直接滴定,终点不明显,故采用提取中和法。盐酸妥卡尼溶解后,加氨试液碱化,妥卡尼便游离出来,用二氯甲烷提取分离;蒸去二氯甲烷,残渣就是妥卡尼游离碱。因游离碱在水溶液中溶解度极小,故不能以酸直接滴定。可先精密加入过量的酸液使成盐溶解,然后以标准碱液滴定剩余的酸。

本法应用范围广,可适用于多数有机盐类药物的含量测定,但提取手续繁多,应严格进行提取操作,否则易导致损失而影响测定结果。

(四)紫外分光光度法

本类药物均有紫外吸收,在适宜的溶剂及浓度下,可用紫外分光光度法进行含量测定。如对乙酰氨基酚在0.4%氢氧化钠溶液中,于257 nm波长处有最大吸收,此紫外吸收特征可用于定量分析。该法较亚硝酸钠滴定法灵敏度高,操作简便。《中国药典》(2010年版)利用百分吸收系数($E_{1cm}^{1\%}$)法,测定对乙酰氨基酚原料、片剂、栓剂及胶囊剂的含量。

对乙酰氨基酚片的含量测定方法为:取供试品10片,精密称定,研细,精密称取细粉适量(约相当于对乙酰氨基酚40 mg),置250 ml量瓶中,加0.4%氢氧化钠溶液50 ml与水50 ml,振摇15 min,加水稀释至刻度,摇匀,滤过,精密量取续滤液5 ml,置100 ml量瓶中,,加0.4%氢氧化钠溶液10 ml,加水稀释至刻度,摇匀,在257 nm的波长处测定吸光度,按$C_8H_9NO_2$的吸收系数($E_{1cm}^{1\%}$)为715计算。

(五)高效液相色谱法

制剂产品一般比较复杂,往往含有多种成分和辅料等添加剂,通常要分离后再作定量分析。高效液相色谱法是一种专属性的分离分析方法,在制剂的含量分析中得到了广泛的应用。《中国药典》(2010年版)和很多其他国外药典都采用高效液相色谱法对盐酸利多卡因注射液、对乙酰氨基酚泡腾片等制剂进行含量测定。

例如《中国药典》(2010年版)对乙酰氨基酚泡腾片的含量测定方法。

色谱条件与系统适用性试验:用十八烷基硅烷键合硅胶为填充剂;磷酸盐缓冲液(pH 4.5)-甲醇(80:20)为流动相;检测波长为254 nm。理论板数按对乙酰氨基酚峰计算应不低于5 000,对乙酰氨基酚峰与对氨基酚峰的分离度应符合要求。

测定法:取本品10片,精密称定,研细,精密称取适量(约相当于对乙酰氨基酚25 mg),置50 ml量瓶中,加流动相稀释至刻度,摇匀,滤过,精密量取续滤液10 ml,置50 ml量瓶中,用流动相稀释至刻度,摇匀,作为供试品溶液,精密量取供试品溶液10 μl注入液相色谱仪,记录色谱图;另取对乙酰氨基酚对照品适量,精密称定,加流动相溶解并稀释制成每1 ml中含0.1 mg的溶液,同法测定。按外标法以峰面积计算,即得。

第二节 苯乙胺类药物的分析

一、典型药物的结构及性质

本类药物分子结构中具有苯乙胺的基本结构：

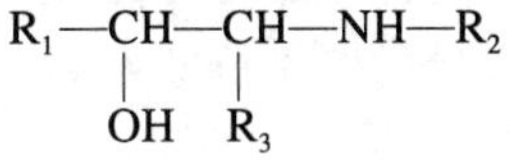

$$R_1-\underset{OH}{CH}-\underset{R_3}{CH}-NH-R_2$$

《中国药典》(2010年版)中收载的本类原料药物近20种,现仅以肾上腺素类药物为例进行讨论,它们的结构如下：

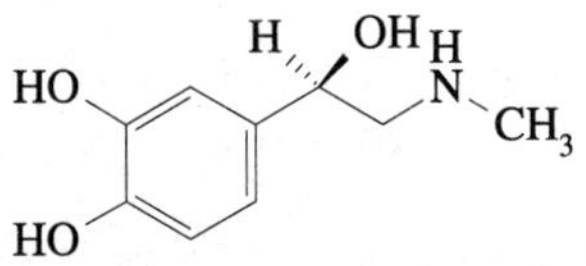

肾上腺素
(Adrenaline, Epinephrine)

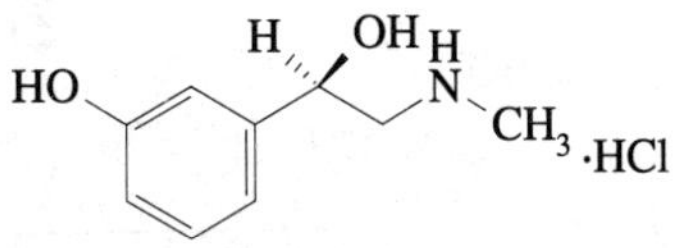

盐酸去氧肾上腺素
(Phenylephrine Hydrochloride)

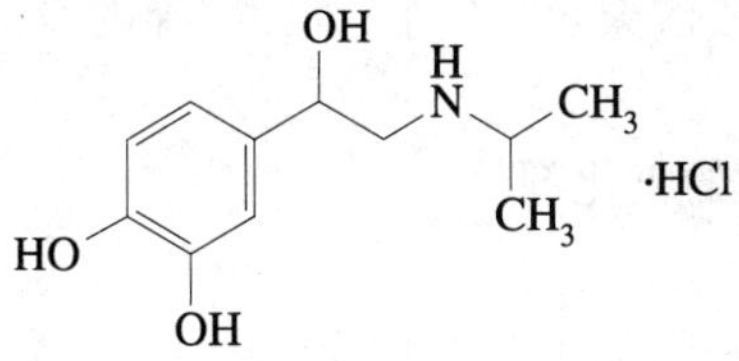

盐酸异丙肾上腺素
(Isoprenaline Hydrochloride)

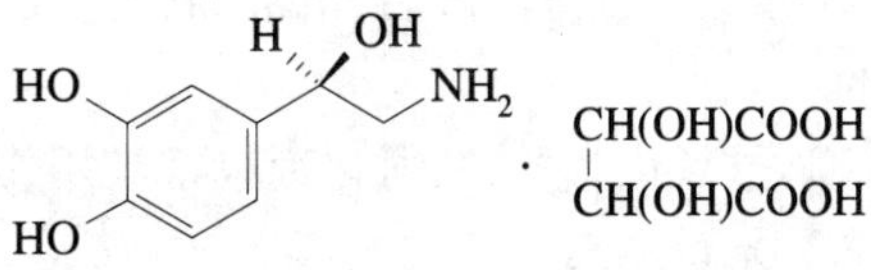

重酒石酸去甲肾上腺素
(Noradrenaline Bitartrate)

苯乙胺类药物分子结构中具有脂烃胺基侧链,显弱碱性,其游离碱难溶于水,在氯仿、乙醚等有机溶剂中溶解性较好,与酸成盐后在水中溶解性好；部分药物如肾上腺素等分子中具有酚羟基结构,可与重金属离子络合显色,同时其酚羟基易受空气中的氧、日光、热等影响而氧化变质,色渐变深,在碱性溶液中更易变色。如《中国药典》(2010年版)中规定：肾上腺素为白色或类白色的结晶性粉末；与空气接触或日光照射,易氧化变质；在中性或碱性水溶液中不稳定；饱和水溶液显弱碱性反应。在水中极微溶解,在乙醇、三氯甲烷、乙醚、脂肪油或挥发油中不溶,在无机酸或氢氧化钠溶液中易溶,在氨溶液或碳酸钠溶液中不溶。此外,本类药物中多数具有手性碳原子,从而显示旋光性,可利用其旋光性进行鉴别或定量测定。药物中各官能团的性质及光谱特性均可用于鉴别、检查与含量测定。

二、鉴别试验

(一) 三氯化铁反应

肾上腺素和盐酸去氧肾上腺素等药物的分子结构中具有邻苯二酚(或苯酚)结构,在适宜的酸性条件下,可与Fe^{3+}络合显色；加入碱性溶液,随即被高铁离子氧化而显紫色或紫红色。

不同肾上腺素类药物的颜色变化情况各不相同,可供区别。

如肾上腺素 2 mg 加盐酸溶液(9→1 000)2～3 ml 溶解后,加入水 2 ml 与三氯化铁试液 1 滴,即显翠绿色;再加氨试液 1 滴,即变紫色,最后变成紫红色。盐酸去氧肾上腺素与三氯化铁反应后,即显紫色。而盐酸异丙肾上腺素与三氯化铁反应后,显深绿色,滴加新制的 5% 碳酸氢钠溶液,即变蓝色,然后变成红色。

(二) 氧化反应

本类药物分子结构中多数具有酚羟基,易被氧化剂氧化。如肾上腺素在酸性条件下,被过氧化氢氧化后,溶液显血红色;盐酸异丙肾上腺素的水溶液加盐酸液(0.1 mol/L),再加碘液放置 5 min,异丙肾上腺素被碘氧化成异丙肾上腺素红,加入硫代硫酸钠溶液使碘液的棕色消退,溶液显淡红色。

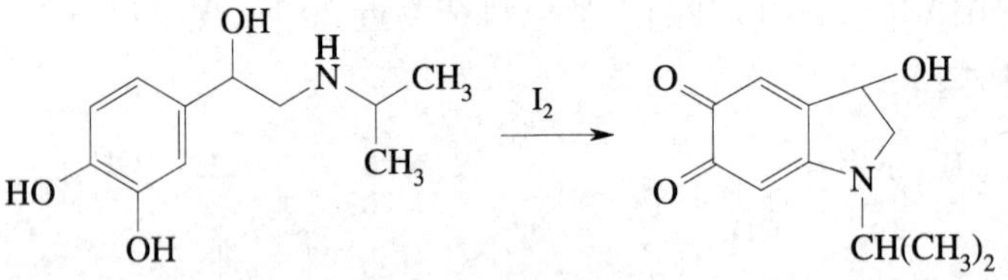

重酒石酸去甲肾上腺素在偏酸性条件下比较稳定,几乎不被碘氧化,肾上腺素与异丙肾上腺素在此条件下即可迅速氧化产生红色,因此《中国药典》(2010 年版)规定重酒石酸去甲肾上腺素供试品加酒石酸氢钾的饱和溶液(pH 3.56)溶解后,加碘试液放置 5 min,用硫代硫酸钠试液还原除去过量的碘后,溶液为无色或仅显微红色或淡紫色(与肾上腺素、异丙肾上腺素的区别)。

除碘、过氧化氢外,铁氰化钾也常被用作此类化合物的氧化剂。

(三) 光谱鉴别

《中国药典》(2010 年版)规定,盐酸异丙肾上腺素供试品的水溶液(50 μg/ml),于 240～350 nm 波长范围内,在 280 nm 的波长处有最大吸收,吸光度约为 0.50。

盐酸异丙肾上腺素与盐酸去氧肾上腺素亦可采用红外吸收光谱进行鉴别。

三、特殊杂质的检查

(一) 酮体的检查

上述肾上腺素等四种药物在生产中均由其酮体氢化还原制得,故药物中易引入未被还原的酮体杂质。酮体的羰基和苯环共轭,而其还原加氢后羰基变为羟基,共轭结构减小,所以酮体在紫外光区的 310 nm 波长处有最大吸收,而药物本身在此波长处几乎无吸收,可利用它们紫外吸收光谱的差异进行检查。

《中国药典》(2010 年版)对这些药物进行酮体检查方法。以肾上腺素为例。肾上腺素是由肾上腺酮经还原而制得:

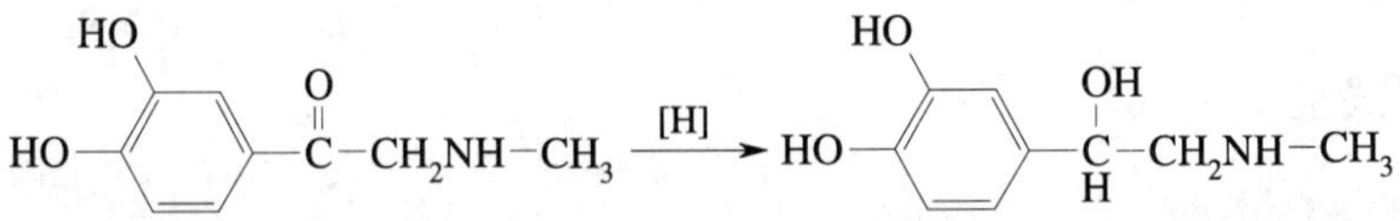

肾上腺酮的盐酸溶液在 310 nm 的波长处有最大吸收,其吸收系数($E_{1\ cm}^{1\%}$)约为 453,而肾上腺素在此波长处无吸收。

检查方法为:取肾上腺素供试品,加盐酸溶液(9→2 000)制成2.0 mg/ml的溶液,在310 nm的波长处测定,吸光度不得过0.05,即相当于控制酮体的量低于0.06%。

《美国药典》利用硝基铁氰化钠在碱性条件下可与酮体反应得到紫色产物的反应对酮体进行检查:取供试品200 mg,加水1 ml溶解,加入硝基铁氰化钠试液2滴,加入1 mol/L氢氧化钠溶液1 ml,然后加入0.6 ml冰醋酸;供试品溶液所显颜色与丙酮溶液(1∶2 000) 1 ml同法处理所得的颜色相比,不得更深。

(二)有关物质的检查

《中国药典》(2010年版)规定盐酸去氧肾上腺素需进行此项检查,其方法为:取供试品,加甲醇制成20 mg/ml的溶液,作为供试品溶液;精密量取该溶液适量,加甲醇稀释制成100 μg/ml的溶液,作为对照溶液。吸取上述两种溶液各10 μl,分别点于同一硅胶G薄层板上,以异丙醇-氯仿-浓氨溶液(80∶5∶15)为展开剂,展开后,晾干,喷以重氮苯磺酸试液使显色。供试品溶液如显杂质斑点,与对照溶液的主斑点比较不得更深(0.5%)。该操作过程应避光进行。

本法为薄层色谱法中的主成分自身对照法,当杂质的结构不能确定或无杂质的对照品时,可采用此法,本法虽不如杂质对照品法理想,但不需要杂质的对照品,比较简单易行。当供试品中杂质较多时,还可配成几种限量的对照溶液,即采用高低浓度对比法控制杂质存在的量。

《美国药典》也采用薄层色谱法对盐酸去氧肾上腺素中有关物质进行检查,但对照溶液采用系列浓度溶液:取供试品,加甲醇制成50 mg/ml的溶液,作为供试品溶液;取对照品,加甲醇制成1 mg/ml的溶液,精密量取该溶液适量,分别加甲醇稀释制成50 μg/ml,100 μg/ml,250 μg/ml,500 μg/ml的溶液,作为对照品溶液。吸取上述五种溶液各5 μl,分别点于同一薄层板上,以正丁醇-水-甲酸(7∶2∶1)为展开剂,展开后,晾干,紫外灯检视,并喷以饱和对硝基苯重氮氟硼酸盐显色。供试品溶液中有关物质不得过1.0%,单个杂质不得过0.5%。

四、含量测定

(一)非水溶液滴定法

肾上腺素、重酒石酸去甲肾上腺素和盐酸异丙肾上腺素等苯乙胺类药物分子结构中具有脂烃胺基侧链,水溶液显弱碱性,在冰醋酸中碱性加强,它们的原料药均采用非水溶液滴定法测定含量。常用的测定条件为:冰醋酸为溶剂,高氯酸为滴定剂,结晶紫指示剂指示终点。为消除氢卤酸的干扰,盐酸盐类药物滴定前加入醋酸汞试液。

如盐酸异丙肾上腺素的测定方法为:取供试品约0.15 g,精密称定,加冰醋酸30 ml,微温使溶解,放冷,加醋酸汞试液5 ml与结晶紫指示液1滴,用高氯酸滴定液(0.1 mol/L)滴定至溶液显蓝色,并将滴定的结果用空白试验校正。每1 ml高氯酸滴定液(0.1 mol/L)相当于24.77 mg的$C_{11}H_{17}NO_3 \cdot HCl$。

对重酒石酸去甲肾上腺素而言,由于重酒石酸在冰醋酸溶液中酸性较弱,不干扰高氯酸的滴定和结晶紫指示剂终点颜色的判断,因此可以用高氯酸直接滴定,而无须加入其他试剂进行特殊处理。

(二)比色法

本类药物结构中含有苯环,都具有比较强烈的紫外吸收,为避免辅料等对直接紫外分光光度法的干扰,可利用本类药物与金属离子络合显色后,采用比色法测定含量。

《中国药典》(2010年版)中盐酸异丙肾上腺素气雾剂的含量测定,就利用药物分子结构中的酚羟基与亚铁离子络合显色的性质,方法如下。

对照品溶液的制备：取盐酸异丙肾上腺素对照品 35 mg，精密称定，置 100 ml 量瓶中，加 0.005 mol/L 硫酸溶液溶解并稀释至刻度，摇匀，即得。

供试品溶液的制备：取供试品 1 瓶，除去瓶外塑料保护膜后，精密称定，在铝盖上钻一小孔，插入连有干燥橡皮管的注射针头（勿与液面接触），橡皮管的另一端通入盛有乙醇 5 ml 的小烧杯中，待抛射剂缓缓排出后，除去铝盖，将内容物用乙醇移至 100 ml 量瓶中，用 0.005 mol/L 硫酸溶液稀释至刻度，摇匀，即得。另将供试品空瓶连同阀门和铝盖洗净烘干，精密称定，求出每瓶药液的重量，供计算盐酸异丙肾上腺素在药液中的浓度用。

测定法：将上述对照品溶液和供试品溶液分别过滤，精密量取续滤液各 5 ml，分别置于 25 ml 量瓶中，各加 0.005 mol/L 硫酸溶液 10 ml，缓冲液（取碳酸氢钠 5.04 g，溶解于含有浓氨溶液 1 ml 及甘氨酸 2.25 g 的水 40 ml 中，再加水使成 50 ml）5 ml 与枸橼酸亚铁溶液 1 ml，用 0.005 mol/L 硫酸溶液稀释至刻度，摇匀，放置 5 min，在 530 nm 的波长处分别测定吸光度，计算，即得。

讨论：制剂的含量测定，除了要考虑方法的灵敏度与专属性外，还要根据药物的性质、含量的多寡和赋形剂、附加剂的影响而定。

如盐酸异丙肾上腺素，其原料、注射液与气雾剂，《中国药典》（2010 年版）对它们的含量分析采用不同的测定方法。原料药比较简单，根据其化学性质可以采用高氯酸非水溶液滴定法；而对其气雾剂，除了取样方法不同外，测定的原理也有所不同。直接采用非水溶液滴定法，气雾剂中的辅料对测定有影响，由于酚羟基与亚铁离子反应形成的红色衍生物在 530 nm 有最大吸收，据此采用比色法可进行含量测定。

若共存组分较多，且相互干扰，不能直接测定时，则需将待测组分与干扰组分分离后，再进行测定，如盐酸异丙肾上腺素注射液的含量测定，即是采用柱色谱法分离后，再以紫外分光光度法测定。

（三）柱层析—紫外分光光度法

例如，盐酸异丙肾上腺素注射液的含量测定，具体操作如下。

磷酸盐缓冲液的制备：取磷酸二氢钾 10.89 g 与磷酸氢二钾 3.48 g，加水溶解后稀释至 100 ml，备用。

供试品溶液的制备：精密量取供试品适量（约相当于盐酸异丙肾上腺素 1 mg），加色谱用硅藻土约 7 g 与磷酸盐缓冲液 2 ml，混匀，装柱，再用硅藻土 1 g 干法洗涤容器，并入柱中。先以水饱和的乙醚 50 ml 洗脱，洗脱液弃去；再用双（α-乙基己基）磷酸的水饱和乙醚溶液（1→50）50 ml 为洗脱液，洗脱、收集，并用乙醚洗涤柱底部，将洗涤液与洗脱液合并置于已有硫酸溶液（1→350）10 ml 的分液漏斗中，振摇，分取酸层，醚层再用硫酸溶液（1→350）提取一次，合并酸层，置于 25 ml 量瓶中，加硫酸溶液（1→350）稀释至刻度，摇匀，备用。

对照品溶液的制备：取盐酸异丙肾上腺素对照品适量，精密称定，加硫酸溶液（1→350）溶解并稀释制成 500 μg/ml 的溶液，备用。

测定法：取供试品溶液，在 250 nm、278 nm 与 300 nm 的波长处测定吸光度，以 250 nm 与 300 nm 的吸光度作基线，求出 278 nm 的校正吸光度；精密量取对照品溶液 2 ml 同法测定，按外标法计算，即得。

讨论：盐酸异丙肾上腺素具有还原性强的邻苯二酚结构，易氧化变质，配制注射液时，常加入抗氧剂焦亚硫酸钠，能与药物发生化学反应，生成无活性的磺酸化合物，其紫外吸收光谱及颜色反应都与药物接近，故直接采用比色法或紫外分光光度法测定都不能消除其干扰。《中国药典》(2010年版)采用柱层析—紫外分光光度法测定含量,能消除磺酸化合物等共存组分的干扰,结果准确。

洗脱液中的双(α-乙基己基)磷酸在盐酸异丙肾上腺素的最大吸收波长处也有部分吸收,产生干扰,见图8-1,故《中国药典》(2010年版)采用基线法校正吸光度后,再计算含量。双(α-乙基己基)磷酸在 250~300 nm 范围内,基本成直线,校正时只要测定对照品溶液与供试品溶液在 250 nm、278 nm 与 300 nm 的波长处的吸光度,以 250 nm 与 300 nm 的吸光度作基线,可求得盐酸异丙肾上腺素在 278 nm 的校正吸光度,在图中即为 AO-BO=AB,从而消除了双(α-乙基己基)磷酸的干扰。

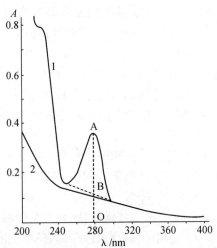

图 8-1　盐酸异丙肾上腺素与双(α-乙基己基)磷酸的紫外吸收图谱
1. 盐酸异丙肾上腺素　2. 双(α-乙基己基)磷酸

(四) 溴量法

《中国药典》(2010年版)和《美国药典》中均利用苯环的溴代反应对盐酸去氧肾上腺素及其注射液进行含量测定。

方法:取供试品约 0.1 g,精密称定,置碘瓶中,加水 20 ml 溶解后,精密加溴滴定液(0.05 mol/L)50 ml,再加盐酸 5 ml,立即密塞,放置 15 min 并时时振摇,注意微开瓶塞,加碘化钾试液 10 ml,立即密塞,振摇后,用硫代硫酸钠滴定液(0.1 mol/L)滴定,至近终点时,加淀粉指示液,继续滴定至蓝色消失,并将滴定的结果用空白试验校正。每 1 ml 溴滴定液(0.05 mol/L)相当于 3.395 mg 的 $C_9H_{13}NO_2 \cdot HCl$。

讨论:药物分子中具有苯酚结构,在酸性溶液中酚羟基的邻、对位活泼氢能与过量的溴定量地发生溴代反应,生成三溴去氧肾上腺素,再加碘化钾试液与过剩的溴反应,游离出碘,然后用硫代硫酸钠试液滴定,根据消耗的硫代硫酸钠滴定液的量,即可计算供试品的含量。

$$Br_2 + 2KI \longrightarrow 2KBr + I_2$$
$$I_2 + 2Na_2S_2O_3 \longrightarrow 2NaI + Na_2S_4O_6$$

本法简便、快速,但要求测定条件较为严格;同时因为本法为剩余滴定法,所以测定时应用平行原则进行空白试验。操作中不能加入太过量的溴液,以免发生不定量的氧化还原副反应,一般加入的溴液以过量2%为宜。

(五)高效液相色谱法

高效液相色谱法具有样品用量少、分离效能高的优点,因而被各国药典采用。现以《中国药典》(2005年版)中盐酸肾上腺素注射液的含量测定为例,介绍这一方法的应用。

色谱条件与系统适用性试验:用十八烷基硅烷键合硅胶为填充剂;以0.14%庚烷磺酸钠溶液-甲醇(65:35)(用磷酸调节pH至3.0±0.1)作为流动相;检测波长为280 nm。理论板数按肾上腺素峰计算应不低于3 000。

方法:精密量取供试品适量(约相当于肾上腺素3 mg),置于25 ml量瓶中,加醋酸溶液(1→25)稀释至刻度,摇匀,取20 μl进样,记录色谱图;另取肾上腺素对照品适量,精密称定,加醋酸溶液(1→25)稀释至刻度制成120 μg/ml的溶液,同法测定。按外标法以峰面积计算,即得。

讨论:本法采用了反相离子对色谱法,操作时将一种(或数种)与样品离子电荷(A^+)相反的离子(B^-,称为反离子)加入到色谱系统的流动相中,使其与样品离子结合生成弱极性的离子对。

当分离碱性物质时,常用的反离子有烷基磺酸盐,如戊烷磺酸钠与庚烷磺酸钠等。本色谱体系中,流动相为酸性,肾上腺素分子中的碱性氮原子质子化后带有正电荷,可与流动相中的反离子庚烷磺酸负离子形成疏水性的离子对,从而实现HPLC的有效分离。

第三节 氨基醚衍生物类药物的分析

苯海拉明(Diphenhydramine)是发现的第一个氨基醚的药物,为抗组胺药,临床上主要用于皮肤、黏膜的过敏性疾病。在苯海拉明结构基础上进行的结构改造得到溴苯海拉明(Bromodiphenhydramine)、多西拉敏(Doxylamine)和氯马斯汀(Clemastine)等氨基醚类药物。氨基醚衍生物类药物还包括β肾上腺素受体阻滞药阿替洛尔和抗心律失常药盐酸美西律等,本类药物结构中都有氨基醚的结构单元。

一、典型药物结构及性质

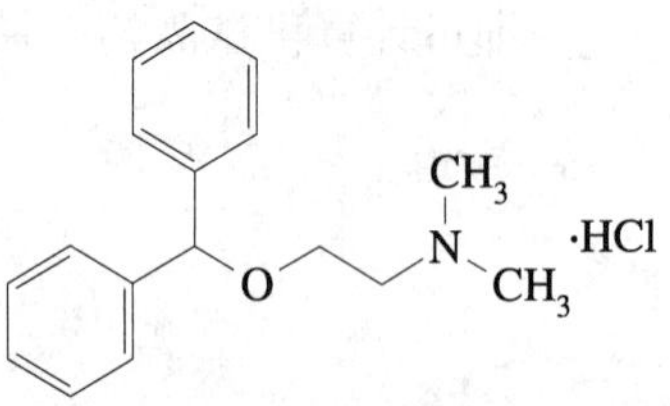

盐酸苯海拉明
(Diphenhydramine Hydrochloride)

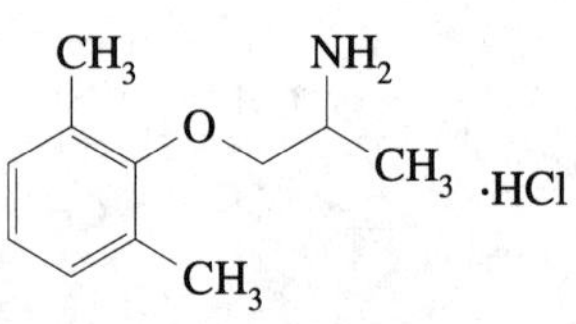

盐酸美西律
(Mexiletine Hydrochloride)

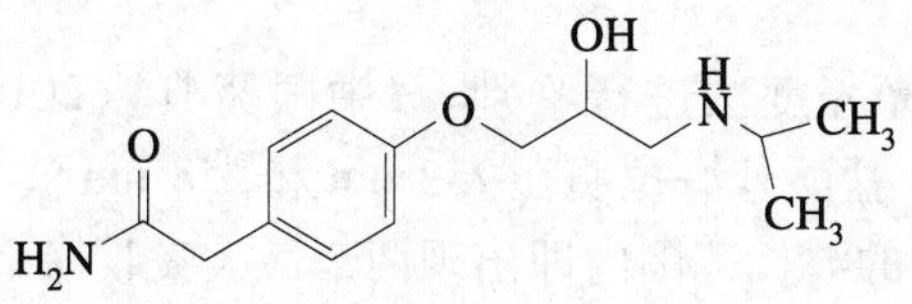

阿替洛尔　　　　　　　　　　　富马酸氯马斯汀
(Atenolol)　　　　　　　　　(Clemastine Fumarate)

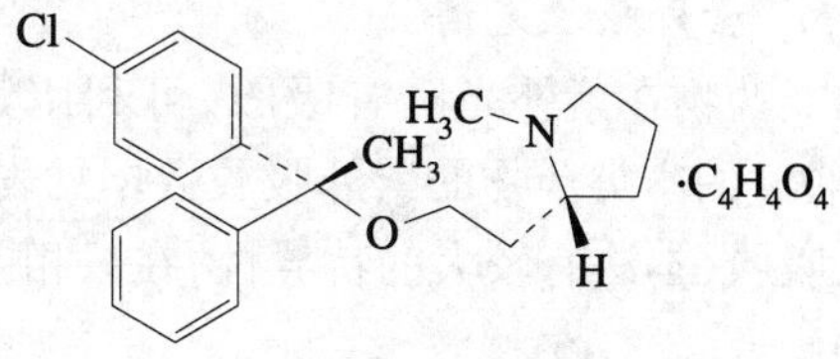

本类药物为白色粉末或白色结晶性粉末，多溶于乙醇；苯海拉明与美西律临床上使用的是盐酸盐，在水中易溶。

苯海拉明遇光渐分解，产物有二苯酮、二苯基甲醇和 β-二甲氨基乙醇。在酸性溶液中，渐分解生成二苯基甲醇及 β-二甲氨基乙醇。

本类药物烃胺中具有碱性氮原子，可与沉淀试剂反应；此外，不同药物的取代基性质有所差异，可用于鉴别。

二、鉴别试验

（一）与生物碱沉淀剂反应

本类药物具有烃胺结构，具有碱性，加生物碱沉淀剂如碘试液后，可生成复盐沉淀。

《中国药典》（2010 年版）依此鉴别盐酸美西律，其方法为：取供试品水溶液，加碘试液 2 滴，即生成棕红色沉淀。

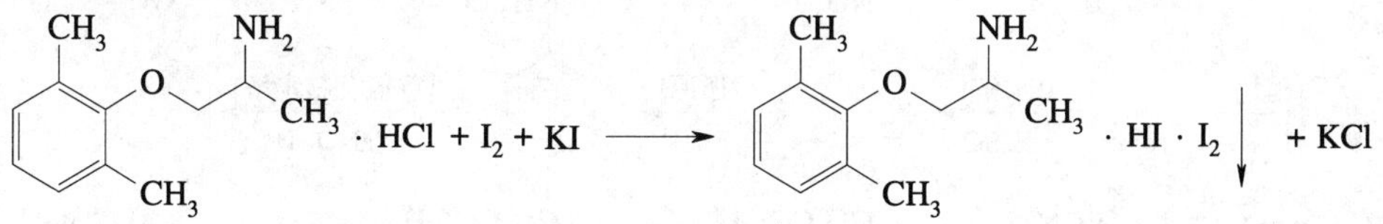

（二）与硫酸反应显色

取苯海拉明约 5 mg，加硫酸 1 滴，初显黄色，随即变成橙红色；滴加水，即成白色乳浊液。本反应属于二苯甲氧基的反应。

（三）水解反应

盐酸苯海拉明水溶液加入盐酸后，即水解生成水溶性很小（1∶200）的二苯基甲醇[$(C_6H_5)_2CHOH$]，分散在水层，呈白色乳浊；加热煮沸数分钟，析出油状液体，放冷，凝固成白蜡状固体。

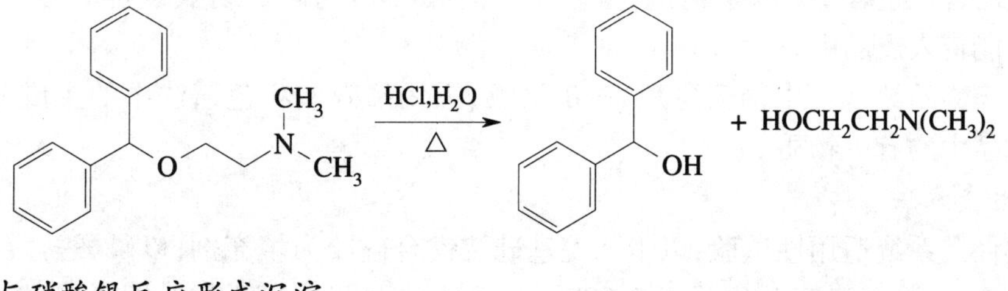

（四）与硝酸银反应形成沉淀

盐酸苯海拉明水溶液中，滴加硝酸银试液，药物中的盐酸与硝酸银反应生成氯化银的白色凝乳状沉淀。

（五）紫外吸收光谱

本类药物在紫外光区有吸收,可利用紫外分光光度法进行鉴别。《中国药典》(2010 年版)中收载的本类药物的紫外吸收数据见表 8-1。盐酸苯海拉明在 253 nm 和 258 nm 波长处有最大吸收,本法有较大的特异性,在只相差 5 nm 的波长范围内即出现两个最大吸收峰,专属性较强。

表 8-1　氨基醚类药物的紫外吸收鉴别

药物名称	溶　剂	浓度(μg/ml)	λ_{max}(nm)	A
盐酸苯海拉明	0.01 mol/L 盐酸溶液	500	253	
			258	
阿替洛尔	无水乙醇	10	227	
			276	
			283	
盐酸美西律	水	400	261	0.44~0.48

三、有关物质的检查

《中国药典》(2010 年版)中,上述三种药物均需检查有关物质。现以阿替洛尔为例进行说明。

（一）合成工艺及杂质来源

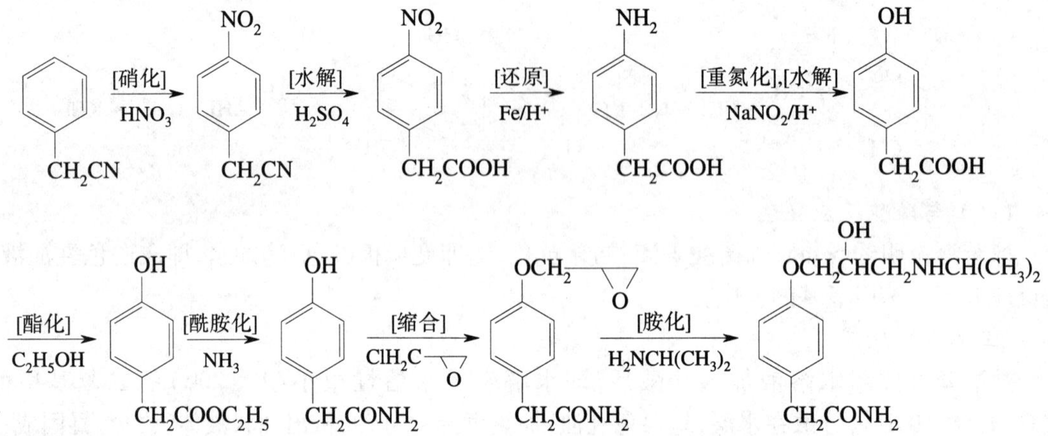

在药物的合成过程中,中间体如对羟基苯乙酰胺(Ⅰ)与副产物及水解产物等杂质,如处理不当有可能带入成品中。

为控制药物的纯度,《中国药典》(2010 年版)采用高效液相色谱法中的主成分自身对照法检查供试品中的有关物质。

（二）检查方法

色谱条件及系统适用性试验:以十八烷基硅烷键合硅胶为填充剂;以磷酸盐缓冲液(取磷酸二氢钾 6.8 g,加水溶解并稀释至 1 000 ml,用磷酸调节 pH 至 3.0,即得)700 ml,加甲醇 300 ml 与辛烷磺酸钠 1.30 g,混匀,作为流动相;检测波长为 275 nm。理论板数按阿替洛尔计算应不低于 2 000。阿替洛尔与内标(非那西丁)峰之间的分离度应符合要求。

溶液的制备:取阿替洛尔供试品适量,精密称定,加流动相溶解并稀释制成 100 g/ml 的溶液,作为供试品溶液;精密量取 1 ml,加流动相稀释至 100 ml,作为对照溶液。

检查方法:量取对照溶液 20 μl,进样,调节检测灵敏度,使主成分色谱峰的峰高约为满量程的 20%,再量取供试品溶液与对照溶液各 20 μl,分别进样,记录色谱图至主成分峰保留时间的 3 倍。供试品溶液色谱图中如显杂质峰,量取各杂质峰面积之和,不得大于对照溶液主成分的峰面积。

在酸性溶液中,质子化的阿替洛尔可与流动相中的反离子(辛烷磺酸负离子)形成离子对,以离子对色谱法进行分离。

四、含量测定

（一）非水溶液滴定法

盐酸苯海拉明、盐酸美西律、富马酸氯马斯汀在冰醋酸、醋酐酸性溶剂中呈强碱性,可被高氯酸滴定。如盐酸苯海拉明的测定方法为:取供试品约 0.2 g,精密称定,加冰醋酸 20 ml 与醋酐 4 ml 溶解后,再加醋酸汞试液 4 ml 与结晶紫指示液 1 滴,用高氯酸滴定液(0.1 mol/L)滴定,至溶液显蓝绿色,并将滴定的结果用空白试验校正。每 1 ml 高氯酸滴定液(0.1 mol/L)相当于 29.18 mg 的 $C_{17}H_{21}NO \cdot HCl$。

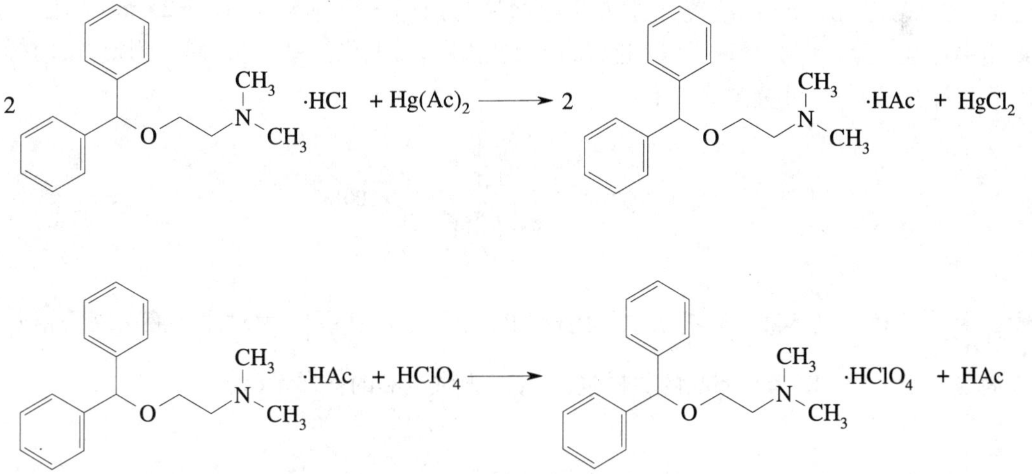

对于盐酸苯海拉明原料的含量测定,本法能满足准确度高的要求。但用于片剂测定时,常受片剂中硬脂酸镁等辅料的干扰,使含量测定结果偏高。对于含水的盐酸苯海拉明注射液,更不宜采用非水溶液滴定法测定含量。故盐酸苯海拉明片与苯海拉明注射液均未采用本法。

富马酸氯马斯汀为有机酸盐,在冰醋酸溶液中其酸根不干扰滴定,滴定时不需要加醋酸汞试液,直接用高氯酸滴定液滴定即可。

（二）紫外分光光度法

阿替洛尔片及盐酸美西律注射液的含量测定均可采用紫外分光光度法。

阿替洛尔片的含量测定方法为:取供试品 10 片(如为糖衣片应除去糖衣),精密称定,研细,精密称取细粉适量(约相当于阿替洛尔 35 mg),置乳钵中,加无水乙醇适量,研磨使阿替洛尔溶解,用无水乙醇分次转移至 50 ml 量瓶中,用无水乙醇稀释至刻度,摇匀,滤过,精密量取续滤液 5 ml,置另一 50 ml 量瓶中,用无水乙醇稀释至刻度,摇匀,在 276 nm 的波长处测定吸光度;另取阿替洛尔对照品适量,精密称定,加无水乙醇溶解并稀释制得 70 μg/ml 的溶液,作为对照品溶液,同法测定,计算。

（三）高效液相色谱法

《中国药典》(2010年版)中阿替洛尔原料、盐酸苯海拉明注射液和片剂等的含量测定都采用了快速、专属高效液相色谱法。

例如盐酸苯海拉明片的含量测定采用了反相高效液相色谱法,外标法测定含量。

色谱条件与系统适用性试验:用氰基键合硅胶为填充剂,以乙腈-水-三乙胺(50∶50∶0.5)(用冰醋酸调节pH至6.5)作为流动相;检测波长为258 nm。理论板数按盐酸苯海拉明峰计算不低于5 000。盐酸苯海拉明峰与相邻杂质峰的分离度应符合要求。

测定法:取本品20片,除去包衣后精密称定,研细,精密称取适量(约相当于盐酸苯海拉明50 mg),置100 ml量瓶中,加水适量使盐酸苯海拉明溶解并稀释至刻度,摇匀,滤过,精密量取续滤液20 μl,注入液相色谱仪,记录色谱图;另取盐酸苯海拉明对照品适量,精密称定,加水溶解并稀释制成每1 ml中约含0.5 mg的溶液,同法测定,按外标法以峰面积计算,即得。

阿替洛尔原料的含量测定则采用离子对色谱法、内标法测定含量:

色谱条件与系统适用性试验:见本节"三、有关物质的检查"项下。

内标溶液的制备:取非那西丁,加流动相制成80 μg/ml的溶液,备用。

测定法:取阿替洛尔对照品适量,精密称定,加流动相适量,超声处理使溶解,再用流动相定量稀释制成320 μg/ml的溶液,精密量取该溶液与内标溶液各5 ml,置于25 ml量瓶中,加流动相稀释至刻度,摇匀,量取20 μl进样,记录色谱图;另取供试品适量,同法测定,按内标法以峰面积计算,即得。计算公式如下：

$$C_{14}H_{22}N_2O_3 \text{ 的含量} = \frac{\left(\frac{A_x}{A_s}\right)_u}{\left(\frac{A_x}{A_s}\right)_r} \times \frac{W_r}{W} \times 100\%$$

式中,$\left(\frac{A_x}{A_s}\right)_u$ 为供试品溶液中阿替洛尔与内标的峰面积之比;$\left(\frac{A_x}{A_s}\right)_r$ 为对照溶液中阿替洛尔与内标的峰面积之比;W_r 为对照品的称样量(g);W 为供试品的称样量(g)。

本 章 小 结

本章介绍了芳胺类药物、苯乙胺类药物中的肾上腺素类药物及氨基醚类药物的结构、性质以及相应的鉴别、特殊杂质的检查、含量测定等方法。

芳胺类药物具有游离芳伯氨基或潜在芳伯氨基,可利用重氮化或重氮化-偶合反应进行分析;具酯结构者,可利用酯水解反应或水解产物的性质;此外,本类药物的碱性、结构中含有的其他取代基如酚羟基等,均可作为分析的依据。本类药物的含量测定方法较多,应重点掌握亚硝酸钠滴定法及非水溶液滴定法的特点及注意事项。

肾上腺素类药物分子结构中具有酚羟基,可与三氯化铁反应,也可与亚铁离子络合显色;药物中的芳烃胺结构具有碱性,这些均可用于定性及定量分析。理解同一药物的不同剂型选用不同测定方法的原因。

氨基醚衍生物类药物根据取代基的不同,可与硫酸反应显色,也可发生水解。药物分子中具有烃胺结构,具有碱性,可与沉淀试剂发生沉淀反应,也可采用非水溶液滴定法测定含量。供试品片剂的定量分析方法较多,应掌握每一种方法的原理与特点,根据实际需要选用合适的方法。

  本章药物的反应较多,应对药物的化学结构与分析方法的关系有一较深入的了解,以便在实际工作中灵活应用,具体问题具体处理。此外,通过本章的学习,应对药物的质量控制有一较为完整的认识。

思 考 题

  1. 试从盐酸普鲁卡因的结构出发,分析其可能具有哪些鉴别反应和含量测定方法。

  2. 简述亚硝酸钠滴定法的基本原理和应用范围,影响滴定反应速度的因素有哪些? 快速滴定法有何优点?

  3. 取规格为 0.5 g/片的对乙酰氨基酚片,照溶出度测定转篮法,以稀盐酸 24 ml 加水至 1 000 ml 为溶剂,转速为 100 r/min,依法操作,经 30 min 时,取溶液 5 ml,滤过,精密量取续滤液 1 ml,加 0.04% 氢氧化钠溶液稀释至 50 ml,摇匀,在 257 nm 的波长处测定吸光度为 0.632,按吸收系数($E_{1cm}^{1\%}$)为 715 计算溶出量。

  4. 请阐述采用非水溶液滴定法测定药物的特点。思考何种情况下应加入醋酸汞试液。药物制剂的含量测定为什么较少采用非水滴定法?

  5. 简述溴量法的基本原理、应用范围及其注意事项。

(李 博)

第九章 杂环类药物的分析

环状有机化合物的碳环中夹杂有其他非碳元素原子(称为杂原子,一般为氧、氮、硫),这种环状结构叫做杂环。自然界中不少有生理活性的化合物,如一些生物碱、维生素、抗生素等均具有杂环结构。此外,杂环类药物在人工合成的药物中也占有相当的数量,是近代应用最广最多的一类药物。

根据杂原子种类、数目、环的元数与环数的不同,杂环类药物可分为许多不同的大类,如呋喃类、吡啶类、哌啶类、吩噻嗪类、苯并二氮杂䓬类药物等。本章重点介绍比较典型的吡啶类、吩噻嗪类和苯并二氮杂䓬类药物的鉴别、检查及含量测定等分析方法。

第一节 吡啶类药物的分析

一、典型药物的结构与性质

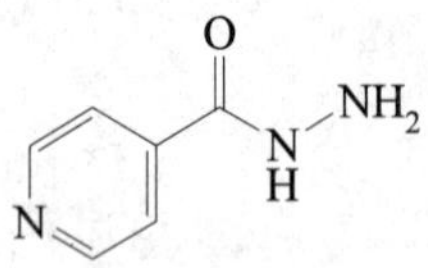

异烟肼
(Isoniazid)

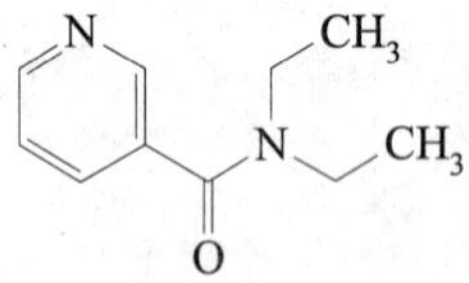

尼可刹米
(Nikethamide)

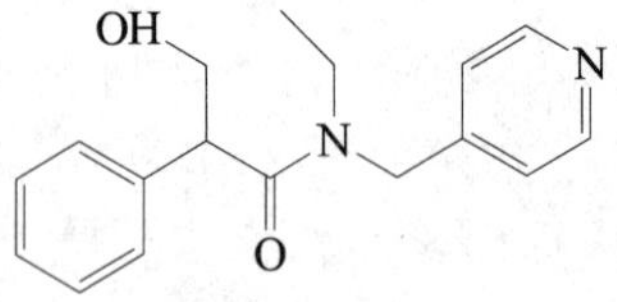

托吡卡胺
(Tropicamide)

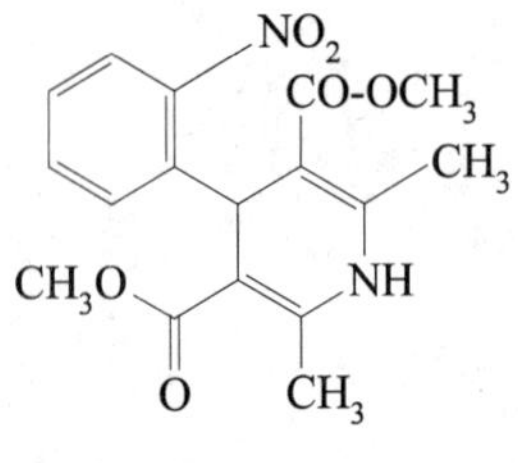

硝苯地平
(Nifedipine)

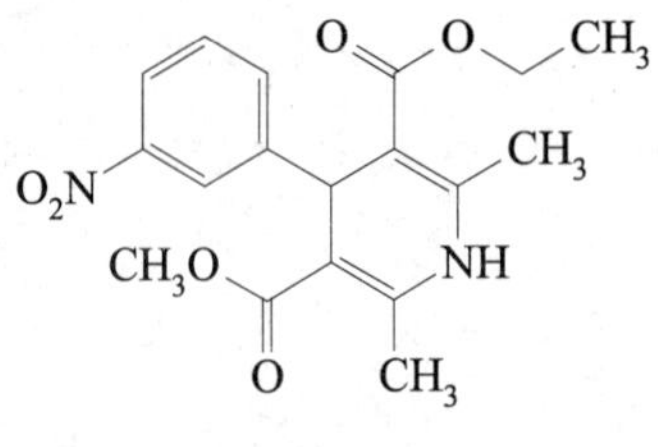

尼群地平
(Nitrendipine)

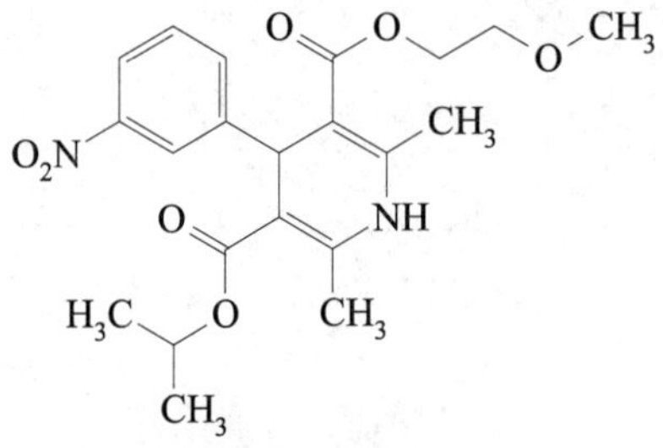

尼莫地平
(Nimodipine)

异烟肼为无色结晶,或白色至类白色的结晶性粉末;遇光渐变质。在水中易溶,在乙醇中微溶,在乙醚中极微溶解。熔点 170～173℃。

尼可刹米为无色或淡黄色的澄明油状液体,放置冷处,即成结晶;有引湿性。能与水、乙醇、三氯甲烷或乙醚任意混合。凝点 22～24℃。在 25℃时,相对密度 1.058～1.066;折光率 1.522～1.524。

托吡卡胺为白色结晶性粉末;无臭。在乙醇或三氯甲烷中易溶,在水中微溶;在稀盐酸或稀硫酸中易溶。熔点 96～100℃。

硝苯地平为黄色结晶性粉末;遇光不稳定。在丙酮或三氯甲烷中易溶,在乙醇中略溶,在水中几乎不溶。熔点 171～175℃。

尼群地平为黄色结晶或结晶性粉末。遇光易变质。在丙酮或三氯甲烷中易溶,在甲醇或乙醇中略溶,在水中几乎不溶。熔点 157～161℃。

尼莫地平为淡黄色结晶性粉末或粉末。遇光不稳定。在丙酮、三氯甲烷或乙酸乙酯中易溶,在乙醇中溶解,在乙醚中微溶,在水中几乎不溶。熔点 124～128℃。

含有 β 或 γ 位被羧基衍生物所取代的吡啶环是本类药物分子结构的共性,可发生开环反应。吡啶环上的氮原子为弱碱性氮原子,吡啶环的 pK_b 值为 8.8。异烟肼的分子结构中,吡啶环 γ 位上被酰肼取代,酰肼基具有较强的还原性,可被不同的氧化剂氧化,也可与某些含羰基的化合物发生缩合反应。

二、鉴别试验

（一）吡啶环的开环反应

吡啶环具有芳杂环的性质(指类似于芳香族苯环的共轭结构),一般比较稳定,不易打开,但在一定条件下,吡啶环可发生开环反应。本反应适用于吡啶环 α、α' 位未被取代,以及 β,γ 位为烷基或羧基取代的衍生物。

1. 戊烯二醛反应(溴化氰-苯胺法)

溴化氰可与吡啶类药物反应,使吡啶环上氮原子的化合价由 3 价转变成 5 价,此时吡啶环水解,形成戊烯二醛或其衍生物,再与芳香第一胺(如苯胺)缩合形成有色的席夫氏碱。

《中国药典》(2010 年版)据此鉴别尼可刹米,所用芳香第一胺为苯胺,其方法为:取供试品 1 滴,加水 50 ml 后,摇匀,取该溶液 2 ml,加溴化氰试液 2 ml 与 2.5% 苯胺溶液 3 ml,摇匀,溶液渐显黄色。

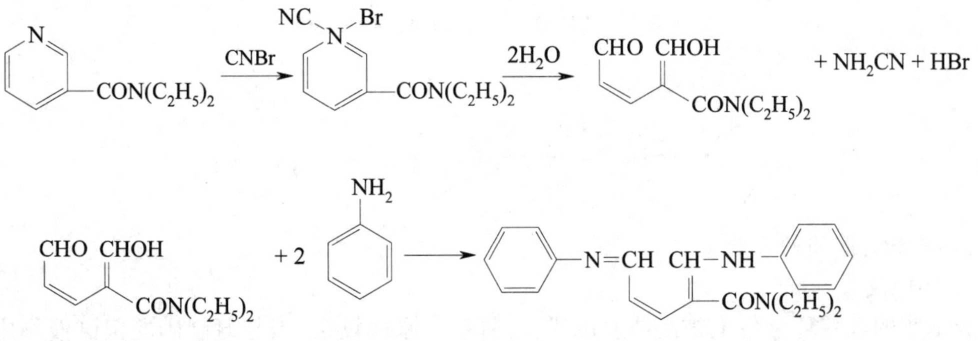

异烟肼应先用高锰酸钾或溴水氧化,形成异烟酸后才可发生戊烯二醛反应,形成有色的席夫氏碱,其色泽随所用芳香第一胺的不同而异。如与苯胺缩合形成黄至黄棕色的产物;与联苯胺则形成淡红至红色的产物。

$$\text{CONHNH}_2\text{-pyridine} \xrightarrow[\text{(或溴水)}]{\text{KMnO}_4} \text{COOH-pyridine} \xrightarrow{\text{CNBr}} \text{N-substituted pyridinium} \xrightarrow{2\text{H}_2\text{O}} \text{CHO-CH=C(COOH)-CH=CHOH} + \text{NH}_2\text{CN} + \text{HBr}$$

$$\text{CHO-CH=C(COOH)-CH=CHOH} + 2\,\text{PhNH}_2 \longrightarrow \text{PhNH-CH=CH-C(COOH)=CH-N=CH-Ph (类似结构)}$$

2. 与 2,4-二硝基氯苯反应

吡啶环与 2,4-二硝基氯苯结合生成的衍生物,在碱的作用下吡啶环可发生开环反应,最后显深红色,反应过程如下:

$$\text{吡啶} + \text{2,4-二硝基氯苯} \xrightarrow{\text{熔融}} \text{吡啶鎓盐 Cl}^- \xrightarrow{\text{OH}^-} \text{开环产物 (CHOH 或 HC=O 形式)}$$

以《中国药典》(2010 年版)鉴别托吡卡胺为例,其方法为:取供试品约 5 mg,加乙醇 1 ml 使溶解,加入 2,4-二硝基氯苯 0.1 g,置水浴上加热 5 分钟,放冷,加氢氧化钠乙醇溶液(1→100)1 ml 后,溶液即显红紫色。

尼可刹米、异烟肼等吡啶环的 β,γ 位上不是烷基或羧基取代的药物,需经适当处理(将酰肼氧化为羧基;或将酰胺、酰肼水解为羧基)后才有此反应。如鉴别异烟肼,可在其乙醇溶液中加入硼砂与 5% 2,4-二硝基氯苯乙醇溶液,蒸干后,继续加热 10 min,残渣加甲醇搅拌后,即显紫红色。异烟肼的水解过程如下:

$$\text{Na}_2\text{B}_4\text{O}_7 + 7\text{H}_2\text{O} \xrightarrow{\triangle} 2\text{NaOH} + 4\text{H}_3\text{BO}_3$$

$$\text{异烟肼(CONHNH}_2\text{-吡啶)} + \text{NaOH} \xrightarrow{\triangle} \text{异烟酸钠(COONa-吡啶)} + \text{H}_2\text{N-NH}_2$$

(二) 酰肼基团的反应

1. 还原反应

异烟肼的吡啶环 γ 位上被酰肼基取代,酰肼基还原性较强,当与氨制硝酸银试液作用,即被氧化成异烟酸银,并生成氮气和单质银,反应如下:

$$\text{异烟肼(CONHNH}_2\text{-吡啶)} + \text{AgNO}_3 + \text{H}_2\text{O} \longrightarrow \text{COOAg-吡啶} \downarrow + \text{HNO}_3 + \text{NH}_2\text{-NH}_2$$

$$\underset{NH_2}{\overset{NH_2}{|}} + 4AgNO_3 \longrightarrow 4Ag\downarrow + N_2\uparrow + 4HNO_3$$

鉴别方法为：取供试品约 10 mg，置试管中，加水 2 ml 溶解后，加氨制硝酸银试液 1 ml，即发生气泡与黑色浑浊，并在试管壁上生成银镜。

2. 缩合反应

酰肼基可与某些含羰基的试剂发生缩合反应。如异烟肼中游离的酰肼基可与芳香醛类（最常用的芳醛为香草醛，其次是对二甲氨基苯甲醛、水杨醛等）缩合形成腙，析出结晶，测其熔点，可用以鉴别。

采用本法鉴别异烟肼时，取供试品约 0.1 g，加水 5 ml 使溶解，加入 10% 香草醛的乙醇溶液 1 ml 后，摇匀，微热，放冷，即析出黄色结晶；滤过，用稀乙醇重结晶，在 105℃ 干燥后测定熔点，其熔点为 228～231℃，熔融时同时分解。

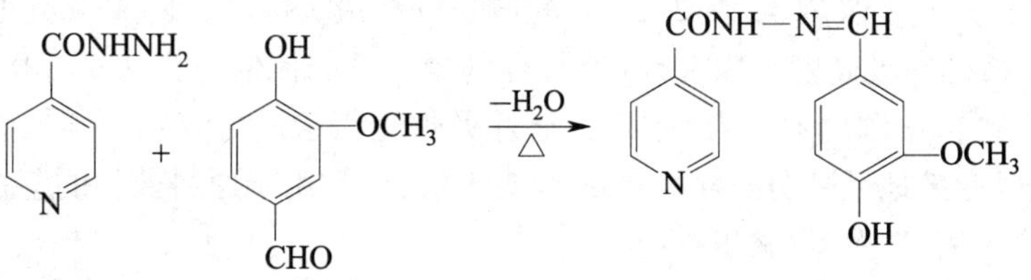

香草醛　　　　　　　　异烟腙（黄色结晶）

（三）酰氨基的分解反应

尼可刹米和烟酰胺的分子结构中，吡啶环 β 位上的取代基均为酰氨基结构，可遇碱水解，根据水解产物的性质，《中国药典》(2010 年版) 对这两种药物进行鉴别。如尼可刹米与氢氧化钠试液加热，即发生二乙胺的臭气，能使湿润的红色石蕊试纸变蓝色。

又如烟酰胺的鉴别，其方法为：取本品约 0.1 g，加水 5 ml 溶解后，加氢氧化钠试液 5 ml，缓缓加热，产生的氨气使湿润的红色石蕊试纸变蓝（与烟酸的区别）。继续加热至氨气完全除去，放冷，加酚酞指示液 1～2 滴，用稀硫酸中和，加硫酸铜试液 2 ml，即缓缓析出淡蓝色的沉淀。

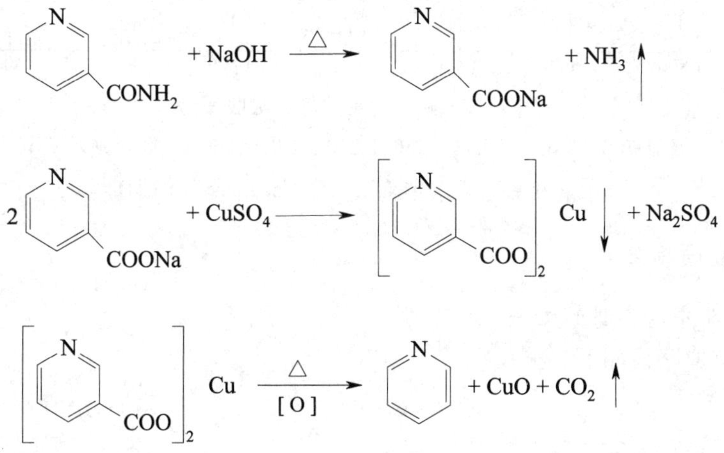

（四）二氢吡啶的解离反应

二氢吡啶类药物的丙酮或甲醇溶液与碱作用，二氢吡啶环 1,4 位氢均可发生解离，形成

p-π 共轭而发生颜色变化。《中国药典》(2010 年版)用于硝苯地平和尼群地平等的鉴别。

尼群地平鉴别法:取本品约 50 mg,加丙酮 1 ml 溶解,加 20% 氢氧化钠溶液 3~5 滴,振摇,溶液显橙红色。

(五) 沉淀反应

本类药物具有吡啶环的结构,可与重金属盐类及苦味酸等试剂形成沉淀。如尼可刹米可与硫酸铜及硫氰酸铵作用生成草绿色配位化合物沉淀。

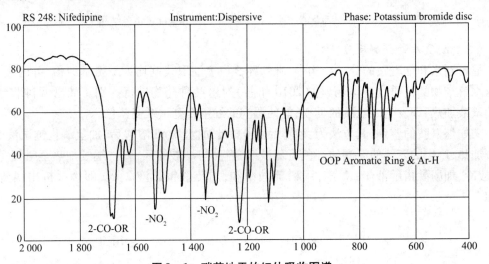

(六) 紫外分光光度法与红外分光光度法

《中国药典》(2010 年版)采用紫外分光光度法鉴别烟酰胺,其方法为:取供试品的水溶液(20 μg/ml),照分光光度法测定,在 261 nm 的波长处有最大吸收,在 245 nm 的波长处有最小吸收,245 nm 波长处的吸光度与 261 nm 波长处的吸光度的比值应为 0.63~0.67。

上述典型药物,《中国药典》均已收载了红外吸收光谱法进行鉴别。红外吸收光谱具有指纹特性,同时可以专属地反映分子结构中的官能团信息,常用于原料药物的鉴别。如硝苯地平在各国药典中均采用 IR 鉴别(图 9-1)。

图 9-1 硝苯地平的红外吸收图谱

峰位(cm^{-1})归属:1 700~1 680,1 530/1 350,1 230~1 000,860~600 分别对映 $\nu_{C=O}$(酯羰基),$\nu_{N=O}$(硝基),ν_{C-O}(酯氧基),Out of plane(Ar-C-H)。

三、有关物质检查

(一) 异烟肼中游离肼的检查

异烟肼的合成路线如下:

异烟肼是一种不稳定的药物,遇光渐变质。因此,药物中的游离肼可由合成时的原料引入,也可在贮存过程中降解产生。肼是一种诱变剂和致癌物质,国内外药典多数要求对异烟肼原料及其制剂中的肼作限量检查。

《中国药典》(2010年版)采用薄层色谱法中的对照品比较法检查异烟肼及其制剂中的游离肼,其原料的检查方法如下:

取本品,加丙酮-水(1:1)溶解并制成每1 ml中约含100 mg的溶液,作为供试品溶液;取硫酸肼对照品加丙酮-水(1:1)制成每1 ml中约含0.08 mg(相当于游离肼20 μg)的溶液,作为对照品溶液;取异烟肼与硫酸肼各适量,加丙酮-水(1:1)溶解并制成每1 ml中分别含异烟肼100 mg及硫酸肼0.08 mg的混合对照品溶液,作为系统适用性试验溶液。吸取上述三种溶液各5 μl,分别点于硅胶G薄层板上,以异丙醇-丙酮(3:2)为展开剂,展开,晾干,喷以乙醇制对二甲氨基苯甲醛试液,15分钟后检视。系统适用性试验溶液所显游离肼与异烟肼的斑点应完全分离,游离肼的R_f值约为0.75,异烟肼的R_f值约为0.56。在供试品溶液主斑点前方与对照品溶液主斑点相应的位置上,不得显黄色斑点。

本法检出肼的灵敏度为0.1 μg,控制的限量为0.02%。

(二) 二氢吡啶类药物中有关物质的检查

国内外药典标准中大多采用HPLC法对二氢吡啶类药物进行有关物质检查。因二氢吡啶类药物遇光极不稳定,分子内部发生光化学歧化作用,降解为硝苯吡啶衍生物及/或亚硝苯吡啶衍生物。《中国药典》(2010年版)对硝苯地平有关物质检查法如下:

避光操作。取本品,精密称定,加甲醇溶解并定量稀释制成每1 ml中约含1 mg的溶液,作为供试品溶液;另取2,6-二甲基-4-(2-亚硝基苯基)-3,5-吡啶二甲酸二甲酯(杂质A)对照品与2,6-二甲基-4-(2-硝基苯基)-3,5-吡啶二甲酸二甲酯(杂质B)对照品,精密称定,加甲醇溶解并定量稀释制成每1 ml中各约含10 μg的混合溶液,作为对照品贮备液;分别精密量取供试品溶液与对照品贮备液各适量,用流动相定量稀释制成每1 ml中分别含硝苯地平2 μg、杂质A 1 μg与杂质B 1 μg的混合溶液,作为对照溶液。以十八烷基硅烷键和硅胶为固定相;甲醇-水(60:40)为流动相;检测波长为235 nm。取硝苯地平对照品、杂质A对照品与杂质B对照品各适量,加甲醇溶解并稀释制成每1 ml中约含1 mg、10 μg与10 μg的混合溶液,取20 μl,注入液相色谱仪,杂质A峰、杂质B峰与硝苯地平峰之间的分离度应符合《中国药典》(2010年版)附录要求。取对照溶液20 μl,注入液相色谱仪,调节检测灵敏度,使硝苯地平色谱峰峰高约为满量程的50%;再精密量取供试品溶液与对照品溶液各20 μl,分别注入液相色谱仪,记录色谱图至主成分峰保留时间的2倍。供试品溶液的色谱图中如有与杂质A峰、杂质B峰保留时间一致的色谱峰,按外标法以峰面积计算,均不得过0.1%;其他单个杂质峰面积不得大于对照溶液中硝苯地平峰面积(0.2%);杂质总量不得过0.5%。

四、含量测定

(一) 溴酸钾法

异烟肼分子中的酰肼基具有还原性,可采用氧化还原反应滴定法测定其含量,例如可采用溴酸钾法,在强酸介质中用溴酸钾直接滴定,操作简便、准确。

测定方法为:取供试品约0.2 g,精密称定,置100 ml量瓶中,加水溶解并稀释至刻度。摇匀;精密量取该液25 ml,分别加水50 ml、盐酸20 ml与甲基橙指示液1滴,用溴酸钾滴定液(0.016 67 mol·L^{-1})缓缓滴定(温度保持在18~25℃)至粉红色消失。每1 ml溴酸钾滴定液

(0.016 67 mol·L^{-1})相当于3.429 mg的$C_6H_7N_3O$。计算公式如下:

$$C_6H_7N_3O \text{的百分含量} = \frac{V \cdot T \cdot F}{W \cdot \frac{25}{100}} \times 100\% = \frac{V \cdot 0.003\ 429 \cdot F}{W \cdot \frac{25}{100}} \times 100\%$$

式中,V为消耗的溴酸钾滴定液的体积(ml);T为滴定度;F为溴酸钾滴定液的浓度校正系数;W为供试品的取样量(g)。

其滴定反应为:

$$3 \text{(烟酰肼)} + 2KBrO_3 \xrightarrow{HCl} 3 \text{(烟酸)} + 3N_2\uparrow + 3H_2O + 2KBr \qquad ①$$

当滴定恰到终点,溶液中微量过剩的BrO_3^-便与反应生成的Br^-作用产生Br_2,反应如下:

$$BrO_3^- + 5Br^- + 6H^+ \longrightarrow 3Br_2 + 3H_2O \qquad ②$$

因为反应生成溴,故可使溶液显黄色而指示终点,但不够灵敏,一般多采用不可逆内指示剂指示终点,如甲基橙和甲基红,它们在酸性条件下显红色,当滴定至终点时,由于Cl_2的生成,可使红色迅速消退,此外,溴本身亦可使指示剂氧化而退色。

$$2KBrO_3 + 12HCl \longrightarrow 5Cl_2 + Br_2 + 2KCl + 6H_2O$$

在用溴酸钾滴定液测定异烟肼含量时,还在供试液中添加溴化钾,以促进反应②进行完全。

基于异烟肼的还原性,除溴酸钾法外,还可以使用溴量法、剩余碘量法测定其含量。

(二) 非水溶液滴定法

尼可刹米、烟酰胺及托吡卡胺等药物分子中的吡啶环具有碱性,可用非水溶液滴定法测定这些药物的含量。此法虽然专属性较差,但准确性高,操作简便。

《中国药典》(2010年版)对尼可刹米的含量测定方法为:取供试品约0.15 g,精密称定,加冰醋酸10 ml与结晶紫指示液1滴,用高氯酸滴定液(0.1 mol/L)滴定,至溶液显蓝绿色,并将滴定的结果用空白试验校正。每1 ml高氯酸滴定液(0.1 mol/L)相当于17.82 mg的$C_{10}H_{14}N_2O$。

烟酰胺的含量测定中,采用冰醋酸与醋酐的混合溶液作为溶剂,指示剂为结晶紫,用高氯酸滴定液滴定至溶液显蓝绿色。

(三) 紫外分光光度法

本类药物在紫外光区有较强的紫外吸收,可用来进行含量测定。《中国药典》(2010年版)采用紫外分光光度法对尼可刹米、烟酰胺的制剂进行定量分析。

以烟酰胺片为例,其含量测定方法为:取供试品20片,精密称定,研细,精密称取细粉适量(约相当于烟酰胺60 mg),置100 ml量瓶中,加盐酸溶液(9→1 000)75 ml,置水浴上加热15分钟并时时振摇,使烟酰胺溶解,放冷至室温,用同一溶剂稀释至刻度,摇匀,滤过,精密量取续滤液5 ml,置于200 ml量瓶中,用同一溶剂稀释至刻度,摇匀,在261 nm的波长处测定吸光度,按$C_6H_6N_2O$的吸收系数($E_{1cm}^{1\%}$)为430计算,即得。

烟酰胺在水、乙醇和不同pH(pH=6,7,8)的磷酸盐缓冲液中,最大吸收峰均约在262 nm,

吸收系数($E_{1cm}^{1\%}$)约为238；但在盐酸溶液(9→1000)中,最大吸收峰的波长为261.5 nm,吸收系数($E_{1cm}^{1\%}$)为423.4,该条件明显优于以水、乙醇和不同pH的磷酸盐缓冲液为溶剂。因此选用盐酸溶液(9→1 000)为溶剂,在261 nm波长处测定其含量,吸收系数经试验校正为430。

（四）气相色谱法

气相色谱法适用于对热稳定并可气化的药物的含量测定。在杂环类药物分析中,以ECD为检测器时,可用于二氢吡啶类药物的生物样品分析,因二氢吡啶及苯并二氮杂䓬类药物均具有较强的脂溶性,分子结构中含有对气相色谱电子捕获检测器(ECD)有灵敏响应的硝基或氯原子。GC-ECD法是生物样品中二氢吡啶及苯并二氮杂䓬类药物测定的主要方法之一。生物样品经乙醚等有机溶剂或SPE提取富集后进行测定,血浆样品检测限浓度可达1 ng/ml以下。

应用示例：尼莫地平血药浓度测定

二氢吡啶类药物为光敏性化合物,在日光及一些波长的灯光照射下易分解。在暗室红灯下操作基本稳定。

血浆样品处理　于暗室中,取血浆1 ml置离心管中,精密加入1 μg/ml尼群地平甲醇溶液35 μl,1 mol/L NaOH 0.5 ml,涡旋10 s,加乙酸乙酯-正己烷(1:1) 6 ml,涡旋3 min,于4 000 r/min离心5 min。取有机相5 ml于50 ℃水浴,氮气流吹干,用甲醇50 μl溶解残渣,精密吸取2 μl,按上述色谱条件进样分析所得色谱图见图9-2。尼莫地平及内标尼群地平的出峰时间分别为12.6 min及7.6 min,血浆中杂质峰不干扰样品测定,以尼莫地平计,理论板数为1.1×10^5。在上述条件下,测得血浆中尼莫地平最低检出浓度为0.1 ng/ml(S/N=3)。

GC-ECD色谱测定　色谱柱为25 m×0.2 mm ID OV-101熔融石英毛细管柱,膜厚0.2 μm；载气为高纯度氮气,柱中载气流速为1.8 ml/min,分流比为1:33,尾吹为17 ml/min,柱温箱、气化室及检测器的温度分别为260 ℃,270 ℃,300 ℃。电子捕获检测器参数为脉冲电流1 mA,量程1。

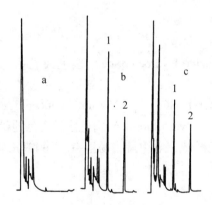

图9-2　尼莫地平血浆样品GC-ECD分析典型图谱

a. 空白血浆；b. 空白血浆添加尼群地平和尼莫地平；c. 血浆样品

1. 尼群地平；2. 尼莫地平

第二节 吩噻嗪类药物的分析

一、吩噻嗪类药物的基本结构与主要性质

吩噻嗪类药物为苯并噻嗪的衍生物,其分子结构中均含有硫氮杂蒽母核。吩噻嗪类药物通式如下所示。

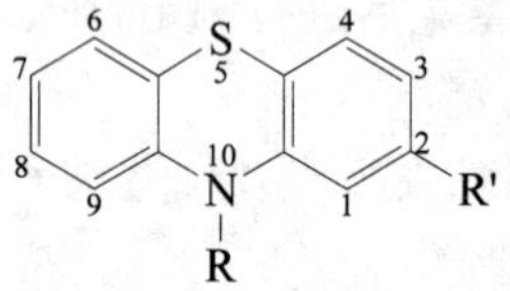

它们在结构上的差异,主要表现在母核 2 位上 R′取代基和 10 位上 R 取代基的不同。R′基团通常为—H、—Cl、—CF$_3$、—COCH$_3$、—SCH$_3$ 等。R 基团则为具有 2~3 个碳链的二甲氨基或二乙氨基,或为含氮杂环,如哌嗪和哌啶的衍生物等。临床上常用的本类药物多为其盐酸盐。Ch. P 收载本类的典型药物有:盐酸氯丙嗪、盐酸异丙嗪、奋乃静、癸氟奋乃静、盐酸氟奋乃静、盐酸三氟拉嗪和盐酸硫利达嗪等。常见的吩噻嗪类药物及其性质如下:

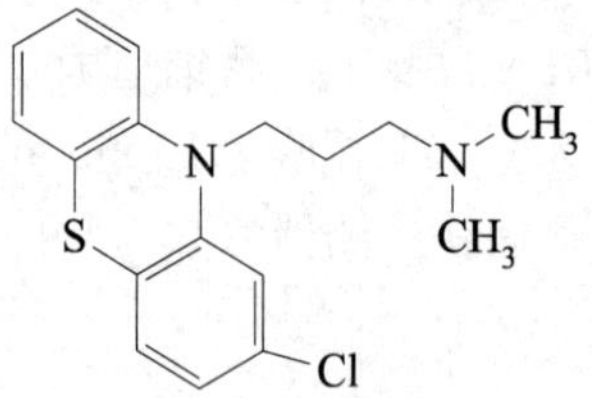

盐酸氯丙嗪

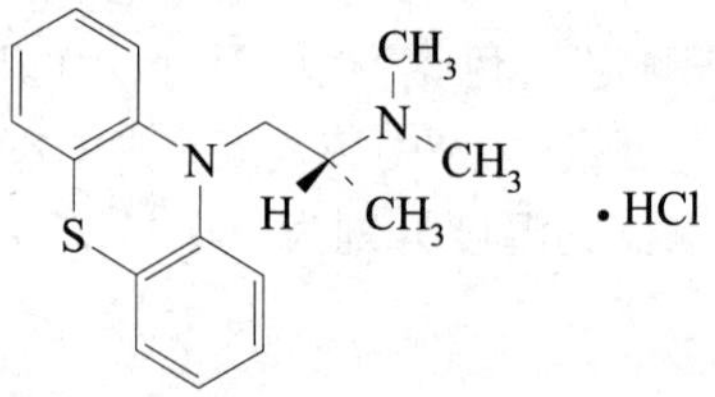

盐酸异丙嗪

盐酸氯丙嗪(Chlorpromazine Hydrochloride),白色或乳白色结晶性粉末;有引湿性;遇光渐变色;水溶液显酸性反应。在水、乙醇或三氯甲烷中易溶,在乙醚中不溶。熔点 194~198℃。UV(5 μg/ml,0.1 mol/L HCl) λ_{max} 254 nm 与 306 nm,$E_{1\,cm}^{1\%}$(254 nm)890~960。

盐酸异丙嗪(Promethazine Hydrochloride),白色或类白色的粉末或颗粒;在空气中日久变为蓝色。在水中极易溶解,在乙醇或三氯甲烷中易溶,在丙酮或乙醚中几乎不溶。UV(6 μg/ml,0.01 mol/L HCl) λ_{max} 249 nm,$E_{1\,cm}^{1\%}$ 883~937。

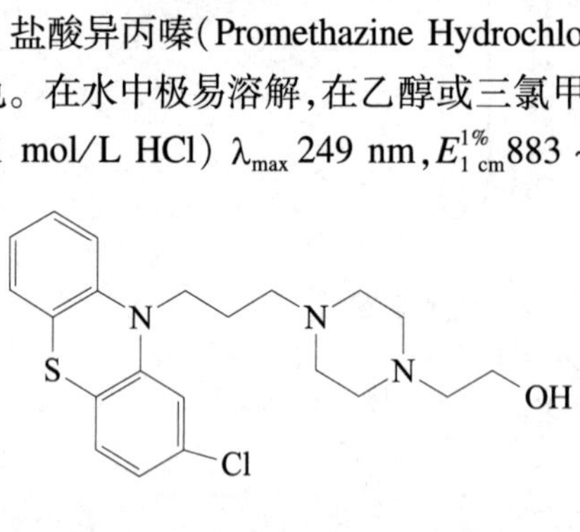

奋乃静

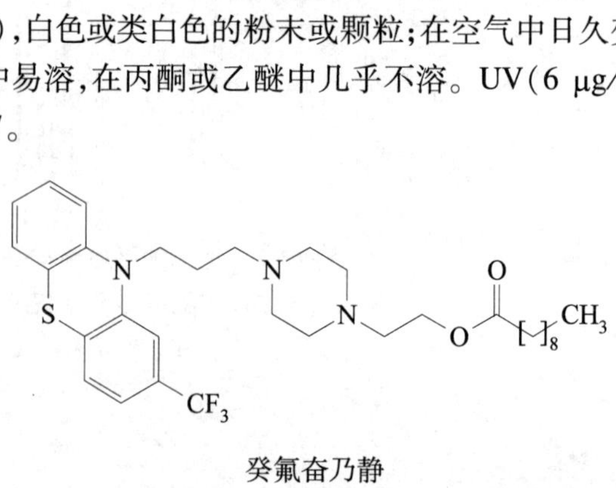

癸氟奋乃静

奋乃静(Perphenazine),白色或淡黄色的结晶性粉末。在三氯甲烷中极易溶解,在甲醇中易溶,在水中几乎不溶;在稀盐酸中溶解。熔点 94~100℃。UV(10 μg/ml,MeOH) λ_{max}

257 nm 与 313 nm,$A_{313}/A_{257}=0.120\sim0.128$。

癸氟奋乃静(Fluphenazine Decanoate),淡黄色或黄棕色黏稠液体;遇光,色渐变深。在甲醇、乙醇、三氯甲烷、无水乙醚或植物油中极易溶解,在水中不溶。UV(10 μg/ml,MeOH) λ_{max} 260 nm 与 310 nm,$E_{1cm}^{1\%}$(260 nm)570~630。

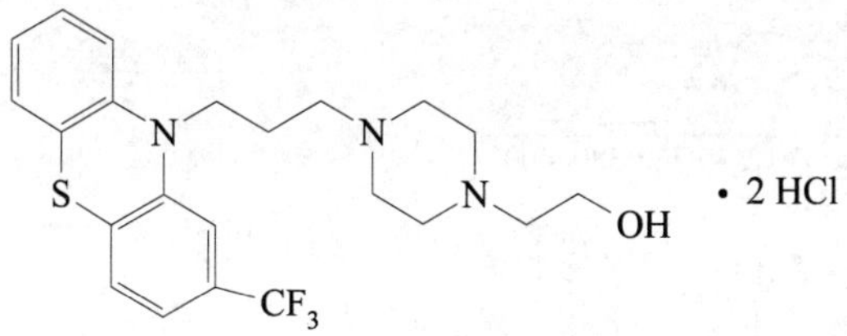

盐酸氟奋乃静 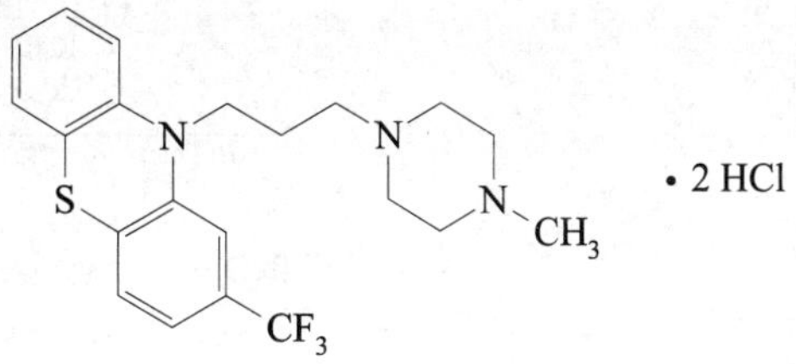　　　　　　　　　盐酸三氟拉嗪

盐酸氟奋乃静(Fluphenazine Hydrochloride),白色或类白色的结晶性粉末;遇光易变色。在水中易溶,在乙醇中略溶,在丙酮中极微溶,在乙醚中不溶。熔点 226~233℃(分解)。UV(10 μg/ml,MeOH) λ_{max} 260 nm 与 310 nm,$E_{1cm}^{1\%}$(260 nm)630~700。

盐酸三氟拉嗪(Trifluoperazine Hydrochloride),白色或微黄色的结晶性粉末;微有引湿性;遇光渐变色。在水中易溶,在乙醇中溶解,在三氯甲烷中微溶,在乙醚中不溶。熔点 ~242℃(分解)。UV(0.1 mol/L HCl) 100 μg/ml λ_{max} 305 nm;5 μg/ml λ_{max} 255 nm,$E_{1cm}^{1\%}\sim650$。

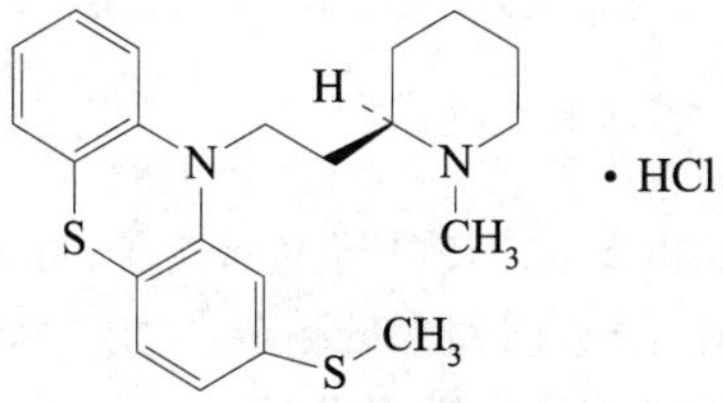

盐酸硫利达嗪

盐酸硫利达嗪(Thioridazine Hydrochloride),白色或类白色的结晶性粉末。在三氯甲烷中易溶,在乙醇或水中溶解,在乙醚中几乎不溶。熔点 159~165℃(熔距不得过3℃)。UV(8 μg/ml,乙醇) λ_{max} 264 nm 与 315 nm。

本类药物的主要化学性质如下:

(1) 碱性　上述药物的杂蒽母环氮原子上的取代基均具有碱性,临床上多使用其盐酸盐。

(2) 与氧化剂氧化呈色　吩噻嗪类药物中的杂蒽母环上硫原子具有还原性,遇硫酸、硝酸、过氧化氢及三氯化铁等氧化剂,药物可被氧化成自由基型产物和非离子型产物等,随着取代基的不同而呈不同的颜色。

(3) 与金属离子络合呈色　硫氮杂蒽母核中未被氧化的硫原子,可与金属离子如钯离子(Pd^{2+})形成有色络合物,本法具有专属性,可排除氧化产物的干扰。

(4) 紫外和红外吸收光谱特征　本类药物的母核为三环共轭的 π 系统,有较强的紫外吸收,可用于鉴别与含量测定。如图9-3为氯丙嗪及其氧化物的 UV 吸收。

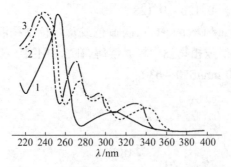

图 9 - 3　氯丙嗪及其氧化物的 UV 吸收谱
1. 氯丙嗪；2. 氯丙嗪一氧化物；3. 氯丙嗪二氧化物

二、鉴别试验

（一）氧化反应

吩噻嗪为一良好的电子给予体，当其遇不同的氧化剂如硫酸、硝酸、三氯化铁试液及过氧化氢等，由于相继失去电子及经历不同的氧化阶段，会形成一些自由基型产物和非离子型产物（砜、亚砜、3-羟基吩噻嗪等）。随着取代基的不同，各药物的氧化产物会呈不同的颜色，可用于药物的鉴别和含量测定。

《中国药典》（2010 年版）据此对上述药物进行鉴别。如盐酸异丙嗪的水溶液加硝酸后，即生成红色沉淀；加热，沉淀即溶解，溶液由红色转变为橙黄色。盐酸氯丙嗪加硝酸即显红色，渐变淡黄色。

（二）与金属离子络合呈色

硫氮杂蒽母核结构中未被氧化的二价 S 原子，可与金属离子，如钯离子（Pd^{2+}）在适当 pH 的溶液中形成有色络合物，藉此进行药物的鉴别和含量测定。本法具有专属性，Pd^{2+} 只与未被氧化的硫共价，如果硫原子已被氧化为砜和亚砜，则无此反应，故可排除氧化产物的干扰。此性质可用于鉴别与含量测定。

（三）氯化物的鉴别反应

盐酸氯丙嗪、盐酸异丙嗪和盐酸硫利达嗪均为盐酸盐，应显氯化物的鉴别反应。

（四）紫外分光光度法与红外分光光度法

本类药物具有三环共轭的 π 系统，有较强的紫外吸收。一般具有三个峰值，在 204～209 nm（205 nm 附近）、250～265 nm（254 nm 附近）和 300～325 nm（300 nm 附近）处。最强峰多在 250～265 nm。各药物取代基的不同对吸收光谱是有影响的，会引起最大吸收峰发生位移。

国内外药典中常利用本类药物紫外吸收光谱中的最大吸收波长或最小吸收波长，以及同时利用最大吸收的吸光度或百分吸收系数进行鉴别。

《中国药典》（2010 年版）中盐酸氯丙嗪的鉴别方法为：取供试品，加盐酸溶液（9→1 000）制成 5 μg/ml 的溶液，在 254 nm 与 306 nm 的波长处有最大吸收，在 254 nm 的波长处吸光度约为 0.46。

吩噻嗪类药物由于取代基 R 和 R′ 的不同，则可产生指纹特征不同的红外光吸收图谱。国内外药典标准中本类药物大多数品种均采用红外光吸收图谱进行鉴别。如 Ch. P 中盐酸氯丙嗪与盐酸异丙嗪的红外吸收图谱具有明显的指纹差异（图 9 - 4）。

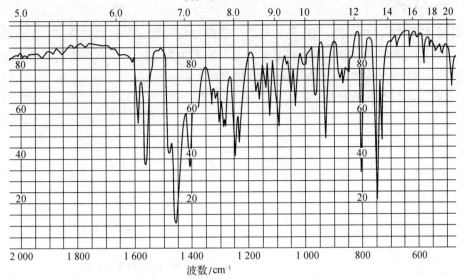

图9-4A 盐酸氯丙嗪的红外吸收图谱

波数(cm^{-1})	归属
1 600~1 450	$\nu_{C=C}$(苯环)
1 250	ν_{N-C}(芳氨基)
1 100	ν_{N-C}(脂氨基)
950~700	Out of plane(Ar—C—H)

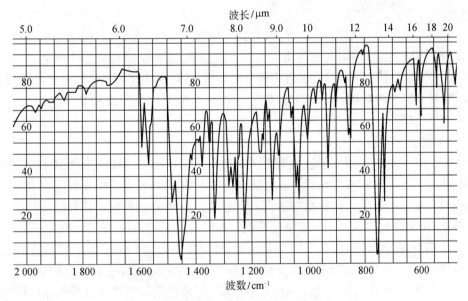

图9-4B 盐酸异丙嗪的红外吸收图谱

波数(cm^{-1})	归属
1 600~1 450	$\nu_{C=C}$(苯环)
1 330,1 230	ν_{N-C}(芳氨基)
1 130,1 030	ν_{N-C}(脂氨基)
950~700	Out of plane(Ar—C—H)

三、有关物质检查

吩噻嗪类药物结构中的二价硫易被氧化生成砜类化合物,此外,遇光分解及在合成中的副反应均会产生有关物质。吩噻嗪类药物原料及其制剂中大都规定了有关物质的检查项。现以盐酸氯丙嗪为例,介绍杂质的来源与检查方法。

1. 合成工艺与杂质的来源

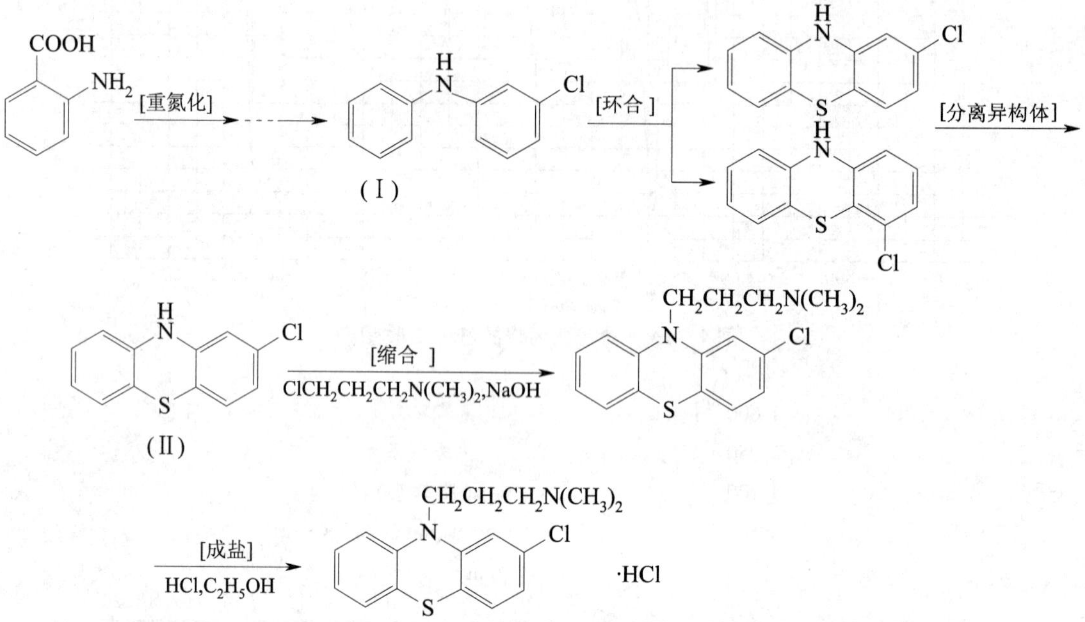

盐酸氯丙嗪在生成过程中,可能引入多种有机杂质,这些杂质可能为中间体,如间氯二苯胺(Ⅰ)与主环氯吩噻嗪(Ⅱ)以及二者中所带的杂质;也可能为多种其他烷基化吩噻嗪的副产物,如 2-氯-10-(3-甲基氨基丙基)-吩噻嗪等。同时,盐酸氯丙嗪不太稳定,易氧化,因此在其贮存过程中,可能引入分解产物。

2. 有关物质

《中国药典》(2010 年版)规定,盐酸氯丙嗪原料及其片剂、注射剂均需检查有关物质。

原料中有关物质的检查方法为:避光操作。取本品 20 mg,置 50 ml 量瓶中,加流动相溶解并稀释至刻度,摇匀,作为供试品溶液;精密量取适量,用流动相定量稀释制成每 1 ml 中含 2 μg 的溶液,作为对照溶液。用辛烷基硅烷键合硅胶为固定相;以乙腈–0.5% 三氟乙酸(用四甲基乙二胺调节 pH 至 5.3)(50∶50)为流动相;检测波长为 254 nm。取对照溶液 10 μl 注入液相色谱仪,调节检测灵敏度,使主成分色谱峰的峰高约为满量程的 20%。精密量取供试品溶液和对照品溶液各 10 μl,分别注入液相色谱仪,记录色谱图至主成分峰保留时间的 4 倍。供试品溶液的色谱图中如有杂质峰,单个杂质峰面积不得大于对照溶液主峰面积(0.5%),各杂质峰面积的和不得大于对照溶液主峰面积的 2 倍(1.0%)。

本法中,有关物质的限量为 1%。由于盐酸氯丙嗪遇光易被氧化成醌式化合物,因此,上述操作应避光进行。

3. 其他烷基化吩噻嗪杂质

USP 采用薄层色谱法,以盐酸氯丙嗪对照品为对照检查其他烷基化吩噻嗪杂质存在的量。

检查方法为:取干燥的供试品 50 mg,加甲醇溶解并定量稀释至 10 ml,摇匀。另取盐酸氯丙嗪对照品适量,加甲醇溶解并定量稀释制成 5 mg/ml 的溶液,作为对照品溶液;量取适量,加甲醇定量稀释成 25 μg/ml 的溶液,作为对照品溶液稀释液。吸取上述溶液各 10 μl,分别点于同一硅胶 G 薄层板上,以用氨饱和的乙醚-乙酸乙酯(1∶1)为展开剂,展开后,晾干,置紫外光灯(短波长)下检视,供试品溶液如显杂质斑点,与对照溶液稀释液的主斑点相比,不得更深、更大。

当没有适合的杂质对照品,尤其是供试品显示的杂质斑点与主成分斑点颜色有差异,难以判断限量时,可用与供试品相同的药物为对照品进行检查。

四、含量测定

(一) 非水溶液滴定法

吩噻嗪类药物母核上氮原子碱性极弱,不能进行滴定,但可利用杂蒽母环氮原子上的取代基中烃氨基、哌嗪基及哌啶基的碱性,在非水介质中,以高氯酸滴定液滴定。所用的溶剂,除酸性溶剂冰醋酸、醋酐外,也有采用中性或近中性溶剂的,如丙酮、三氯甲烷等。若药物为盐酸盐,滴定前应加入一定量醋酸汞试液,以消除盐酸盐的影响。

如奋乃静的测定方法为:取供试品约 0.15 g,精密称定,加冰醋酸 20 ml 溶解后,加结晶紫指示液 1 滴,用高氯酸滴定液(0.1 mol/L)滴定,至溶液显蓝绿色,并将滴定的结果用空白试验校正。每 1 ml 高氯酸滴定液(0.1 mol/L)相当于 20.20 mg 的 $C_{21}H_{26}ClN_3OS$。

原料药的含量测定一般直接采用非水溶液滴定法进行,但本类药物的片剂与注射液,需经适当处理后再用本法测定。如奋乃静注射液的测定方法为:精密量取供试品适量(约相当于奋乃静 125 mg),置分液漏斗中,加氢氧化钠试液 2 ml 使呈碱性,用氯仿振摇提取 4 次,每次 20 ml,合并提取液,以置有无水硫酸钠 5 g 的干燥滤纸滤过,滤液置水浴上蒸干,加冰醋酸 10 ml 溶解,加结晶紫指示液 1 滴,用高氯酸滴定液(0.1 mol/L)滴定,至溶液显蓝绿色。

注射液配制时常加入盐酸、氢氧化钠等调节酸碱度或加入氯化钠等调节至等渗。因此,多不直接采用非水溶液滴定法。奋乃静注射液中加入氢氧化钠试液碱化后,奋乃静以游离碱形式存在,可用有机溶剂提取分离。奋乃静在氯仿中极易溶解,故可提取完全。

(二) 紫外分光光度法

吩噻嗪类药物基于母核三环 π 系统产生紫外特征吸收光谱,在其最大吸收波长处测定吸光度,利用百分吸收系数($E_{1cm}^{1\%}$)计算;或与对照品溶液同时测定,计算含量。

《中国药典》曾采用本法测定奋乃静片的含量,其方法为:避光操作,取供试品 20 片,除去包衣后,精密称定,研细,精密称取细粉适量(约相当于奋乃静 10 mg),置 100 ml 量瓶中,加盐酸-乙醇溶液(取乙醇 500 ml,加盐酸 10 ml,加水至 1 000 ml,摇匀)约 70 ml,充分振摇使奋乃静溶解,用同一溶剂稀释至刻度,摇匀,滤过,精密量取续滤液 5 ml,置 100 ml 量瓶中,用同一溶剂稀释至刻度,摇匀,作为供试品溶液;另取奋乃静对照品,精密称取适量,用盐酸-乙醇溶液溶解并定量稀释成每 1 ml 约含 5 μg 的溶液,作为对照品溶液。将上述两种溶液分别在 255 nm 的波长处测定吸光度,计算,即得。

(三) 钯离子比色法

吩噻嗪类药物分子结构中含有未被氧化的硫,在适当的 pH 溶液中可与钯离子形成有色配位化合物,藉此进行比色测定。如奋乃静与钯离子在盐酸-乙醇溶液中生成红色配位化合

物,其最大吸收在 480 nm 处,反应过程如下:

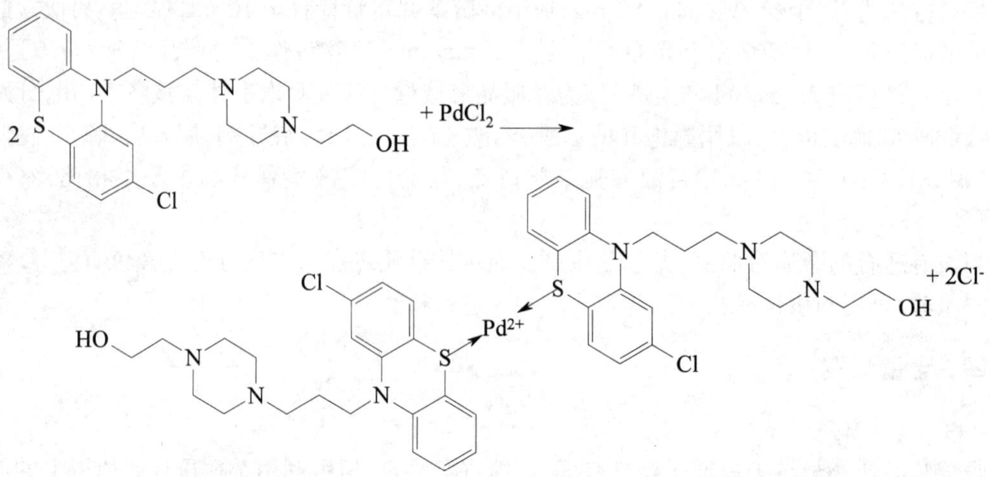

因为钯离子只与未被氧化的硫配位,当硫原子已被氧化为亚砜或砜时,则不与钯离子显色。所以,利用空白试验对照法,钯离子比色法可选择性地消除吩噻嗪药物中氧化物的干扰,准确测定未被氧化的吩噻嗪药物的含量。显色 10 min 后,可稳定 2 h 左右。比色液适宜的浓度范围为 50~250 μg/ml。USP 采用此法对奋乃静注射液、糖浆及片剂的含量进行测定。

奋乃静糖浆含量 USP 测定法:精密量取本品适量(约相当于奋乃静 6 mg),置 25 ml 量瓶中,用水稀释至刻度,摇匀,精密量取 10 ml,置 125 ml 分液漏斗中,加水 25 ml,加氨试液调节 pH 为 10~11,用三氯甲烷振摇提取 4 次,每次 20 ml,以置有无水硫酸钠 5 g 的干燥滤纸滤过,合并滤液,置沸水浴上氮气流下蒸发至约 5 ml 后,移开水浴,氮气流下吹干,残留物精密加入盐酸-乙醇溶液(取乙醇 500 ml,加水 300 ml,加盐酸 10 ml,加水至 1 000 ml,摇匀)15.0 ml 溶解,必要时滤过。精密量取 10 ml,与氯化钯溶液(取氯化钯 100 mg,置 100 ml 棕色量瓶中,加盐酸 1ml 和水 50 ml,沸水浴加热使溶解,冷却后,加水稀释至刻度,摇匀,30 天内使用。临用前,取 50 ml,置 500 ml 量瓶中,加盐酸 4 ml、无水醋酸钠 4.1 g,用水稀释至刻度,摇匀)15.0 ml,混合均匀,必要时滤过,以试剂作空白,照紫外-可见分光光度法,在 480 nm 的波长处测定吸光度;另精密称取奋乃静对照品适量,加盐酸-乙醇溶液制成每 1 ml 中约含 160 μg 的溶液,同法测定,计算,即得。

(四) 铈量法

吩噻嗪类药物在酸性介质中对硫酸铈具有还原性,可采用铈量法进行含量测定。硫酸铈滴定时,先失去一个电子形成一种红色的自由基离子,达到化学计量点时,溶液中的吩噻嗪类药物均失去两个电子,而红色消退,可用药物自身颜色变化指示终点。此法也可采用电位法或永停法指示终点。其反应简式如下:

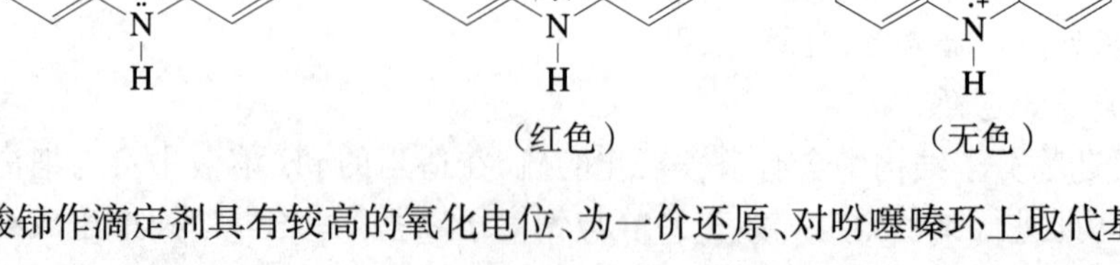

由于硫酸铈作滴定剂具有较高的氧化电位、为一价还原、对吩噻嗪环上取代基没有副反应

等特点,因此该法专属性比较强。在适宜酸度条件下,咖啡因、苯丙胺、可待因、巴比妥酸衍生物,片剂辅料等均不产生干扰。该法既可用于原料,也可以用于片剂的含量测定。

(五)高效液相色谱法

高效液相色谱法具有分离模式多样、适用范围广、选择和专属性强、检测手段多样灵敏、重复性好、分析速度快等优点。各国药典中采用 HPLC 法对杂环类药物的含量和有关物质进行直接分析测定的比例不断增加。HPLC 法同时也是本类药物的生物样本分析测定的常用方法。吩噻嗪类药物分析测定时,有时采用烷基磺酸盐作为离子对试剂,流动相一般呈酸性,以利于碱性药物的质子化。

USP 中 HPLC 测定盐酸异丙嗪注射液含量时,采用戊烷磺酸钠离子对试剂。

色谱条件与系统适用性试验:用苯基硅烷键合硅胶为固定相;0.2% 戊烷磺酸钠溶液-乙腈-冰醋酸(500∶500∶10)为流动相,流速 1.5 ml/min;检测波长为 254 nm。取吩噻嗪对照品适量,用盐酸异丙嗪对照品溶液溶解并稀释制成每 1 ml 中含吩噻嗪约为 10 μg 的混合溶液,作为系统适用性试验溶液;取 30 μl 注入液相色谱仪,记录色谱图,吩噻嗪的保留时间约为异丙嗪的 1.6 倍;吩噻嗪和异丙嗪的分离度应不低于 3.0;重复进样偏差不得过 2.0%。

测定法:取盐酸异丙嗪对照品适量,精密称定,加流动相溶解并定量稀释制成每 1 ml 中约含 0.1 mg 的溶液,作为对照品溶液,取 30 μl 注入液相色谱仪,记录色谱图;精密量取本品适量(约相当于盐酸异丙嗪 50 mg),置 50 ml 量瓶中,加流动相稀释至刻度,摇匀,精密量取 10 ml,置 100 ml 量瓶中,加流动相稀释至刻度,摇匀,作为供试品溶液,同法测定。按外标法以峰面积计算出供试品中 $C_{17}H_{20}N_2S \cdot HCl$ 的含量。

第三节 苯并二氮杂䓬类药物的分析

苯并二氮杂䓬类药物为苯环与七元含氮杂环稠合而成的有机药物,其中 1,4-苯并二氮杂䓬类药物是目前临床应用最广泛的抗焦虑、抗惊厥药。

一、典型药物的结构与性质

典型 1,4-苯并二氮杂䓬类药物如地西泮、奥沙西泮、氯硝西泮、氯氮䓬和三唑仑,在多国药典中均收载。

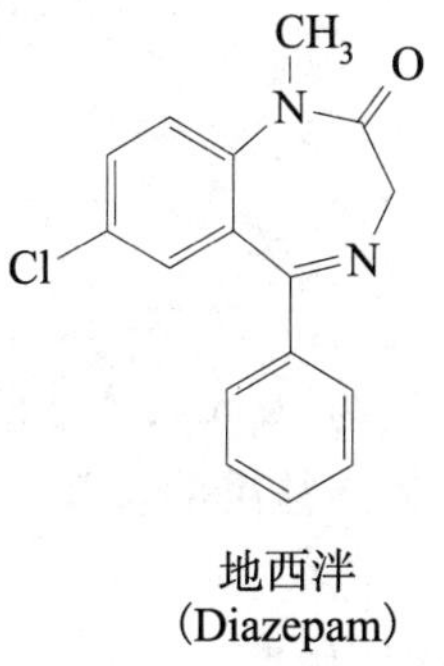

地西泮
(Diazepam)

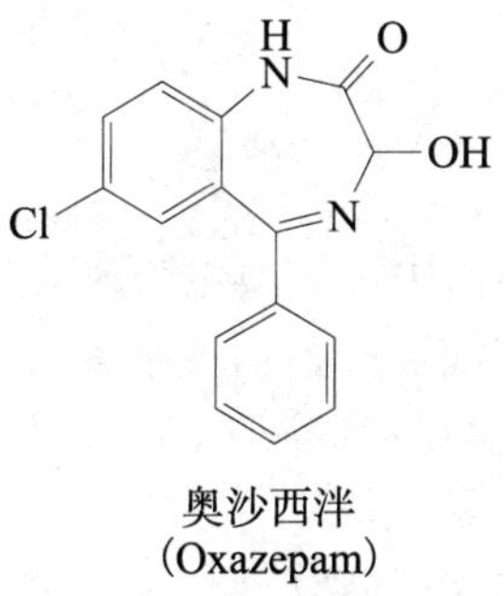

奥沙西泮
(Oxazepam)

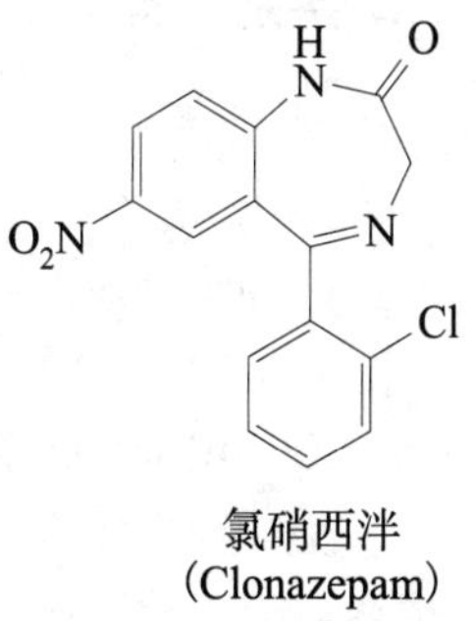

氯硝西泮
(Clonazepam)

地西泮为白色或类白色的结晶性粉末。在丙酮或三氯甲烷中易溶,在乙醇中溶解,在水中几乎不溶。熔点 130～134℃。UV(10 μg/ml 0.5% 硫酸甲醇溶液) $E_{1cm}^{1\%}$ (λ_{max} 284 nm) 440～468。

奥沙西泮为白色或类白色结晶性粉末。在乙醇、三氯甲烷或丙酮中微溶,在乙醚中极微溶解,在水中几乎不溶。熔点 198～202℃(分解)。UV(10 μg/ml 乙醇) λ_{max} 229 nm,315 nm±2 nm。

氯硝西泮为微黄色或淡黄色结晶性粉末。在丙酮或三氯甲烷中略溶,在甲醇或乙醇中微溶,在水中几乎不溶。熔点 237～240℃。UV(10 μg/ml 0.5% 硫酸乙醇溶液) λ_{max} 252 nm±2 nm 与 307 nm±2 nm。

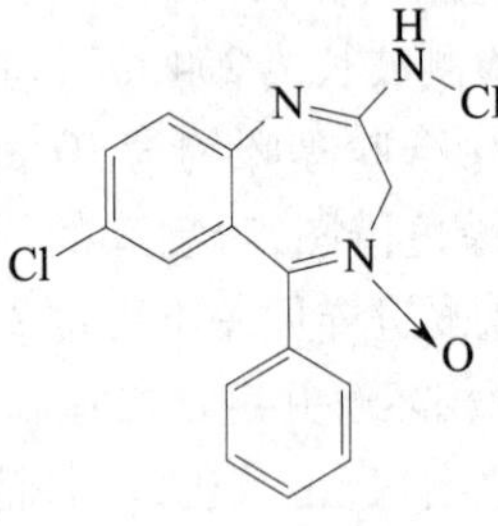

氯氮䓬
(Chlordiazepoxide)

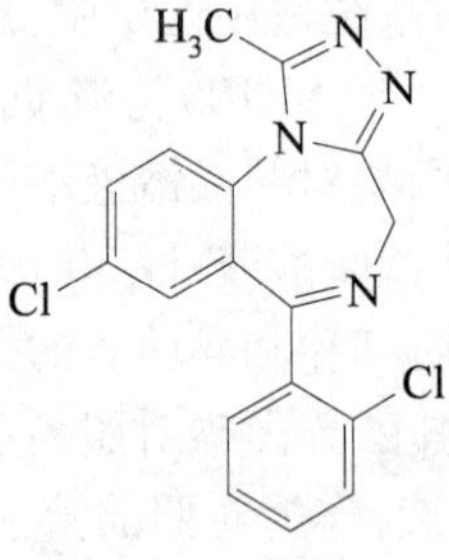

三唑仑
(Triazolam)

氯氮䓬为淡黄色结晶性粉末。在乙醚、三氯甲烷或二氯甲烷中溶解,在水中微溶。熔点 239～243℃(分解)。UV(0.1 mol/L HCl) λ_{max}(7 μg/ml) 245 nm 与 308 nm;$E_{1cm}^{1\%}$(15 μg/ml,308 nm) 309～329。

三唑仑为白色或类白色结晶性粉末。在冰醋酸或三氯甲烷中易溶,在甲醇中略溶,在乙醇或丙酮中微溶,在水中几乎不溶。熔点 239～243℃。UV(5 μg/ml 乙醇) λ_{max} 221 nm。

本类药物结构中二氮杂䓬七元环上的氮原子具有弱碱性,可采用非水溶液滴定法进行滴定测定。由于二氮杂䓬环上的二氮原子的性质不同,在不同 pH 介质中,本类药物可形成不同的离子化状态:质子化分子(H_2A^+),中性分子(HA),或去质子化分子(A^-),从而影响其紫外光谱性质。

在强酸性溶液中,本类药物可水解,形成相应的二苯甲酮衍生物,这也是本类药物的主要有关物质。其水解产物所呈现的某些特性也可用于本类药物的鉴别和含量测定。

二、鉴别试验

(一) 化学鉴别

1. 沉淀反应

上述药物均为游离碱,在盐酸溶液中可与碘化铋钾试液反应产生沉淀,可用于鉴别。

《中国药典》(2010 年版)采用沉淀反应鉴别氯氮䓬,方法为:取供试品约 10 mg,加盐酸溶液(9→1 000) 10 ml 使溶解,加入碘化铋钾试液 1 滴后,即生成橙红色碘铋酸盐沉淀。

2. 硫酸-荧光反应

硫酸-荧光反应为本类药物的特征鉴别反应,苯并二氮杂䓬类药物加硫酸后,在紫外光(365 nm)下检视,药物的分子结构不同,其荧光颜色亦不同,可供鉴别。如地西泮为黄绿色荧光;氯氮䓬为黄色荧光。

3. 水解及水解产物的反应

本类药物结构中的七元环一般比较稳定,但可在强酸性溶液中水解,水解产物所呈现的某些特性也可用于鉴别。

如氯氮䓬在酸性条件下加热,其 C_2 上的甲氨基水解为羰基,其后内酰胺开环并继续水解,生成的 2-氨基-5-氯-二苯甲酮(Ⅰ)有芳伯氨基,可与亚硝酸钠试液发生重氮化反应,生成的重氮盐与碱性 β-萘酚偶合呈色。《中国药典》(2010 年版)据此鉴别,其方法为:取供试品约 10 mg,加盐酸溶液(1→2)15 ml,缓缓煮沸 15 分钟,放冷,加 0.1 mol/L 亚硝酸钠溶液数滴,滴加碱性 β-萘酚试液数滴,生成橙红色沉淀。

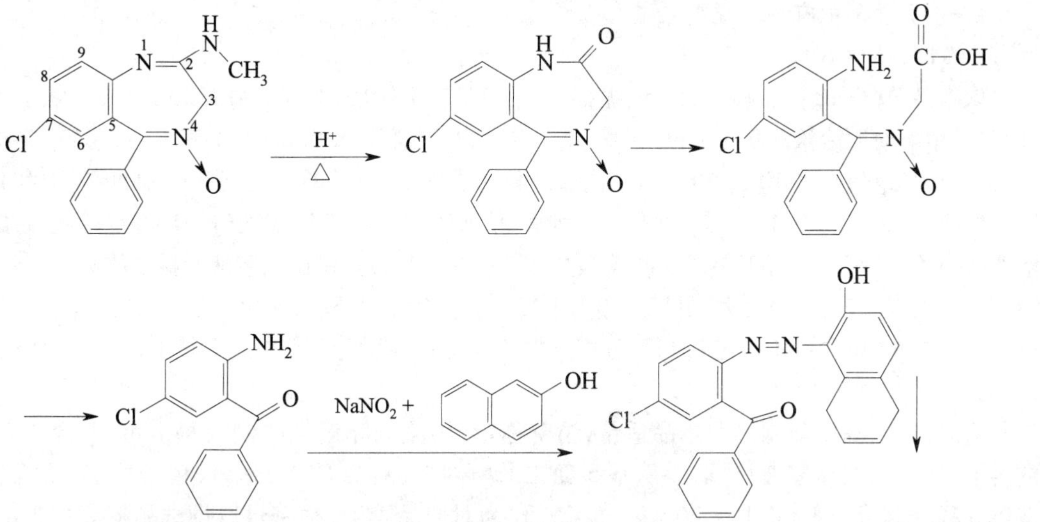

地西泮 1 位氮原子上有甲基取代,水解产物无芳伯氨基,不能发生重氮化-偶合反应。

4. 氯元素的鉴别

上述三种药物分子结构中均有氯原子取代,由于氯原子与母核以共价键相连,不能直接鉴别,故实验时,应先用氧瓶燃烧法将供试品进行有机破坏,生成氯化氢,以 5% 氢氧化钠溶液为吸收液,吸收完全后,加稀硝酸酸化,并缓缓煮沸 2 分钟,溶液显氯化物反应。《中国药典》(2010 年版)采用此法鉴别地西泮。

(二)紫外分光光度法与红外分光光度法

本类药物均含有较大共轭体系,常利用紫外最大吸收波长,以及最大吸收波长处的吸光度或吸光度比值进行鉴别。红外吸收光谱已用于大多数 1,4-苯并二氮杂䓬类药物的指纹鉴别。

(三)色谱法

苯并二氮杂䓬类药物发展很快,目前临床应用的品种不断增多。由于本类药物结构与性质相似,不易区分鉴别。因此,色谱法常被用于本类药物的专属鉴别。

如 BP 中氯硝西泮及氯氮䓬等采用 TLC 法鉴别;USP 中地西泮及盐酸氟西泮采用 TLC 法、氯氮䓬采用 HPLC 法鉴别;Ch. P 中地西泮注射液采用 HPLC 法鉴别。

氯硝西泮 TLC 鉴别法(BP):避光操作,试液临用前配制。取本品 8 mg,加丙酮溶解并稀释至 10 ml,作为供试品溶液;取氯硝西泮对照品 8 mg,加丙酮溶解并稀释至 10 ml,作为对照品溶液(a);取氯硝西泮对照品和氟硝西泮对照品各 8 mg,加丙酮溶解并稀释至 10 ml,作为对照品溶液(b)。吸取上述三种溶液各 5 μl,分别点于同一硅胶 GF_{254} 薄层板上,以乙酸乙酯-硝基甲烷(15:85)为展开剂,展开后,晾干,置紫外光灯(254 nm)下检视,对照品溶液(b)应显 2 个分离清晰的斑点;供试品溶液主斑点应与对照品溶液(a)主斑点的位置和大小相同。

三、有关物质检查

苯并二氮杂䓬类药物由于生产工艺的原因或贮藏期间出现分解,致使药物中存在中间体、副产物等杂质(有关物质)和分解产物,需要对这些特殊杂质进行检查。目前国内外药典多采用薄层色谱法或高效液相色谱法进行有关物质检查,三唑仑在《中国药典》(2010 年版)中采用液相色谱法,而在《美国药典》中采用气相色谱法进行有关物质检查。

(一)氯氮䓬中有关物质的检查

1. TLC 法(USP)

取本品 50.0 mg,加丙酮 2.5 ml,振摇,待不溶颗粒下沉后,取其上清液 50 μl 与(2-氨基-5-氯苯基)苯甲酮对照溶液(10 μg/ml)、4-氧化-7-氯-1,3-二氢-5-苯基-2H-1,4-苯并二氮杂䓬-2-酮对照溶液(100 μg/ml)各 10 μl,分别点于同一硅胶薄层板上,以乙酸乙酯展开(不必预先饱和),喷以硫酸液(1 mol/L)并于 105℃加热 15 分钟后,依次喷以亚硝酸钠溶液(1→1 000)、氨基磺酸铵溶液(1→200)及 N-(1-萘基)-乙二胺盐酸盐溶液(1→1 000)。供试品溶液所显杂质斑点,与对照溶液的主斑点比较,不得更大、更深。相当于其 4-氧化-7-氯-1,3-二氢-5-苯基-2H-1,4-苯并二氮杂䓬-2-酮(中间体)含量不得过 0.1%,分解产物(2-氨基-5-氯苯基)苯甲酮含量不得过 0.01%。

2. HPLC 法(Ch. P)

避光操作,临用新制。取本品适量,精密称定,用流动相溶解并制成每 1 ml 中含 0.2 mg 的溶液,作为供试品溶液;另取 2-氨基-5-氯二苯酮对照品(杂质Ⅰ)适量,精密称定,用流动相溶解并稀释制成每 1 ml 中含 20 μg 的溶液,作为对照溶液;精密量取供试品溶液 0.2 ml 与对照品溶液 1 ml,置同一 100 ml 量瓶中,用流动相稀释至刻度,摇匀,作为对照溶液。用十八烷基硅烷键合硅胶为固定相;以乙腈-水(50:50)为流动相;检测波长为 254 nm。称取氯氮䓬对照品约 20 mg,加流动相 5 ml 振摇使溶解后,加 1 mol/L 盐酸溶液 5 ml,室温放置约 20 小时,加 1 mol/L 氢氧化钠溶液 5 ml,再用流动相稀释至 100 ml,摇匀,作为系统适用性试验溶液,量取 10 μl 注入液相色谱仪,记录色谱图,主要色谱峰的出峰顺序为 7-氯-5-苯基-1,3-二氢-1,4-苯并二氮杂䓬-2-酮-4-氧化物(杂质Ⅱ)、氯氮䓬,杂质Ⅱ相对保留时间约为 0.7,杂质Ⅱ峰与主成分峰的分离度应不小于 5.0。取对照溶液 10 μl 注入液相色谱仪,调节检测灵敏度,使主成分色谱峰的峰高约为满量程的 20%;再精密量取对照溶液和供试品溶液各 10 μl,分别注入液相色谱仪,记录色谱图至主成分峰保留时间的 5 倍。供试品溶液的色谱图中如有与杂质Ⅰ峰保留时间一致的色谱峰,其峰面积不得大于对照溶液中杂质Ⅰ的峰面积(0.1%),如有与杂质Ⅱ保留时间一致的色谱峰,其峰面积不得大于对照溶液中氯氮䓬峰面积(0.2%),其他任何单个杂质峰面积不得大于对照溶液中氯氮䓬峰面积的 0.5 倍(0.1%),各杂质峰面积的总和不得大于对照溶液中氯氮䓬峰面积的 2.5 倍(0.5%),小于对照溶液中氯氮䓬峰面积 0.25 倍的色谱峰忽略不计。

图 9-5 为 Soentjens-Werts 等采用《欧洲药典》方法对氯氮䓬光降解/分解产物的 HPLC 分析图[①]。

---

① Talanta,1995,42(4):58

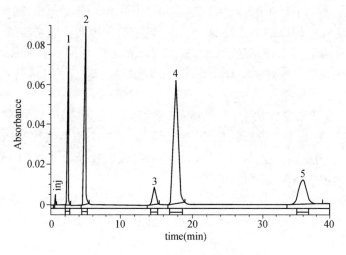

图 9-5 氯氮䓬光降解/分解产物的 HPLC 分析图

降解/分解物的 HPLC 分析图[分解产物 demoxepam(1); chlordiazepoxide(2), oxaziridine(3); 光降解(4); 2-amino-5-chlorobenzophenone(5)]

(二) 三唑仑中有关物质的气相色谱法检查

由于不易获得有关物质对照品,USP 中对三唑仑采用 GC 峰面积归一化法计算有关物质的含量。

USP 法:取本品适量,精密称定,加三氯甲烷制成每 1 ml 中含三唑仑 2 mg 的溶液,摇匀,作为供试品溶液。照气相色谱法试验,使用玻璃色谱柱(3 mm×120 cm),用酸洗并经硅烷化处理的硅藻土(60~80 目)为载体,以三氟丙基甲基聚硅氧烷为固定液,涂布浓度为 3%,检测器温度 275℃,柱温和进样器温度均为 240℃。取供试品溶液 4 μl 注入气相色谱仪,记录时间为主成分峰保留时间的 3 倍,按峰面积计算,除溶剂峰外,所有杂质峰面积的总和不得超过总峰面积的 1.5%。

四、含量测定

1. 非水溶液滴定法

本类药物七元环上氮原子具有强碱性,苯基的取代使碱性降低,致使含量测定不能用酸碱滴定法直接测定,但在冰醋酸、醋酐等酸性溶液中药物的碱性加强,可用高氯酸非水溶液滴定法测定。由于药物的碱性强弱和存在状态不同,测定时所采用的溶剂、指示剂及终点的颜色也不尽相同。《中国药典》(2010 年版)采用本法测定氯氮䓬与地西泮的含量。

如氯氮䓬的含量测定方法为:取供试品约 0.3 g,精密称定,加冰醋酸 20 ml 使溶解,加结晶紫指示液 1 滴,用高氯酸滴定液(0.1 mol/L)滴定至溶液显蓝色,并将滴定的结果用空白试验校正。每 1ml 高氯酸滴定液(0.1 mol/L)相当于 29.98 mg 的 $C_{16}H_{14}ClN_3O$。地西泮则以冰醋酸和醋酐的混合溶液(1∶1)作溶剂,结晶紫作指示剂,用高氯酸滴定液(0.1 mol/L)滴定至溶液显绿色。

2. 紫外分光光度法

《中国药典》(2010 年版)地西泮片的溶出度、含量均匀度均采用紫外分光光度法中的吸收系数法。

(1) 片剂的含量均匀度测定

地西泮片的含量均匀度测定方法为：取本品1片，置100 ml量瓶中，加水5 ml，振摇，使药片崩解后，加0.5%硫酸的甲醇溶液约60 ml，充分振摇，使地西泮完全溶解，用同一溶剂稀释至刻度，摇匀，滤过，精密量取续滤液10 ml，置25 ml量瓶中，用同一溶剂稀释至刻度，摇匀，在284 nm的波长处测定吸光度，按$C_{16}H_{13}ClN_2O$的吸收系数（$E_{1\ cm}^{1\%}$）为454计算，即得。

（2）片剂的溶出度测定

地西泮片溶出度的测定方法为：取供试品，采用溶出度转篮法，以盐酸溶液（9→1 000）800 ml为溶剂，转速为每分钟100转，依法操作，经20分钟时，取溶液约10 ml，滤过，滤液立即在242 nm的波长处测定吸光度，按$C_{16}H_{13}ClN_2O$的吸收系数（$E_{1\ cm}^{1\%}$）为1 018计算出每片的溶出量。限度为标示量的75%，应符合规定。

供试品在酸性溶液中不稳定，在溶出的同时，有部分水解，生成2-甲氨基-5-氯二苯酮，因此，可采用地西泮对照品溶液测定含量，以抵消其分解所产生的误差。

3. 高效液相色谱法

高效液相色谱法可以十分有效地分离药物及其分解产物等杂质。《中国药典》（2010年版）以反相键合相色谱法对地西泮注射液与三唑仑原料及其片剂进行含量测定，药物与各杂质分离良好。

（1）地西泮注射液的含量测定

色谱条件与系统适用性试验：用十八烷基硅烷键合硅胶为固定相；以甲醇-水（70∶30）为流动相；检测波长为254 nm。理论板数按地西泮峰计算不低于1 500。

测定法：精密量取本品适量（约相当于地西泮10 mg），置50 ml量瓶中，用甲醇稀释至刻度，摇匀，精密量取10 μl注入液相色谱仪，记录色谱图；另取地西泮对照品约10 mg，精密称定，同法测定。按外标法以峰面积计算，即得。

讨论：地西泮注射液处方中加入丙二醇、乙醇作助溶剂，并加入了苯甲酸、苯甲酸钠作防腐剂，这样多的附加成分势必对地西泮的紫外分光光度法测定产生干扰，所以《中国药典》采用高效液相色谱法，可消除干扰，操作亦较简便。

（2）三唑仑原料药及其片剂的含量测定

《中国药典》（2010年版）中，三唑仑的原料药及片剂的含量测定均采用高效液相色谱法。现以三唑仑片的含量测定为例。

色谱条件与系统适用性试验：用十八烷基硅烷键合硅胶为固定相；以甲醇-水（55∶45）为流动相；检测波长为220 nm。称取三唑仑和氯硝西泮对照品适量，加甲醇溶解并制成0.2 mg/ml的混合溶液，作为系统适用性试验溶液。取此溶液10 μl，注入液相色谱仪，记录色谱图，三唑仑峰与氯硝西泮峰的分离度应大于9.0。

测定法：取本品50片，精密称定，研细，精密称取适量（约相当于三唑仑6 mg），置50 ml量瓶中，精密加50%甲醇溶液25 ml，微温，振摇使三唑仑溶解，放冷，加50%甲醇溶液稀释至刻度，滤过，精密量取续滤液10 μl注入液相色谱仪，记录色谱图，另取三唑仑对照品适量，精密称定，加50%甲醇溶液使溶解（必要时超声处理），并稀释制成每1 ml中约含0.12 mg的溶液，同法测定。按外标法以峰面积计算，即得。

供试品为小规格制剂，为了保证测定结果的准确性与代表性，测定时取50片，精密称定，求出平均片重后，研细，称取细粉适量，进行操作。

本 章 小 结

本章对杂环类药物进行了定义并分类,选择性地介绍应用比较广泛的三类杂环类药物,并以几个典型药物予以重点讨论。它们分别是吡啶类、吩噻嗪类、苯并二氮杂䓬类药物。

吡啶类药物含有吡啶环结构,环上的氮原子具有碱性,故可利用来进行非水碱量法测定及与一些试剂发生沉淀反应。利用吡啶环上各种不同的取代基进行鉴别和含量测定,如异烟肼分子的酰肼基的还原反应、缩合反应,尼可刹米等分子中侧链酰氨基可分解的特点等。利用薄层色谱法和高效液相色谱法可进行药物中特殊杂质的检查,应掌握主成分自身对照法与杂质对照品法的特点。定量分析的方法中应掌握溴酸钾法、非水溶液滴定以及紫外分光光度法的原理及其应用。

吩噻嗪类药物的结构特点是母核上硫原子可被氧化,未被氧化的硫可与金属离子络合,侧链上氮原子具有碱性,以及整个分子有紫外特征吸收,这些都可供分析之用。根据药物的合成工艺,了解杂质的来源,比较各国药典中收载的检查方法的异同。掌握钯离子比色法、铈量法以及高效液相色谱法测定该类药物的含量的方法。

苯并二氮杂䓬类药物中氮原子的碱性、环的酸降解产物及紫外吸收等都可作分析之用。其水解产物所呈现的某些特性也可用于本类药物的鉴别。在强酸性溶液中,本类药物可水解,形成相应的二苯甲酮衍生物,这也是本类药物的主要有关物质。其有关物质检查主要采用色谱法。该类药物结构中二氮杂䓬七元环上的氮原子具有弱碱性,原料药可采用非水溶液滴定法进行测定。制剂含量测定多采用仪器分析方法。

思 考 题

1. 根据异烟肼的结构,简述其鉴别和含量测定方法。
2. 试述异烟肼中游离肼的检查方法和各方法的检查原理。
3. 说明溴酸钾法测定异烟肼的原理与滴定度的计算。
4. 吩噻嗪类药物具有怎样的结构特征?
5. 说明铈量法测定吩噻嗪类药物的反应原理、滴定当量与终点判断。
6. 钯离子比色法能否用于含有氧化产物砜或亚砜混合物中吩噻嗪类药物的含量测定?
7. 苯并二氮杂䓬类药物具有怎样的化学性质?
8. 用化学方法区别氯氮䓬和地西泮。
9. 苯并二氮杂䓬类药物的含量测定主要采用什么方法?

(狄　斌)

第十章 生物碱类药物的分析

生物碱类药物是一类存在于生物体内的含氮有机化合物。绝大多数存在于植物体内,种类较多,结构类型也较多,大多数生物碱具有特殊而强烈的生理活性,故具有毒性,在临床应用和质量控制中,应慎重掌握。

第一节 典型药物的结构与性质

一、通性

生物碱类药物为含氮有机化合物,故多具碱性,少数为弱酸性(茶碱)或两性(吗啡),其碱性随氮原子在分子中结合状态的不同而异。

大多数生物碱及其盐类都是结晶或非晶形的固体,有一定的熔点,仅有少数在常温下为液体(烟碱)。有些固体生物碱具挥发性(麻黄碱)和升华性(咖啡因)。

多数游离的生物碱都不溶或难溶于水而易溶于有机溶剂,也可在稀酸水溶液中成盐而溶解;生物碱的盐类多易溶于水,不溶或难溶于有机溶剂。

大多数生物碱分子中有不对称碳原子,具光学活性,以左旋体居多,有疗效的也以左旋体为多,也有少数有疗效的生物碱为右旋体(奎尼丁)或消旋体(阿托品)。

以上性质为生物碱类药物多具有的通性,在本类药物鉴别、检查、含量测定中常作为分析的重要依据。

二、药物的结构与性质

生物碱类药物数目较多结构复杂,基本母核多种多样,多为杂环结构。现重点讨论六类典型药物的结构与性质。

(一)苯烃胺类

本类生物碱又称有机胺类生物碱。常见药物有麻黄碱、伪麻黄碱、秋水仙碱等,现以盐酸麻黄碱和盐酸伪麻黄碱为例。

麻黄碱、伪麻黄碱分子结构氮原子不在环状结构内,在侧链上具苯烃胺结构,为脂肪胺,碱性较一般生物碱强,易与酸成盐;含有苯环和不饱和双键结构,在紫外区有吸收,如盐酸麻黄碱的水溶液在 251 nm、257 nm、263 nm 的波长处有最大吸收;侧链上具有不对称碳原子,具手性特征。麻黄碱的比旋度为 $-33.0°\sim-35.5°$,伪麻黄碱的比旋度为 $+61.0°\sim+62.5°$。

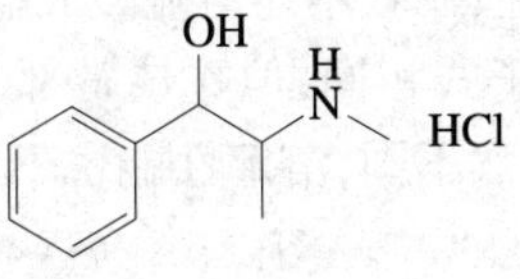

盐酸麻黄碱
(Ephedrine Hydrochloride)

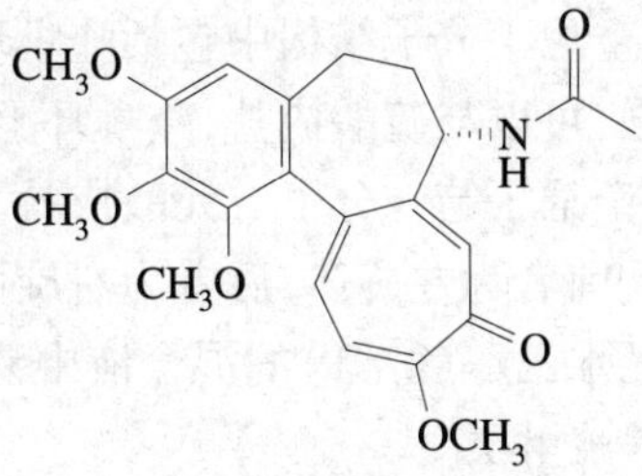

秋水仙碱
(Colchicine)

（二）托烷类

本类生物碱常见药物有颠茄生物碱类、古柯生物碱类，以硫酸阿托品和氢溴酸东莨菪碱为例：

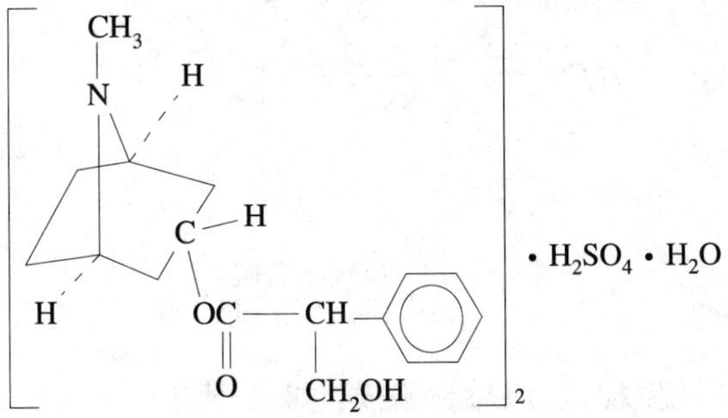

硫酸阿托品
(Atropine Sulfate)

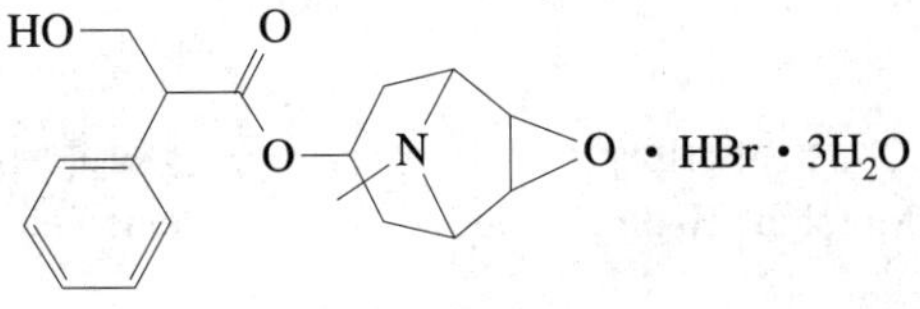

氢溴酸东莨菪碱
(Scopolamine Hydrobromide)

阿托品和东莨菪碱分子结构特征是具酯结构，是由莨菪烷衍生物和莨菪酸缩合成的酯类生物碱，易水解。结构中氮原子位于五元脂环上，故碱性较强，易与酸成盐。阿托品结构中虽含有不对称碳原子，但为外消旋体，无旋光性；东莨菪碱结构中有不对称碳原子，为左旋体，比旋度为-24°~-27°。

（三）喹啉类

本类生物碱常见药物有奎宁、奎尼丁、喜树碱等。以硫酸奎宁和硫酸奎尼丁为例：

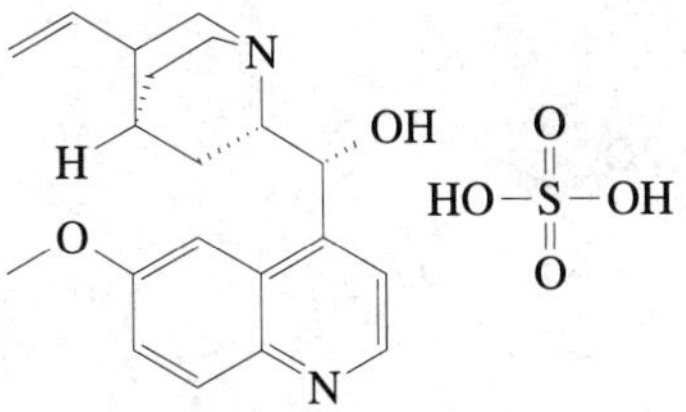

硫酸奎宁
(Quinine Sulfate)

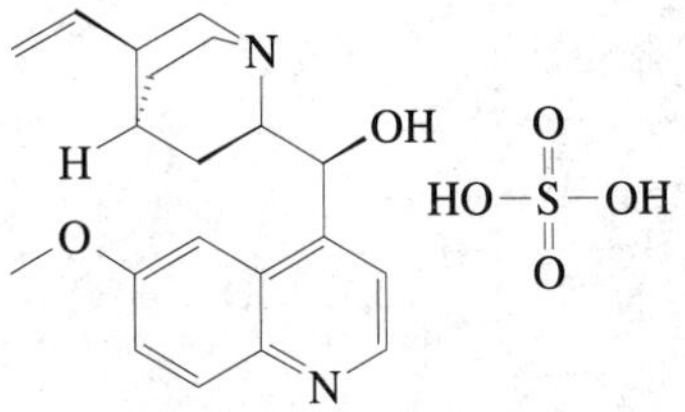

硫酸奎尼丁
(Quinidine Sulfate)

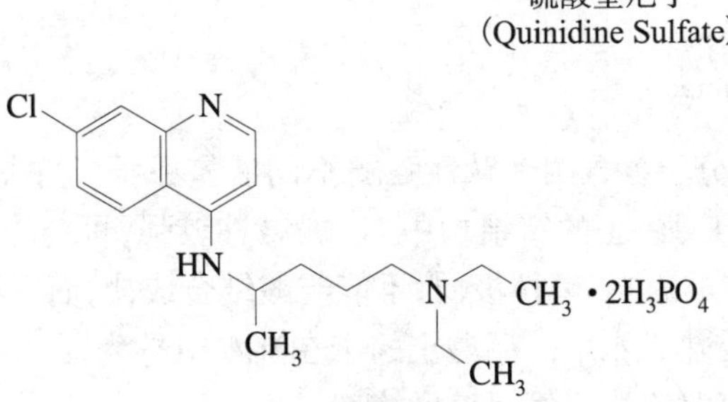

磷酸氯喹
(Chloroquine Phosphate)

奎宁或奎尼丁分子结构中包括喹啉环和喹核碱两部分各含一个氮原子,其中喹核碱为脂环氮,碱性强,可以与硫酸成盐,喹啉环上的氮为芳环氮,碱性较弱,不能与硫酸成盐,因此两分子的奎宁或奎尼丁与一分子二元酸成盐。奎宁和奎尼丁分子式相同,但喹核碱部分的立体结构不同,因此前者为左旋体,后者为右旋体,所以药理作用截然不同,溶解性能也不同。奎宁在三氯甲烷-无水乙醇(2∶1)的混合液中易溶,后者在沸水或乙醇中易溶。

（四）异喹啉类

本类生物碱中常见的药物有吗啡、可待因、罂粟碱、那可汀等。以盐酸吗啡和磷酸可待因为例：

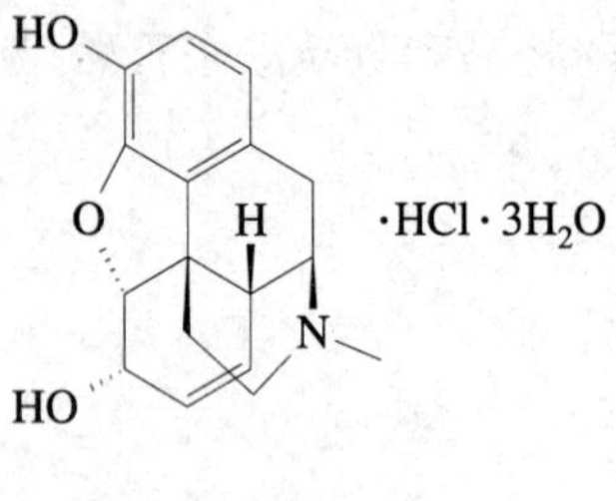

盐酸吗啡
(Morphine Hydrochloride)

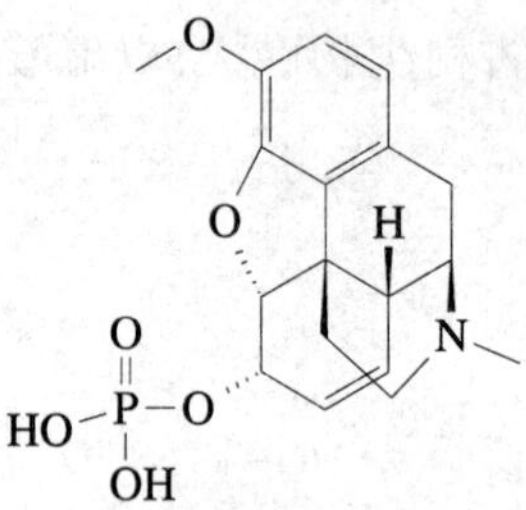

磷酸可待因
(Codeine Phosphate)

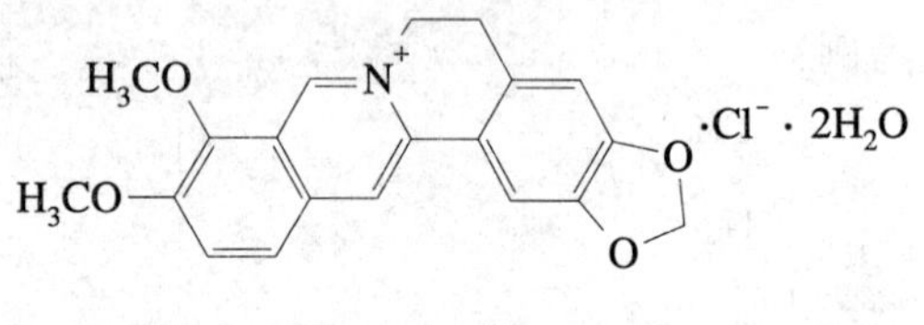

盐酸小檗碱
(Berberine Hydrochloride)

吗啡分子含有苯酚羟基和叔胺基团,属两性生物碱,但碱性略强。可待因分子中无酚羟基,仅有叔胺基团,碱性较吗啡强,它们在常用的有机溶剂中如三氯甲烷和乙醚中溶解度均较小。

（五）吲哚类

本类生物碱常见的药物有士的宁、利血平、长春碱、新长春碱、毒扁豆碱、麦角新碱等,以硝酸士的宁、利血平为例：

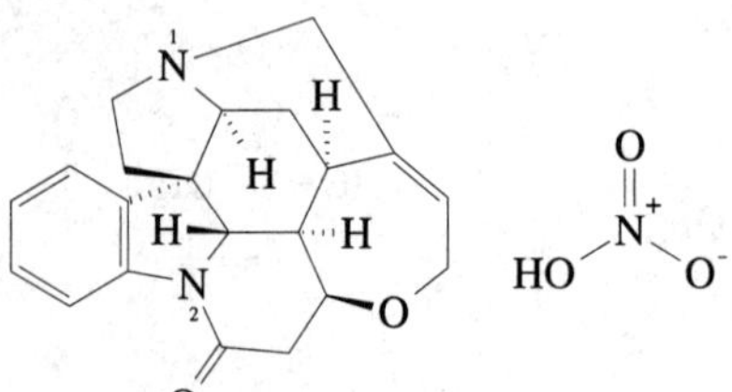

硝酸士的宁
(Strychnine Nitrate)

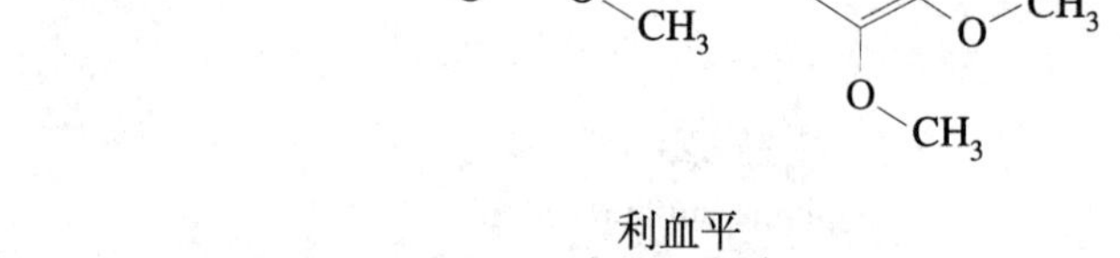

利血平
(Reserpine)

士的宁和利血平分子各含两个碱性强弱不同的氮原子,这两个药物分子中的 N^1,均处于脂环碳链上,碱性较 N^2 强；士的宁结构中 N^1 的碱性较强,可与一分子硝酸成盐,而利血平结构上的 N^1 受立体效应的影响,碱性极弱,不能与酸结合成盐,而以游离状态存在。利血平含酯的结构,与碱接触或受热易水解。硝酸士的宁在沸水中易溶,在水中略溶而利血平在三氯甲烷中易溶,因此其比旋度测定用三氯甲烷做溶剂。

（六）嘌呤类

本类生物碱常见药物有咖啡因和茶碱等，以此为例：

咖啡因
(Caffeine)

茶碱
(Theophylline)

咖啡因和茶碱分子结构中虽含有四氮原子，受邻位羰基的影响，几乎无碱性，不与酸成盐，以游离碱存在。茶碱分子中含活泼氢呈弱酸性，可与碱成盐，在水中几乎不溶，在乙醇和三氯甲烷中微溶，在碱性溶液中易溶。咖啡因在热水中及三氯甲烷中易溶，在水中略溶。

第二节 鉴别试验

一、物理鉴别

（一）熔点

熔点是药物重要的物理常数，测定熔点不仅具有鉴定的意义，还可以反映药物的纯度。在本类药物质量标准的性状项下，多数收载有熔点的测定项目。如《中国药典》(2010年版)中硫酸阿托品的性状项下规定：取本品，在 120 ℃干燥 4 h 后，立即依法测定熔点不得低于 189°C，熔融时同时分解。

（二）比旋度

具有不对称结构的物质有旋光性。物质的旋光性用比旋度来表示。如《中国药典》(2010年版)对盐酸麻黄碱比旋度项下规定：取本品，精密称定，加水溶解并定量稀释制成每 1 ml 中约含 50 mg 的溶液，测定比旋度应为 $-33°$ 至 $-35.5°$。在硫酸奎宁比旋度项下则规定：取本品，精密称定，加 $0.1\ mol·L^{-1}$ 盐酸溶液定量稀释制成每 1 ml 中含 20 mg 的溶液，测定比旋度应为 $-237°$ 至 $-244°$。

二、化学鉴别

（一）显色反应

1. 一般鉴别试验

多数生物碱可与生物碱显色试剂反应而呈现不同的颜色。常用的显色剂有对二甲氨基苯甲醛、甲醛硫酸、硫酸、硝酸、钼硫酸、钒硫酸、硒硫酸等。显色反应的机制可能是由于脱水、氧化、缩合等而显色。

2. 特殊鉴别试验

（1）双缩脲反应

双缩脲反应为芳环侧链氨基醇结构的特征反应。原理为盐酸麻黄碱或伪麻黄碱所含的仲胺基，在碱性溶液中与 Cu^{2+} 作用，形成含不同结晶水的紫堇色配位化合物。其中无水铜配位化合物[$(C_{10}H_{15}NO)_2CuO$]及含有2个结晶水的铜配位化合物[$(C_{10}H_{15}NO)_2CuO \cdot 2H_2O$]能溶解在醚层中,显紫红色;具有4个结晶水的铜配位化合物[$(C_{10}H_{15}NO)_2CuO \cdot 4H_2O$]留于水层呈蓝色。

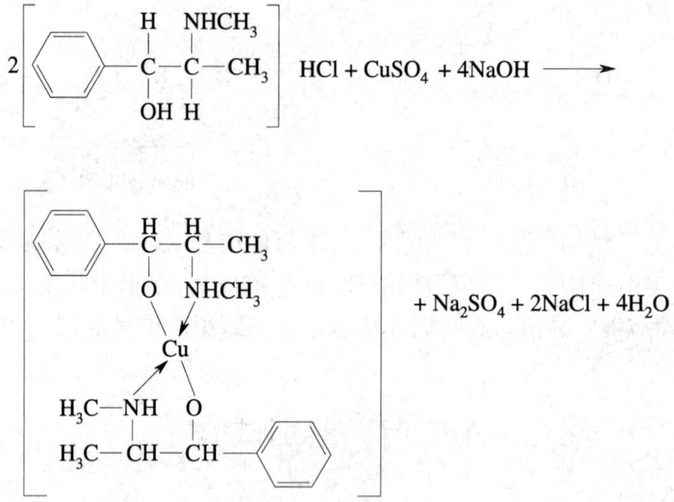

$$2\left[\begin{array}{c}\text{Ph-CH(OH)-CH(NHCH}_3\text{)-CH}_3\end{array}\right] + HCl + CuSO_4 + 4NaOH \longrightarrow$$

$$\left[\text{Cu complex}\right] + Na_2SO_4 + 2NaCl + 4H_2O$$

(2) Vitali 反应

Vitali 反应系托烷生物碱的特征反应,《中国药典》(2010年版)将该反应收载于附录的"一般鉴别试验"中。

硫酸阿托品和氢溴酸山莨菪碱等托烷类药物均具有莨菪酸结构,因而可发生 Vitali 反应。反应步骤为:供试品与发烟硝酸共热,生成黄色的三硝基(或二硝基)衍生物,将该衍生物冷至室温,加醇制氢氧化钾少许,即显深紫色。

供试品量过少时,形成的紫色不明显,投入氢氧化钾颗粒少许,立即可在氢氧化钾表面观察到深紫色。

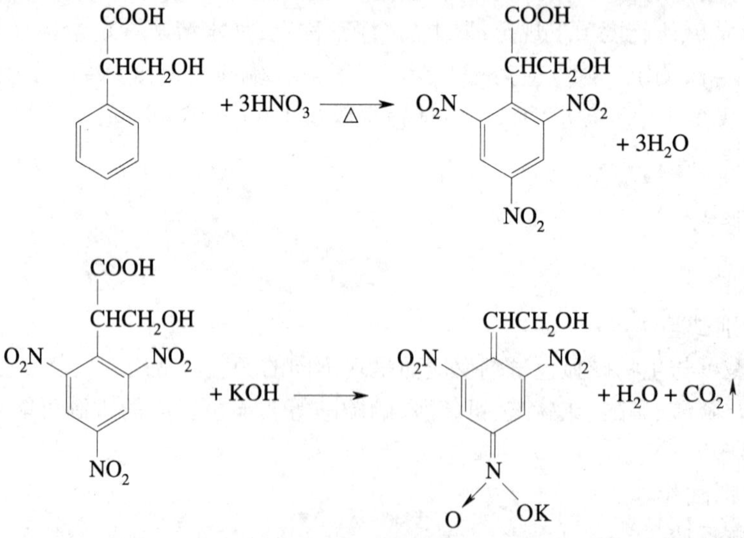

$$\text{Ph-CH(COOH)-CH}_2\text{OH} + 3HNO_3 \xrightarrow{\Delta} \text{(NO}_2\text{)}_3\text{C}_6\text{H}_2\text{-CH(COOH)-CH}_2\text{OH} + 3H_2O$$

$$\text{(NO}_2\text{)}_3\text{Ar-CH(COOH)-CH}_2\text{OH} + KOH \longrightarrow \text{quinoid product} + H_2O + CO_2\uparrow$$

(3) 绿奎宁反应

硫酸奎宁和硫酸奎尼丁在微酸性水溶液中,可被微过量的溴水或氯水氧化,生成六位含氧喹啉衍生物,这些衍生物遇过量的氨水溶液,即显翠绿色。

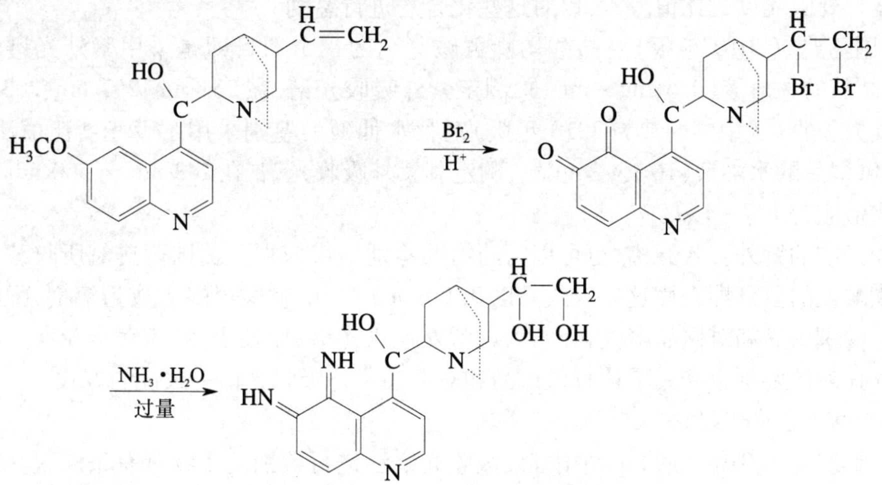

（4）紫脲酸铵反应

在咖啡因、茶碱等黄嘌呤类生物碱中加入盐酸和氯酸钾后,置于水浴上使共热蒸干,残渣遇氨气,生成紫色的四甲基紫脲酸铵,再加氢氧化钠试液数滴,紫色消失。此反应系黄嘌呤类生物碱的特征反应。

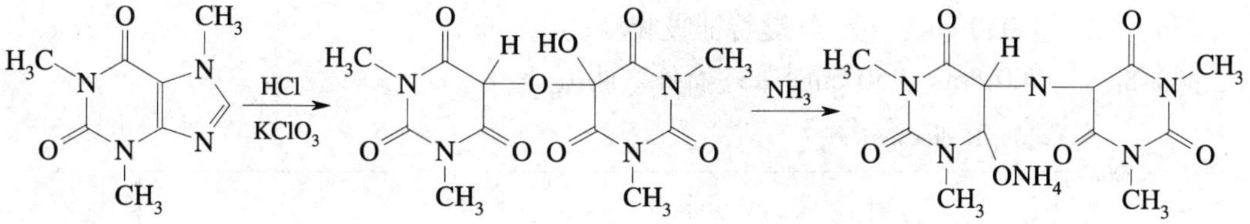

（5）Marquis 反应

吗啡、乙基吗啡、可待因为含酚羟基异喹啉生物碱,这类化合物遇甲醛-硫酸能形成具有醌式结构的有色化合物。《中国药典》(2010 年版) 对盐酸吗啡的鉴别是:取供试品约 1 mg,加甲醛硫酸试液(Marquis 试液)1 滴,即显紫堇色。

（二）沉淀反应

酸性水溶液中,生物碱类药物常可与重金属盐类(碘化铋钾、碘化汞钾、碘-碘化钾、二氯化汞等)和大分子的酸类(磷钼酸、硅钨酸)沉淀剂反应生成难溶的沉淀,这些反应用试剂因而被称为生物碱沉淀剂。

《中国药典》(2010 年版)中盐酸罂粟碱的鉴别:取供试品约 10 mg,加水 10 ml 溶解后,加稀盐酸 3 滴与铁氰化钾试液 5 滴,应立即生成浅黄色沉淀。此反应可与其他阿片生物碱相区别。

利用生物碱为硫酸盐的特点,可以采用 $BaCl_2$ 试液确证硫酸根的存在,从而间接印证生物碱的身份。美国药典等对硫酸阿托品的鉴别项目之一即是采用该方法。

三、光谱法

（一）紫外分光光度法

生物碱类药物分子结构中如含有芳环或共轭双键结构,它们的紫外光谱将出现一个到几个特征吸收峰,比较这些吸收峰或谷的位置(λ_{max}或λ_{min}),或最大吸收波长处的吸光度,或不同吸收波长处吸光度的比值等,可以对这些化合物进行鉴别。

《中国药典》(2010年版)对盐酸伪麻黄碱鉴别的一个项目即是采用紫外光谱法。方法是:取供试品的水溶液(0.5 mg·ml^{-1}),测定紫外吸收光谱,在251 nm、257 nm、263 nm波长处应有最大吸收。《中国药典》(2010年版)对秋水仙碱的鉴别采用了吸光度比值法,方法步骤是:取供试品的水溶液(10 μg·ml^{-1}),测定其紫外吸收光谱,在243 nm与350 nm波长处的吸光度比值应为1.7~1.9。

比较药物的紫外吸收光谱,也可以为药物的鉴别提供依据。美国药典对所收载的药物溴隐亭甲磺酸盐的鉴别即采用这一方式。以0.1 mol·L^{-1}甲磺酸甲醇溶液为溶剂,配制每毫升含50 μg的供试品和对照品溶液,分别测定紫外吸收光谱,比较谱图,应完全相同。英国药典对硫酸阿托品的鉴别也采用了比较供试品和对照品紫外吸收光谱一致性的方式。

(二)红外分光光度法

《中国药典》(2010年版)中利用红外吸收光谱法进行鉴别的生物碱有茶碱、盐酸吗啡、磷酸可待因、氢溴酸莨菪碱、硫酸长春碱、硫酸阿托品、秋水仙碱等。美国药典、英国药典和欧洲药典对生物碱类的鉴别,大多也采用红外光谱法。图10-1为盐酸麻黄碱的红外光谱图。图中,各主要特征峰与相应官能团之间的归属为:

(1) ν_{OH}, ν_{NH} 3 320 cm^{-1},羟基、氨基特征吸收峰;
(2) $\nu_{C=C}$ 1 450 cm^{-1}、1 580 cm^{-1},苯环的骨架振动吸收峰;
(3) ν_{C-O} 1 050 cm^{-1},C—O键特征吸收峰;
(4) δ_{C-H} 700 cm^{-1}、750 cm^{-1}苯环面外弯曲振动。

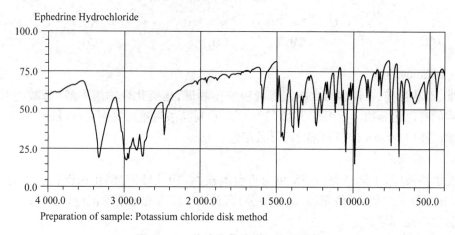

图10-1 盐酸麻黄碱的红外光谱图

四、色谱法

色谱法常用于生物碱类药物的鉴别,例如薄层色谱法。在薄层色谱法中多以硅胶为吸附剂,为使生物碱在薄层板上顺利分离,生物碱应以游离碱的形式存在,若以盐的形式存在,则在板上吸附太牢,致使拖尾现象严重。通常在展开剂中加入碱性试剂,或在制薄板时,于硅胶中加入碱性试剂,使生物碱以游离碱的形式来减少拖尾。如在湿法铺板时加一定量的氢氧化钠溶液,使硅胶板呈碱性,或在中性展开剂中加入一定量的氨水或二乙胺。如USP中硫酸吗啡注射液的鉴别:以硅胶G为吸附剂,以丙酮-甲醇-氨水(50:50:1)为展开剂,展开后,样品液与对照液的主斑点的 Rf 值应一致。

第三节 有关物质检查

生物碱类药物的检查项目最重要的是有关物质检查。由于这类药物大多具有特殊的生物活性和毒性,其结构复杂,生产工艺较长,在生产和贮藏过程中易引入结构相近的其他生物碱,为保证临床用药的安全、有效,有必要严格控制药物中存在的特殊杂质。

生物碱类药物的种类不同,所含杂质的结构也各异。如硫酸阿托品中含有莨菪碱;硫酸奎宁中存在三氯甲烷-乙醇中不溶物和其他金鸡纳碱;盐酸吗啡中常含有阿扑吗啡、罂粟碱和其他生物碱(如可待因、蒂巴因、罂粟碱、那可汀等);磷酸可待因中存在有吗啡;硝酸士的宁中含有马钱子碱等。

利用有效成分与杂质在性质方面的差异,可以对药物中共存的杂质进行检查。

一、利用物理性质差异

1. **溶解行为** 硫酸奎宁制备过程中易引入无机盐。利用这些物质在有机溶剂中不溶的特点,《中国药典》曾在检查项目中采用"三氯甲烷-乙醇中不溶物"检查来限制这些物质的量。具体方法为:取供试品 2 g,加三氯甲烷-无水乙醇(2∶1)混合液 15 ml,50℃加热 10 min 后,用称定重量的垂熔坩埚滤过,滤渣用三氯甲烷-无水乙醇(2∶1)溶液分五次洗涤,每次 10 ml,105℃下将滤渣干燥至恒重,遗留残渣不得超过 2 mg。

吗啡在提取过程中可能引入"其他生物碱",因而需要对盐酸吗啡中存在的这些杂质限量检查。利用"其他生物碱"的盐在强碱性条件下均可从水溶液中游离出来,溶于三氯甲烷,而吗啡含酚羟基,形成钠盐留在水层的特点,将有效成分吗啡与杂质分离,再将三氯甲烷提取液蒸干、称重,即可检出盐酸吗啡中其他生物碱的量。

2. **旋光性质的差异** 硫酸阿托品为消旋体,其杂质莨菪碱具有旋光性,利用这一差异,可以对莨菪碱这一特殊杂质进行限量检查。

3. **对光选择性吸收的差异** 利血平生产或储存过程中,受光照和空气中氧的作用,易氧化变质,氧化产物在 388 nm 波长处具有较强紫外吸收。因此《中国药典》(2010 年版)规定:取本品 20 mg,置 100 ml 量瓶中,加冰醋酸溶解并稀释至刻度,摇匀,在 388 nm 的波长处测定吸光度,不得过 0.10。

4. **吸附性质的差异** 硫酸奎宁中可能存在"其他金鸡纳碱"。利用各组分吸附性质的差异,《中国药典》(2010 年版)采用硅胶 G 薄层色谱分离后,主成分自身对照法检查,规定"其他金鸡纳碱"的不得超过 0.5%。

二、利用化学性质差异

1. **生成沉淀** 硫酸阿托品制备过程中可能带入莨菪碱、颠茄碱等杂质,因此成品硫酸阿托品中常需要检查其他生物碱。利用其他生物碱碱性弱于阿托品的性质,取供试品适量,加稀盐酸溶液(9→1 000)溶解,加入氨试液,振摇,不发生浑浊者为合格产品。该方法可作为快速检验方法。

2. **呈色反应** 吗啡在酸性溶液介质中受热,脱水,再经分子重排,生成阿扑吗啡。盐酸吗啡中若含有阿扑吗啡,则其水溶液在碳酸氢钠介质中与碘试液作用,生成水溶性绿色产物,该产物可溶于乙醚,使醚层显深宝石红色,水层仍显绿色。《中国药典》曾规定50 mg盐酸吗啡,加水4 ml溶解后,加碳酸氢钠0.10 g与0.1 mol·L^{-1}碘溶液一滴,加乙醚5 ml,振摇提取,静置分层后,乙醚层不得显红色,水层均不得显绿色。

罂粟酸是吗啡在提取时又一可能引入的杂质。利用罂粟酸在微酸性溶液中遇三氯化铁生成红色的罂粟酸铁的特性,《中国药典》规定取0.15 g盐酸吗啡依法检查不得显红色。

以硫酸奎宁中其他生物碱的检查为例。

根据硫酸奎宁的制备工艺,产品中其他生物碱以金鸡纳碱为主。

其他金鸡纳碱 本项检查主要控制硫酸奎宁中的其他生物碱,英国药典采用HPLC,而《中国药典》(2010年版)采用TLC法进行检查。

(1) TLC法(Ch. P法)

取本品,加稀乙醇制成每1 ml中约含10 mg的溶液,作为供试品溶液;精密量取适量,加稀乙醇稀释制成每1 ml中约含50 μg的溶液,作为对照溶液。吸取上述两种溶液各5 μl,分别点于同一硅胶G薄层板上,以三氯甲烷-丙酮-二乙胺(5:4:1.25)为展开剂,展开后,微热使展开剂挥散,喷以碘铂酸钾试液使显色。供试品溶液如显杂质斑点,与对照溶液的主斑点比较,不得更深。

(2) HPLC法(BP法)

试液 取本品约20 mg,精密称定,置10 ml量瓶中,用流动相5 ml温热溶解后,加流动相稀释至刻度,摇匀,作为供试品溶液;取硫酸奎宁对照品约20 mg,精密称定,置10 ml量瓶中,用流动相5 ml温热溶解后,加流动相稀释至刻度,摇匀,作为对照液(a);取硫酸奎尼丁对照品约20 mg,精密称定,置10 ml量瓶中,用流动相5 ml温热溶解后,加流动相稀释至刻度,摇匀,作为对照液(b);取对照液(a) 1 ml加对照液(b) 1 ml,混合均匀,作为对照液(c);取对照液(a) 1.0 ml,加流动相(1→10)定量稀释后,再用流动相(1→50)定量稀释,作为对照液(d);取硫脲约10 mg,用流动相溶解并稀释至10 ml,摇匀,作为对照液(e)。

色谱条件与系统适用性试验(图10-2) 用十八烷基硅烷键合硅胶为固定相;以磷酸盐-乙腈溶液(取磷酸二氢钾6.8 g,加水溶解并稀释至700 ml,加己胺3.0 g,用稀磷酸调节pH值至2.8,加乙腈60 ml,加水稀释至1 000 ml)为流动相,流速为1.5 ml·min^{-1};对照液(e)的检测波长为250 nm,其他均为316 nm。取对照液(b)和对照液(e)各10 μl,分别注入液相色谱仪,记录色谱图。以对照液(e)色谱中硫脲峰计算死体积,调整流动相中乙腈的浓度,使对照液(b)色谱中奎尼丁峰的容量因子在3.5~4.5范围。取对照液(a)、(b)、(c)、(d)各10 μl,分别注入液相色谱仪,记录色谱图;对照液(a)色谱中有奎宁主峰和在奎宁保留时间约1.4倍处的二氢奎宁峰;对照液(b)色谱中有奎尼丁主峰和在奎尼丁保留时间约1.5倍处的二氢奎尼丁峰;对照液(c)色谱中有4个色谱峰,与对照液(a)和(b)色谱中的峰比较确定,分别与奎尼丁、奎宁、二氢奎尼丁和二氢奎宁相应;对照液(c)色谱中奎尼丁与奎宁色谱峰的分离度不得低于3.0,奎宁与二氢奎尼丁色谱峰的分离度不得低于2.0;对照液(d)色谱中主峰的信噪比不得低于4。

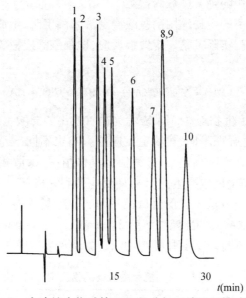

图10-2 金鸡纳生物碱的HPLC分析系统适用性试验图

1-cinchonine；2-cinchonidine；3-dihydrocinchonine；4-dihydrocinchonidine；5-quinidine；
6-quinine；7-diydroquinidine；8-dihydroquinine；9-epiquinidine；10-epiquinine

测定法　取供试品溶液20 μl，注入液相色谱仪，记录色谱图至主成分峰保留时间的2.5倍。除去供试品溶液色谱图中峰面积小于对照液（d）色谱主峰面积的峰，照峰面积归一化法计算供试品中有关物质的百分含量，二氢奎尼丁的含量不得过15%，保留时间小于奎尼丁的有关物质含量均不得过5%，其他有关物质的含量均不得过2.5%。

归一化法进行有关物质检查时，应该调节检测灵敏度和记录仪的量程，既要使主成分的峰高不得超过记录仪信号的响应最大量程，保证所有色谱峰完整正常积分，又要使记录到的图谱具有足够的灵敏度，实现含量较少的微量有关物质的检测，以确保归一化结果的准确可靠。

第四节　含量测定

生物碱类药物品种多，含量测定的方法也多，主要是利用整个分子的碱性，根据其碱性的强弱存在不同的溶解行为，原料药多采用非水溶液滴定法，制剂常采用提取酸碱滴定法、酸性染料比色法或紫外分光光度法。近年来高效液相色谱在本类药物含量测定中的应用也日渐增多。现就应用广泛的几种含量测定方法进行讨论。

一、非水溶液滴定法

生物碱类药物通常所具碱性较弱，在水溶液中进行滴定时没有明显的滴定突跃，难于掌握终点，不能顺利的滴定，而在酸性非水介质（冰醋酸、醋酐）中，则可显著提高弱碱性药物的相对碱性，使滴定突跃增大，滴定能顺利进行。故各国药典中生物碱类原料药的测定，基本上均采用此法。

（一）原理与方法

生物碱类药物，除少数药物以游离生物碱的形式供药用外，绝大多数生物碱类药物在临床上都用其盐类,即供分析用的绝大多数为盐类。

非水溶液滴定中,游离的生物碱用高氯酸滴定液来滴定时,生成生物碱的高氯酸盐。

生物碱盐的滴定过程,实际上是一个置换反应,即强酸滴定液置换出与生物碱结合的较弱的酸:

$$BH^+ \cdot A^- + HClO_4 \longrightarrow BH^+ \cdot ClO_4^- + HA$$

式中,$BH^+ \cdot A^-$ 表示为生物碱盐,HA 表示为被置换出的弱酸。

由于被置换出的酸性强弱不同,对滴定反应的影响也不同,若置换出的 HA 酸性较强时,反应不能定量完成,因此在实际滴定中,必须根据具体情况,采取相应的测定条件。根据化学平衡的理论除去或降低滴定反应产生的 HA,使反应顺利完成。

方法:通常是取经适当方法干燥的供试品适量,加冰醋酸 10～30 ml 溶解。若供试品为氢卤酸盐,应再加5%的醋酸汞的冰醋酸溶液 3～5 ml,用 $0.1\ mol \cdot L^{-1}$ 的高氯酸滴定液滴定至终点,并做空白试验。常见氢卤酸盐类药物测定方法见表 10-1。

表 10-1 氢卤酸盐类药物测定方法

药物名称	取样量(g)	溶剂	加入醋酸汞试液(ml)	指示剂	终点颜色
盐酸吗啡	0.20	冰醋酸 10 ml	4	结晶紫	绿色
盐酸麻黄碱	0.15	冰醋酸 10 ml,加热溶解	4	结晶紫	翠绿色
氢溴酸山莨菪碱	0.20	冰醋酸 20 ml,必要时加热溶解	5	结晶紫	纯蓝色

(二) 测定条件的选择

1. 适用的范围及溶剂的选择　非水溶液滴定法主要用于在水溶液中不能被滴定的生物碱以及生物碱盐的含量测定。一般来说生物碱的 K_b 大于 10^{-10} 时,宜选用冰醋酸作溶剂;K_b 为 $10^{-10} \sim 10^{-12}$ 时,宜选用冰醋酸与醋酐的混合液为溶剂,因为醋酐离解生成醋酐合乙酰阳离子是比醋酸合质子更强的酸。

2. 酸根的影响　在生物碱盐的滴定中,与之成盐的酸在冰醋酸中的酸性强弱对滴定能否顺利进行有关。无机酸在冰醋酸中的酸性以下列次序递减:

高氯酸＞氢溴酸＞硫酸＞盐酸＞硝酸＞磷酸＞有机酸

前面已提到,若在滴定过程被置换出的 HA 酸性较强,则反应不能进行到底,如测定生物碱的氢卤酸盐时,由于被置换出的氢卤酸的酸性相当强,影响滴定终点,需要处理。一般处理的方法是加入定量的醋酸汞冰醋酸溶液,使其生成在醋酸中难以解离的卤化汞,以排除干扰。

3. 指示终点方法的选择　非水溶液滴定法的终点确定,常用电位滴定法和指示剂法。

电位滴定时用玻璃电极为指示电极,饱和甘汞电极(玻璃套管内装氯化钾的饱和无水甲醇溶液)为参比电极。

采用高氯酸滴定液滴定时,常用的指示剂为结晶紫(crystal violet)、橙黄Ⅳ(orange Ⅳ)、萘酚苯甲醇(naphtholbenzein)、喹哪啶红(quinaldine red)、孔雀绿(malachite green)等。指示剂的终点颜色变化,均需要用电位滴定法来确定。在以冰醋酸作溶剂,用高氯酸滴定碱性药物时,结晶紫的酸式色为黄色,碱式色为紫色,而且在不同的酸度下变色极为复杂。由碱性区域到酸性区域的颜色变化为紫、蓝紫、蓝绿、绿、黄。滴定不同强度碱性药物时,终点颜色也不同。滴定碱性较强的药物时,应该以蓝色为终点,如硫酸阿托品和氢溴酸东莨菪碱等;碱性次之的以蓝绿色或绿色为终点,如硫酸奎宁、盐酸吗啡;碱性较弱的应以黄绿色或黄色为终点,如咖啡因。

(三)测定实例

1. 有机弱碱的测定

生物碱药物中,只有极少数的药物如咖啡因,因碱性极弱,不能成盐而呈游离碱的状态。因其碱性太弱(pK_b 14.15)在冰醋酸为溶剂的滴定中,没有明显辨认的滴定突跃,故必需加入醋酐,突跃显著增大,终点敏锐,可获得满意结果。

以咖啡因含量测定为例。

方法:取咖啡因约 0.15 g,精密称定,加醋酐-冰醋酸的混合液(5∶1)25 ml,微温使溶解,放冷,加结晶紫指示剂 1 滴,用高氯酸滴定液($0.1\ mol \cdot L^{-1}$)滴定,至溶液显黄色,并将滴定结果用空白试验校正。每 1 ml 高氯酸滴定液($0.1\ mol \cdot L^{-1}$)相当于 19.42 mg 的 $C_8H_{10}N_4O_2$。

2. 生物碱盐的测定

(1)有机酸盐和磷酸盐的测定 由于有机酸系弱酸,在冰醋酸介质中,酸性极弱;同样,磷酸虽是无机酸,但在冰醋酸介质中酸性也很弱,被高氯酸置换出来的 HA 对滴定无干扰,可按常法滴定。如马来酸麦角新碱、磷酸可待因的含量测定。

(2)氢卤酸盐的测定 生物碱的氢卤酸盐大多为盐酸盐和氢溴酸,如盐酸吗啡、氢溴酸东莨菪碱等。用高氯酸滴定液滴定生物碱的氢卤酸盐,置换出氢卤酸:

$$BH^+ \cdot X^- + HClO_4 \longrightarrow BH^+ \cdot ClO_4^- + HX$$

氢卤酸在冰醋酸中的酸性较强,影响滴定进行,须先加入过量的醋酸汞冰醋酸溶液,生成难解离的卤化汞,而氢卤酸盐转化为醋酸盐:

$$2BH^+ \cdot X^- + Hg(Ac)_2 \longrightarrow 2BH^+ \cdot Ac^- + HgX_2$$

然后用高氯酸滴定液滴定:

$$BH^+ \cdot Ac^- + HClO_4 \longrightarrow BH^+ \cdot ClO_4^- + HAc$$

以《中国药典》(2010 年版)盐酸吗啡的含量测定为例。

方法:取本品约 0.2 g,精密称定,加冰醋酸 10 ml 与醋酸汞试液 4 ml 溶解后,加结晶紫指示液 1 滴,用高氯酸滴定液($0.1\ mol \cdot L^{-1}$)滴定,至溶液显绿色,并将滴定结果用空白试验校正。每 1 ml 高氯酸滴定液($0.1\ mol \cdot L^{-1}$)相当于 32.18 mg 的 $C_{17}H_{19}NO_3 \cdot HCl$。

(3)硫酸盐 硫酸为二元酸,在水溶液中能完成二级离解,但在非水介质中只显示一元酸,只能离解为 HSO_4^-,不再发生二级离解,所以生物碱的硫酸盐在冰醋酸中,只能滴定至硫酸氢盐。

$$SO_4^{2-} + H^+ \longrightarrow HSO_4^-$$

一些生物碱常含有两个或两个以上的氮原子,这些氮原子的碱性不一样,因此只有碱性强的氮原子在水溶液中能与质子结合。但当介质为非水酸性介质时,另一些氮原子的碱性大为增强,原来不能与质子结合的氮原子也要消耗质子,因此,含多个氮原子的生物碱在非水溶液中滴定时需注意生物碱硫酸盐的结构,准确判断两者之间反应时的摩尔比,才能准确计算结果。

如阿托品为一元碱,硫酸阿托品用高氯酸滴定时,其反应式为

$$(BH^+)_2 \cdot SO_4^{2-} + HClO_4 \longrightarrow BH^+ \cdot ClO_4^- + BH^+ \cdot HSO_4^-$$

1 mol 的硫酸阿托品消耗 1 mol 的高氯酸。

以《中国药典》(2010 年版)硫酸阿托品的含量测定为例。

方法：取本品约 0.5 g，精密称定，加冰醋酸与醋酐各 10 ml 溶解后，加结晶紫指示液 1~2 滴，用高氯酸滴定液（0.1 mol·L^{-1}）滴定至溶液显纯蓝色，并作空白试验进行校正。每 1 ml 高氯酸滴定溶液相当于 67.68 mg 的 $(C_{17}H_{23}NO_3)_2·H_2SO_4$。

又如，奎宁分子中有两个氮原子，在水溶液中，奎宁结构中喹核碱的碱性较强，可与硫酸成盐，而喹啉环的碱性较弱，不能与硫酸成盐而成游离状态，所以需要 2 mol 奎宁才能与 1 mol 硫酸成盐。但在冰醋酸中喹啉环的碱性变强了，用高氯酸滴定时，也能和质子结合，1 mol 奎宁可与 2 mol 质子结合。因此，滴定 1 mol 的硫酸奎宁需消耗 4 mol 质子，其中 1 mol 质子是硫酸提供的，其余 3 mol 质子是由滴定液高氯酸提供的。其反应式为

$$(C_{20}H_{24}N_2O_2·H^+)_2·SO_4^{2-}+3HClO_4 \longrightarrow (C_{20}H_{24}N_2O_2·2H^+)·2ClO_4^-+(C_{20}H_{24}N_2O_2·2H^+)·HSO_4^-·ClO_4^-$$

1 mol 硫酸奎宁消耗 3 mol 的高氯酸。

方法：取本品约 0.2 g，精密称定，加冰醋酸 10 ml 溶解后，加醋酐 5 ml 与结晶紫 1~2 滴，用高氯酸（0.1 mol·L^{-1}）滴定至溶液呈蓝绿色，并将滴定结果用空白试验校正。每 1 ml 高氯酸滴定液（0.1 mol·L^{-1}）相当于 24.90 mg 的硫酸奎宁 $(C_{20}H_{24}N_2O_2)_2·H_2SO_4$。

（4）硝酸盐　硝酸在冰醋酸介质中酸性不强，滴定反应可以进行完全。但是硝酸具有氧化性可将指示剂氧化变色，所以在非水溶液滴定法测定生物碱硝酸盐时，一般不用指示剂法而用电位法指示终点。

以《中国药典》（2010 年版）硝酸毛果芸香碱含量测定为例。

方法：取本品约 0.2 g，精密称定，加冰醋酸 30 ml，微热使溶解，放冷，照电位滴定法（附录 Ⅶ A），用高氯酸滴定液（0.1 mol·L^{-1}）滴定，并将滴定结果用空白试验校正。每 1 ml 高氯酸滴定液相当于 27.13 mg 的 $C_{11}H_{16}N_2O_2·HNO_3$。

二、提取酸碱滴定法

一些碱性较强（pK_b 6~9）的生物碱盐类，经碱化、有机溶剂提取后，可采用酸碱滴定法测定。提取酸碱滴定法是生物碱制剂的常用含量测定方法之一，因制剂中通常含有附加剂对测定有影响，需经一定处理后才能测定。

（一）基本原理

利用生物碱的盐类能溶于水而生物碱不溶于水可溶于有机溶剂的特性，将生物碱盐碱化、提取后滴定，即为提取酸碱滴定法。

基本方法是：将供试品溶于水或溶于稀矿酸中，加入适当的碱性试剂，使生物碱从水溶液中游离出来，再被合适的有机溶剂振摇提取，进而转溶于有机溶剂中；用水洗涤有机层，除去混存的碱性试剂和水溶性杂质，用无水硫酸钠或植物胶（多用西黄蓍胶）脱水，滤过后，再以下列三种滴定法之一进行含量测定。

1. 直接滴定法　该方法是将有机项中的有机溶剂蒸干后，向残渣中加少量中性乙醇，使生物碱溶解，然后用酸滴定液直接滴定。

2. 剩余滴定法　该方法先将有机溶剂蒸干，再向残渣中加定量、过量的酸滴定液使生物碱溶解，然后用碱滴定液返滴定剩余的酸。

若生物碱易挥发或分解，应在蒸至近干时，先加入酸滴定液"固定"生物碱（即使之成盐），再继续加热除去残余的有机溶剂，放冷后继续滴定。

3. 返提取法　该方法不蒸去有机溶剂，而是直接于其中加入定量、过量的酸滴定液，振

摇,将生物碱定量地返提取进入酸性溶液中;分出酸液置于另一锥形瓶中,有机溶剂层用水分次振摇,提取剩余的生物碱;合并水提取液和酸提取液,再用碱滴定液返滴定该混合溶液。

需要注意的是:有些生物碱(如可待因、奎宁等)的盐酸盐可溶于三氯甲烷,因此,如用三氯甲烷为提取溶剂时,酸滴定液不宜用盐酸,而应选用硫酸。如以盐酸为滴定液时,提取溶剂最好改为其他的有机溶剂。

(二) 测定条件的选择

1. 碱化试剂　能使生物碱游离的常用碱化试剂有氨水、碳酸钠、碳酸氢钠、氢氧化钠、氢氧化钙和氧化镁等,但强碱常使某些生物碱分解、损失而影响测定的结果。选择碱化试剂时,应考虑几个重要的方面:

(1) 含酯结构的药物,如阿托品和利血平等,与强碱接触,易于发生分解。

(2) 含酚结构的药物,如吗啡,可与强碱形成酚盐而溶于水,难以被有机溶剂提取。

(3) 含脂肪性共存物的药物,碱化后易发生乳化,致使提取不完全,因而不能定量。

因此,一种碱性强度适中的碱化试剂的使用,对分析结果的准确、可靠十分重要。通常,氨水是首选的碱化试剂,这是因为一般生物碱的pK_b为6~9,而氨的pK_b为4.67,即氨的碱性足以使大部分种类的生物碱从它们盐的状态中游离出来,但又不会因碱性过强,造成被测物的分解和溶液乳化;此外,氨所具有的挥发性,使其易于在滴定前的处理过程后,很容易的蒸发除去,从而不干扰后续测定工作的开展。

2. 提取溶剂　合适的提取溶剂是准确滴定的关键。根据上述的滴定原理和滴定方法,符合下列条件的溶剂常用作提取溶剂:

(1) 与水不相混溶,沸点低,对生物碱的溶解度大,而对其他物质的溶解度尽可能最小。有时,单一溶剂达不到要求,可采用混合溶剂。

(2) 对生物碱或碱化试剂化学惰性。例如,小檗碱可与苯、丙酮、三氯甲烷生成几乎不溶于水的分子加合物,在提取该化合物时,不宜采用这些有机溶剂。又如,碱与三氯甲烷长时间共热,或接触,将使三氯甲烷分解,产生盐酸,使测定结果不准。因此,提取强碱性的生物碱时,应避免使用三氯甲烷作为提取溶剂;即使迫不得已采用了三氯甲烷,也应注意蒸发有机溶剂时不要蒸干,以防三氯甲烷分解后,与生物碱生成盐,影响测定结果。

符合上述主要要求的最有效和最常用的溶剂是三氯甲烷。为防止三氯甲烷分解,一般是将三氯甲烷提取液蒸发至少量或近干,加入滴定液,然后加热,赶走并赶尽三氯甲烷。使用三氯甲烷时,由于需要长时间振摇,有时会产生难以分离的乳化现象,特别是在有脂肪性物质共存,或一些生药浸出制剂时,更易发生。消除已乳化液层的方法:① 再加入一些有机相或水相;② 加数滴乙醇并轻轻转动分液漏斗;③ 如系轻度乳化,可旋转分液漏斗,帮助分层,并将已分出的液层分出,以加快分层速度;④ 碱性水溶液加少量酸溶液,反之,酸性水溶液加少量的碱溶液;⑤ 经少量的脱脂棉过滤(必要时,可事先以适当的溶剂将棉花润湿);⑥ 用热毛巾在分液漏斗外热敷;⑦ 以盐析破坏乳化。

乙醚也是常用溶剂,但它的沸点太低,易挥发和燃烧,又易被氧化而产生成具有爆炸性的过氧化物;此外,乙醚在水中溶解度较大,加上能溶于醚的生物碱较少,故应用不如三氯甲烷广泛。如实际工作中需要采用乙醚作为提取溶剂,则应注意:加入中性盐如氯化钠,使其在水层饱和,从而使乙醚与水充分分离而保证提取完全;为避免乙醚氧化为过氧化物,引起爆炸,蒸发乙醚时,应先通风或吹入空气,使乙醚尽量挥发,再行干燥。

三氯甲烷与乙醚或醇类的混合溶剂、二氯甲烷和二氯乙烷等也常常被用于生物碱的提取。

提取溶剂的用量和提取次数一般在《中国药典》的具体药物分析方法中有规定。通常应提取4次,第一次用量至少应为水溶液体积的一半,以后几次所用溶剂的体积则各为第一次的一半。如果水溶液体积很小时,第一次提取溶剂的用量应与水溶液体积相等。提取终点的确定是取最后一次的提取液约0.5 ml,置小试管中,加盐酸或硫酸(0.1 mol·L^{-1})1 ml,置水浴上将有机溶剂蒸去,放冷后,滴加生物碱沉淀剂(如碘化铋钾试液等)1滴,若无沉淀产生,即认为提取已完全。

3. 滴定终点指示剂的选择　正确选用指示剂,对于滴定反应的定量完成十分重要。计量点时溶液的pH是决定指示剂种类的关键。由于被滴定的生物碱碱性不强,当它们与酸滴定液完全作用时,形成强酸弱碱盐,这种盐的水溶液呈酸性,因此滴定反应的化学计量点和滴定突跃处于酸性区域,终点指示剂也应选择在酸性范围内变色的有机弱酸或碱性化合物。甲基红、溴酚蓝等符合这一要求,它们的变色范围分别为pH 4.2~6.3(由红变黄)和pH 3.0~4.6(由黄变蓝)。

提取酸碱滴定法虽然是测定生物碱类药物的常用方法之一,但由于操作中需加热挥散溶剂,因此对于一些挥发性的生物碱,如麻黄碱、烟碱等,本法不宜采用。另外,对加热易分解破坏、干燥时间过长或不易得到恒定结果者,本法也不宜采用。

与提取酸碱滴定法相似,生物碱类药物也可采用提取重量法测定含量。方法是:将供试品碱化、游离、提取,然后将有机提取溶液定量置于一已知重量的容器中,加热,使溶剂挥发,残渣经适当的温度干燥后称重,即可计算供试品中生物碱的含量。凡碱性很弱以及不宜用酸碱滴定法或其他方法测定生物碱时,都可用提取重量法。

(三) 应用示例

以《中国药典》(2010年版)硫酸奎宁片含量测定为例。

方法:取本品20片,除去包衣后,精密称定,研细,精密称取适量(约相当于硫酸奎宁0.3 g)置分液漏斗中,加氯化钠0.5 g与0.1 mol·L^{-1}氢氧化钠溶液10 ml,混匀,精密加三氯甲烷50 ml,振摇10 min,静置,分取三氯甲烷液,用干燥滤纸滤过,弃去初滤液,精密量取续滤液25 ml,加醋酐5 ml与二甲基黄指示液2滴,用高氯酸滴定液(0.1 mol·L^{-1})滴定,至溶液显玫瑰红色,并将滴定结果用空白试验校正。每1 ml 高氯酸滴定液(0.1 mol·L^{-1})相当于19.57 mg的硫酸奎宁($C_{20}H_{24}N_2O_2$)$_2$·H_2SO_4·$2H_2O$。

本品需经提取分离等步骤处理,是因为片剂中有许多附加成分,如硬脂酸镁、羧甲基纤维素钠等在滴定中都能消耗高氯酸,需经碱化、有机溶剂提取分离后才能进行奎宁游离碱的测定。反应方程式为

$$(BH^+)_2 \cdot SO_4^{2-} + 2NaOH \longrightarrow 2B + Na_2SO_4 + 2H_2O$$

$$2B + 4HClO_4 \rightleftharpoons 2(BH_2^{2+} \cdot 2ClO_4^-)$$

由反应式可知,1 mol的硫酸奎宁相当于4 mol的高氯酸。因此片剂分析时的滴定度与原料药的滴定度不同。

三、酸性染料比色法

一些酸性染料,如磺酸酞类指示剂,在一定pH条件下,可与生物碱类化合物定量结合显色,由此而建立的比色法测定生物碱类药物的含量,灵敏度高,需要样品量少,具有一定的专属性和准确度,适用于少量供试品、小剂量药品及制剂,以及生物体内生物碱类药物的定量分析。

(一) 基本原理

在适当 pH 的水溶液中,生物碱类药物(B)可与氢离子结合成盐(BH^+),而一些酸性染料(如,溴酚蓝、溴麝香草酚蓝、溴甲酚绿等)能解离为阴离子(In^-);阳离子 BH^+ 和阴离子 In^- 定量地结合,生成有色离子对化合物($BH^+ \cdot In^-$),这一化合物可以被有机溶剂提取而由水相(aq)进入有机相(org):

$$(BH^+)_{aq} + (In^-)_{aq} = (BH^+ \cdot In^-)_{aq} = (BH^+ \cdot In^-)_{org}$$

对供试品和对照品的有机相有色溶液分别进行比色测定,由对照品比较法即可求算出生物碱的含量。基于本法中使用的阴离子系酸性染料,因此该方法称为酸性染料比色法。

(二) 影响定量分析的因素

从酸性染料比色法的原理可以看出:生物碱能否定量生成盐 BH^+,酸性染料能否解离产生足够的阴离子(In^-),以及它们是否定量形成离子对化合物并进一步转移进入有机相,是该方法可否用于生物碱含量分析的关键。决定这些步骤的主要因素是:

1. **水相的最佳 pH**　水相的 pH 在酸性染料比色法中极为重要。因为只有在合适的 pH 介质中,生物碱才能形成阳离子(BH^+),而正是在这一 pH 条件下,酸性染料必须解离形成阴离子(In^-),阳离子(BH^+)、阴离子(In^-)进一步结合方能生成离子对,否则比色测定无法进行。

如果水相的 pH 过小,则酸性染料将几乎以分子状态存在,尽管生物碱已形成 BH^+ 阳离子,离子对化合物仍不能定量形成;但如果水相的 pH 过大,酸性染料虽然会解离而产生足够的 In^-,但生物碱却大部分甚至全部以游离碱形式存在。因此,最佳 pH 的选取对于能否用酸性染料法定量至关重要。建立方法伊始,可以查阅有关文献,选择可能的 pH 条件,但准确 pH 的确定则应根据对测试对象的试验结果来确定。

2. **酸性染料**　离子对的定量形成以及完全提取是酸性染料比色法成功的两大关键。若以 BH^+ 代表生物碱的盐(阳离子),以 In^- 代表酸性染料阴离子,D 代表生物碱在水相和有机相的分配比;E 代表提取常数,则对于下列提取过程:

$$(BH^+)_{aq} + (In^-)_{aq} = (BH^+ \cdot In^-)_{org}$$

$$提取常数(E) = \frac{[BH^+ \cdot In^-]_{org}}{[BH^+]_{aq}[In^-]_{aq}}$$

式中,$[BH^+ \cdot In^-]_{org}$ 为提取达到平衡时有机相中离子对的浓度;$[BH^+]_{aq}$、$[In^-]_{aq}$ 分别为平衡时水溶液中生物碱阳离子和酸性染料阴离子的浓度。

$$D = \frac{[BH^+ \cdot In^-]_{org}}{[BH^+]_{aq}} = E \cdot [In^-]_{aq}$$

显然,对所选的酸性染料,不但要求能与有机碱定量结合,而且生成的离子对化合物在有机相中溶解度应大;染料在水溶液中应有足够的浓度,但自身不溶或很少溶解于有机溶剂,以免因溶剂自身的吸收,造成测定结果偏离实际值。当然,酸性染料应能在紫外或可见光区产生较强吸收,否则比色无从进行。

酸性染料比色法常用的染料有甲基橙、溴麝香草酚蓝和溴甲酚绿等。由于溴麝香草酚蓝与生物碱形成离子对的 $\lg E$ 达 8.0,提取效率极高,因而被认为是最佳的酸性染料。溴甲酚绿也被《中国药典》用于托烷类生物碱的含量测定。

酸性染料的浓度对测定结果影响不大,只要足够量存在即可。增加染料浓度虽然可以一定程度地提高测定灵敏度,但浓度太大,易产生严重的乳化层而不易除去,往往影响测定结果。

3. 有机溶剂　离子对提取常数的大小还与有机溶剂的性质有关。通常,当有机溶剂能与离子对形成强氢键时,提取效率就高,因此三氯甲烷、二氯甲烷、二氯乙烷、苯、甲苯、四氯化碳等溶剂常作为提取用有机溶剂,这些溶剂同时具有较好的提取选择性。

4. 水分　用有机溶剂提取有色的离子对时,应严防水分的混入。因为微量水分或使有机溶剂发生混浊或不重现地分布于有机相中,影响透过光的正常强度,进而影响比色结果;此外,水分存在也将带入一定量的染料,它们也会产生吸收,而使测定结果偏高。因此提取后的有机层应加入脱水剂(如无水硫酸钠)或经干燥滤纸滤过,以除去微量水分。

5. 染料中有色杂质　染料中如果存在有色杂质,且该杂质又可溶解于有机溶剂中,则将影响有机层的颜色而影响比色的正常进行。排除这一干扰,可以在加入供试品之前,将缓冲溶液与酸性染料的混合液先用提取用有机溶剂提取,弃去该提取液,再加入供试品溶液,依法测定即可。

(三) 应用示例

利用本法主要进行紫外吸收弱、标示量低的生物碱类药物制剂的含量或含量均匀度的测定。如硫酸阿托品片、氢溴酸东莨菪碱片、茶碱缓释片及一些中药材和中成药中生物碱成分等。

以《中国药典》(2010年版)硫酸阿托品片(0.3 mg/片)含量测定为例。

对照品溶液的制备:取硫酸阿托品对照品约25 mg,精密称定,置25 ml量瓶中,加水溶解并稀释至刻度,摇匀,精密量取5 ml,置100 ml量瓶中,加水稀释至刻度,摇匀,作为对照品溶液。

供试品溶液的制备:取本品20片,精密称定,研细,精密称取适量(约相当于硫酸阿托品2.5 mg),置50 ml量瓶中,加水振摇使硫酸阿托品溶解并稀释至刻度,滤过,取续滤液,作为供试品溶液。

测定法:精密量取供试品溶液与对照品溶液各2 ml,分别置预先精密加入三氯甲烷10 ml 的分液漏斗中,各加溴甲酚绿溶液(取溴甲酚绿50 mg 与邻苯二甲酸氢钾1.021 g,加0.2 mol·L^{-1}氢氧化钠溶液6.0 ml 使溶解,再加水稀释至100 ml,摇匀,必要时滤过)2.0 ml,振摇提取2 min 后,静置使分层,分取澄清的三氯甲烷液,在420 nm 的波长处分别测定吸光度,计算,并将结果与1.027 [1.027 为质量换算因数,系1 g 无水硫酸阿托品相当于硫酸阿托品$(C_{17}H_{23}NO_3)_2$·H_2SO_4·H_2O 的克数]相乘,即得供试量中含有$(C_{17}H_{23}NO_3)_2$·H_2SO_4·H_2O 的重量。

四、高效液相色谱法

高效液相色谱法具有分离模式多样、适用范围广、选择和专属性强、检测手段多样灵敏、重复性好、分析速度快等优点。各国药典中采用HPLC法对杂环类药物的含量和有关物质进行直接分析测定的比例不断增加。HPLC法同时也是生物碱类药物的生物样本分析测定的常用方法。

(一) 反相高效液相色谱法

由于受空间位阻的影响,烷基硅烷键合硅胶表面的硅醇基并未全部硅烷化。在分离生物碱类药物时,这些硅醇基与有机含氮碱性药物发生吸附或离子交换作用,而使生物碱类药物色谱分析的峰产生拖尾、分离效能下降、保留时间过长,甚至不能被洗脱。为解决这些问题,可在流动相中加入含氮碱性竞争试剂(扫尾剂)抑制碱性药物与硅醇基作用造成的色谱峰拖尾。

目前常用的碱性试剂有醋酸铵、三乙胺、二乙胺、乙腈等。经特别封端处理的化学键合固定相用于有机碱性药物 HPLC 分析时,流动相中不加扫尾剂也能获得相对较好的色谱峰。

以《中国药典》(2010 年版)消旋山莨菪碱片含量测定为例。

色谱条件与系统适用性试验:用十八烷基硅烷键合硅胶为固定相,以 $0.01\ mol \cdot L^{-1}$ 磷酸二氢钾溶液(含 0.15% 三乙胺溶液,用磷酸调 pH 6.5)-甲醇(70∶30)为流动相,检测波长为 220 nm。理论板数按山莨菪碱峰计算不低于 2000。消旋山莨菪碱顺、反式异构体两色谱峰的分离度应符合规定。

方法:取本品 20 片,精密称定,研细,精密称取适量(约相当于消旋山莨菪碱 10 mg),置 50 ml 量瓶中,加 $0.01\ mol \cdot L^{-1}$ 的盐酸溶液适量,振摇,使消旋山莨菪碱溶解,加 $0.01\ mol \cdot L^{-1}$ 的盐酸溶液稀释至刻度,摇匀,滤过,精密量取续滤液 20 μl,注入液相色谱仪,记录色谱图;另取消旋山莨菪碱对照品,精密称定,加 $0.01\ mol \cdot L^{-1}$ 的盐酸溶液溶解并定量稀释制成每 1 ml 中含 0.2 mg 的溶液,同法测定,按外标法以顺、反式异构体峰面积的和计算,即得。

(二) 离子对高效液相色谱法

离子对高效液相色谱法是在流动相中加入与呈解离状态的待测组分离子电荷相反的离子对试剂,形成离子对化合物后,使待测组分在非极性固定相中的分配与溶解度增大,从而改善其色谱保留与分离行为的色谱法。采用离子对 HPLC 法,可以改善解离强度大的酸性或碱性物质的色谱保留,并实现准确测定。

分析生物碱类物质时常用的离子对试剂为烷基磺酸盐阴离子对试剂。如戊烷磺酸钠、庚烷磺酸钠、十二烷磺酸钠等。另外高氯酸、三氟乙酸、磷酸、十二烷基硫酸钠等也可与生物碱类样品形成离子对。采用烷基磺酸盐作为离子对试剂时,流动相一般呈酸性,以利于碱性药物的质子化。

以《中国药典》(2010 年版)盐酸小檗碱胶囊含量测定为例。

色谱条件与系统适用性试验:用十八烷基硅烷键合硅胶为固定相;色谱条件及系统适用性试验:用十八烷基硅烷键合硅胶为固定相;以磷酸盐缓冲液[$0.05\ mol \cdot L^{-1}$ 磷酸二氢钾和 $0.05\ mol \cdot L^{-1}$ 庚烷磺酸钠(1∶1),含 0.2% 三乙胺,并用磷酸调节 pH 值至 3.0]-乙腈(60∶40)为流动相;检测波长为 263 nm。理论板数按盐酸小檗碱峰计算不低于 3000,盐酸小檗碱峰与相邻杂质峰的分离度应符合要求。

方法:取装量差异项下的内容物,混合均匀,精密称取适量(约相当于盐酸小檗碱 40 mg),置 100 ml 量瓶中,加沸水适量,使盐酸小檗碱溶解,放冷至室温,用水稀释至刻度,摇匀,用滤膜(0.45 μm)过滤,弃去初滤液约 8 ml,精密量取滤液 2 ml 置 25 ml 量瓶中,加水稀释至刻度,摇匀,精密量取 20 μl,注入液相色谱仪,记录色谱图;另取盐酸小檗碱对照品适量,精密称定,用沸水溶解并定量稀释制成每 1 ml 约含 32 μg 的溶液,同法测定。按外标法以峰面积计算出供试品中 $C_{20}H_{18}ClNO_4 \cdot 2H_2O$ 的含量。

五、气相色谱法

气相色谱法以 FID 为检测器,可用于部分对热稳定可气化生物碱类药物制剂的含量测定。为避免因有机碱盐熔点高、熔融分解,生物碱盐一般均先在水溶液中碱化,再经有机溶剂提取分离,制成游离生物碱溶液后,进行分析。为保证测定结果的准确性,通常采用内标法定量。

例如,USP 采用气相色谱法测定硫酸阿托品、硫酸莨菪碱及氢溴酸东莨菪碱等制剂(片剂、注射液及眼药膏等)的含量。均采用氢溴酸后马托品(Homatropine Hydrobromide)为内标,在 pH 9.0 的磷酸氢二钾缓冲液或氨水溶液条件下,用二氯甲烷提取内标和样品的游离碱,提取溶液经过滤、脱水和浓缩后,进行气相色谱测定。

以硫酸莨菪碱含量 USP 测定法为例。

内标溶液的制备(新鲜配制) 取氢溴酸后马托品约 25 mg,置 50 ml 量瓶中,加水溶解并稀释至刻度,摇匀,即得。

对照品溶液的制备 取硫酸莨菪碱对照品约 10 mg,精密称定,置 100 ml 量瓶中,加水溶解并稀释至刻度,摇匀,作为储备液(需新鲜配制);精密量取 10 ml,置分液漏斗中,加内标溶液 2.0 ml,用 6 mol·L^{-1} 氨试液调节 pH 至 9;立即用二氯甲烷振摇提取 3 次,每次 10 ml,经置无水硫酸钠 1 g 颈口塞有脱脂棉的漏斗滤过,合并滤液,置 50 ml 烧杯中,在氮气流下蒸发至近干,残留物用二氯甲烷 2.0 ml 溶解,即得。

供试品溶液的制备 精密量取本品适量(约相当于硫酸莨菪碱 1.0 mg),置预先加水 5 ml 的分液漏斗中,加内标溶液 2.0 ml,照"对照品溶液的制备"项下,自"用 6 mol·L^{-1} 氨试液调节 pH 至 9.0"起,同法操作,即得。

色谱条件与系统适用性试验:采用玻璃柱色谱柱(1.8 m × 2 mm),以酸和碱洗的硅烷化硅藻土为固定相,涂布 3% 的 50% 甲基-50% 苯基聚硅氧烷(OV-17)固定液,柱温 225℃,氮气为载气。取对照品溶液连续测定多次,测得莨菪碱与后马托品峰面积比值的相对标准差不得过 2.0%,峰分离度不得小于 4.0,拖尾因子不得过 2.0。

方法:取供试品溶液和对照品溶液各适量,分别注入气相色谱仪,记录色谱图,按内标法以峰面积计算,即得。

本 章 小 结

本章首先对生物碱类药物进行了定义,随后介绍了该类药物的通性。重点讨论了六类典型药物的结构与性质,包括苯烃胺类、托烷类、喹啉类、异喹啉类、吲哚类和嘌呤类。

鉴别试验介绍了物理鉴别和化学鉴别。物理鉴别对熔点、比旋度的测定举例叙述;化学鉴别着重介绍了生物碱类药物的几个常用鉴别反应,其中显色反应包括一般鉴别试验中的生物碱显色试剂反应,特殊鉴别试验中的双缩脲反应、Vitali 反应、绿奎宁反应、紫脲酸铵反应、Marquis 反应。沉淀反应有与生物碱沉淀试剂的反应,如碘-碘化钾、碘化铋钾、碘化汞钾、硅钨酸、磷钼酸、二氯化汞等反应生成难溶性盐、复盐或配位化合物沉淀。光谱法鉴别主要有利用生物碱类药物大都含有芳环或共轭双键结构,因此在紫外上经常有一个或几个特征峰,进行紫外分光光度法鉴别,此外还有红外分光光度法。色谱法常用于生物碱类药物的鉴别,其中最常用的是薄层色谱法和高效液相色谱法。

检查项目主要是检查其他生物碱,方法以色谱法为主。

生物碱类药物品种多,含量测定的方法也多,主要是利用整个分子的碱性,根据其碱性的强弱存在形式的溶解行为,原料药多采用非水滴定法,制剂常采用提取酸碱滴定法、酸性染料比色法;或紫外分光光度法近年来高效液相色谱在本类药物含量测定中的应用也日渐增多。本章着重讨论了非水溶液滴定法、提取酸碱滴定法和酸性染料比色法的基本原理以及测定条件,并举例说明;另外对该类药物的反相高效液相色谱和离子对高效液相色谱测定法的特点作了简单介绍;在生物碱类药物气相色谱分析中以 FID 为检测器,仅用于托烷类药物部分制剂的含量测定。

思 考 题

1. 生物碱类药物的鉴别反应有哪些?
2. 试用理化方法区别、鉴别阿托品、奎宁、吗啡与咖啡因。
3. 某一药物与生物碱沉淀剂发生沉淀反应,是否可以断定这一药物是生物碱?若与生物碱沉淀剂发生阴性反应,能否肯定该药不是生物碱?为什么?
4. 生物碱类药物中主要特殊杂质是什么?可用哪些方法检查?试举 2~3 例。
5. 生物碱类药物在 TLC 分析中,为什么必须以游离碱形式展开?可采用什么办法解决?
6. 试述中和法与非水碱量法的异同点?
7. 非水碱量法测定有机碱药物的氢卤酸盐、硫酸盐、硝酸盐时会有何干扰?如何消除干扰(分别叙述)?
8. 提取酸碱滴定法测定生物碱含量是利用了生物碱的什么性质?说明测定原理。
9. 在生物碱的提取酸碱滴定法中,选择碱化试剂时应注意什么问题?最常用的碱化试剂是什么?它有什么优点?
10. 在提取酸碱滴定法中,对提取溶剂的要求是什么?
11. 提取酸碱滴定法中用三氯甲烷做提取溶剂时,为什么通常蒸至近干,加一定量酸后再将三氯甲烷除尽?
12. 试述酸性染料比色法测定药物含量的原理及影响定量测定的关键因素。
13. RP-HPLC 法测定碱性药物时,采用 ODS 柱作为分析柱,存在着哪些问题?原因何在?如何解决?
14. 硫酸阿托品片含量测定:取本品 20 片,称重,研细,取片粉适量,加水至 50 ml,过滤,取续滤液作为供试品溶液。另取本品对照品适量,制成 50 μg·ml^{-1} 的溶液。取对照溶液和供试品溶液各 2.0 ml,置分液漏斗中,加 10 ml 三氯甲烷,2 ml 溴甲酚绿溶液,振摇,分取三氯甲烷层,于 420 nm 波长处分别测定吸光度,计算,并将结果与 1.027 相乘,即得供试量中含 $(C_{17}H_{23}NO_3)_2 \cdot H_2SO_4 \cdot H_2O$ (M = 694.84)的重量。

(1) 本法采用的是什么法?1.027 的由来?

(2) 已知:20 片重 0.1011 g,取样 40.4 mg,对照品溶液吸光度为 0.405,供试品溶液吸光度为 0.390,规格 0.3 mg,求片剂的含量?

(狄 斌)

第十一章 维生素类药物的分析

第一节 概 述

维生素是维持人体正常生命活动所必需的一类天然有机物质。它们在体内不能合成或合成很少,必须由食物供给,人体长期缺乏维生素会引起维生素缺乏症。

维生素的种类很多,目前已确认的有 30 余种,其中被认为对维持人体健康和促进发育至关重要的有 20 余种。这些维生素结构复杂,理化性质及生理功能各异,有的属于醇类,有的属于胺类,有的属于酯类,还有的属于酚或醌类化合物。通常,按照溶解性的不同,维生素可分为两大类:一类为脂溶性维生素,包括维生素 A 族、D 族、E 族和 K 族;另一类为水溶性维生素,包括维生素 C 族、B 族(B_1、B_2、烟酸、泛酸、B_6、B_{12})等。

脂溶性维生素可溶解于脂肪和脂性溶剂中,脂溶性维生素进入机体后如有多余则贮存于体内脂类组织内,只有少量的脂溶性维生素随胆汁的分泌排泄,因此机体不需要每日通过膳食摄入。此外,在食物中还存在着脂溶性维生素的前体物,如食物中的胡萝卜素(维生素 A 原)为维生素 A 的前体物,所以脂溶性维生素的缺乏症很少见。

水溶性维生素可溶于水,随饮食摄入的水溶性维生素的多余部分极少在体内贮存,大部分随尿液排泄出体外,因此机体所需的水溶性维生素必须每日由饮食提供。水溶性维生素的缺乏症状发展迅速,日常生活中多见水溶性维生素缺乏症的发生。

本章以典型的维生素类药物为例(维生素 A、维生素 B_1、维生素 C、维生素 D、维生素 E),分别讨论它们的结构、理化性质及质量控制方法。

第二节 维生素 A

维生素 A(Vitamin A)并不是单一的化合物,而是一系列维生素 A 醇的衍生物,别称抗干眼病维生素。动物肝脏、鱼肝油中富含维生素 A,目前多用人工合成方法制取。植物性食品中不含维生素 A,但在深色蔬果中含有胡萝卜素,它在人体内可转变为维生素 A,故称为维生素 A 原。

一、结构与性质

合成的维生素 A 和天然鱼肝油中的维生素 A 均为酯式结构,《美国药典》是醋酸酯或棕榈酸酯,《中国药典》(2010 年版)则为醋酸酯。由于分子中含有一个共轭多烯侧链,维生素 A 因而具有多种异构体,其中全反式维生素 A 醇或醋酸酯的生物效价最高。

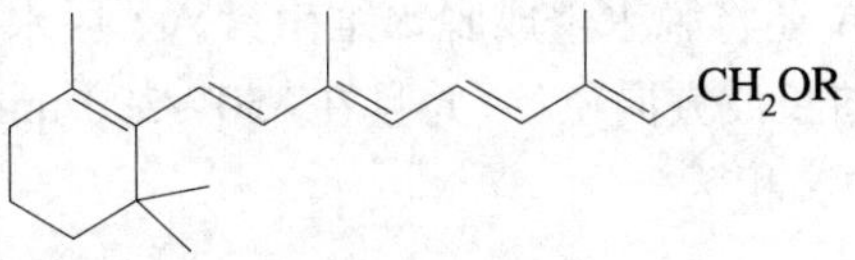

R—H（维生素A醇）
R—COCH₃（维生素A醋酸酯）

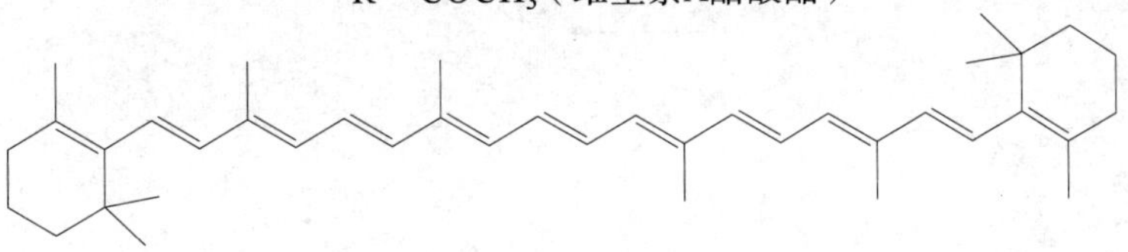

β-胡萝卜素

《中国药典》(2010年版)收载的维生素A为维生素A醋酸酯结晶加精制植物油制成的油溶液。其性状为淡黄色油溶液，或结晶与油的混合物（加热至60℃应为澄明溶液）。其在空气中易氧化，遇光易变质。

维生素A能与三氯甲烷、乙醚、环己烷或石油醚任意混合，在乙醇中微溶，在水中不溶。

维生素A分子中具共轭多烯侧链结构，有紫外吸收，最大吸收位于325～328 nm。由于含有多个不饱和键，性质不稳定，可被空气中氧或氧化剂氧化，也能被紫外光分解，特别在加热和金属离子存在时，更易氧化变质，生成无生物活性的环氧化物、维生素A醛及维生素A酸；酸也是导致维生素A分解的因素之一。

二、鉴别

（一）三氯化锑反应（Carr-Price反应）

维生素A在三氯甲烷中能与三氯化锑试剂作用，产生蓝色溶液，渐变为紫红色。《中国药典》(2010年版)、《美国药典》对收载的维生素A油溶液均采用三氯化锑反应鉴别。

方法：取供试品1滴，加三氯甲烷10 ml振摇使溶解；取出2滴，加三氯甲烷2 ml与25%三氯化锑的三氯甲烷溶液0.5 ml，即显蓝色，渐变成紫红色。

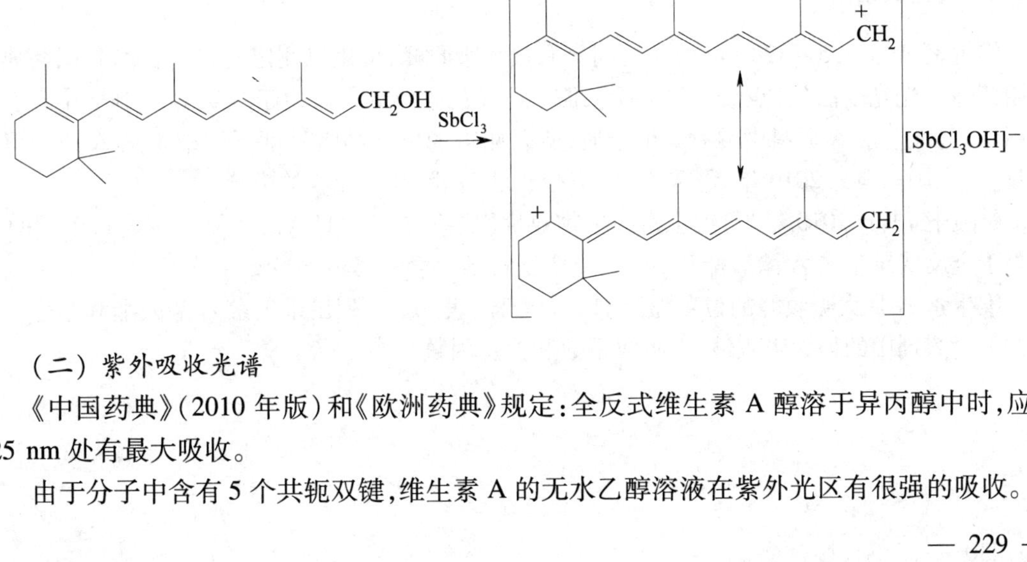

（二）紫外吸收光谱

《中国药典》(2010年版)和《欧洲药典》规定：全反式维生素A醇溶于异丙醇中时，应在325 nm处有最大吸收。

由于分子中含有5个共轭双键，维生素A的无水乙醇溶液在紫外光区有很强的吸收。在盐酸催化下加热时,维生素 A 还将脱水生成脱水维生素 A。脱水维生素 A 比维生素 A 多一个共轭双键,因此最大吸收峰向长波方向位移,并且在 350~390 nm 波长范围内出现 3 个最大吸收峰,因此,可用于与维生素 A 相区分。

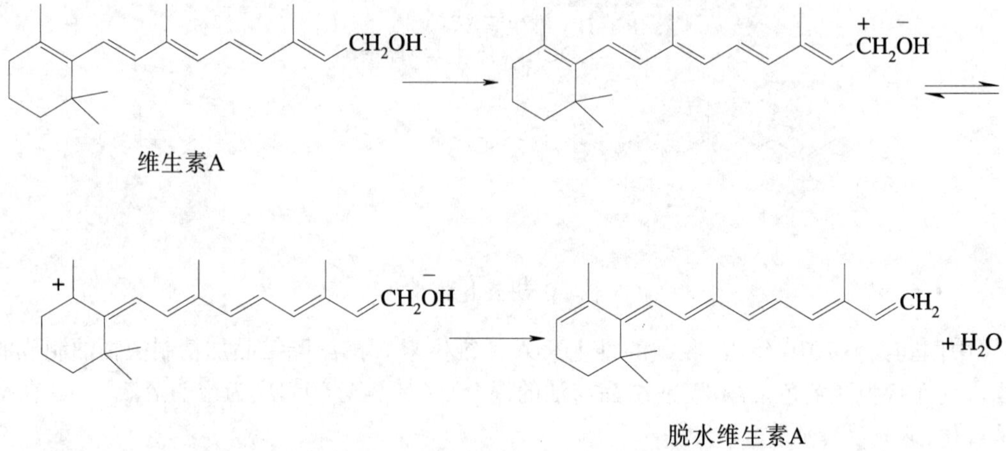

(三) 薄层色谱法

《美国药典》以硅胶 G 为吸附剂,环己烷-乙醚(4∶1)为展开剂,依据比移值来鉴别维生素 A。

方法:将一个 USP 参比标准的维生素 A 胶囊中的内容物溶解于 25.0 ml 的三氯甲烷中,制成对照溶液;若维生素 A 供试品为液体形式,则溶解 15 000 单位于 10 ml 的三氯甲烷溶液中。若维生素 A 供试品为固体,则称量相当于 15 000 单位的量,置于分液漏斗里,加 75 ml 的水,剧烈振摇 1 min,用 10 ml 三氯甲烷振摇 1 min 提取,离心后取上清液作为供试液。分别取对照品溶液和供试品溶液 15 μl 和 10 μl,点样,在上述条件下展开,展开剂上行 10 cm 后,取出,空气中挥干,以磷钼酸为显色剂显色,比较供试品溶液和对照品溶液所显蓝绿色斑点位置,维生素 A 醇的 R_f 值约为 0.1,维生素 A 醋酸酯的 R_f 值约为 0.45,维生素 A 棕榈酸酯的 R_f 值约为 0.7。

三、含量测定

维生素 A 在 325~328 nm 波长之间具有最大吸收峰,可用以测定含量。目前各国药典均采用紫外分光光度法(三点校正法)测定维生素 A 的生物效价。由于维生素 A 制剂中含有稀释用油,且维生素 A 原料中混有其他杂质,所以测得的供试品吸光度不是维生素 A 所独有的吸收。《中国药典》(2010 年版)采用"三点校正法"消除杂质吸收的影响。

《中国药典》(2010 年版)维生素的生物效价用"单位/克(IU/g)"表示。规定每个"单位"相当于全反式维生素 A 醋酸酯 0.344 g 或全反式维生素 A 醇 0.300 g。

维生素 A 最大吸收峰的位置随溶剂不同而异,表 11-1 列出维生素 A 醋酸酯和维生素 A 醇在不同溶剂中的最大吸收波长、吸收系数和换算因数。

表 11-1　维生素 A 在不同溶剂中的紫外吸收参数

溶剂	维生素 A 醋酸酯			维生素 A 醇		
	λ_{max}/nm	$E_{1\ cm}^{1\%}$	换算因数	λ_{max}/nm	$E_{1\ cm}^{1\%}$	换算因数
环己烷	327.5	1 530	1 900	326.5	1 755	1 900
异丙醇	325	1 600	1 830	325	1 820	1 830

其中,换算因数定义为单位吸收系数相当维生素 A 的效价:

$$F = \frac{\text{效价}(\text{IU/g})}{E_{1\ cm}^{1\%}} \tag{11-1}$$

式中,$E_{1\ cm}^{1\%}$ 为全反式维生素 A 醋酸酯在 328 nm 处的吸收系数(1 530)或全反式维生素 A 醇在 325 nm 处的吸收系数(1 820)。

若测定对象是维生素 A 醋酸酯,则效价为 $1/(0.344\times10^{-6}) = 2\ 907\ 000$(IU/g),由式(11-1)可计算出 F 为 1 900。

若测定对象是全反式维生素 A 醇,则其效价为 $1/(0.300\times10^{-6}) = 3\ 330\ 000$(IU/g),由式 11-1 可计算出 F 为 1 830。

(一) 第一法(适用于维生素 A 醋酸酯)

1. 方法

取供试品适量,精密称定,加环己烷制成每 1 ml 中含 9~15 单位的溶液,测定吸收峰的波长,并在 300 nm、316 nm、328 nm、340 nm、360 nm 五个波长处分别测定吸收值,计算各波长下的吸光度与 328 nm 波长下的吸光度的比值。

(1) 如果最大吸收波长在 326~329 nm 之间,且测得各波长吸光度比值不超过表 11-2 中规定值的 ±0.02,则可用式(11-2)计算表观百分吸收系数;由式(11-3)计算 1 g 供试品中含有的维生素 A 的生物效价;由式(11-4)计算维生素 A 制剂相当于标示量的百分含量。

表 11-2　各波长与波长 328 nm 处的吸光度比值

波长/nm	吸光度比值
300	0.555
316	0.907
328	1.000
340	0.811
360	0.299

$$E_{1\ cm\ 表观}^{1\%} = \frac{A}{cl} \tag{11-2}$$

式中,$E_{1\ cm\ 表观}^{1\%}$ 为表观百分吸收系数;A 为在 328 nm 处(维生素 A 醋酸酯)或 325 nm 处(维生素 A 醇)直接测得的吸光度或校正后的吸光度;c 是以供试品为纯品而计算得到的供试品浓度,g/100 ml;l 为光程长,cm。

$$1\ \text{g 供试品中含有的维生素 A 的单位} = E_{1\ cm\ 表观}^{1\%} \times F \tag{11-3}$$

式中,F 为换算因素,当测定对象是维生素 A 醋酸酯时,其值为 1 900;当测定对象是维生素 A 醇时,其值为 1 830。

$$占标示量的百分含量 = \frac{(E_{1\,cm}^{1\%})_{表观} \times F \times D \times \overline{W}}{W \times 标示量} \times 100\% \quad (11-4)$$

式中,D 为供试品的稀释倍数;$\overline{W}$ 为维生素 A 胶丸的平均内容物重量(g);W 为供试品取量(g);标示量为供试品标签上注明的每克或每粒胶丸含有的维生素 A 的国际单位数。

(2) 如果最大吸收波长在 326~329 nm 之间,但测得的各波长吸光度比值超过表 11-2 中规定值的 ±0.02,则需先用式 11-5 计算出供试品的校正吸光度,再作进一步考虑。式中,A_{328}、A_{316}、A_{340} 为下标所示波长处的吸收值。

$$A_{328(校正)} = 3.52(2A_{328} - A_{316} - A_{340}) \quad (11-5)$$

若 $\frac{A_{328(校正)} - A_{328}}{A_{328}} \times 100\%$ 所得的数值在 ±3% 以内,则不用校正吸光度,而直接用 A_{328} 代入式 (11-2),计算 $E_{1\,cm}^{1\%}$(328 nm)。

若 $\frac{A_{328(校正)} - A_{328}}{A_{328}} \times 100\%$ 所得的数值在 -15%~-3% 之间,则先用式 11-5 计算校正吸光度 A_{328}(校正),再代入式 11-2,计算 $E_{1\,cm}^{1\%}$(328 nm)。

若 $\frac{A_{328(校正)} - A_{328}}{A_{328}} \times 100\%$ 所得的数值小于 -15% 或大于 +3%,应采用第二种方法测定。

2. 讨论

对维生素 A 的测定有影响的杂质,主要包括下列几种:

(1) 维生素 A_2 和维生素 A_3:

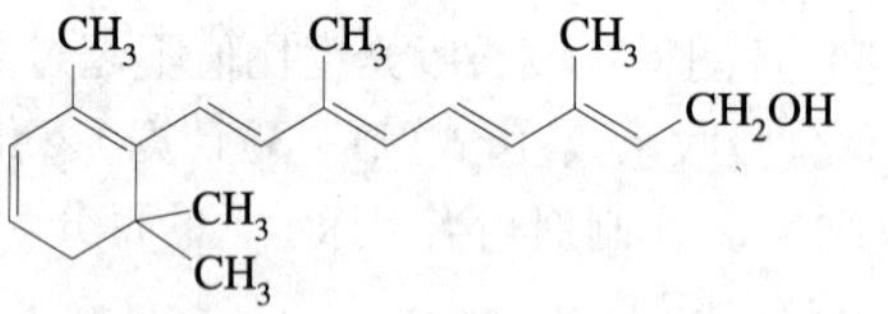

维生素A_2 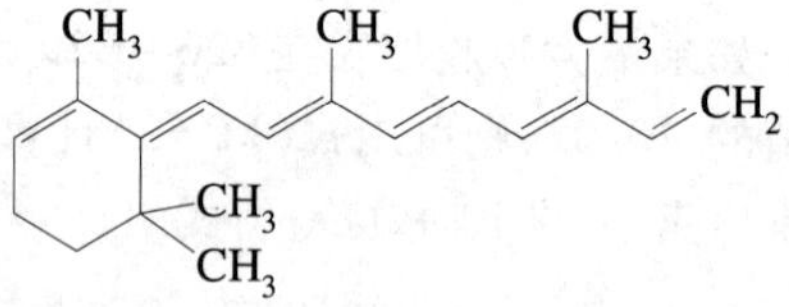   维生素A_3

(2) 维生素 A 的氧化产物(环氧化物、维生素 A 醛和维生素 A 酸):

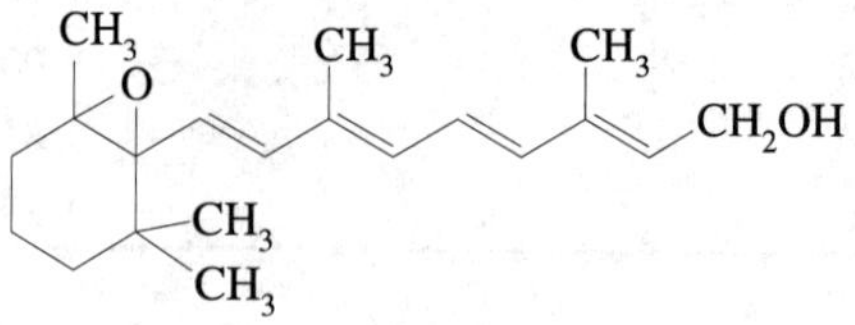

环氧化物

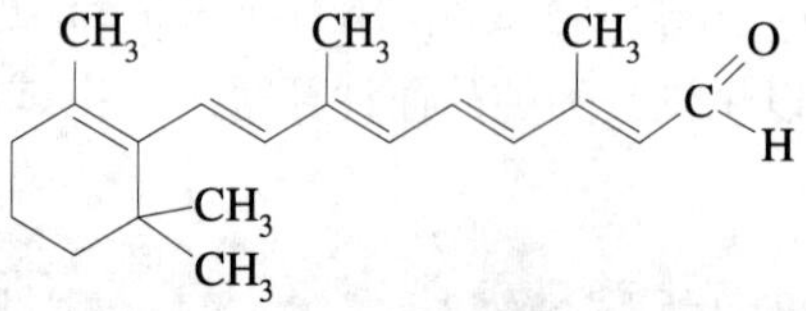

维生素 A 醛 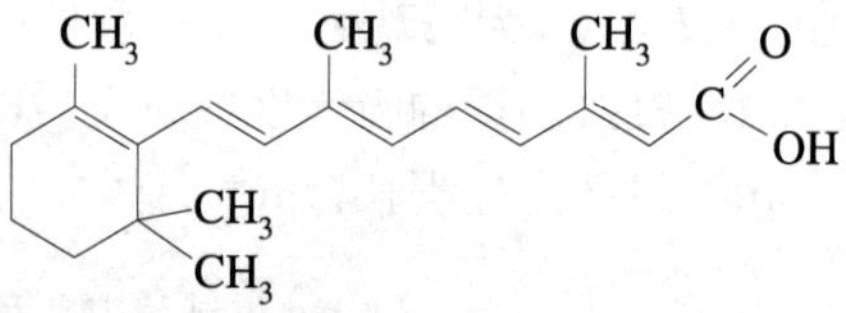   维生素 A 酸

(3) 维生素 A 在光照下产生的无生物活性的聚合物鲸醇：

鲸醇

(4) 维生素 A 的异构体。
(5) 合成时产生的中间体。

这些杂质在 310～340 nm 波长范围内均有吸收，因此在测定维生素 A 含量时，必须考虑它们的干扰。《中国药典》(2010 年版) 采用"三点校正法"消除杂质吸收的影响。"三点校正法"的原理主要基于以下两点：

(1) 杂质的吸收在 310～340 nm 波长范围内呈一条直线，且随波长的增大，吸光度变小。
(2) 物质对光的吸收具有加和性。即各波长处供试品的吸光度是维生素 A 与杂质吸光度的代数和。

三点波长的选择采用等波长差法，即在 λ_1 的左右各选一点为 λ_2 和 λ_3，使 $\lambda_3-\lambda_1=\lambda_1-\lambda_2$。《中国药典》(2010 年版) 附录规定 $\lambda_1=328$ nm，$\lambda_2=316$ nm，$\lambda_3=340$ nm。

(二) 第二法 (适用于维生素 A 醇测定)

该法适用于不能用第一法测定的样品，也称为皂化法。皂化法的基本过程可概括为皂化→提取→洗涤→浓缩→溶解→测定。

1. 皂化

精密称取供试品适量 (含约相当于维生素 A 总量 500 单位以上，重量不多于 2 g) 于皂化瓶中，加乙醇 30 ml 与 50%（g/g）氢氧化钾溶液 3 ml，置水浴中煮沸回流 30 min 使皂化完全。冷却，自冷凝管顶端加水 10 ml 冲洗冷凝管内部管壁。

2. 提取与洗涤

将皂化后的样品液移入分液漏斗中，用 60～100 ml 水分次洗涤皂化瓶，洗液并入分液漏斗中。用不含过氧化物的乙醚振摇提取 4 次 (第一次 60 ml，以后每次 40 ml)，每次振摇 5 min。合并乙醚液，用水洗涤数次，每次用水约 100 ml，洗至水层遇酚酞指示液不再显红色，乙醚液用铺有脱脂棉与无水硫酸钠的滤器滤过，滤器用乙醚洗涤，洗液与乙醚液合并，置 250 ml 量瓶中，用乙醚稀释至刻度，摇匀。

3. 浓缩、溶解与测定

精密量取上述乙醚液适量，置蒸发皿内，在水浴上低温蒸发至 5 ml 后，置减压干燥器中，抽干，迅速加异丙醇溶解并定量稀释制成每 1 ml 中含维生素 A 9～15 单位，照紫外-可见分光光度法，在 300 nm、310 nm、325 nm 与 334 nm 四个波长处测定吸光度，并测定吸收峰的波长。

(1) 如果吸收峰处于 323～327 nm 之间，且 300 nm 波长处的吸光度与 325 nm 波长处的吸光度的比值不超过 0.73，则先按式 (11-6) 计算校正吸收值，再作进一步考虑：

$$A_{325}(校正)=6.815A_{325}-2.555A_{310}-4.260A_{334} \quad (11-6)$$

若 $\dfrac{A_{325(校正)}-A_{325}}{A_{325}}\times 100\%$ 所得的数值在 ±3% 内，则不需校正 A 值，而是直接将测得的 A_{325} 代

入式(11-2)~式(11-4)计算。若 $\frac{A_{325(校正)}-A_{325}}{A_{325}}\times 100\%$ 所得的数值超过±3%,则需用校正公式计算吸光度。

(2) 如果吸收峰不在 323~327 nm 之间或 A_{300}/A_{325} 的比值大于 0.73,表示供试品中杂质含量过高,应采用色谱法将未皂化部分纯化后再进行测定。

4. 讨论

(1) 在皂化过程中,应每 5 min 摇一下皂化瓶,使样品皂化完全。

(2) 提取过程中,振摇不应太剧烈,避免溶液乳化而不易分层。

(3) 洗涤时,最初水洗轻摇,逐次振摇强度可增加。

(4) 无水硫酸钠如有结块,应烘干后使用。

(5) 应用三点校正法时,除其中一点在最大吸收波长处测定外,其余两点均在最大吸收峰两侧上升或下降的陡坡处进行。如果仪器波长不准确时,将产生较大误差。因此,在测定前务必要校正仪器的波长。

(三) 其他分析法

《美国药典》采用高效液相色谱法测定复合维生素及矿物质片(Oil-and Water-Soluble Vitamins with Minerals Tablets)中维生素 A 的含量。其中维生素 A 是醋酸酯或棕榈酸酯。

《美国药典》在该品种项下列有三种方法来测定维生素 A 的含量,并且规定如标签中维生素 A 未说明选用何种方法测定时,按第一法测定。第一法如下:

1. 对照品溶液

取全反式维生素 A 醋酸酯对照品适量,精密称定,加正己烷溶解并稀释制成每 1 ml 含维生素 A 15 μg 的溶液作为对照品溶液。

2. 系统适用性试验用溶液

取维生素 A 棕榈酸酯,同法制成每 1 ml 含维生素 A 15 μg 的溶液。取适量与对照品按体积比 1:1 混合,制成每 1 ml 含维生素 A 醋酸酯及棕榈酸酯各 7.5 μg 的溶液进行系统适用性试验。

3. 供试品溶液的制备

取本品 20 片,精密称定,研细,精密称取适量(约相当于 5 片),置磨口容器中,加二甲亚砜 10 ml 和正己烷 15 ml,置 60℃水浴振摇 45 min,离心 10 min(3 000 r/min),吸取正己烷层置 100 ml 量瓶中。二甲亚砜液反复以正己烷(15 ml,15 ml,15 ml)提取 3 次,每次振摇 5 min,正己烷液并入 100 ml 量瓶。加正己烷稀释至刻度,摇匀。精密吸取 10 ml,加正己烷稀释制成每 1 ml 含维生素 A 约 15 μg 的溶液作为供试品溶液。剩余的溶液可用于维生素 D、E、K 的分析。

4. 色谱条件与系统适用性试验

在以氨基丙基硅烷键合相硅胶(L_8)为填充剂的色谱柱(4.6 mm×15 cm,3 μm)上,以正己烷为流动相,流速为 1.0 ml/min;检测波长为 325 nm。吸取系统适用性试验用溶液适量,注入液相色谱仪,维生素 A 醋酸酯与棕榈酸酯的峰分离度应不小于 1.0,重复进样的相对标准偏差应不大于 3.0%。

5. 测定

分别精密吸取维生素 A 供试品溶液和对照品溶液各约 40 μl 注入高效液相色谱仪,记录维生素 A 醋酸酯或棕榈酸酯的峰面积,以下式计算片剂中维生素 A 含量(mg),片剂中维生素 A 含量以维生素 A 醇($C_{20}H_{30}O$)计:

$$维生素 A 含量(mg) = 0.872 \times c \times D \times \frac{r_u}{r_s} \tag{11-7}$$

式中,0.872 是维生素 A 醋酸酯或棕榈酸酯折算维生素 A 醇的系数,c 为对照品溶液中维生素 A 醋酸酯的浓度(mg/ml),D 为供试品溶液的体积(ml);r_u 和 r_s 分别为供试品溶液和对照品溶液中全反式维生素 A 醋酸酯的峰面积。

6. 讨论

通常情况下成分复杂的样品需采用皂化反应后测定其中的维生素 A 醇。成分相对简单的片剂和胶囊样品可采用溶剂提取直接测定维生素 A 醋酸酯或棕榈酸酯。奶粉等产品可以使用胰酶或蛋白酶处理,溶剂提取后测定维生素 A 醋酸酯或棕榈酸酯。

第三节　维生素 B_1

维生素 B_1(Vitamin B_1)又称硫胺素或抗神经炎素。在酵母、米糠、麦胚、花生、黄豆以及绿色蔬菜和牛乳、蛋黄中含量较为丰富。维生素 B_1 有保护神经系统的作用,还能促进肠胃蠕动,增加食欲。维生素 B_1 缺乏时,可引起多种神经炎症,如脚气病。

一、结构与性质

维生素 B_1 是由氨基嘧啶环和噻唑环通过亚甲基连接而成的季铵化合物,噻唑环上季铵及嘧啶环上氨基为两个碱性基团,药物为它们的盐酸盐。

维生素 B_1 为白色结晶或结晶性粉末;有微弱的特臭,味苦,有引湿性,露置在空气中,易吸收水分,其在酸性溶液中很稳定,在碱性溶液中不稳定,易被氧化和受热破坏。

维生素 B_1 由于含有共轭体系,对紫外光有吸收,本品浓度约为 12.5 μg/ml 的盐酸溶液(9→1 000),在 246 nm 波长处的吸收系数($E_{1\,cm}^{1\%}$)为 406~436。

维生素 B_1 在水中易溶,水溶液显酸性。在乙醇中微溶,在乙醚中不溶。

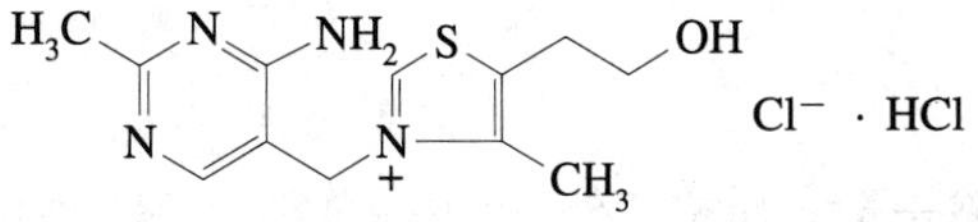

维生素B_1

二、鉴别

(一)硫色素反应

维生素 B_1 在碱性溶液中,可被铁氰化钾氧化成硫色素。硫色素溶于正丁醇中,显蓝色荧光。

方法:取供试品约 5 mg,加氢氧化钠试液 2.5 ml 溶解后,加铁氰化钾 0.5 ml 与正丁醇 5 ml,强力振摇 2 min,放置使分层,上面的醇层显强烈的蓝色荧光。加酸使成酸性,荧光即消失。再加碱使成碱性,荧光又显出。反应式如下:

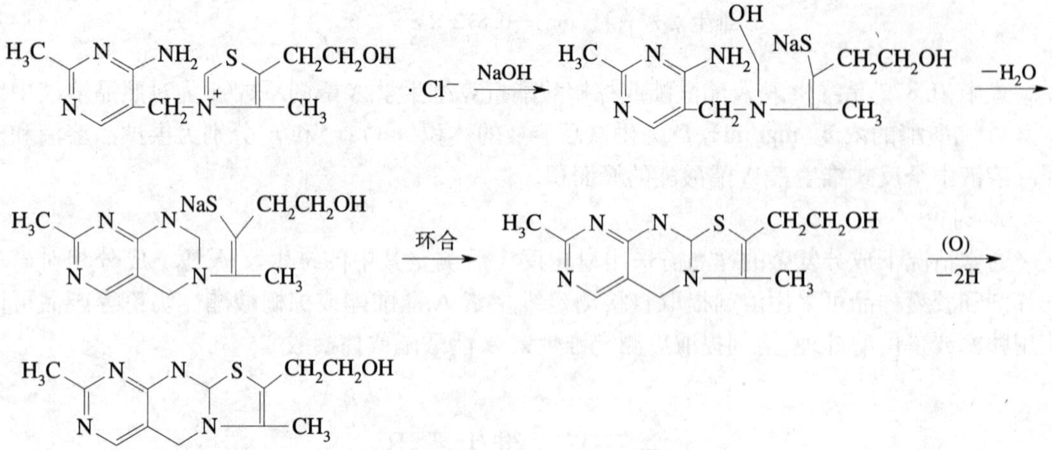

（二）氯离子的反应

本品的水溶液显氯化物的鉴别反应。

（1）取供试品溶液，加稀硝酸使成酸性后，滴加硝酸银试液，即生成白色凝乳状沉淀；分离，沉淀加氨试液即溶解，再加稀硝酸酸化后，沉淀复生成。

（2）取供试品少量，置试管中，加等量的二氧化锰，混匀，加硫酸湿润，缓缓加热，即产生氯气，能使湿润的碘化钾淀粉试纸显蓝色。

（三）吸收系数

在维生素 B_1 的性状项下，收载有吸收系数的测定。吸收系数是物质的物理常数，随浓度 c 单位的不同，吸收系数 E 有不同的意义和表示方法。当 c 以"mol/L"为单位时，E 称为摩尔吸收系数，用 ε 表示；当 c 用"g/100 ml"为单位时，E 称为比吸收系数，用 $E_{1\,cm}^{1\%}$ 表示。在药品检验中使用比吸收系数（$E_{1\,cm}^{1\%}$），简称吸收系数，其物理意义是当吸光物质溶液浓度为 1%（1 g/100 ml），液层厚度为 1 cm 时，在一定条件（波长、溶剂、温度）下的吸光度。

方法为取本品，精密称定，加盐酸溶液（9→1 000）溶解并定量稀释制成每 1 ml 约含 12.5 μg 的溶液，照分光光度法，在 246 nm 的波长处测定吸光度，吸收系数（$E_{1\,cm}^{1\%}$）为 406～436。

三、检查

维生素 B_1 检查项下除一般杂质检查外，还包括总氯量、有关物质检查等。

（一）硝酸盐

维生素 B_1 在合成过程中需使用硝酸盐，所以对其检查。采用靛胭脂法检查。

取本品 1.0 g，加水溶解成 100 ml，取 1.0 ml，加水 4.0 ml 与 10% 氯化钠溶液 0.5 ml，摇匀，精密加入稀靛胭脂试液 1 ml，摇匀，沿管壁缓缓加硫酸 5.0 ml，立即缓缓振摇 1 min，放置 10 min，与标准硝酸钾溶液（每 1 ml 相当于 50 μg 的 KNO_3）0.50 ml 用同一方法制成的对照液比较，不得更浅（0.25%）。

（二）总氯量

本品为盐酸盐，需检查总氯量。《中国药典》（2010 年版）采用银量法检查。

取本品约 0.2 g，精密称定，加水 20 ml 溶解后，加稀醋酸 2 ml 与溴酚蓝指示液 8～10 滴，用硝酸银滴定液（0.1 mol/L）滴定至显蓝紫色。每 1 ml 硝酸银滴定液（0.1 mol/L）相当于 3.54 mg 的氯（Cl）。按干燥品计算，含总氯量应为 20.6%～21.2%。

(三) 有关物质

《中国药典》(2010 年版)有关物质的检查方法如下:精密称取本品约 10 mg,加流动相稀释制成每 1 ml 中含维生素 B_1 1 mg 的溶液,作为供试品溶液;精密量取 1 ml,置 100 ml 量瓶中,加流动相稀释至刻度,摇匀作为对照溶液。照高效液相色谱法测定,用十八烷基硅烷键合硅胶为填充剂;以甲醇-乙腈-0.02 mol/L 庚烷磺酸钠溶液(含 1% 三乙胺,用磷酸调 pH 至 5.5)(9∶9∶82)为流动相,检测波长为 254 nm,理论板数按维生素 B_1 计算不低于 2 000,主峰与前后峰的分离度应符合要求。取对照溶液 20 μl 注入液相色谱仪,调节检测灵敏度,使主成分色谱峰的峰高约为满量程的 20%。精密量取供试品溶液与对照溶液各 20 μl,分别注入液相色谱仪,记录色谱图至主成分保留时间的 3 倍,供试品溶液色谱图如有杂质峰(扣除溶剂峰),各杂质峰面积的和不得大于对照溶液主峰面积 1/2(0.5%)。

四、含量测定

(一) 维生素 B_1

维生素 B_1 为有机碱盐酸盐,《中国药典》(2010 年版)采用非水溶液滴定法测定含量。非水溶液滴定法测定有机碱性药物的方法称为非水碱量法。非水溶液滴定法具有操作简便、结果准确的优点,故各国药典广泛用作原料药的测定方法,本法用于制剂的测定时,常需进行必要的前处理。

方法:取本品约 0.12 g,精密称定,加冰醋酸 20 ml 微热使溶解,放冷至室温,加醋酐 30 ml,照电位滴定法,用高氯酸滴定液(0.1 mol/L)滴定,并将滴定的结果用空白试验校正。每 1 ml 高氯酸滴定液(0.1 mol/L)相当于 16.86 mg 的 $C_{12}H_{17}ClN_4OS \cdot HCl$

$$含量 = \frac{(V-V_0) \times T \times f \times 10^{-3}}{W(1-干燥失重\%)} \times 100\%$$

式中,V 和 V_0 分别为样品测定和空白试验消耗高氯酸滴定液的体积(ml);T 为滴定度,即每 1 ml 高氯酸滴定液(0.1 mol/L)相当的维生素 B_1 的量(16.86 mg);f 为浓度换算因素,$f=c/0.1$,其中 c 为高氯酸滴定液的实际浓度(mol/L);W 为称样量(g)。

(二) 维生素 B_1 片

《中国药典》(2010 年版)采用紫外分光光度法测定维生素 B_1 片剂及注射液的含量。

维生素 B_1 分子中具有共轭双键结构,故在一定波长下可产生紫外吸收,测定一定浓度溶液的吸光度即可定量。

方法:取本品 20 片,精密称定,研细,精密称取适量(约相当于维生素 B_1 25 mg),置 100 ml 量瓶中,加盐酸溶液(9→1 000)约 70 ml,振摇 15 min 使维生素 B_1 溶解,加盐酸溶液(9→1 000)稀释至刻度,摇匀,用干燥滤纸滤过,精密量取滤液 5 ml,置另一 100 ml 量瓶中,再加盐酸溶液(9→1 000)稀释至刻度,摇匀,照紫外-可见分光光度法,在 246 nm 的波长处测定吸光度,按 $C_{12}H_{17}ClN_4OS \cdot HCl$ 的吸收系数($E_{1\ cm}^{1\%}$)为 421 计算。以下式计算标示量百分含量:

$$占标示量的百分含量 = \frac{A \times 100 \times 10^3 \times \overline{W}}{E_{1\ cm}^{1\%} \times 5 \times W \times 标示量} \times 100\%$$

式中,A 为供试品溶液的吸光度;$\overline{W}$ 为平均片重(g/片);W 为片粉的称样量(g);标示量的单位为 mg/片。

(三) 维生素 B_1 注射液

精密量取本品适量(约相当于维生素 B_1 50 mg),置 200 ml 量瓶中,加水稀释至刻度,摇匀,精密量取 5 ml,置 100 ml 量瓶中,加盐酸溶液(9→1 000)稀释至刻度,照分光光度法,在 246 nm 的波长处测定吸光度,按 $C_{12}H_{17}ClN_4OS \cdot HCl$ 的吸收系数($E_{1\ cm}^{1\%}$)为 421 计算。

$$占标示量的百分含量 = \frac{A \times 200 \times 10^3}{E_{1\ cm}^{1\%} \times 5 \times V \times 标示量} \times 100\%$$

式中,A 为供试品溶液的吸光度;V 为取样量(ml);标示量的单位为 mg/ml。《中国药典》(2010 年版)规定,维生素 B_1 注射液的含量应为标示量的 93.0% ~ 107.0%。

第四节 维生素 C

维生素 C(Vitamin C)是一种己糖醛基酸,有抗坏血病的作用,所以又称作 L-抗坏血酸(ascorbic acid)。维生素 C 广泛存在于植物组织中,新鲜的水果、蔬菜,特别是枣、辣椒、苦瓜、柿子叶、猕猴桃、柑橘等食品中含量尤其丰富。

维生素 C 在化学结构上和糖类十分相似,它有四种光学异构体,其中以 L-构型右旋体的生物活性最强,《中国药典》(2010 年版)及美、英、日等国家的药典收载的均为 L-型。

一、结构与性质

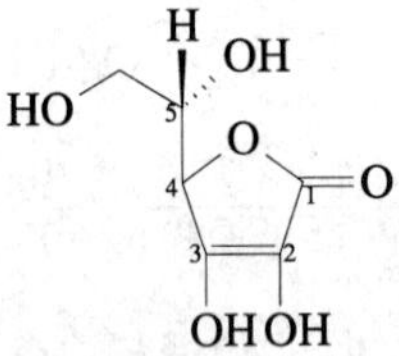

维生素C

维生素 C 在水中易溶,在乙醇中略溶,在三氯甲烷或乙醚中不溶。

维生素 C 结构中具有烯二醇基,因此具有酸性。由于受共轭效应的影响,C_3-OH 酸性较强($pK_1 = 4.17$),而 C_2-OH 的酸性极弱($pK_2 = 11.57$),故维生素 C 一般表现为一元酸,能与碳酸氢钠作用生成稳定的钠盐,但在强碱中,内酯环可水解,生成酮酸盐。

维生素 C 结构中二烯醇羟基具有较强的还原性,可以被多种氧化剂氧化。分子中的二烯醇基易被氧化为二酮基而成为去氢维生素 C,加氢又可还原为维生素 C。在碱性溶液或强酸性溶液中能进一步水解为二酮古罗糖酸。

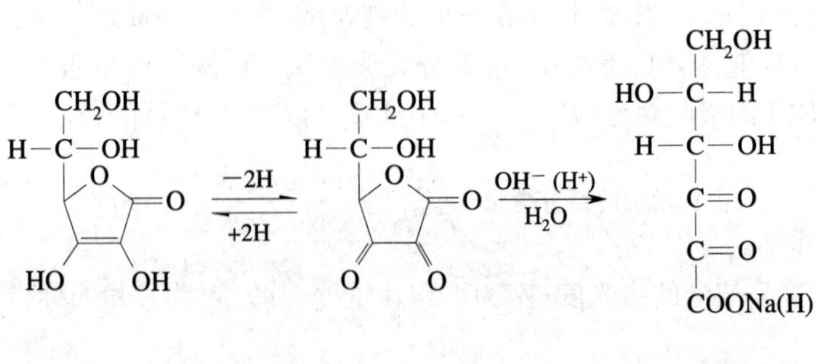

维生素 C 分子结构中具有两个手性碳原子（C_4、C_5），因此维生素 C 具有旋光性，本品的 0.10 g/ml 水溶液的比旋度为 +20.5°~+21.5°。

维生素 C 含有共轭双键，在稀盐酸溶液中，于 243 nm 波长处有最大吸收；若在中性或碱性条件下，则红移至 265 nm 处。

二、鉴别

（一）与硝酸银试液反应

维生素 C 结构中烯二醇基具有较强的还原性，可被 Ag^+ 氧化为去氢抗坏血酸，同时产生黑色的单质银沉淀。《中国药典》(2010 年版)采用该方法鉴别维生素 C。

方法：取供试品 0.2 g，加水 10 ml 溶解后，取该溶液 5 ml，加硝酸银试液 0.5 ml，即生成银的黑色沉淀。

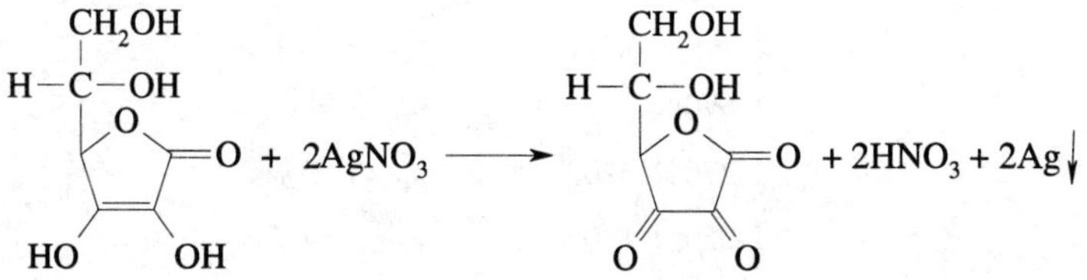

（二）与二氯靛酚钠试液反应

2,6-二氯靛酚钠为一染料，其氧化型在酸性介质中为玫瑰红色，在碱性介质中为蓝色，与维生素 C 作用后生成还原型的无色酚亚胺，颜色消失。

方法：取本品 0.2 g，加水 10 ml 溶解后，取溶液 5 ml，加 2,6-二氯靛酚钠试液 1~2 滴，试液的颜色即消失。反应式如下：

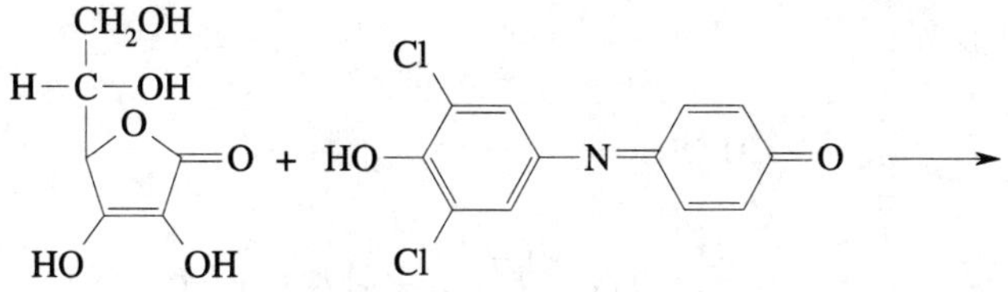

玫瑰红色

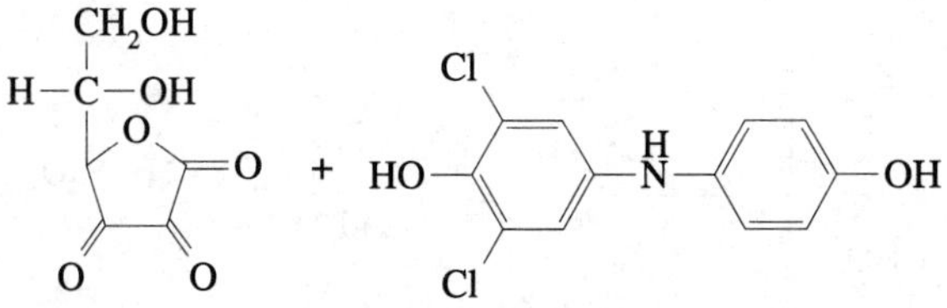

无色

（三）红外吸收光谱

《中国药典》(2010 年版)采用红外吸收光谱法鉴别维生素 C。本品的红外吸收图谱应与对照图谱一致。其主要特征峰如下：

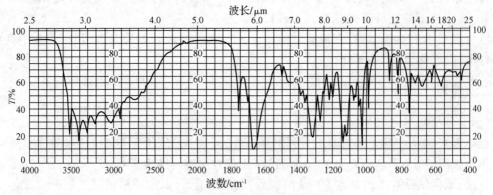

图 11-1 维生素 C 红外吸收图谱

波数(cm^{-1})	归属
3 700 ~ 2 300	ν_{O-H}(羟基)
1 670	$\nu_{C=O}$(羰基)
1 270,1 320	ν_{C-O}(酯基)
1 050,1 140	ν_{C-O}(羟基)

(四)与其他氧化剂反应

维生素 C 还可被亚甲蓝、高锰酸钾、碱性酒石酸铜试液、磷钼酸、碘等氧化剂氧化为去氢维生素 C,同时,维生素 C 可使这些试剂褪色,产生沉淀或显色。

日本药局方采用碘氧化法鉴别维生素 C。方法为:在维生素 C 的偏磷酸溶液中,加入碘试液至溶液开始显黄色,再加入一滴无水硫酸铜和一滴吡咯,50℃加热 5 min 后显蓝色。

(五)利用糖类性质的反应

维生素 C 可在三氯醋酸或盐酸存在下水解、脱羧,生成戊糖,再失水,转变为糠醛,加入吡咯,加热至 50℃产生蓝色。

(六)紫外吸收光谱

维生素 C 在 0.1 mol/L 盐酸液中,在 243 nm 波长处有唯一的最大吸收,《英国药典》利用此特征进行鉴别,规定供试品溶液的吸收系数在 545 ~ 585 之间。

三、检查

维生素 C 检查项目包括铁和铜、溶液的澄清度和颜色、炽灼残渣、重金属、细菌内毒素等检查项目。

(一) 溶液的澄清度与颜色

取本品 3.0 g,加水 15 ml,振摇使溶解,溶液应澄清无色;如显色,将溶液经 4 号垂熔玻璃漏斗滤过,取滤液,照分光光度法,在 420 nm 的波长处测定吸光度,不得超过 0.03。

(二) 铁和铜

由于微量的铁盐和铜盐会加速维生素 C 的氧化、分解,《中国药典》(2010 年版)在维生素 C 项下设立了铁盐和铜盐的检查项目,采用原子吸收分光光度法。

铁盐的测定在 248.3 nm 的波长处,采用标准加入法检查,限量为百万分之二,应符合规定。

铜盐的测定在 324.8 nm 的波长处,采用标准加入法检查,限量为百万分之五,应符合规定。

四、含量测定

维生素 C 具有还原性,《中国药典》(2010 年版)采用碘量法测定维生素 C 的含量。维生素 C 的制剂包括片剂、泡腾片、泡腾颗粒、颗粒剂、注射剂等,均采用碘量法测定含量。

(一) 维生素 C

当用碘滴定维生素 C 时,所滴定的碘被维生素 C 还原为碘离子。随着滴定过程中维生素 C 全被氧化,过量的碘将以碘分子形式出现。碘分子可以使含指示剂(淀粉)的溶液产生蓝色,即为滴定终点。

方法:取本品约 0.2 g,精密称定,加新沸过的冷水 100 ml 与稀醋酸 10 ml 使溶解,加淀粉指示液 1 ml,立即用碘滴定液(0.05 mol/L)滴定,至溶液显蓝色并在 30 s 中内不褪色。每 1 ml 碘滴定液(0.05 mol/L)相当于 8.806 mg 的 $C_6H_8O_6$。

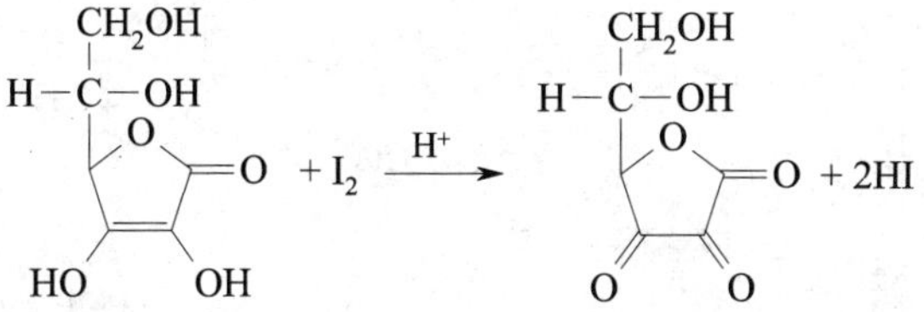

讨论:由上式可知,1 mol 的 I_2 相当于 1 mol 的维生素 C,维生素 C 的相对分子质量为 176.13,因此每 1 ml 碘滴定液(0.05 mol/L)相当于 8.806 mg 的维生素 C($C_6H_8O_6$)。

$$含量 = \frac{V \times T \times f \times 10^{-3}}{W} \times 100\%$$

式中,V 为消耗碘滴定液的体积(ml);T 为滴定度,即每 1 ml 碘滴定液(0.05 mol/L)相当于的维生素 C 的量;f 为浓度换算因素,$f = c/0.05$,其中 c 为碘滴定液的实际浓度(mol/L);W 为称样量(g)。

滴定前加入稀醋酸可使滴定时维生素 C 受空气中氧的氧化作用减慢,但供试品溶解于稀酸后,仍需立即滴定。使用新沸过的冷水作为溶剂,是为了减少水中溶解的氧对测定的影响。

(二) 维生素 C 片与注射液

采用碘量法测定维生素 C 制剂时,为了消除制剂中辅料对测定的干扰,滴定前要做些必要的处理。如片剂溶解后应滤过,取续滤液测定;注射液测定时要加 2 ml 丙酮,以消除注射液内含有的抗氧剂亚硫酸氢钠对测定的影响。

维生素 C 片的测定方法:取本品 20 片,精密称定,研细,精密称取适量(约相当于维生素 C 0.2 g),置 100 ml 量瓶中,加新沸过的冷水 100 ml 与稀醋酸 10 ml 的混合液适量,振摇使维生素 C 溶解并稀释至刻度,摇匀,经干燥滤纸迅速滤过,精密量取续滤液 50 ml,加淀粉指示液 1 ml,用碘滴定液(0.05 mol/L)滴定,至溶液显蓝色并持续 30 s 不退色。每 1 ml 碘滴定液(0.05 mol/L)相当于 8.806 mg 的 $C_6H_8O_6$。

维生素 C 注射液测定时,先加丙酮 2 ml,消除亚硫酸氢钠的影响,亚硫酸氢钠可以和丙酮发生加成作用,然后用碘量法测定。

第五节 维生素 D

维生素 D(Vitamin D)亦称为骨化醇、抗佝偻病维生素,为固醇类衍生物。维生素 D 族中最重要的是 D_2 和 D_3,维生素 D_2 即麦角钙化醇。维生素 D_3 即胆钙化醇,是唯一一种人体可以少量合成的维生素。

维生素 D 的主要功能是调节体内钙、磷的代谢,维持血钙和血磷的水平,从而维持牙齿和骨骼的正常生长与发育。儿童缺乏维生素 D,易发生佝偻病,过多服用维生素 D 将引起急性中毒。

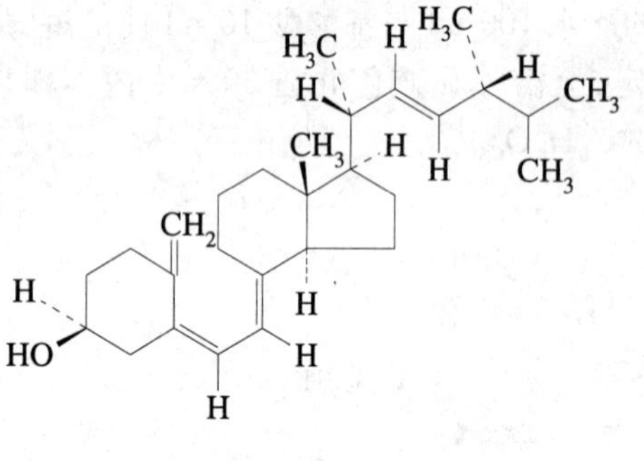

维生素D_2 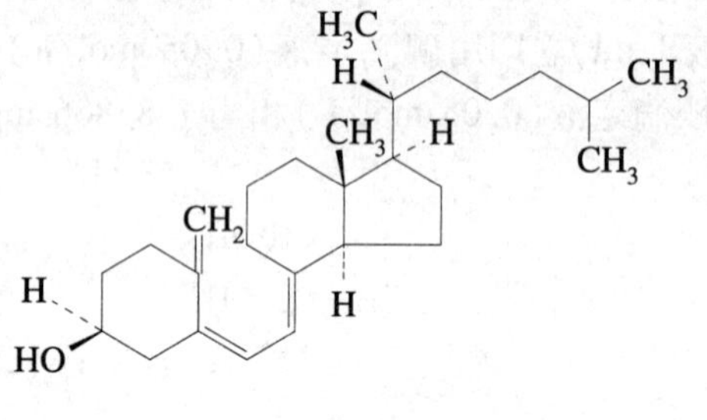   维生素D_3

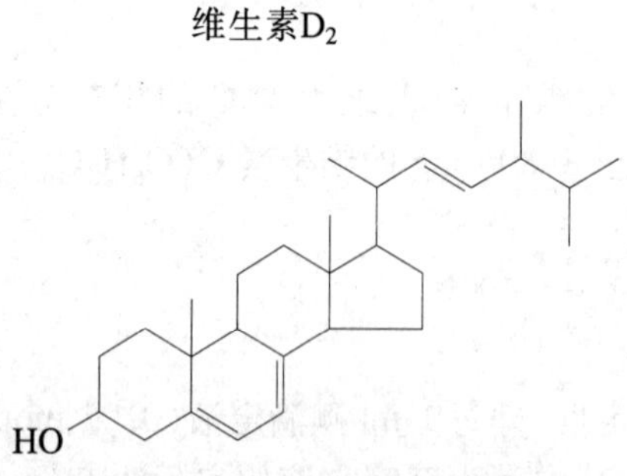

麦角醇 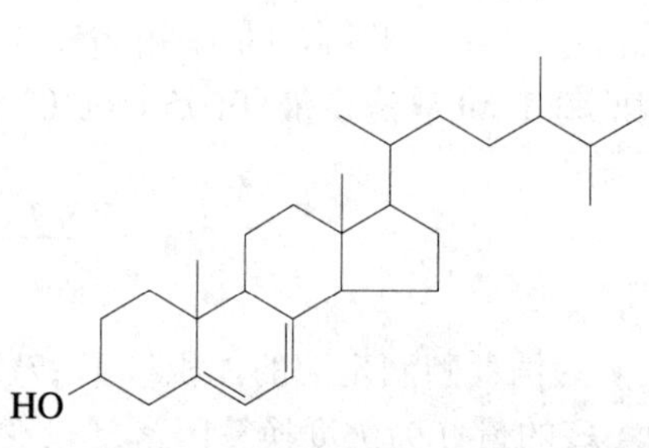   7-脱氢胆固醇

植物中的麦角醇为维生素 D_2 原,经紫外照射后可转变为维生素 D_2;人和动物皮下含的 7-脱氢胆固醇为维生素 D_3 原,经紫外照射后转变成维生素 D_3。

一、结构与性质

维生素 D 族是一类环戊烷多氢菲类化合物,系甾醇的衍生物,只是侧链不同,结构如上图。因此维生素 D_2 和维生素 D_3 的理化性质及物理常数相似。

维生素 D_2、D_3 均为无色针状结晶或白色结晶性粉末;无臭,无味;遇光或空气均易变质;在乙醇、丙酮、三氯甲烷或乙醚中极易溶解,在植物油中略溶,在水中不溶。

维生素 D_2 加无水乙醇制成每 1 ml 中含 40 mg 的溶液,比旋度为 +102.5°~+107.5℃;维生素 D_3 比旋度为 +105°~+112°(应于容器开启后 30 min 内取样,并在溶液配制后 30 min 内测定)。

维生素 D_2 加无水乙醇溶解并定量稀释制成每 1 ml 中约含 10 μg 的溶液,在 265 nm 的波长处测定吸光度,吸收系数 $E_{1\,cm}^{1\%}$ 为 460~490。维生素 D_3 在 265 nm 的波长处测定吸光度,吸收系数 $E_{1\,cm}^{1\%}$ 为 465~495。

维生素 D 在中性及碱性条件下对热稳定,如在 130℃ 加热 90 min,仍能保持其活性,但光照及酸能促使其异构化。维生素 D 的油溶液加抗氧化剂后稳定。过量辐射照射,可形成少量具有毒性的化合物。

二、鉴别

(一)与醋酐-硫酸反应

方法:取维生素 D_2 或 D_3 约 0.5 mg,加三氯甲烷 5 ml 溶解后,加醋酐 0.3 ml 与硫酸 0.1 ml 振摇,初显黄色,渐变红色,迅即变为紫色、蓝绿色,最后变成绿色。

维生素 D_2、D_3 系甾醇的衍生物,能与一些酸类,如硫酸、盐酸、磷酸及三氯醋酸等作用显色,反应的原理较为复杂,包括羟基脱水成双键、双键移位及分子间缩合等。呈色反应的快慢主要决定于脂环羟基和双键的多少。

(二)红外吸收光谱

供试品的红外吸收图谱应与对照的图谱一致。

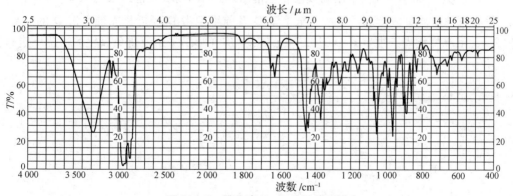

图 11-2 维生素 D_2 红外吸收图谱

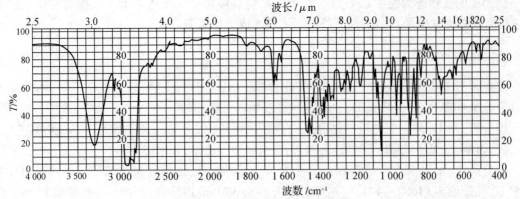

图 11-3 维生素 D₃ 红外吸收图谱

波数(cm⁻¹)	归属
3 300	ν_{O-H}(羟基)
1 650,1 640	$\nu_{C=C}$
1 460,1 380	δ_{CH_2,CH_3}
1 050	ν_{C-O}

三、麦角甾醇检查

维生素 D₂ 须检查麦角甾醇,方法如下:

取本品 10 mg,加 90% 乙醇 2 ml 溶解后,加洋地黄皂苷溶液(取洋地黄皂苷 20 mg,加 90% 乙醇 2 ml,加热溶解制成)2 ml,混合,放置 18 h,不得发生浑浊或沉淀。

检查的原理是甾体皂苷能与甾醇形成难溶性分子复合物。除麦角甾醇外,其他凡是含有 C₃ 位 β-OH 的甾醇(如 β-谷甾醇、豆甾醇、胆甾醇)等均可与皂苷结合生成难溶性分子复合物。因此利用供试品的乙醇溶液中加入皂苷,观察是否有沉淀发生来检查是否有甾醇类成分存在。

四、含量测定

《中国药典》(2010 年版)采用高效液相色谱法测定维生素 D(包括维生素 D₂ 和 D₃)及其制剂、维生素 AD 制剂或鱼肝油中所含维生素 D 及前维生素 D 经折算成维生素 D 的总量,以单位表示,每单位相当于维生素 D 0.025 μg。测定应在半暗室中及避免氧化的情况下进行。

速甾醇　　　　　　　　　　　5,6-反式维生素D

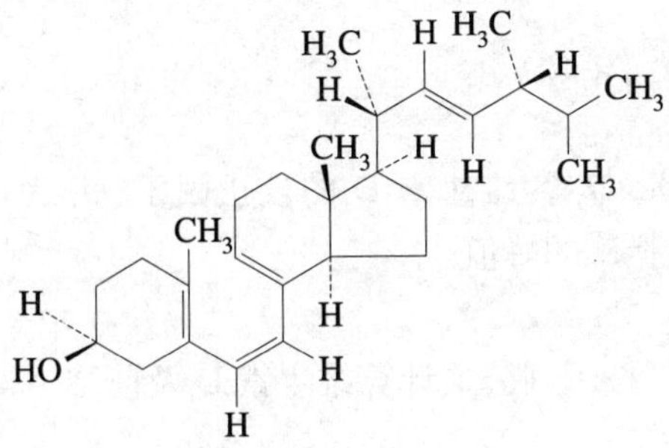

前维生素D_2 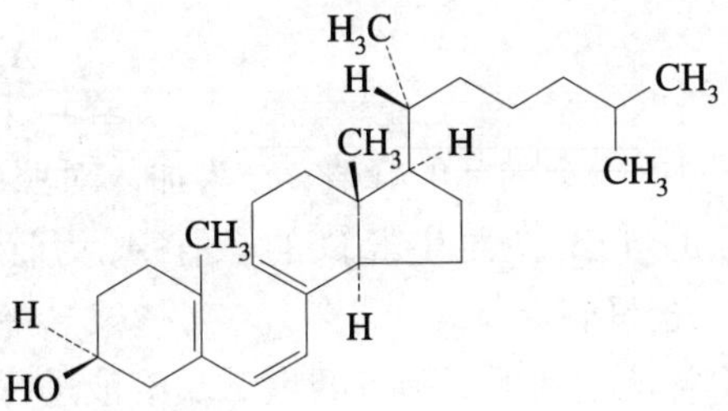　　　　　　　　　　前维生素D_3

无维生素 A 醇及其他杂质干扰的供试品可用第一法测定,否则应按第二法处理后测定;如果按第二法处理后,前维生素 D 峰仍受杂质干扰,仅有维生素 D 峰可以分离时,则应按第三法测定。

方法:精密称取本品 25 mg,置 100 ml 棕色量瓶中,加三甲基戊烷 80 ml,避免加热,用超声处理 1 min 使完全溶解,加三甲基戊烷至刻度,摇匀,作为供试品溶液。照维生素 D 测定法(第一法)测定,即得。

(一) 第一法

1. 对照品贮备溶液的制备

根据各制剂中所含维生素 D 的成分,精密称取相应的维生素 D_2 或 D_3 对照品 25 mg,置 100 ml 棕色量瓶中,加异辛烷 80 ml,避免加热,用超声处理助溶 1 min 使完全溶解,加异辛烷至刻度,摇匀,充氮密塞,避光,0℃以下保存。

测定维生素 D_2 时,应另取维生素 D_3 对照品 25 mg,同法制成维生素 D_3 对照品贮备溶液,供系统适用性试验用。

2. 内标溶液的制备

称取邻苯二甲酸二甲酯 25 mg,置 25 ml 量瓶中,加正己烷至刻度,摇匀。

3. 色谱条件与系统适用性试验

用硅胶为填充剂,正己烷-正戊醇(997∶3)为流动相,检测波长为 254 nm。量取维生素 D_3 对照品贮备溶液 5 ml,置具塞玻璃容器中,通氮后密塞,置 90℃水浴中加热 1 h,取出迅速冷却,加正己烷 5 ml,摇匀,置 1 cm 具塞石英吸收池中,在 2 支主波长分别为 254 nm 和 365 nm 的 8 W 紫外光灯下,将石英吸收池斜放成 45°,并距灯管 5~6 cm,照射 5 min,使溶液中含有前维生素 D_3、反式维生素 D_3、维生素 D_3 和速甾醇 D_3;取此溶液注入液相色谱仪,测定维生素 D_3 的峰值,先后进样 5 次,相对标准偏差应不大于 2.0%;前维生素 D_3(与维生素 D_3 的比保留时间约为 0.5)与反式维生素 D_3(与维生素 D_3 的比保留时间约为 0.6)以及维生素 D_3 与速甾醇 D_3(与维生素 D_3 的比保留时间约为 1.1)的峰分离度均应大于 1.0。

4. 校正因子测定

精密量取对照品贮备溶液和内标溶液各 5 ml,置 50 ml 量瓶中,加正己烷至刻度,摇匀;取一定量注入液相色谱仪,计算维生素 D 的校正因子 f_1。

另精密量取对照品贮备溶液 5 ml 置 50 ml 量瓶中,加入 2,6-二叔丁基对甲酚结晶 1 粒,通氮排除空气后,密塞,置 90℃水浴中加热 1.5 h,取出迅速冷却至室温,精密加内标溶液 5 ml,加正己烷至刻度,摇匀;取一定量注入液相色谱仪,计算前维生素 D 折算成维生素 D 的校正因

子 f_2。

$$f_2 = \frac{A_s m_r - f_1 m_s A_{r1}}{A_{r2} m_s}$$

式中,A_s 为内标的峰值;m_r 为加入对照品的量;f_1 为维生素 D 的校正因子;m_s 为加入内标物质的量;A_{r1} 为维生素 D 的峰值;A_{r2} 为前维生素 D 的峰值。

5. 含量测定

取各该制剂项下制备的供试品溶液进行测定,按下列公式计算维生素 D 及前维生素 D 折算成维生素 D 的总量(m_i)。

$$m_i = \frac{f_1 A_{i1} + f_2 A_{i2}}{A_s} m_s$$

式中,A_{i1} 为维生素 D 的峰值;A_{i2} 为前维生素 D 的峰值;m_s 为加入内标物质的量;A_s 为内标的峰值。

(二) 第二法

1. 皂化提取

精密称取供试品适量(相当于维生素 D 总量 600 单位以上,重量不超过 2.0 g),置皂化瓶中,加乙醇 30 ml、抗坏血酸 0.2 g 与 50%(g/g)氢氧化钾溶液 3 ml[若供试量为 3 g,则加 50%(g/g)氢氧化钾溶液 4 ml],置水浴上加热回流 30 min,冷却后,自冷凝管顶端加水 10 ml 冲洗冷凝管内壁,将皂化液移至分液漏斗中,皂化瓶用水 60~100 ml 分数次洗涤,洗液并入分液漏斗中,用不含过氧化物的乙醚振摇提取 3 次,第一次 60 ml,以后每次 40 ml,合并乙醚液,用水洗涤数次,每次约 100 ml,洗涤时应缓缓旋动,避免乳化,直至水层遇酚酞指示液不再显红色,静置,分取乙醚提取液,加入干燥滤纸条少许,振摇,除去乙醚提取液中残留的水分,分液漏斗及滤纸条再用少量乙醚洗涤,洗液与提取液合并,置具塞圆底烧瓶中,在水浴上低温蒸发至约 5 ml,再用氮气流吹干,迅速精密加入甲醇 3 ml,密塞,超声处理助溶后,移入离心管中,离心,取上清液作为供试品溶液 A。

2. 净化用色谱柱系统分离收集维生素 D

精密量取上述供试品溶液 A 500 μl,注入以十八烷基硅烷键合硅胶为填充剂的液相色谱柱,以甲醇-乙腈-水(50∶50∶2)为流动相进行分离,检测波长为 254 nm,从记录仪上观察色谱图,要求维生素 D 与前维生素 D 为叠峰,并能与维生素 A 及其他干扰含量测定的杂质分开;准确收集含有维生素 D 及前维生素 D 混合物的全部流出液,置具塞圆底烧瓶中,用氮气流迅速吹干,精密加入已知内标浓度的正己烷溶液适量(不少于 2 ml,并使每 1 ml 中含维生素 D 为 50~140 单位,内标物质与维生素 D 的重量比约为 4∶1),密塞,超声处理助溶,即为供试品溶液 B。

3. 测定

取供试品溶液 B,按第一法进行含量测定,进样量为 100~200 μl。

(三) 第三法

1. 供试品溶液的制备

取各该制剂项下制备的供试品溶液 A,按上述第二法净化用色谱柱系统分离维生素 D 项下的方法处理,至"用氮气流迅速吹干"后,加入异辛烷 2 ml 溶解,通氮排除空气后,密塞,置 90℃ 水浴中,加热 1.5 h 后,立即通氮在 2 min 内吹干,迅速精密加入正己烷 2 ml,溶解后,即为供试品溶液 C。

2. 对照品溶液的制备

精密量取对照品贮备溶液适量,加异辛烷定量稀释,制成每 1 ml 中约含维生素 D 50 单位,精密量取 2 ml 置具塞圆底烧瓶中,照供试品溶液制备项下的方法,自"通氮排除空气后"起,依法操作,得对照品溶液。

3. 含量测定

在上述第一法的色谱条件下,取对照品溶液与供试品溶液 C,交替精密进样 200 μl,量取维生素 D 的峰值,按外标法计算含量。

第六节 维生素 E

维生素 E(Vitamin E)是一种脂溶性维生素,又称生育酚(tocopherol),是最主要的抗氧化剂之一,缺乏维生素 E,会导致动脉粥样硬化、血浓性贫血等症。近年来,维生素 E 又被广泛用于抗衰老方面,它可消除脂褐素在细胞中的沉积,改善细胞的正常功能,减慢组织细胞的衰老过程。

维生素 E 在各国药典中所对应的物质组成有所不同,《美国药典》所收载的维生素 E 为生育酚、生育酚醋酸酯、生育酚琥珀酸酯的混合物;其他各国药典则将上述成分列为不同的品种;《中国药典》(2005 年版)收载的维生素 E 系消旋 α-生育酚醋酸酯。本书以《中国药典》(2010 年版)收载品种 α-生育酚醋酸酯为例,讨论维生素 E 的质量控制方法。

一、结构与性质

维生素 E 具有苯并二氢吡喃的结构,苯环上有 1 个乙酰化的酚羟基,水解后成为生育酚,生育酚具有较强的还原性,可以被多种氧化剂氧化。

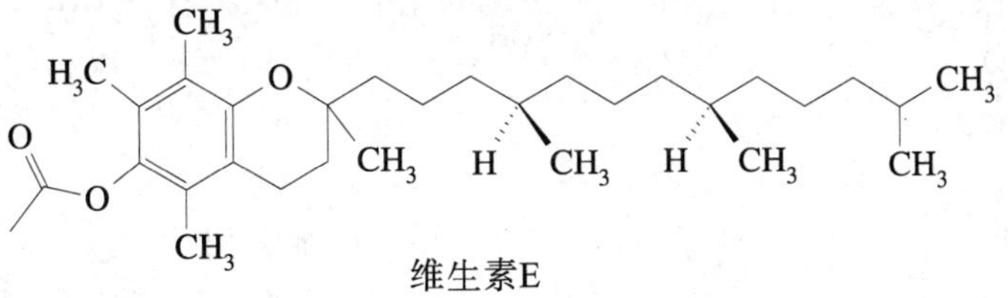

维生素 E

维生素 E 有 α、β、γ 和 δ 四种异构体,其中以 α 异构体的生理活性最强。α-生育酚醋酸酯有天然品和合成品之分,天然品为右旋体(d-α);合成品为消旋体(dl-α),右旋体和消旋体的效价比为 1.4:10,一般药用为合成品。

维生素 E 为微黄色或黄色透明的黏稠液体;在无水乙醇、丙酮、乙醚或石油醚中易溶,在水中不溶。

二、物理常数的测定

(一)比旋度

天然维生素 E 具有旋光性,为右旋体,《中国药典》(2010 年版)规定测定比旋度。

方法:取本品,加无水乙醇溶解后,加硫酸乙醇溶液适量,水浴回流,使酯键水解,乙醚提取,挥干乙醚,残渣加异辛烷溶解,依法测定旋光度,计算比旋度,按 d-α-生育酚计,不得低于+24°。

（二）折光率

维生素 E 为油状液体，《中国药典》(2010 年版)规定测定折光率。其折光率为 1.494~1.499。

（三）吸收系数

取本品，精密称定，加无水乙醇溶解并定量稀释制成每 1 ml 中约含 0.1 mg 的溶液，照分光光度法，在 284 nm 的波长处测定吸光度，吸收系数($E_{1\,cm}^{1\%}$)为 41.0~45.0。

三、鉴别

（一）与硝酸反应

维生素 E 在酸性条件下加热，先水解为生育酚，进一步被硝酸氧化显色。

方法：取本品约 30 mg，加无水乙醇 10 ml 溶解后，加硝酸 2 ml 摇匀，在 75℃ 加热约 15 min，溶液显橙红色。

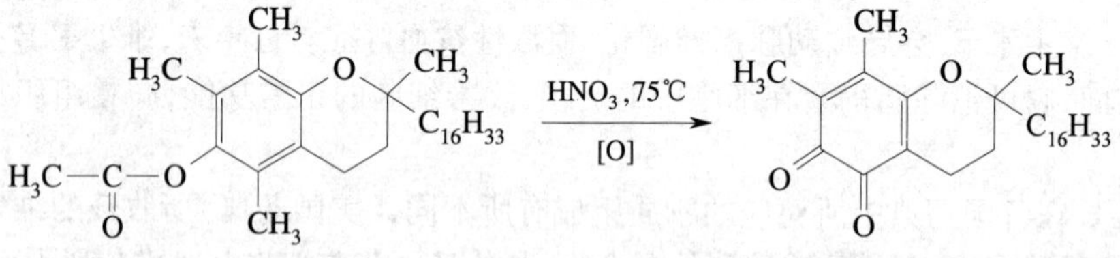

维生素E → 生育红（橙红色）

该方法也是日本药局方和《美国药典》采用的鉴别方法之一。

（二）红外吸收光谱

《中国药典》(2010 年版)采用的方法是本品的红外吸收图谱应与对照的图谱一致。

（三）水解后氧化反应

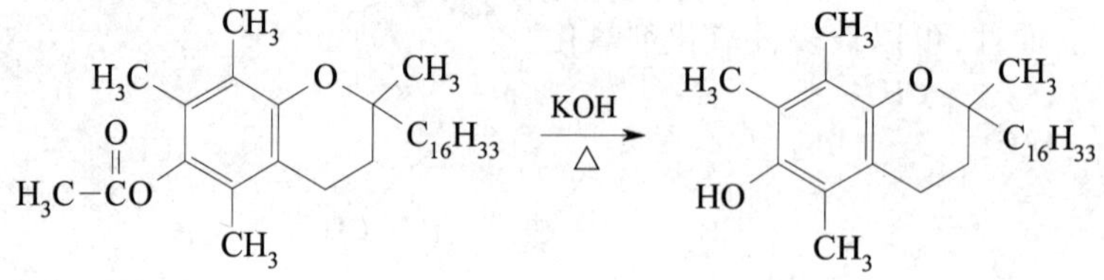

α-维生素E

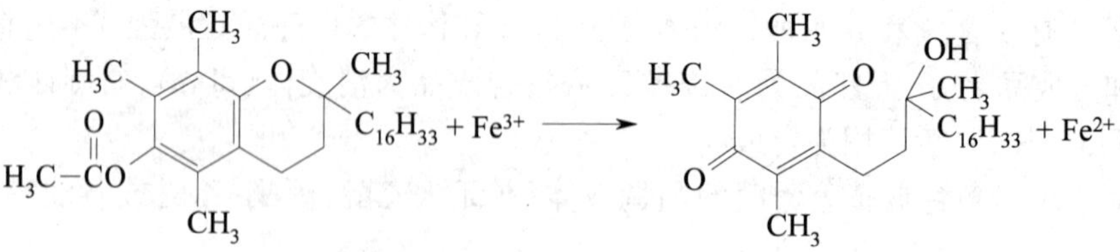

对生育醌

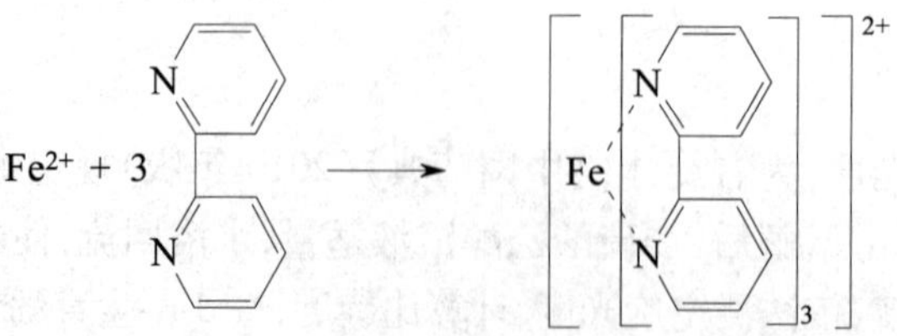

Fe^{2+} + 3 联吡啶 → [Fe(联吡啶)$_3$]$^{2+}$ 血红色

方法:取供试品约 10 mg,加醇制氢氧化钾试液 2 ml,煮沸 5 min,放冷,加水 4 ml 与乙醚 10 ml,振摇、静置使分层,取乙醚液 2 ml,加 2,2′-联吡啶的乙醇溶液(0.5→100)数滴和三氯化铁的乙醇溶液(0.2→100)数滴,应显血红色。

反应原理是维生素 E 在碱性溶液中加热水解生成游离 α-维生素 E,并被三氯化铁氧化为对生育醌,同时生成亚铁离子,后者与联吡啶生成血红色配离子。

(四)气相色谱法

《美国药典》规定,气相色谱图中,供试品溶液的主峰保留时间应与对照溶液的主峰保留时间一致。

(五)紫外吸收光谱

《英国药典》和日本药局方利用维生素 E 的乙醇溶液的紫外吸收特征对该化合物进行鉴别。

方法为:供试品的 0.01% 乙醇溶液在 230~350 nm 波长区域测定吸收光谱时,应在 284 nm 处出现最大吸收,278 nm 处出现肩峰,254 nm 处有最小吸收。

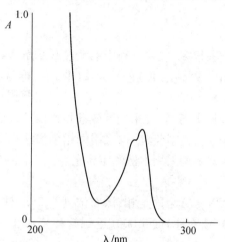

图 11-4 维生素 E 的紫外吸收光谱

《日本药局方》的方法为:10 mg 供试品的 99.5% 乙醇溶液在 284 nm 处吸收系数应为 41.0~45.0。

(六)薄层色谱法

《英国药典》采用直接鉴别和水解后鉴别两种方式对 α-生育酚醋酸酯进行鉴别。

供试品溶液及对照品溶液 A 的配制:分别取供试品及对照品 10 mg,溶解于 2 ml 环己烷中即得。供试品溶液及对照品溶液 B 的配制:在具塞试管中,分别置供试品及对照品 10 mg 于 2 ml 醇性硫酸溶液(2.5 mol/L)中,水浴上加热 5 min 后,冷却,加水和环己烷各 2 ml,振摇 1 min 后,取上清液即得。

方法:在硅胶 HF_{254} 板上,以乙醚-环己烷(1:4)为展开剂,254 nm 紫外灯下检测。供试品及对照品 A 溶液的主斑点应一致。供试品及对照品 B 液应出现两个斑点,这两个斑点的位置应一致,其中 R_f 值大者的位置应与 A 液的主斑点一致;R_f 值小者在喷以 HCl-$FeCl_3$(2.5 g/L)醇溶液-盐酸菲咯啉(10 g/L)的醇溶液(1:4:4)后应呈橘红色。

四、检查

维生素 E 检查项目包括酸度、生育酚、正己烷等检查项目。

(一) 酸度

取乙醇与乙醚各 15 ml,置锥形瓶中,加酚酞指示液 0.5 ml,滴加氢氧化钠滴定液(0.1 mol/L)至微显粉红色,加本品 1.0 g,溶解后,用氢氧化钠滴定液(0.1 mol/L)滴定,不得超过 0.5 ml。

(二) 生育酚

合成过程中若乙酰化不完全,或贮藏过程中酯键的水解都可能引入生育酚。生育酚具有还原性,《中国药典》(2010 年版)采用硫酸铈滴定法检查。

方法:取本品 0.10 g,加无水乙醇 5 ml 溶解后,加二苯胺试液 1 滴,用硫酸铈滴定液(0.01 mol/L)滴定,消耗硫酸铈滴定液(0.01 mol/L)不得超过 1.0 ml。

(三) 正己烷

《中国药典》(2010 年版)采用气相色谱法检查残留正己烷。

以 5% 苯基甲基聚硅氧烷为固定液,用氢火焰离子化检测器,柱温采用程序升温。正己烷属第二类溶剂,按 0.029% 限度检查。

五、含量测定

维生素 E 的含量测定方法很多,主要是利用维生素 E 水解产物游离维生素 E 的易氧化性质,用硫酸铈标准液直接滴定;或将铁(Ⅲ)还原为铁(Ⅱ)后,再与不同试剂生成配位化合物比色测定;也可用硝酸氧化、邻苯二胺缩合后荧光测定。《中国药典》(2010 年版)及其他各国药典多采用气相色谱内标法,《日本药局方》采用高效液相色谱外标法测定维生素 E 的含量。

《中国药典》、《美国药典》、《英国药典》均采用气相色谱法测定维生素 E 含量。维生素 E 的制剂包括片剂、注射液、胶丸等均采用本法测定含量。

(一) 气相色谱法

色谱条件包括以硅酮(OV-17)为固定相,涂布浓度为 2%,柱温为 265℃。理论板数按维生素 E 峰计算应不低于 500(填充柱)或 5 000(毛细管柱),维生素 E 峰与内标物质峰的分离度应符合要求。

1. 校正因子测定

取正三十二烷适量,加正己烷溶解,并稀释成每 1 ml 中含 1.0 mg 的溶液,摇匀,作为内标溶液。另取维生素 E 对照品约 20 mg,精密称定,置棕色具塞锥形瓶中,精密加入内标溶液 10 ml,密塞,摇匀使溶解,取 1~3 µl 注入气相色谱仪,计算校正因子。

$$校正因子(f) = \frac{\frac{A_s}{m_s}}{\frac{A_t}{m_t}}$$

式中,A_s 为内标物质的峰面积或峰高;A_t 为对照品的峰面积或峰高;m_s 为加入内标物质的量,mg;m_t 为加入对照品的量,mg。

2. 测定法

取本品约 20 mg,精密称定,置棕色具塞锥形瓶中,精密加入内标溶液 10 ml,密塞,摇匀使溶解,取 1~3 µl 注入气相色谱仪,测定,以下式计算,即得。

$$含量(m_x) = f \times \frac{A_x}{\frac{A_s}{m_s}}$$

式中,A_x 为供试品峰面积或峰高;m_x 为供试品的量,mg。

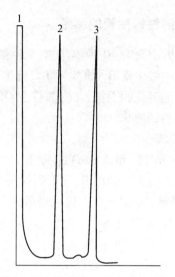

图 11-5 维生素 E 的气相色谱图
1. 溶剂(己烷);2. 内标(正三十二烷);3. 维生素 E

(二) 高效液相色谱法

《日本药局方》中对维生素 E 采用高效液相色谱外标法测定含量。

系统适用性:色谱柱为内径 4 mm、长 15 cm 的不锈钢柱;填充粒径 5~10 μm 的十八烷基硅烷键合硅胶为固定相;柱温为 35℃;流动相为甲醇-水(49:1);紫外检测器;波长为 292 nm。以含生育酚及其醋酸酯均为 0.1% 的乙醇(99.5%)溶液进样分析,生育酚和醋酸酯先后出峰,两峰的分离度应大于 2.6;重复试验 5 次,峰高的相对标准偏差小于 0.8%。

测定法:取维生素 E 供试品和生育酚对照各约 0.05 g,精密称定,分别溶于 99.5% 乙醇中,稀释到 50.0 ml,即得供试液和对照液。取供试品液和对照品液各 20 μl 注入高效液相色谱仪中,记录峰高 H_x 和 H_t,依据下式计算,即得:

$$供试品中生育酚的量(mg)= 对照品中生育酚的量(mg) \times \frac{H_x}{H_t}$$

式中,H_x 和 H_t 分别为供试品和对照品中生育酚的峰高。

第七节 复合维生素制剂的分析

复合维生素药物大多同时含有维生素 A、维生素 D、维生素 E、维生素 K 等成分,近年来,随着多种复合维生素药物的广泛应用,建立对这些维生素及其他成分的简单、快速、准确的分析方法是非常必要的。大量文献报道,高效液相色谱(HPLC)法是目前使用最普遍的测定维生素类的方法,通过适当的样品前处理及色谱条件的选择优化,能同时测定多组分维生素。

对于水溶性维生素的测定,目前建立并推广了一套系统分析方法,通过选用多波长离子对高效液相色谱分析可以解决维生素 B_1、维生素 B_6、烟酸、烟酰胺、维生素 C 的分析。

脂溶性维生素的分析方法根据其特点和样品基质情况,试样一般需要在皂化后经有机溶剂提取后测定,成分相对简单的片剂和胶囊样品可采用溶剂提取直接测定。

一、多维元素片中5种水溶性维生素的测定[①]

多维元素片为复方制剂,处方中含有10种维生素、5种微量元素以及其他相关辅料。采用HPLC法,建立的多维元素片中维生素B_1、维生素B_2、维生素B_6、烟酰胺、维生素C的含量测定方法,可有效去除辅料中其他组分的干扰,在专属性、准确度、精密度及耐用性方面,符合《中国药典》(2010年版)定量分析的要求。

1. 色谱条件与系统适用性试验

色谱柱:ODS色谱柱(4.6 mm×25 cm,5 μm);流动相:以0.05%庚烷磺酸钠溶液(用磷酸调节pH至3.0)为流动相A,以乙腈为流动相B,照下列程序进行梯度洗脱,流速1 ml/min;检测波长273 nm;柱温:室温;进样量:10 μl。在上述色谱条件下,出峰顺序按维生素C、烟酰胺、维生素B_6、维生素B_2和维生素B_1依次洗脱。

时间/min	流动相A/%	流动相B/%
0	100	0
20	85	15
21	80	20
30	80	20
31	100	0
35	100	0

2. 溶液制备与测定法

供试品溶液:取供试品20片,研细,精密称取适量(约相当于维生素C 70 mg),置100 ml量瓶中,加1%硫代硫酸钠溶液20 ml,振摇,混合,加1%醋酸溶液溶解并稀释至刻度,摇匀,作为供试品溶液。

对照品溶液:精密称取维生素B_1对照品约18 mg、维生素B_2对照品约18 mg、维生素B_6对照品约24 mg,置同一250 ml量瓶中,用1%醋酸溶液超声溶解并稀释至刻度,作为对照品溶液(1)。另取维生素C对照品约70 mg和烟酰胺对照品约18 mg,精密称定,置同一100 ml量瓶中,精密加入对照品溶液(1)20 ml,用1%醋酸溶液稀释至刻度,作为对照品溶液。

测定:分别精密量取上述供试品和对照品溶液各10 μl,注入液相色谱仪,记录色谱图,按外标法以峰面积计算各组分的含量。

3. 方法与结果

(1) 专属性

分取"溶液制备"项下的对照品溶液5份,每份4 ml,分别进行酸、碱、氧化、高温及光照破坏,在选定的色谱条件,精密量取10 μl,注入液相色谱仪,记录色谱图,结果表明,被测的5个组分与其主要的热、酸、碱、光等破坏、氧化产生的降解物峰均能得到很好的分离,最小分离度为氧化破坏的杂质与维生素B_2的分离度,但亦可达到1.39。

(2) 线性关系

精密称取维生素C 387.7 mg、烟酰胺94.8 mg,置100 ml量瓶中,加1%醋酸溶液溶解并稀释至刻度,作为对照品溶液(1);另精密称取维生素B_1 25.82 mg、维生素B_2 29.51 mg、维生素B_6 38.05 mg,置200 ml量瓶中,加1%醋酸溶液超声溶解并至刻度,作为对照品溶液(2);分

[①] 庞青云等. 多维元素片中5种水溶性维生素测定方法的建立. 中国药品标准,2007(5):9

别精密量取对照品溶液(1)5 ml、7.5 ml、10 ml、12.5 ml、15 ml,分别置50 ml量瓶中,再依次加入对照品溶液(2)2.5 ml、3.75 ml、5.0 ml、6.25 ml、7.5 ml,照本节"2. 溶液制备与测定法"项下的方法处理并测定,记录色谱图。以峰面积对进样量进行线性回归,结果详见表11-3。

表11-3 线性关系试验结果

组分	回归方程	相关系数
维生素 B_1	$y=7\times10^{-1}x+0.0108$	$r=0.9997$
维生素 B_2	$y=3\times10^{-7}x-0.0014$	$r=1.0000$
维生素 B_6	$y=9\times10^{-7}x+0.0119$	$r=1.0000$
烟酰胺	$y=1\times10^{-6}x-0.2471$	$r=0.9998$
维生素 C	$y=3\times10^{-6}x-1.5639$	$r=0.9996$

维生素 B_1 在 0.129 1~0.387 3 μg 范围内,维生素 B_2 在 0.147 6~0.442 8 μg 范围内,维生素 B_6 在 0.190 2~0.570 6 μg 范围内,烟酰胺在 1.896~5.688 μg 范围内,维生素 C 在 7.75~23.26 μg 范围内,进样量与峰面积呈良好的线性关系。

(3)精密度

取供试品5份,照本节"2. 溶液制备与测定法"项下的含量测定方法制备供试品溶液并进行分析,分别计算每片中5个组分的含量(mg),结果见表11-4。

表11-4 精密度试验结果

组分	1	2	3	4	5	平均	RSD/%
维生素 B_1	1.52	1.53	1.58	1.61	1.59	1.57	0.03
维生素 B_2	2.19	2.15	2.16	2.19	2.17	2.17	0.83
维生素 B_6	2.32	2.30	2.38	2.39	2.39	2.35	1.90
烟酰胺	19.3	19.1	19.2	19.4	19.3	19.3	0.5
维生素 C	69.48	69.06	67.72	67.96	67.68	68.38	0.5

(4)加样回收试验

分别精密称取维生素 B_1、维生素 B_2、维生素 B_6 各适量,置200 ml量瓶中,加1%醋酸溶液超声溶解并稀释至刻度,摇匀,精密量取该溶液5 ml,再分别加入维生素 C、烟酰胺各适量,并加入除上述5组分外按处方比例混成的原辅料混合物约240 mg,分别制成相当于线性中间浓度的80%、100%、120%的溶液,照本节"2. 溶液制备与测定法"项下的方法测定,以上三个浓度各平行测定3份,计算每个浓度的平均回收率(%)及9份测定的总RSD(%),结果见表11-5。

表11-5 加样回收试验结果

组分	低/%	中/%	高/%	平均/%	RSD/%
维生素 B_1	99.60	100.1	99.69	99.80	0.16
维生素 B_2	99.73	99.71	99.58	99.70	0.12
维生素 B_6	100.0	99.96	99.52	99.90	0.39
烟酰胺	100.0	100.1	100.3	100.4	0.34
维生素 C	99.66	99.39	99.53	99.60	0.28

(5) 稳定性

取线性试验用中心浓度溶液室温放置,分别于 0 h、3 h、5 h、7 h、9 h、12 h、14 h、15 h 进样,记录 5 个主成分峰面积($\times 10^5$),结果见表 11-6。

表 11-6 稳定性试验结果

组分	0 h	3 h	5 h	7 h	9 h	12 h	14 h	15 h	平均	RSD/%
维生素 B_1	3.593	3.596	3.589	3.594	3.571	3.537	3.523	3.530	3.566	0.88
维生素 B_2	11.38	11.36	11.37	11.40	11.37	11.37	11.37	11.37	11.37	0.10
维生素 B_6	4.021	4.030	4.038	4.011	3.994	4.010	4.046	4.026	4.022	0.42
烟酰胺	32.00	31.97	32.00	32.12	32.07	31.97	32.04	32.00	32.02	0.16
维生素 C	66.79	66.61	66.62	66.65	66.76	66.64	66.86	66.72	66.71	0.14

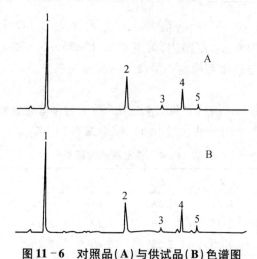

图 11-6 对照品(A)与供试品(B)色谱图
1. 维生素 C; 2. 烟酰胺; 3. 维生素 B_6; 4. 维生素 B_2; 5. 维生素 B_1

4. 讨论

(1) 多维元素片中维生素 C 的处方量是维生素 B_1 和维生素 B_2 的 50 倍,为确保低处方量的组分得到准确稳定的分析测定,选择对维生素 B_1 和维生素 B_2 都有较大响应值的 273 nm 为检测波长。

(2) 试验表明,多维元素片中的叶酸组分在上述色谱条件下亦能被洗脱出来,并且与维生素 B_1 峰能有效分离,但叶酸在所用的色谱条件下稳定性较差,回收率偏低,不适于定量测定。

(3) 供试品溶液制备时加入 1% 的硫代硫酸钠溶液,不仅可有效控制维生素 C 的氧化降解,并且可改善烟酰胺的峰形。

(4) 流动相中缓冲液的 pH 为 2.0 时,烟酰胺和维生素 B_1 的峰形变宽,但 pH 在 2.5~3.5 范围内时,所有峰形及分离度均能满足定量分析的要求。

(5) 流动相中缓冲液的浓度对基线及叶酸、维生素 B_1 和维生素 B_2 的分离度有较大影响:浓度为 0.1% 时,易引起基线漂移;浓度为 0.02% 时,维生素 B_1 和维生素 B_2 不能完全分离。故选择浓度为 0.05% 的庚烷磺酸钠溶液为流动相 A。

二、注射用复合维生素中维生素 D_2、维生素 A 与维生素 E 的测定[①]

注射用复合维生素含6种水溶性维生素和3种脂溶性维生素。利用固相萃取法,分离水溶性维生素和脂溶性维生素,进一步采用高效液相色谱(HPLC)法,可以在同一波长条件下同时测定注射用复合维生素中维生素 D_2、维生素 A 棕榈酸酯与维生素 E 醋酸酯的含量。

1. 色谱条件

色谱柱为(ODS-2)C_{18}(150 mm×4.6 mm,5 μm);流动相为乙腈-甲醇-二氯甲烷(80∶10∶10);检测波长 265 nm;流速 1 ml/min;柱温 30℃;进样量 10 μl。

2. 方法与结果

（1）溶液制备与测定法

对照品溶液的制备:精密称取维生素 D_2 对照品约 10 mg,置于 100 ml 量瓶中,加流动相溶解并稀释至刻度,摇匀,精密量取 1 ml,置于 10 ml 量瓶中;另精密称量维生素 A 棕榈酸酯 38 mg、维生素 E 醋酸酯 200 mg,分别置于 10 ml 量瓶,加流动相稀释至刻度,然后量取上述溶液各 1 ml,分别置于 10 ml 量瓶中,加流动相溶解并稀释至刻度,摇匀,即得。

供试品溶液的制备:将样品稀释 1 倍后,精密量取 2 ml,注入 C_{18} SPE 小柱(预先用 20% 乙醇 10 ml 淋洗),减压缓慢滴下,再用 20% 乙醇约 25 ml 减压缓慢淋洗,弃去;SPE 柱用 3 ml 丙酮缓慢洗脱,收集洗脱液,用氮气吹干,残渣用 1 ml 流动相溶解,即得。

测定法:分别量取对照品溶液、供试品溶液 10 μl,注入液相色谱仪,记录峰面积,外标法以峰面积计算维生素 D_2、维生素 A 棕榈酸酯与维生素 E 醋酸酯的含量。见图 11-7。

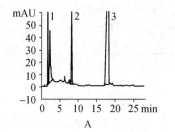 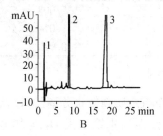

图 11-7　供试品(A)与对照品(B)高效液相色谱图

1. 维生素 D_2；　2. 维生素 E 醋酸酯；　3. 维生素 A 棕榈酸酯

（2）线性关系

精密称取维生素 D_2 对照品 10.2 mg,置于 100 ml 量瓶中,加流动相溶解并稀释至刻度,再精密量取 1.0 ml,置于 10 ml 量瓶中,加流动相溶解并稀释至刻度,摇匀;另精密称量维生素 A 棕榈酸酯 37.1 mg、维生素 E 醋酸酯 203.7 mg,分别置于 10 ml 量瓶中,加流动相溶解并稀释至刻度,摇匀,再精密量取上述溶液 0.6 ml、0.8 ml、1.0 ml、1.2 ml、1.4 ml,分别置于 10 ml 量瓶中,加流动相稀释至刻度,摇匀。取上述 5 种溶液各 10 μl,分别进样测定。以峰面积(A)对浓度(c)进行线性回归,得维生素 D_2、维生素 E 醋酸酯与维生素 A 棕榈酸酯的回归方程分别为 $A=21\,963c+0.488\,7$($r=0.999\,6$)、$A=6\,105c-42.30$($r=0.999\,9$)、$A=778.07c+13.22$($r=$

[①] 宋金春等. HPLC 法测定注射用 12 种复合维生素中维生素 D_2、维生素 A 与维生素 E 的含量. 中国药房,2007(31)

0.999 7)。结果表明,其检测浓度的线性范围分别为 0.61~1.43 μg/ml、222.6~519.4 mg/ml、1.21~2.82 mg/ml。

（3）回收率试验

加入处方量 80%、100%、120% 的各种维生素,配制 12 种复合维生素注射液,按"(1)溶液制备与测定法"项下方法操作,进样测定,记录色谱图,并按外标法以峰面积计算回收率。结果维生素 D_2、维生素 A、维生素 E 的平均回收率分别为 99.79%（$n=6$,RSD 0.39%）,101.63%（$n=6$,RSD 0.85%）,85.2%（$n=6$,RSD 99%）

（4）精密度试验

取对照品溶液连续进样 6 次,以峰面积计算精密度。结果表明,维生素 D_2、维生素 A 棕榈酸酯、维生素 E 醋酸酯的峰面积 RSD 分别为 1.667%、0.113 4%、0.184 6%。

（5）稳定性试验

取同一供试品溶液,于 0 h、2 h、4 h、6 h 后分别进样测定。结果:维生素 D_2、维生素 A 棕榈酸酯与维生素 E 醋酸酯峰面积 RSD 分别为 1.664%、0.076 6%、0.088 7%,供试品在 6 h 内稳定。

（6）样品含量测定

取供试品溶液各 10 μl,注入液相色谱仪,记录色谱图,以外标法峰面积计算含量。结果详见表 11-7。

表 11-7 样品含量测定结果

批 号	维生素 D_2 /μg·ml^{-1}	维生素 E /mg·ml^{-1}	维生素 A /mg·ml^{-1}
1#	1.008	1.965	0.387 1
2#	1.014	2.068	0.390 2
3#	0.973	1.970	0.378 9

3. 讨论

维生素 D_2 峰与杂质峰较难分离,通过条件优化,分离效果较理想。

复合维生素注射液中维生素 D_2 与其他脂溶性维生素组分相比含量较低,维生素 D_2 在 265 nm 波长处有最大吸收,其他组分在此波长下也都有一定的吸收,故选择脂溶性维生素检测波长为 265 nm。

本 章 小 结

本章以典型的维生素类药物（维生素 A、维生素 B_1、维生素 C、维生素 D、维生素 E）为例,分别讨论它们的结构、性质及含量测定方法。

维生素 A 为脂溶性维生素,分子中具有共轭多烯醇结构,对紫外光有特征吸收,可用以鉴别和含量测定。三氯化锑反应及紫外吸收光谱是常用的鉴别方法。紫外分光光度法（三点校正法）测定维生素 A 的生物效价是目前各国药典普遍采用的方法。因为维生素 A 合成品和鱼肝油中含有其他异构体、中间体、副产物及氧化产物等,同时制剂中含有的稀释用油对测定也有干扰,因此含量测定前除需在必要时进行皂化、提取、精制处理,还应根据不同情况下,对测得的吸光度利用不同公式加以校正。高效液相色谱法测定维生素 A 是近几年发展起来的方法,此法能快速分离,同时测定维生素 A 和维生素 E,广泛用于食品、复合维生素制剂中维生素 A 等的测定。

维生素 B_1 为水溶性维生素,维生素 B_1 在碱性溶液中可被铁氰化钾氧化成硫色素,硫色素反应是维生素 B_1 的专属反应。其含量测定主要根据含氮杂环的碱性和共轭基团对紫外光的吸收进行分析。其原料和制剂的含量分别采用非水滴定法和紫外分光光度法测定。

维生素 C 也是一种水溶性维生素,维生素 C 主要的性质是其还原性,另外其化学结构上和糖类十分相似,有四种光学异构体。它还具有弱酸性和类似于糖类的反应。其鉴别主要依据其还原性,可被多种氧化剂氧化,成为去氢抗坏血酸,并在一定条件下进一步水解为无生物活性的二酮古罗糖酸。《中国药典》(2010 年版)对维生素 C 及其制剂的含量测定均采用碘量法,采用碘量法测定维生素 C 制剂时,为了消除制剂中辅料对测定的干扰,滴定前要做些必要的处理。

维生素 D 为脂溶性维生素,最重要的是 D_2 和 D_3,它们系甾醇的衍生物,只是侧链不同,因而化学性质类似。鉴别是依据其具有甾醇母核,可与醋酐-硫酸反应呈色和红外吸收光谱法。《中国药典》(2010 年版)采用高效液相色谱法测定维生素 D(包括维生素 D_2 和 D_3)及其制剂、维生素 AD 制剂或鱼肝油中所含维生素 D 及前维生素 D 经折算成维生素 D 的总量。依据不同分析对象中的干扰情况,可分别选用第一法、第二法及第三法测定。维生素 E 为脂溶性维生素,为消旋-α-生育酚醋酸酯。鉴别主要利用其水解后易被氧化的性质。维生素 E 在酸性条件下加热,先水解为生育酚,进一步被硝酸等氧化显色。维生素 E 检查项目包括酸度、生育酚、正己烷等检查项目。生育酚具有还原性,采用硫酸铈滴定法检查;采用气相色谱法检查残留正己烷。目前药典采用的含量测定法为气相色谱法,也有采用高效液相色谱法。

思 考 题

1. 简述维生素类药物的分类及各类型的代表性药物。
2. 《中国药典》(2010 年版)采用什么方法测定维生素 A 含量,简述该方法的原理。
3. 简述维生素 B_1 的典型鉴别试验及其原理。维生素 B_1 原料和制剂的含量测定方法有什么不同?
4. 依据维生素 C 的结构特点,简述维生素 C 中需检查的特殊杂质以及检查的方法是什么,维生素 C 及其制剂的含量测定方法、注意事项及结果计算方法。
5. 简述维生素 D_2 中麦角甾醇检查的方法以及原理。
6. 《中国药典》(2010 年版)维生素 E 的含量测定采用什么方法?维生素 E 中检查的特殊杂质以及检查的原理是什么?

(柳文媛)

第十二章 甾体激素类药物的分析

甾体激素类药物是一类重要的内分泌激素,具有甾体结构母核,对机体发育、生殖和体内代谢调控等方面有着十分重要的作用,是临床上应用得非常重要的一类药物。甾体激素类药物一些来自生物物质,还有一些来自合成,或者是利用生物物质为前体,再经人工修饰改造而成。甾体激素类药物按药理作用可分为肾上腺皮质激素和性激素两大类,性激素又可分为雄性激素及蛋白同化激素、孕激素和雌性激素等。

第一节 结构与性质

甾体激素类药物均具有环戊烷并多氢菲(甾烷)的母核,其基本骨架及位次编号如下:

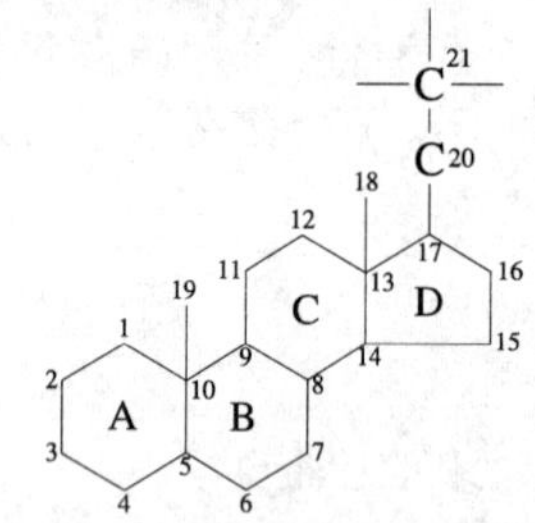

各种甾体药物在结构上的差异主要在于取代基的种类、位置和数目,双键的位置和数目以及 C_{10} 位上有无角甲基等。

一、肾上腺皮质激素

肾上腺皮质激素(简称皮质激素)在临床上应用广泛,按生理作用可分为盐皮质激素及糖皮质激素。盐皮质激素临床用途少,糖皮质激素有着极广泛的临床用途。这类药物有的是天然的皮质激素,有的是对天然激素进行结构改造而成的,代表性的糖皮质激素药物有氢化可的松、曲安西龙、醋酸地塞米松、地塞米松磷酸钠等。

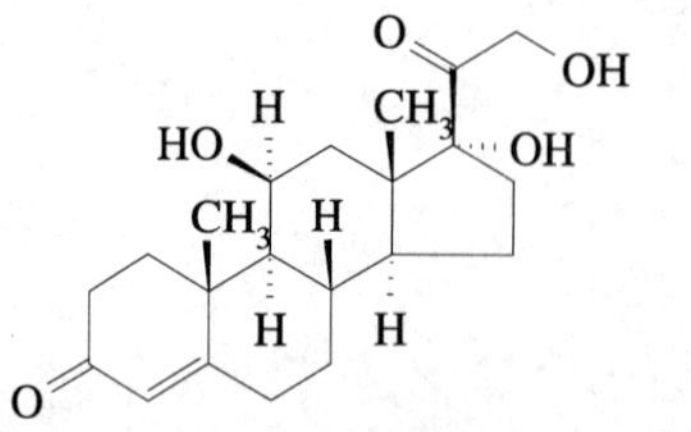

氢化可的松
(Hydrocortisone)

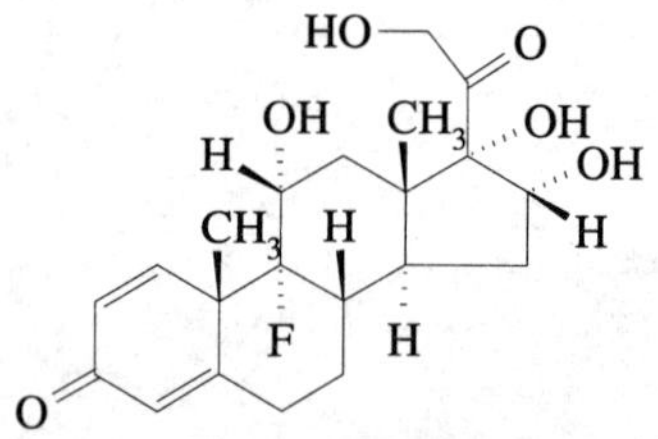

曲安西龙
(Triamcinolone)

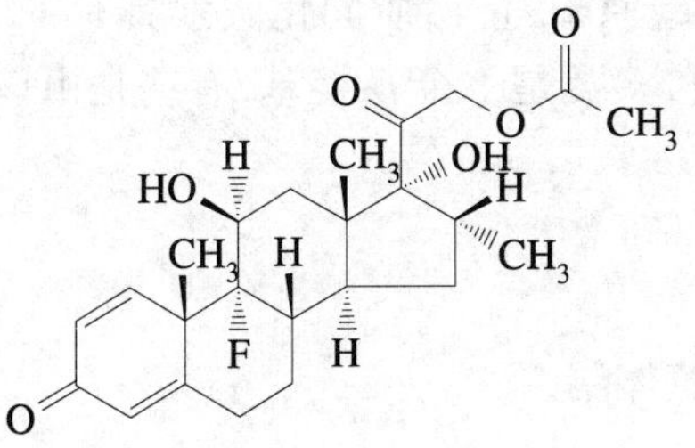

醋酸地塞米松
(Dexamethasone Acetate)

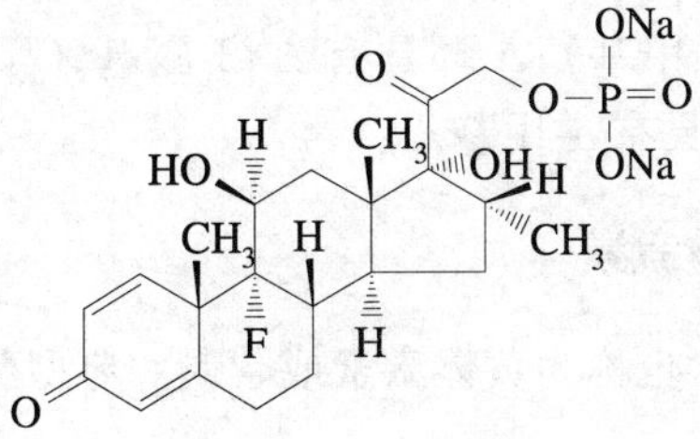

地塞米松磷酸钠
(Dexamethasone Sodium Phosphate)

  氢化可的松为天然的糖皮质激素,在临床上用作抗炎药。曲安西龙为 9-α 氟代皮质激素,A 环的 C_1、C_2 之间为双键,C_9 的 α 位引入了 F 原子,在 C_{16} 引入了羟基抗炎作用更强,同时钠潴留作用减弱。

  醋酸地塞米松是地塞米松的醋酸酯,A、B 环的结构与曲安西龙相同,C_{16} 引入了甲基,抗炎作用更强,C_{21} 位上的羟基形成醋酸酯,亲脂性增加,肌注时可延长作用的时间。地塞米松磷酸钠则是地塞米松 C_{21} 位的羟基与磷酸形成的酯,磷酸部分再作成钠盐,以增大药物的水溶性,静注或肌注后作用迅速,适于危急病人的抢救。

  本类药物的结构特点是:共有 21 个碳原子;含有 Δ^4-3-酮基的 α,β-不饱和羰基结构,具有紫外吸收;C_{17} 具有 α-醇酮基并多数有 α-羟基;C_{10}、C_{13} 具有角甲基;C_{11} 具有羟基或酮基;有些皮质激素具有 Δ^1,6α、9α 卤素,16α 羟基,6α、12α、16α、16β 甲基等。

二、雄性激素及蛋白同化激素

  天然的雄性激素主要为睾酮,经结构改造的合成品有甲睾酮、丙酸睾酮等。雄性激素一般同时具有蛋白同化激素的作用。对雄性激素进行结构改造,使雄性激素作用大为减弱,同化作用仍然保留或有所增强,便成为蛋白同化激素药物。常用的蛋白同化激素药物有苯丙酸诺龙、美雄酮等。

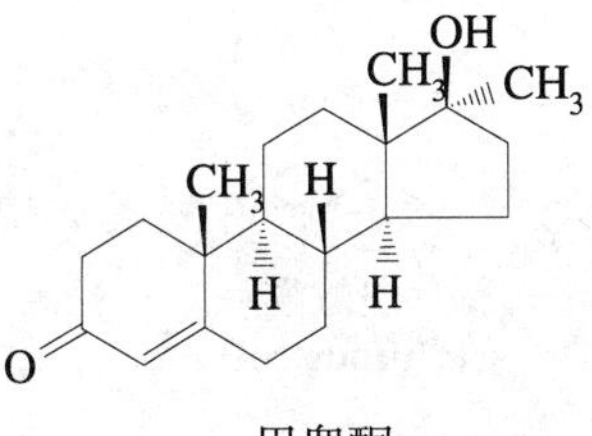

甲睾酮
(Methyltestosterone)

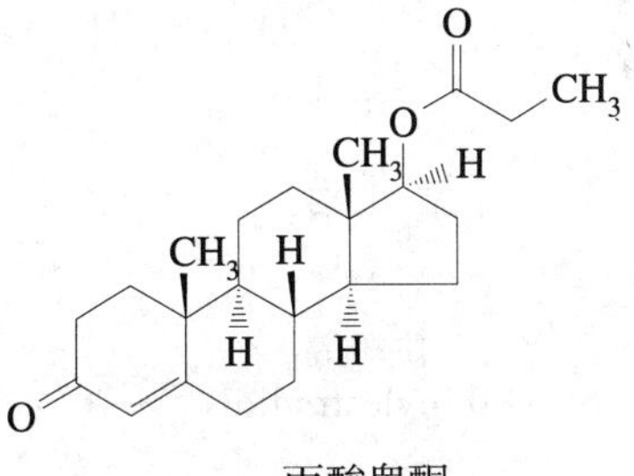

丙酸睾酮
(Testosterone Propionate)

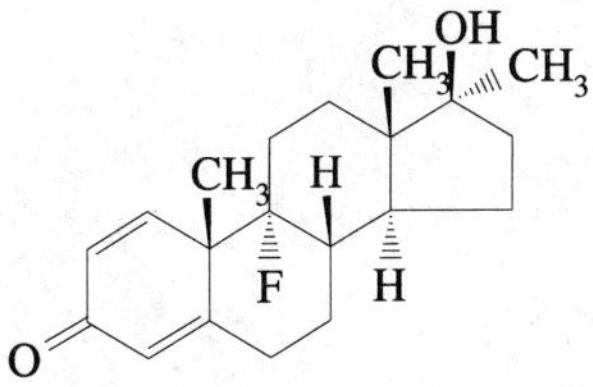

美雄酮
(Metandienone)

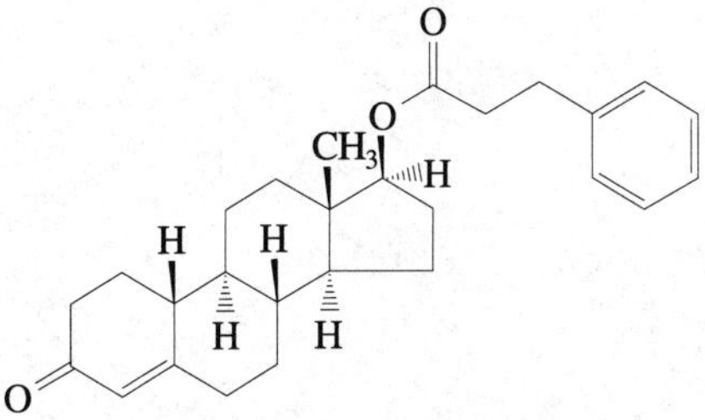

苯丙酸诺龙
(Nandrolone Phenylpropionate)

本类药物的结构特点是：雄性激素共有 19 个碳原子；蛋白质同化激素具有 18 个碳原子（C_{10} 上无角甲基）；A 环具有 Δ^4-3-酮基；C_{17} 无侧链，多数是 1 个 β-羟基，有些是由该羟基形成的酯，有些具有 α-甲基。

三、孕激素

孕激素也称为黄体激素或孕酮。典型药物为黄体酮。

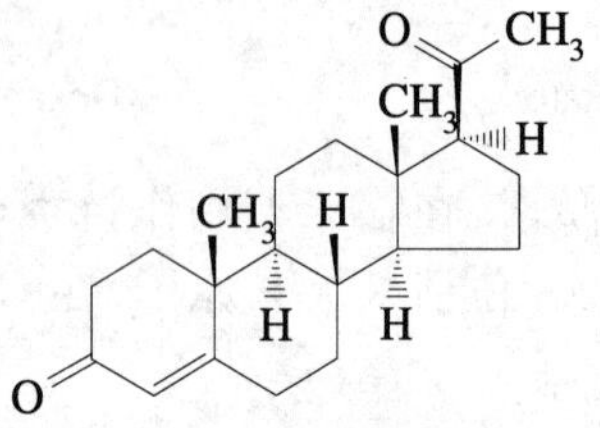

黄体酮
（Progesterone）

《中国药典》(2010 年版) 收载孕激素有：黄体酮、醋酸甲羟孕酮、己酸羟孕酮、醋酸甲地孕酮原料及制剂；醋酸氯地孕酮原料等。

本类药物的结构特点是：共有 21 个碳原子；A 环具有 Δ^4-3-酮基；C_{17} 具有甲酮基，有些具有 α-羟基，与醋酸、己酸等形成酯（醋酸甲地孕酮、醋酸氯地孕酮、己酸羟孕酮等）；还有一些药物具有 Δ^6、6β-甲基、6α-甲基、6β-氯。

四、雌性激素

雌二醇为天然的雌性激素。对雌二醇进行结构改造，得到一系列高效和长效的雌激素类药物，如炔雌醇、炔雌醚、尼尔雌醇、苯甲酸雌二醇等。代表性药物的结构如下：

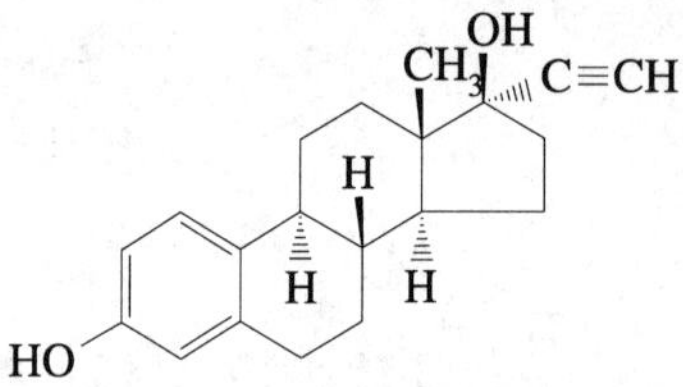

炔雌醇
(Ethinylestradiol)

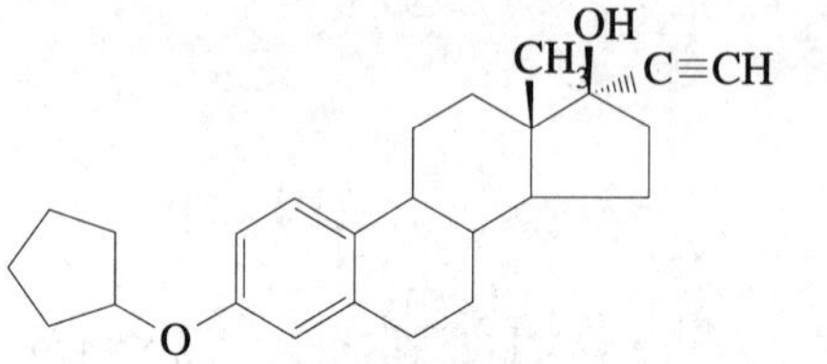

炔雌醚
(Quinestroll)

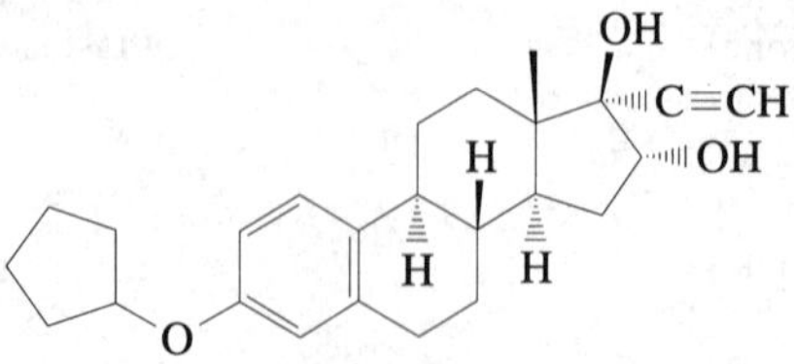

尼尔雌醇
(Nilestriol)

本类药物的结构特点是：共有 18 个碳原子；A 环为苯环，C_3 上具有酚羟基且有些形成了酯或醚；C_{10} 无角甲基；C_{17} 具有 β-羟基或酮基，有些羟基形成了酯，还有些具有乙炔基。

除上述四种甾体激素类药物外,一些口服避孕药具有类似的结构。《中国药典》(2010年版)收载的口服避孕药有炔诺酮、左炔诺孕酮等,其结构如下:

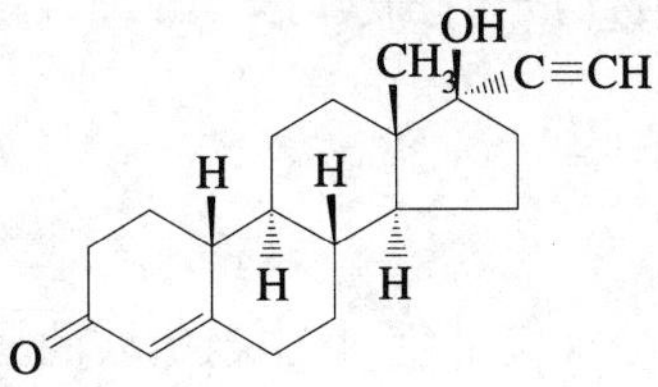

炔诺酮
(Norethisterone)

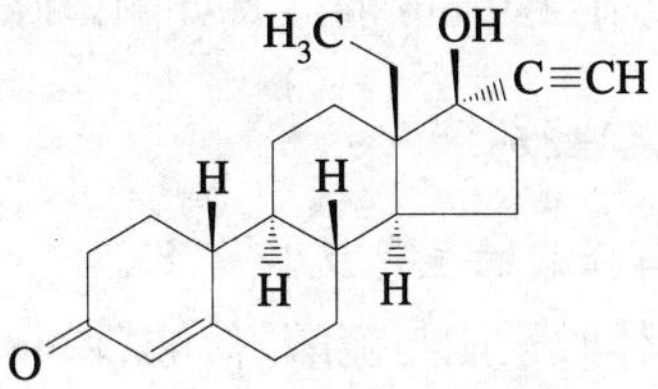

左炔诺孕酮
(Levonorgestrel)

第二节 鉴别试验

本类药物均具有甾体的母核,结构近似,其鉴别试验在质量控制中具有重要意义。在本类药物的性状项下,多收载有药物的熔点、比旋度、吸收系数等物理常数的测定项目,用以区别不同的药物。本类药物的甾体母核和官能团具有一些典型的化学反应,常用来进行鉴别。红外分光光度法特征性强,本类药物的原料药几乎都采用了红外分光光度法进行鉴别。此外,用来鉴别本类药物的还有色谱法,如高效液相色谱法、薄层色谱法等。

一、物理常数的测定

本类药物结构相似,但其物理常数各不相同,测定药物的物理常数具有鉴别意义。在本类药物质量标准的性状项下,均收载有物理常数的测定项目,如熔点,比旋度,吸收系数等。

（一）熔点

熔点是药物重要的物理常数,测定熔点不仅具有鉴定的意义,还可以反映药物的纯度。在本类药物质量标准的性状项下,多数收载有熔点的测定项目。如《中国药典》(2010年版)中炔诺孕酮的性状项下规定:本品的熔点为204~212℃,熔距在5℃以内。又如甲睾酮的性状项下规定:本品的熔点为163~167℃。

（二）比旋度

甾体激素类药物多有手性碳原子,具有旋光性。测定比旋度是鉴别不同甾体激素药物的重要依据。在《中国药典》(2010年版)中,多数甾体激素药物的性状项下,收载有比旋度的测定项目。如苯丙酸诺龙比旋度项下规定:取本品,精密称定,加二氧六环溶解并定量稀释制成每1 ml约含10 mg的溶液,依法测定,比旋度为+48°至+51°。又如甲睾酮比旋度项下规定:取本品,精密称定,加乙醇溶解并定量稀释制成每1 ml约含10 mg的溶液,依法测定,比旋度为+79°至+85°。

（三）吸收系数

甾体激素类药物具有紫外吸收,最大吸收波长和吸收系数($E_{1\ cm}^{1\%}$)可以反映药物的紫外吸收特征,具有鉴别的意义。《中国药典》(2010年版)中部分甾体激素类药物的性状项下收载有吸收系数项目,用于区别不同的药物。如醋酸地塞米松吸收系数项下规定:取本品,精密称定,加乙醇溶解并定量稀释制成每1 ml中约含15 μg的溶液,照紫外-可见分光光度法,在

240 nm 的波长处测定吸光度,吸收系数($E_{1\,cm}^{1\%}$)为 343～371。又如曲安奈德吸收系数项下规定:取本品,精密称定,加乙醇溶解并定量稀释制成每 1 ml 中约含 10 μg 的溶液,照紫外-可见分光光度法,在 239 nm 的波长处测定吸光度,吸收系数($E_{1\,cm}^{1\%}$)为 340～370。

二、化学鉴别法

(一) 与强酸的呈色反应

许多甾体激素能与硫酸、盐酸、磷酸、高氯酸等强酸反应呈色,其中与硫酸的呈色反应应用广泛。一些甾体激素与硫酸呈色反应的结果列于表 12-1。

表 12-1 甾体激素与硫酸的呈色反应

药品名称	试 剂	现 象
十一酸睾酮	硫酸:乙醇(2:1)	黄并带有黄绿色荧光
丁酸氢化可的松	硫酸	黄色至棕黄色并带绿色荧光
己酸羟孕酮	硫酸	渐显微黄色,加水,由绿经红至带蓝色荧光的红紫色
苯甲酸雌二醇	硫酸	黄绿色并有蓝色荧光,将此溶液倾入水中,溶液显淡橙色
炔雌醚	硫酸	即显橙红色,在紫外光下观察显黄绿色,荧光,加水即产生红色沉淀

甾体激素与硫酸的呈色反应操作简便,不同的药物可形成不同的颜色或荧光而能相互区别,反应灵敏,目前为各国药典所应用。如《中国药典》(2010 年版)中泼尼松龙的鉴别方法为:取本品约 2 mg,加硫酸 2 ml,渐显鲜红色,显棕黄色至红色,无荧光;加水 10 ml,红色退去,生成灰色絮状沉淀。又如炔雌醚的鉴别方法为:取本品 2 mg,加硫酸 2 ml 溶解,溶液显橙红色,在紫外光下观察显黄绿色荧光,加水 2 ml,即产生红色沉淀。

(二) 官能团的反应

不同的甾体激素药物具有不同的官能团,利用官能团的反应可以区别不同的药物。甾体激素类药物的官能团及其鉴别反应主要有下面几类。

1. 酮基 甾体激素分子结构中含有酮基,如 C_3-酮基和 C_{20}-酮基,均能与异烟肼、硫酸苯肼、2,4-二硝基苯肼等羰基试剂呈色。例如,醋酸可的松、氢化可的松等,它们的甲醇或乙醇溶液加新制的硫酸苯肼试液,70℃加热 15 min 显黄色。黄体酮的甲醇溶液在稀盐酸溶液中与异烟肼反应显黄色。

2. C_{17}-α-醇酮基 皮质激素类药物分子结构中 C_{17} 位上的 α-醇酮基具有还原性,能与氧化剂四氮唑盐反应而呈色。如醋酸泼尼松的乙醇在碱性条件下与氯化三苯四氮唑试液反应生成红色。

本反应亦可用于薄层色谱法鉴别甾体激素类药物,如醋酸泼尼松片及眼膏、醋酸氟氢可的松软膏等,可用碱性四氮唑蓝试液为显色剂。该呈色反应不仅能用做皮质激素类药物的鉴别和检查("其他甾体"的检查),也是该类药物含量测定的依据。

3. 甲酮基 甾体激素分子结构中含有甲酮基以及活泼亚甲基时,能与亚硝基铁氰化钠、芳香醛类等反应显色。其中亚硝基铁氰化钠反应可认为是黄体酮的灵敏、专属的鉴别方法,在碳酸钠、醋酸铵存在的条件下,亚硝基铁氰化钠与黄体酮甲醇溶液反应显蓝紫色。

4. 酚羟基的呈色反应 雌激素 C_3 上有酚羟基,可与重氮苯磺酸反应生成红色偶氮染料,日本药局方利用此反应对苯甲酸雌二醇进行鉴别。

5. **炔基的沉淀反应** 具有炔基的甾体激素药物，如炔雌醇、炔诺酮、炔诺孕酮等，遇硝酸银试液，即生成白色的炔银沉淀，可用于鉴别。

$$R—C\equiv CH + AgNO_3 \longrightarrow R—C\equiv CAg\downarrow + HNO_3$$

例如炔诺酮的鉴别方法为：取本品约 10 mg，加乙醇 1 ml 溶解后，加硝酸银试液 5~6 滴，即生成白色沉淀。

6. **卤素的反应** 有的甾体激素药物在 C_6、C_9 或其他位置上有氟或氯取代，鉴别时需先采用氧瓶燃烧法或回流水解法将有机结合的卤原子转换为无机离子后再进行鉴别。

例如倍他米松分子中含氟原子，《中国药典》(2010 年版) 在倍他米松的鉴别项下规定："本品显有机氟化物的鉴别反应"。即先用氧瓶燃烧法对样品进行有机破坏处理，使有机结合的氟转变成无机的 F^-，再在 pH 4.3 的条件下与茜素氟蓝试液和硝酸亚铈试液反应，生成蓝紫色的水溶性配合物。有机氟化物鉴别试验的原理和具体方法见本书第三章"药物的鉴别试验"。

丙酸氯倍他索在侧链 C_{21} 上有氯原子取代，结合在链烃上的氯原子通过加热可水解下来，成为 Cl^-，再与硝酸银反应，生成氯化银的白色沉淀。《中国药典》(2010 年版) 中丙酸氯倍他索的鉴别方法为：取本品少许，加乙醇 1 ml，混合，置水浴上加热 2 min，加硝酸(1→2) 2 ml，摇匀，加硝酸银试液数滴，即显白色沉淀。

7. **酯的反应** 不少本类药物为 C_{17} 或 C_{21} 位上羟基的酯，如醋酸泼尼松、醋酸甲地孕酮、戊酸雌二醇、己酸羟孕酮等。药物中酯结构的鉴别，一般先行水解，生成相应的羧酸，再根据羧酸的性质来进行鉴别。如醋酸去氧皮质酮的鉴别方法为：取本品约 50 mg，加乙醇制氢氧化钾试液 2 ml，置水浴中加热 5 min，冷却，加硫酸溶液(1→2) 2 ml，缓缓煮沸 1 min，即发生乙酸乙酯的香气。

三、紫外分光光度法

甾体激素药物的分子中存在 C=C—C=O 和 C=C—C=C 共轭系统，在紫外光区有特征吸收。可用规定吸收波长和吸光度比值法进行鉴别。例如，丙酸倍氯米松的乙醇溶液 (20 μg/ml)，在 239 nm 波长处有最大吸收，吸光度为 0.57~0.60，在 239 nm 与 263 nm 波长处的吸光度比值为 2.25~2.45。

四、红外分光光度法

甾体激素类药物的结构复杂，有的药物之间结构上仅有很小的差异，仅靠化学鉴别法难以区别。红外光谱法特征性强，为本类药物鉴别的可靠手段。中国药典以及外国药典中，几乎所有的甾体激素原料药都采用红外分光光度法进行鉴别。

以炔雌醇为例，该药物分子具有苯环、酚羟基、醇羟基和炔基，因此在其红外光谱图(图 12-1)中有以下几个主要特征峰：

(1) $\nu_{C=C}$　1 615 cm^{-1}、1 590 cm^{-1}、1 505 cm^{-1}，苯环的骨架振动；

(2) $\nu_{C\equiv C}$　3 300 cm^{-1}，炔基的特征峰；

(3) $\nu_{—OH}$　3 610 cm^{-1}，游离酚羟基的伸缩振动；

(4) $\nu_{—OH}$　3 505 cm^{-1}，C_{17}-羟基的伸缩振动。

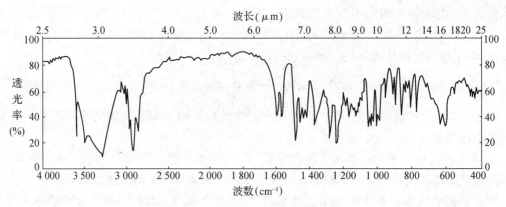

图 12-1 炔雌醇红外吸收图谱分析

五、薄层色谱法

薄层色谱法具有简便、快速、分离效能高等特点,适用于甾体激素类药物,特别是甾体激素类药物制剂的鉴别。

例如苯甲酸雌二醇注射液取本品适量(约相当于苯甲酸雌二醇 1 mg),加无水乙醇 10 ml,强力振摇,置冰浴中放置使分层,取上层乙醇溶液,置离心管中,离心,取上清液,作为供试品溶液;另取苯甲酸雌二醇对照品,加无水乙醇制成每 1 ml 中含 0.1 mg 的溶液,作为对照品溶液。吸取上述两种溶液各 10 μl,分别点于同一硅胶 G 薄层板上,以苯-乙醚-冰醋酸(50∶30∶0.5)为展开剂,展开,晾干,喷以硫酸-无水乙醇(1∶1),于 105 ℃加热 10~20 min,取出,放冷,置紫外光灯(365 nm)下检视。供试品溶液所显主斑点的颜色和位置应与对照品溶液的主斑点相同。

实验中,由于苯甲酸雌二醇注射液为苯甲酸雌二醇的油溶液,溶剂油对薄层色谱分离有影响,所以先用乙醇萃取出药物,制备供试品溶液,可消除溶剂油的影响。

又如复方己酸羟孕酮注射液的鉴别方法为:取本品,加无水乙醇制成每 1 ml 中含戊酸雌二酮和己酸羟孕酮对照品适量,用无水乙醇制成每 1 ml 中含戊酸雌二醇与己酸羟孕酮各 0.1 mg 和 5 mg 的溶液,作为对照品溶液。照薄层色谱法试验,吸取上述三种溶液各 20 μl,分别点于同一硅胶 G 薄层板上,以环己烷-乙酸乙酯-三乙酸胺(50∶50∶0.5)为展开剂,展开,晾干,喷以硫酸-乙醇(1∶1),在 110 ℃加热 5~10 min 使显色。供试品溶液所显两个成分主斑点的颜色与位置应分别与对照品溶液的主斑点相同。

六、高效液相色谱法

在一定的色谱条件下,比较甾体激素供试品与其对照品色谱峰的保留时间,可以鉴别这些化合物。一般方法是:规定在含量测定项下的高效液相色谱图中,供试品峰的保留时间应与对照品峰的保留时间一致。目前《中国药典》(2010 年版)中大多数这类药物的原料及制剂的鉴别采用了此方法,例如醋酸氟轻松、醋酸氟氢可的松、醋酸曲安奈德、丙酸倍氯米松、地塞米松磷酸钠、哈西奈德等的鉴别。

第三节 特殊杂质检查

甾体激素药物多由其他甾体化合物或结构类似的其他甾体激素经结构改造而来,因而成品中可能含有原料、中间体、异构体、降解产物以及试剂和溶剂等杂质。甾体激素类药物在纯度检查时,除一般杂质外,"其他甾体"这一类特殊杂质的检查十分重要。此外,根据生产工艺的不同,有些甾体激素还规定有其他检查项目。例如地塞米松磷酸钠中规定检查游离磷酸以及残留溶剂甲醇、乙醇和丙酮;醋酸地塞米松、醋酸氟轻松等中应检查硒。

一、有关物质的检查

在《中国药典》(2010年版)中多数甾体激素的原料药需作"有关物质"的检查。甾体激素药物多由其他甾体化合物经结构改造而来,有关物质主要是药物中存在的合成的起始物、中间体、副产物以及降解产物等。由于这些杂质一般具有甾体的母核,和药物的结构相似,所以需采用色谱法进行检查,如薄层色谱法、高效液相色谱法等。

(一) 薄层色谱法

薄层色谱法在有关物质检查中应用广泛。由于多数杂质是未知的,且杂质与药物结构相似,所以各国药典多采用自身稀释对照法进行检查。以下为《中国药典》(2010年版)的收载的品种实例。

示例一 醋酸氟氢可的松中有关物质的检查

检查方法:取本品,加三氯甲烷-甲醇(9:1)制成每 1 ml 中含 3 mg 的溶液,作为供试品溶液;精密量取 1 ml,置 50 ml 量瓶中,加上述溶剂稀释至刻度,摇匀,作为对照溶液。吸取上述两种溶液各 5 μl,分别点于同一硅胶 G 薄层板上,以二氯甲烷-乙醚-甲醇-水(385:75:40:6)为展开剂,展开,晾干,在 105℃ 干燥 10 min,放冷,喷以碱性四氮唑蓝试液,立即检视。供试品溶液如显杂质斑点,不得多于 2 个,其颜色与对照溶液的主斑点比较,不得更深。

本法中,供试品溶液的浓度为 3 mg/ml,对照溶液为供试品溶液的稀释液,浓度为 0.06 mg/ml。采用碱性四氮唑蓝作为显色剂,供试品中的杂质经薄层色谱与药物分离后,其颜色与对照溶液的主斑点比较,不得更深。

示例二 尼尔雌醇中有关物质的检查

检查方法:取本品,加三氯甲烷-甲醇(9:1)溶解并制成每 1 ml 中约含 10 mg 的溶液,作为供试品溶液;精密量取 1 ml,置 50 ml 量瓶中,加三氯甲烷-甲醇(9:1)稀释至刻度,摇匀,作为对照溶液。吸取上述两种溶液各 5 μl,分别点于同一硅胶 G 薄层板上,以苯-丙酮(4:1)为展开剂,展开,晾干,喷以硫酸-乙醇(4:1),在 105℃ 加热 20 min,置紫外光灯(365 nm)下检视,供试品溶液所显杂质斑点,其颜色与对照溶液所显主斑点比较,不得更深。

本法也为供试品溶液的自身稀释对照法。用硫酸-乙醇(4:1)作为显色剂,将显色剂均匀喷于薄层板面,在 105℃ 加热 20 min,组分在此条件下反应后,在 365 nm 的紫外光下显荧光,要求供试品溶液中的杂质斑点的荧光强度与对照溶液的主斑点比较,不得更深,以此控制有关物质的量。

(二) 高效液相色谱法

不少甾体激素药物采用高效液相色谱法测定含量,一般可在相同的条件下检查有关物质。

在《中国药典》(2010年版)中,高效液相色谱法是甾体激素药物有关物质的检查中应用最广泛的方法。检查的方法多为主成分自身对照法,即采用供试品溶液的稀释液作为对照,以对照溶液主峰的面积作为参比,来控制药物中杂质的量。

示例一　炔雌醇中有关物质的检查

色谱条件与系统适用性试验:用十八烷基硅烷键合硅胶为固定相;以乙腈-水(45∶55)为流动相;检测波长为280 nm。取雌二醇对照品10 mg,置50 ml量瓶中,精密加入供试品溶液10 ml,加流动相稀释至刻度;精密量取1 ml,置10 ml量瓶中,加流动相稀释至刻度,摇匀,取20 μl注入液相色谱仪,记录色谱图。雌二醇峰与炔雌醇峰的分离度应大于3.5,理论板数按炔雌醇峰计算不低于1 000。

检查方法:取本品,以流动相溶解并稀释制成每1 ml中含1 mg的溶液,作为供试品溶液;精密量取1 ml,置100 ml量瓶中,用流动相稀释至刻度,摇匀,作为对照溶液。照含量测定项下的色谱条件,取对照溶液20 μl注入液相色谱仪,调节检测灵敏度,使主成分色谱峰的峰高约达满量程。精密量取供试品溶液与对照溶液各20 μl,分别注入液相色谱仪,记录色谱图至主成分峰保留时间的2.5倍。供试品溶液色谱图中如有杂质峰,单个杂质峰面积不得大于对照溶液主峰面积(1.0%),各杂质峰面积的和不得大于对照溶液主峰面积的1.5倍(1.5%)。

示例二　左炔诺孕酮中有关物质的检查

检查方法:取本品,加流动相溶解并制成每1 ml中约含75 μg的溶液,作为供试品溶液,精密量取2 ml,置100 ml量瓶中,用流动相稀释至刻度,摇匀,作为对照溶液。照含量测定项下的色谱条件,取对照溶液20 μl注入液相色谱仪,调节检测灵敏度,使主成分色谱峰的峰高约为满量程的20%;再精密量取供试品溶液与对照品溶液各20 μl,分别注入液相色谱仪,记录色谱图至主成分色谱峰保留时间的2倍,供试品溶液的色谱图中如有杂质峰,各杂质峰面积的和不得大于对照溶液主峰面积(2.0%)。

二、游离磷酸盐的检查

倍他米松磷酸钠为倍他米松C_{21}位上的羟基与磷酸形成的磷酸酯二钠盐。在药物的生产和贮存过程中可能引入磷酸盐,因此,需检查其中的游离磷酸盐。检查方法如下:

精密称取本品20 mg,置25 ml量瓶中,加水15 ml使溶解;另取标准磷酸盐溶液[精密称取经105℃干燥2 h的磷酸二氢钾0.35 g,置1 000 ml量瓶中,加硫酸溶液(3→10)10 ml与水适量使溶解,并稀释至刻度,摇匀;临用时再稀释10倍]4.0 ml,置另一25 ml量瓶中,加水11 ml;各精密加钼酸铵硫酸试液2.5 ml与1-氨基-2萘酚-4-磺酸溶液(取无水亚硫酸钠5 g,亚硫酸氢钠94.3 g与1-氨基-2-萘酚-4-磺酸0.7 g,充分混合,临用时取此混合物1.5 g加水10 ml使溶解,必要时滤过)1 ml,加水至刻度,摇匀,在20℃放置30~50 min,在740 nm的波长处测定吸光度。供试品溶液的吸光度不得大于对照溶液的吸光度。

以上检查是利用磷酸盐在酸性条件下与钼酸铵[$(NH_4)_2MoO_4$]反应,生成磷钼酸铵{$(NH_4)_3[P(Mo_3O_{10})_4]$},再经1-氨基-2萘酚-4-磺酸溶液还原形成磷钼酸蓝(钼蓝),在740 nm波长处有最大吸收,通过比较供试品溶液和对照品溶液的吸光度来控制药物中游离磷酸盐的量。标准磷酸盐溶液中磷酸二氢钾(KH_2PO_4)的浓度为0.035 mg/ml,相当于磷酸的浓度为0.025 mg/ml,供试品中游离磷酸盐按磷酸计算的限量为

$$限量 = \frac{0.025 \times 4}{20} \times 100\% = 0.5\%$$

三、残留溶剂的检查

在制备过程中使用了有机溶剂的药物一般需检查残留溶剂。地塞米松磷酸钠在制备过程中使用了甲醇、乙醇和丙酮,需进行检查。其检查方法如下:

取正丙醇,用水稀释制成0.02%(ml/ml)的溶液,作为内标溶液。取本品约1.0 g,精密称定,置10 ml量瓶中,用上述内标溶液溶解并稀释至刻度,摇匀,精密量取5 ml,置顶空瓶中,密封,作为供试品溶液;另取甲醇约0.3 g、乙醇约0.5 g与丙酮约0.5 g,精密称定,置100 ml量瓶中,用内标溶液稀释至刻度,摇匀,精密量取1 ml,置10 ml量瓶中,用上述内标溶液稀释至刻度,摇匀,精密量取5 ml,置顶空瓶中,密封,作为对照品溶液。试验,用6%氰丙基苯基-94%二甲基聚硅氧烷毛细管色谱柱,起始温度40℃,以每分钟5℃升至120℃,维持1 min,顶空瓶平衡温度为90℃,平衡时间为60 min,理论板数按正丙醇峰计算应不低于10 000,各成分峰间的分离度均应符合要求。供试品溶液和对照品溶液顶空瓶上层气体1 ml,注入气相色谱仪,记录色谱图。按内标法以峰面积计算,应符合规定。

根据《中国药典》(2010年版)附录"残留溶剂测定法",甲醇为第二类溶剂,其限量为0.3%,乙醇和丙酮为第三类溶剂,其限量为0.5%。用内标法加校正因子测定样品中甲醇和丙酮的含量,应符合规定。

第四节 含量测定

甾体激素药物的含量测定方法有比色法、紫外分光光度法、荧光法、气相色谱法和高效液相色谱法等。

一、高效液相色谱法

高效液相色谱法具有样品用量少、灵敏度高、专属性好等优点,因此被各国药典广泛采用,分析甾体激素原料和制剂。《中国药典》(2010年版)收载的甾体激素类药物中,较多采用高效液相色谱法。

示例一 丙酸睾酮注射液(丙酸睾酮的灭菌油溶液)的含量测定

色谱条件和系统适用性试验:用十八烷基硅烷键合硅胶为固定相;以甲醇-水(80∶20)为流动相,调节流速使丙酸睾酮峰的保留时间约为12 min;检测波长为241 nm。取本品约50 mg,加甲醇适量使溶解,加入1 mol/L氢氧化钠溶液5 ml,摇匀,室温放置30 min后,用1 mol/L盐酸溶液调节至中性,转移至50 ml量瓶中,用甲醇稀释至刻度,摇匀,量取10 μl注入液相色谱仪,丙酸睾酮与降解物(相对保留时间约为0.4)的分离度应不小于20。理论板数按丙酸睾酮峰计算不低于4 000。

测定方法:用内容量移液管精密量取本品适量(约相当于丙酸睾酮50 mg),置50 ml量瓶中,用乙醚分次洗涤移液管内壁,洗液并入量瓶中,加乙醚稀释至刻度,摇匀,精密量取5 ml置具塞离心管中,在温水浴使乙醚挥散,用甲醇振摇提取4次(5 ml,5 ml,5 ml,3 ml),每次振摇10 min后离心15 min,合并甲醇提取液,置25 ml量瓶中,用甲醇稀释至刻度,摇匀,精密量取10 μl注入液相色谱仪,记录色谱图;另取丙酸睾酮对照品约25 mg,精密称定,置25 ml量瓶中,加甲醇溶解并稀释至刻度,精密量取该溶液5 ml,置25 ml量瓶中,加甲醇稀释至刻度,摇匀,同法测定,按外标法以峰面积计算,即得。

由于本品为丙酸睾酮的油溶液,制备供试品溶液时,先用乙醚将样品转入 50 ml 量瓶中,加乙醚稀释至刻度,丙酸睾酮和溶剂油在乙醚中均能溶解。精密量取该溶液 5 ml,挥去乙醚,再用甲醇分次萃取出药物。丙酸睾酮在甲醇中溶解,而溶剂油在甲醇中溶解度很小,因此用甲醇可以从油溶液中萃取出药物,从而减少溶剂油对色谱系统的污染。

示例二 地塞米松磷酸钠的含量测定

色谱条件和系统适用性试验:用十八烷基硅烷键合硅胶为固定相,以三乙胺溶液(取三乙胺 7.5 ml,加水至 1 000 ml,用磷酸调节 pH 为 3.0±0.05)-甲醇-乙腈(55:40:5)为流动相,检测波长为 242 nm。取地塞米松磷酸钠与地塞米松,加甲醇溶解并稀释制成每 1 ml 中各约含 10 μg 的溶液,取 20 μl 注入液相色谱仪,记录色谱图,理论板数按地塞米松磷酸钠峰计算约为 7 000,地塞米松磷酸钠与地塞米松的分离度应大于 4.4。

测定方法:取本品约 20 mg,精密称定,置 50 ml 量瓶中,加水溶解并稀释至刻度,摇匀,精密量取适量,用流动相稀释制成每 1 ml 约含 40 μg 的溶液,精密量取 20 μl 注入液相色谱仪,记录色谱图;另取地塞米松磷酸酯对照品,同法测定。按外标法以峰面积乘以 1.093 1 计算,即得。

考虑到反相液相色谱系统中,地塞米松磷酸酯的钠盐离解为磷酸的酸根,影响分离,在流动相中加入三乙胺,并调节 pH 至 3.0,使三乙胺在酸性条件下生成三乙胺正离子{[NH(C$_2$H$_5$)$_3$]$^+$},与磷酸根形成电中性的离子对,有利于该组分具有适宜的色谱行为。

二、紫外分光光度法

甾体激素分子中存在 Δ^4-3-酮(C=C—C=O)或苯环(C=C—C=C)共轭系统,因而在紫外光区有特征吸收。具有 Δ^4-3-酮基结构的皮质激素、雄性激素、孕激素以及许多口服避孕药在 240 nm 附近有最大吸收。具有苯环的雌激素在 280 nm 附近有最大吸收。这些特征吸收都可用于含量测定。但紫外分光光度法不能区别药物和有关物质的紫外吸收,专属性不够强。目前高效液相色谱法正逐步取代紫外分光光度法,成为本类药物含量测定的主要方法。但仍有部分药物及制剂采用紫外分光光度法测定含量。

示例一 尼尔雌醇片的含量测定

测定方法:取本品 20 片,精密称定,置乳钵中,研细,精密称取适量(约相当于尼尔雌醇 10 mg),置 100 ml 量瓶中,加无水乙醇适量,置热水浴中加热 30 min,不断振摇使尼尔雌醇溶解,放冷,用无水乙醇稀释到刻度,摇匀,滤过,取续滤液,在 280 nm 的波长处测定吸光度;另取尼尔雌醇对照品,同法测定,计算,即得。本法为对照品比较法。

示例二 泼尼松龙片的含量测定

测定方法:取本品 20 片,精密称定,研细,精密称取适量(约相当于泼尼松龙 20 mg),置 100 ml 量瓶中,加乙醇约 75 ml,振摇 30 min 使泼尼松龙溶解,加乙醇稀释至刻度,摇匀,滤过,精密量取续滤液 5 ml,置另一 100 ml 量瓶中,再加乙醇稀释至刻度,摇匀,在 243 nm 的波长处测定吸光度,按 C$_{21}$H$_{28}$O$_5$ 的吸收系数($E_{1\,cm}^{1\%}$)为 415 计算,即得。

三、比色法

比色法也曾经广泛用于甾体激素类药物的含量测定,目前多数药物已改用高效液相色谱法测定,但仍有少数药物特别是药物制剂采用比色法测定含量。用于甾体激素类药物的比色法主要有以下几种类型。

（一）四氮唑比色法

四氮唑比色法是用于皮质激素药物含量测定的方法。皮质激素类药物的 C_{17}-α 醇酮基有还原性，可以还原四氮唑盐成有色甲䐶，此显色反应可用于皮质激素类药物的含量测定。

1. 四氮唑盐的种类

常用的四氮唑盐有以下两种：

（1）氯化三苯四氮唑　氯化三苯四氮唑即 2,3,5-三苯基氯化四氮唑（2,3,5-triphenyltetrazolium chlorid，缩写为 TTC），其还原产物为不溶于水的深红色三苯甲䐶，λ_{max} 在 480~490 nm，也称红四氮唑（red tetrazoline）。

（2）蓝四氮唑　蓝四氮唑即 3,3'-二甲氧苯基-双-4,4'-(3,5-二苯基)氯化四氮唑{3,3'-dianisole-bis[4,4'-(3,5-diphenyl) tetrazolium chlorid]}，又称 blue tetrazoline，缩写为 BT，其还原产物为暗蓝色的双甲䐶，λ_{max} 在 525nm 左右。TTC 和 BT 的结构式如下：

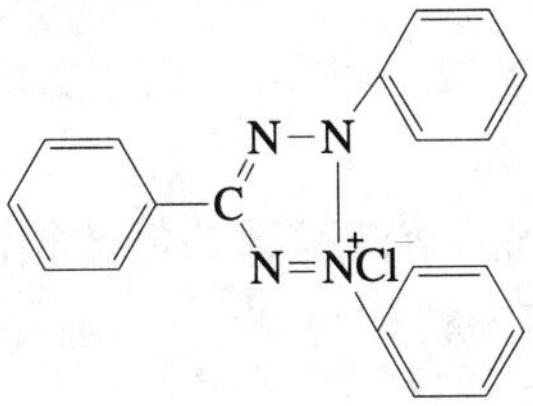

TTC

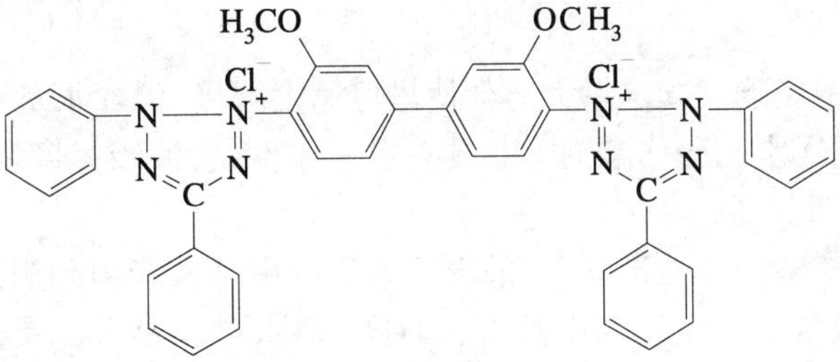

BT

2. 反应原理

皮质激素 C_{17}-α-醇酮基（—CO—CH$_2$OH）具有还原性，在强碱性溶液中能将四氮唑盐定量地还原为有色甲䐶（Formazan）。生成的颜色随所用的试剂和条件的不同而不同。

其反应原理通常认为有两条反应路线：① α-醇酮基失去 2 个电子被氧化为 20-酮-21-醛基，在碱催化下，分子内部进行重排，有部分形成 20-羟基-21-羟基衍生物；② C_{20}—C_{21} 键断裂形成甾基甲酸衍生物和甲醛，但一般以前者为主。

四氮唑盐得到 2 个电子，开环形成甲䐶而呈色，以 TTC 为例，反应方程式如下：

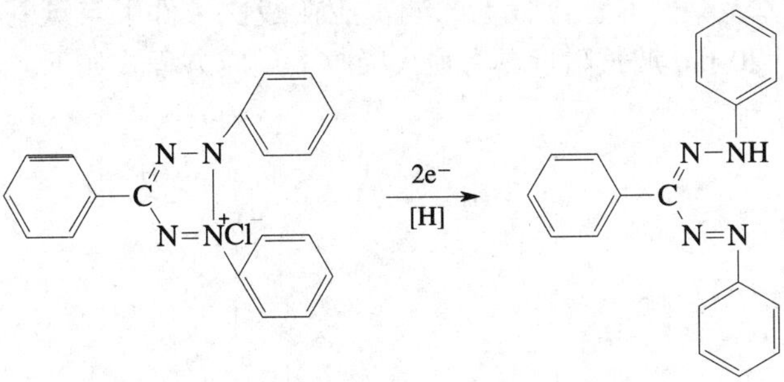

3. 测定方法

以《中国药典》(2010 年版)中醋酸地塞米松注射液的含量测定为例。

对照品溶液的制备:精密称取醋酸地塞米松对照品 25 mg,置 100 ml 量瓶中,加无水乙醇适量使溶解并稀释至刻度,摇匀,即得。

供试品溶液的制备:精密称取本品适量(约相当于醋酸地塞米松 25 mg),置 100 ml 量瓶中,加无水乙醇适量,振摇,使醋酸地塞米松溶解并稀释制刻度,摇匀,滤过,取续滤液作为供试品溶液。

测定法:精密量取对照品溶液及供试品溶液各 1 ml,分别置干燥具塞试管中,各精密加无水乙醇 9 ml 与氯化三苯四氮唑试液 1 ml,摇匀,各再精密加氢氧化四甲基铵试液 1 ml,摇匀,在 25℃的暗处放置 40~50 min,在 485 nm 的波长处分别测定吸光度,计算,即得。

$$占标示量的百分含量 = \frac{A_X \times c_R}{A_R \times V \times 标示量} \times 100\%$$

式中,A_X 和 A_R 分别为供试品溶液和对照品溶液的吸光度;c_R 为对照品的称样量,mg;V 为样品体积,ml;标示量的单位为 mg/ml。

本法中,由于对照品溶液和供试品溶液稀释的倍数相同,所以在计算时稀释的倍数可以不考虑。

4. 影响因素

(1) 基团的影响 一般认为,C_{11}-酮基取代的甾体反应速度快于 C_{11}-羟基取代的甾体;C_{21}-羟基酯化后其反应速度减慢;当酯化的基团为三甲基醋酸酯、磷酸酯或琥珀酸酯时,反应速度更慢。

(2) 溶剂和水分的影响 含水量大时会使呈色速度减慢,但含水量不超过 5% 时,对结果几乎无影响,一般采用无水乙醇作溶剂。醛具一定还原性,会使吸光度增高,所以最好采用无醛乙醇作溶剂。

(3) 碱的影响 在各种碱性试剂中,采用氢氧化四甲基铵能得到满意结果,故最为常用。有作者指出,当皮质激素和氢氧化四甲基铵长时间(24 h)接触后,皮质激素有部分分解。因此,以先加四氮唑盐溶液再加碱液为好。

(4) 空气中氧及光线的影响 反应产物对光敏感,因此必须用避光容器并置于暗处显色,同时在达到最大呈色时间后,立即测定吸光度。TTC 形成的甲䐶对空气中的氧敏感,氧能明显影响颜色强度和稳定性,因此《英国药典》曾规定在加入试剂后要往容器中充入氮气。

(5) 温度与时间的影响 呈色反应速度随温度增高而加快。一般在室温或 30℃恒温条件下显色,结果的重现性较好,《中国药典》(2010 年版)的反应条件是在 25℃的暗处反应 40~50 min。

(二) 异烟肼比色法

1. 原理

甾体激素 C_3-酮基及某些其他位置上的酮基能在酸性条件下与羰基试剂异烟肼缩合,形成黄色的异烟腙,在 420 nm 波长附近具有最大吸收。反应方程式如下:

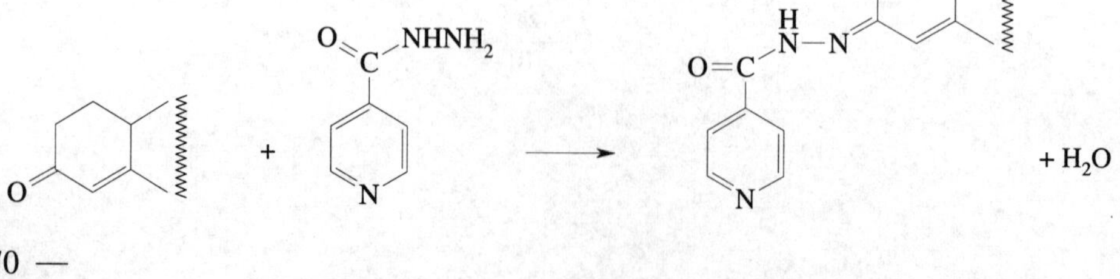

某些具有两个酮基的甾体激素可形成双腙,如丙酸睾酮,黄体酮等。

2. 测定方法

以《美国药典》收载的苯丙酸诺龙注射液的含量测定为例。

对照品与供试品溶液(25 μg/ml,氯仿液),异烟肼试液(异烟肼 500 mg,加甲醇适量,使溶解,加盐酸 0.63 ml,加甲醇至 500 ml,摇匀)。分别取对照品溶液、供试品溶液、氯仿(空白溶液)5 ml,分别加异烟肼试液至 10 ml,摇匀,放置 1 h,在 380 nm 波长处分别测定。

3. 影响因素及条件选择

(1) 溶剂 只有用无水乙醇和无水甲醇才能得到满意的结果,其他溶剂因受到异烟肼盐酸盐在其中溶解度的限制不能采用。试剂在无水甲醇中的稳定性较好,呈色强度也较在乙醇中为高,但由于它对植物油的溶解度较乙醇小,故一般多选用乙醇。

(2) 酸的种类及与异烟肼的浓度比例 当酸与异烟肼试剂的摩尔比为 2∶1 时可获得最大吸光度。上述实例中盐酸浓度为 $0.007\ 4\ mol\cdot L^{-1}$,异烟肼试液为 $0.5\ mg\cdot ml^{-1}$,浓度相当于 $0.003\ 65\ mol\cdot L^{-1}$。若以硫酸代替盐酸,则应采用硫酸的浓度为 $0.003\ 7\ mol\cdot L^{-1}$;而采用醋酸时,浓度需增大到 25%($V/V$,约 $4.4\ mol\cdot L^{-1}$)。

(3) 水分、温度、光线和氧的影响 当溶剂中含水量增高时,吸光度将随之降低。这是因为甾体激素与异烟肼的缩合为可逆反应,水分增加,促使反应逆转,温度升高,逆转反应加速。当测试溶液置于具塞玻璃试管中,溶剂不易挥发且不易吸收水分时,光与氧对反应不影响。

具有 Δ^4-3-酮基的甾体激素,在室温下不到 1 h 即可定量地与酸性异烟肼反应,而其他甾酮化合物则需经长时间放置或加热后方可反应完全,例如 C_{20}-酮化合物(黄体酮,可的松等)反应就很慢,C_{17}-酮化合物也可发生反应并形成腙,C_{11}-酮在上述条件下不发生反应。具有共轭双键的另一些甾酮化合物,如 Δ^5-7-酮醋酸胆甾醇,在相当长的时间内反应仍不能完全。因此,在上述反应条件下,本法对 Δ^4-3-酮甾体具有一定的专属性。

(三) 柯柏(Kober)反应比色法

柯柏反应是指雌激素与硫酸-乙醇反应呈色,在 515 nm 附近有最大吸收。此反应可用于雌性激素类药物的比色法测定。

用本法测定雌激素的各种制剂时,如果在比色测定前采用分离提取步骤,严格控制反应条件,并扣除背景干扰即可获得满意结果。《中国药典》曾采用本法测定复方炔诺孕酮滴丸、复方左炔诺孕酮片中的炔雌醇的含量。

示例 复方左炔诺孕酮片中炔雌醇的含量测定

精密量取供试品溶液 10 ml,置 50 ml 具塞锥形瓶中,在水浴上蒸干,精密加乙醇 5 ml 使溶解;另精密量取对照品溶液 2 ml,置另一具塞锥形瓶中,加乙醇 3 ml。上述各锥形瓶置冰浴上冷却 30 s 后,各精密加硫酸 6 ml,随加随振摇,加完继续冷却 30 s,取出,在室温放置 20 min,在 530 nm 波长处分别测定吸光度,计算,即得。

四、生物样品中甾体激素的分析

生物样品中甾体激素的分析要求方法的专属性强、灵敏度高。这是因为甾体激素的给药剂量很小,血药浓度一般为纳克级或更低。生物体内有内源性的甾体激素,甾体激素药物在体内有多种代谢产物,因此要求方法的专属性强。GC、HPLC 分离效能高,是生物样品中甾体激素分析的常用方法,尤其是 GC-MS、HPLC-MS,使分析方法的专属性和灵敏度得到了进一步提高。

示例 气相色谱-质谱法检测动物肌肉组织中残留的甾类同化激素

甾类同化激素(anabolicsteroids,ASs)是在畜牧业养殖中经常使用的一类激素。滥用同化激素会对人及动物健康、社会和生态环境造成直接及潜在的危害。对ASs残留测定的研究常采用GC/MS方法。陈捷等采用气相色谱-质谱法检测了动物肌肉组织中残留的甾类同化激素[1]。

仪器:Agilent 6890N型气相色谱–Agilent 5973N型质谱联用仪。

衍生化试剂:N-甲基-N-三甲基硅烷-三氟乙酰胺(MSTFA);二硫苏糖醇(DTE);三甲基碘硅烷(TMIS)。

制样:称取100~200 g动物肌肉组织样本,用搅拌器制样后于-18 ℃密封保存。

匀质和酶解:称取5.0 g试样(精确至0.1 g)置于50 ml离心管中,加入醋酸缓冲溶液,用匀质器于10 000 r/min匀质2×20 s后,加入酶溶液,混合物于37 ℃恒温下进行酶解反应3~4 h。进行添加实验时,匀质后加适量的混合标准溶液至离心管中,室温下静置10~15 min后加入酶溶液,然后同上进行酶解反应。

提取和净化:于酶解后的混合物中加入甲醇,在旋涡振荡器上充分涡动混合1 min后,置于超声波发生器中,于室温下超声提取5 min。取出离心管,于4 000 r/min离心10 min,将上清液全部转移至另一离心管中,加入叔丁基甲醚溶液涡动混合后于3 500 r/min离心3 min,移取上清液至旋转蒸发瓶中,下层溶液用叔丁基甲醚溶液重复萃取步骤,合并离心后的上清溶液,用旋转蒸发仪于40 ℃水浴中蒸发至干。加入甲醇溶解残渣,再用水稀释。之后用C_{18}固相萃取柱净化,收集洗脱液并在40 ℃水浴下用氮气浓缩仪将溶剂蒸干。

衍生化:在洗脱液全部蒸发后的残渣中加入100 μL甲苯,振荡溶解;然后加入20 μL衍生化溶液,盖紧瓶盖,旋涡振荡30 s,超声处理5 min,在60 ℃下加热45 min,冷却至室温,用甲苯定容至0.5 ml,于48 h内进行GC/MS测定。绘制标准工作曲线时,将工作溶液依次用甲醇稀释后,各取0.50 ml,吹干,按照上述方法衍生后进行GC/MS测定。

色谱条件:DB-1毛细管柱:0.25 mm i.d.×30m,0.25 μm;不分流进样1 μl;进样口温度:280 ℃;接口温度:280 ℃;升温程序:120 ℃(1 min),15 ℃/min升至250 ℃(6 min),5 ℃/min升至300 ℃(4 min);载气:高纯氦气(99.999%以上),流量0.9 ml/min;压力:86.2 kPa(12.5 psi)。

质谱条件:电子轰击(EI)离子源,温度230 ℃;溶剂延迟:10 min;电子倍增器电压:1 600 V;四极杆温度:150 ℃。

衍生化试剂的选择:甾体同化激素常含有双键、α,β-不饱和酮或芳环,侧链为烷烃、羟基、酮基或酯基等含氧基团和卤素,不挥发、热稳定性差,因此不适于直接进行GC分析。只有将ASs结构中的羟基和酮基硅烷化,方可用GC/MS进行检测。在实验中分别选用了双(三甲基硅烷基)氟乙酰胺(BSTFA)、双(三甲基硅烷基)氟乙酰胺/三甲基氯硅烷(BSTFA/TMCS)、MSTFA/TMIS/DTE 3种衍生化试剂对9种ASs进行衍生,结果表明,前两种衍生试剂对9种ASs中的某些激素衍生效果不好,MSTFA/TMIS/DTE能使ASs结构中的所有羟基和酮基被定量硅烷化,并且该衍生化反应条件温和、速度快、效率高,能得到强的分子离子峰或$[M-CH_3]^+$,产物相对分子质量高、背景干扰减少、碎片较少,适于选择离子监测。

---

[1] 陈捷. 气相色谱-质谱法检测动物肌肉组织中残留的甾类同化激素. 色谱,2006,24(1):19

实验结果表明,ETS、17β-NT、MTS、PTS、BES、ESN、17β-ES、EES 和 EST 的定量检测限为 1.0~2.0μg/kg。9 种激素的 GC/MS 分析的总离子流色谱图见图 12-2。

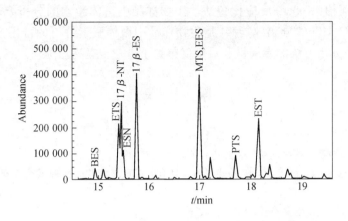

图 12-2　9 种激素的 GC/MS 分析的总离子流色谱图

表睾酮(ETS)、丙酸睾酮(PTS)、19-去甲基睾酮(17β-NT)、甲基睾酮(MTS)、雌二醇(17β-ES)、雌三醇(EST)、炔雌醇(EES)、雌酮(ESN)、苯甲酸雌二醇(BES)

本 章 小 结

本章首先对甾体激素类药物的定义与分类进行了介绍,甾体激素类药物按药理作用可分为肾上腺皮质激素和性激素两大类,性激素又可分为雄性激素及蛋白同化激素、孕激素和雌性激素等。其次对其基本结构与性质进行了叙述。

本类药物均具有甾体的母核、结构近似,其鉴别试验在质量控制中具有重要意义。该类药物常见的物理常数测定有熔点、比旋度、吸收系数等,化学鉴别法主要有与强酸的呈色反应和官能团的反应,其中主要官能团反应包括:C_{17}-α-醇酮基的呈色反应、酮基的呈色反应、甲酮基的呈色反应、酚羟基的呈色反应、炔基的沉淀反应、卤素的反应、酯的反应,另外制备衍生物测定熔点也是一较好方法,衍生物如缩氨基脲的生成物、酯的水解产物。在紫外分光光度法鉴别中多利用甾体激素类药物结构中有 $\triangle^4$-3-酮基、苯环或其他共轭结构的在紫外区特征吸收。甾体激素类药物的结构复杂,有的药物之间结构上仅有很小的差异,仅靠化学鉴别法难以区别。红外光谱法特征性强,为本类药物鉴别的可靠手段。薄层色谱法具有简便、快速、分离效能高等特点,适用于甾体激素类药物,特别是甾体激素类药物制剂的鉴别。不少甾体激素药物用高效液相色谱法测定含量,可同时进行鉴别。

在甾体激素药物的检查项下,通常要作"有关物质"的检查。由于这些杂质一般具有甾体的母核,和药物的结构相似,所以需采用色谱法进行检查,如薄层色谱法、高效液相色谱法等。由于甾体激素类药物生产工艺中一般需要使用有机溶剂,因此一般需检查残留溶剂。对于倍他米松磷酸钠等药物还需检查游离磷酸盐。

甾体激素药物的含量测定方法有比色法、紫外分光光度法、荧光法、气相色谱法和高效液相色谱法等。较多甾体激素类药物含量测定采用高效液相色谱法。甾体激素药物中具有 $\triangle^4$-3-酮基结构的化合物,在 240 nm 附近有最大吸收,雌激素具有苯环,在 280 nm 附近有最大吸收,这些特征吸收都可用于甾体激素药物的含量测定。仍有少数甾体药物特别是药物制剂采用比色法测定含量。用于甾体激素类药物的比色法主要有以下几种类型:四氮唑比色法、异烟肼比色法和柯柏(Kober)反应比色法。生物样品中甾体激素的分析要求方法的专属性强、灵敏度高。GC、HPLC分离效能高,是生物样品中甾体激素分析的常用方法,特别是 GC-MS、HPLC-MS,使分析方法的专属性和灵敏度得到了进一步提高。

思 考 题

1. 甾体激素类药物可分为哪几类? 各类结构有何特征?
2. 如何根据甾体激素类药物的结构特征进行鉴别确证?
3. 指出氢化可的松、雌二醇的化学结构式中各自具有分析意义的并能体现该类激素专属性反应的基团及其分析方法。
4. 本类药物的红外光谱图具有哪些特征吸收频率?
5. 用紫外分光光度法测定甾体激素类药物含量是利用了哪一部分结构特征? 最大吸收波长分别在何处?
6. 可的松由于保存不当,C_{17}-侧链已部分分解为 C_{17}-COOH,用异烟肼法不能测得其中可的松的含量,为什么? 可以改用什么方法测定其含量? 说明此种方法测定原理。
7. 炔雌醇可用硝酸银-氢氧化钠滴定法测定含量,试用反应式表示测定原理。
8. 甾体激素类药物中含有哪些特殊杂质? 分别采用什么方法检测? 如何控制其他甾体的量?
9. Kober反应用于哪类甾体激素药物的分析? 主要试剂是什么?
10. 地塞米松磷酸钠中甲醇和丙酮的检查:精密量取甲醇 10 μl(相当于 7.9 mg)与丙酮 100 μl(相当于 79 mg),置 100 ml 量瓶中,精密加 0.1%(ml/ml)正丙醇(内标物质)溶液 20 ml,加水稀释至刻度,摇匀,作为对照液;另取本品约 0.16 g,置 10 ml 量瓶中,精密加入上述内标溶液 2 ml,加水溶解并稀释至刻度,摇匀,作为供试品溶液。取上述溶液,照气相色谱法测定。测得供试液中丙酮峰面积为 423 879,正丙醇峰面积为 537 838;无甲醇峰;对照液中丙酮峰面积 430 878,正丙醇峰面积为 535 428,甲醇峰面积为 125 436。本品取样 0.168 3 g。内标法计算本品中丙酮的百分含量? 若规定 0.16 g 样品中产生的丙酮峰面积不得超过对照液中丙酮峰面积,那么本品中丙酮量是否符合规定? 丙酮的限量是多少?

(狄 斌)

第十三章 抗生素类药物的分析

抗生素是在低微浓度下即可对某些生物(病原微生物)的生命活动有特异抑制作用的化学物质的总称,是目前临床上常用的一类重要药物,在某些临床机构中其用量可达总处方量的30%以上。抗生素的品种繁多,其抗菌谱和主要性质、分析方法等也各不相同。一般按照结构对抗生素类药物进行分类。其中常见的包括 β-内酰胺类、大环内酯类、喹诺酮类、氨基糖苷类、四环素类、多肽类以及多烯类等。

抗生素的制备主要来源于生物发酵,利用特定细菌等微生物在适当的条件下的生长过程中产生相应的抗生素,然后分离纯化,制备可得。部分品种也利用化学合成或半合成,即在发酵产物的基础上进行结构修饰、改造,得到活性更强的抗生素产品。例如以红霉素为原料进行结构修饰可得到罗红霉素、克拉霉素等,这些衍生物在稳定性、抗菌活性、体内半衰期等方面比红霉素更具优势,临床应用更加广泛。

相对于化学合成的药物,生物发酵得到的抗生素类药物有纯度相对较低、活性组分易发生变异、稳定性一般较差的特点。纯度较低是由于发酵产物通常组成较为复杂,虽然经过提取、精制等工艺纯化处理,发酵液中的一些低效、无效的杂质仍或多或少地存在于成品中,影响产品纯度。如礼来公司1956年推出万古霉素时,其纯度不足70%,随工艺的不断改进,目前其万古霉素采用层析纯化,纯度可达95%以上。活性组分易发生变异是因为发酵得到的具有抗生素活性的物质通常为结构近似的抗生素"族",它们之间抗生素活性强弱不同,有的甚至没有抗生素活性。在发酵过程中发酵液的组成、温度、pH等条件的波动都容易造成各个发酵产物比例的不同,引起最终产品中组成的不同。菌种的差异、发酵过程中菌种的变异等也是造成抗生素活性组分变异的原因。例如红霉素有6种异构体,分别为红霉素A、B、C、D、E和F,红霉素A是主要的活性成分。不同厂家因菌种不同,有的主要杂质为红霉素B,有的主要杂质为红霉素C。抗生素稳定性差是由其化学结构所决定的,多数抗生素在结构上具有比较多的活性基团,容易在酸、碱等条件下降解。分解产物会降低药效或使药物失效,有些甚至引起毒副作用。

正是由于抗生素具有的上述特点,抗生素类药物的分析和质量控制对于保证抗生素的安全和有效有非常重要的意义。

各国药典均对抗生素类药物制订了严格的质量控制内容,其检查项目相对于其他类型的药物项目通常较多。如"检查"项下除规定了"水分"、"溶液的澄清度与颜色"、"酸碱度"、"乙醇中不溶物"、"硫酸盐"、"炽灼残渣"、"重金属"等分析项目外,一般还要对"异常毒性"、"热原"、"降压物质"、"无菌"等进行检查。

抗生素的含量测定方法也反映了这一类药物的特点。抗生素类药物的效价或含量测定常采用微生物学方法和理化方法两种。微生物学方法是以抗生素抑制细菌等微生物生长的能力作为衡量效价的标准,测定原理与临床应用的要求一致,方法有较高的灵敏度,对供试品纯度要求不高。但微生物学方法由于需要微生物培养,所以凡具有抗生素活性的物质都会干扰测定结果;测定时间长,通常都需要第二天才能有结果;操作手工化,需熟练人员才能得到正确的结果;数据容易受实验条件的影响,误差相对较大。理化方法测定抗生素含量是利用抗生素的物理、化学性质进行测定的方法。该方法对于化学结构已知的抗生素样品能够迅速、准确测定,具有专属性强的特点。但含量测定结果有时需要修正才能和临床疗效一致。

早期很多抗生素的质量控制主要采用微生物学方法。近年来,随着对抗生素性质的不断深入了解,以及分离、分析方法的快速发展,理化方法的专属性已很大程度上得到保证。理化方法正逐步取代微生物学方法,成为抗生素类药物测定的主流方法,《中国药典》(2010年版)及英、美等发达国家药典对所收载抗生素类药物的原料和制剂的含量(效价)测定方法可以很好地体现这一变化趋势。《中国药典》(2010年版)中所收载的抗生素品种,采用微生物检定法测定含量的有84个,应用HPLC法测定含量的有188个,用紫外分光光度法测定含量的有8个,另有4个采用了化学滴定方法。

本章的内容是通过β-内酰胺类、氨基糖苷类、四环素类以及大环内酯类药物的物理、化学性质讨论,介绍这几类药物的鉴别反应、杂质检查以及利用理化性质进行含量测定的原理与方法。有关药物的生物效价测定内容因属于微生物学范畴,在此不再讨论。

第一节 β-内酰胺类抗生素的分析

这类抗生素包括青霉素族和头孢菌素族。由于这两族的化合物分子中均含有β-内酰胺环,因此该类抗生素统称为β-内酰胺类抗生素。

一、结构与性质

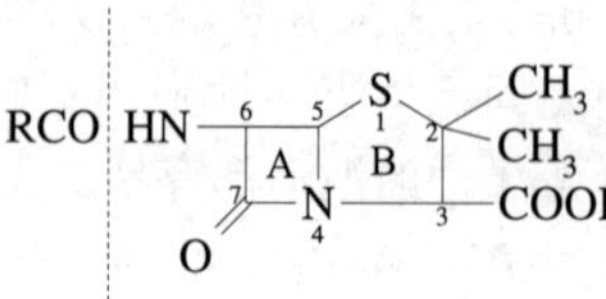

A:β-内酰胺环; B:氢化噻唑环
青霉素
(Penicillins)

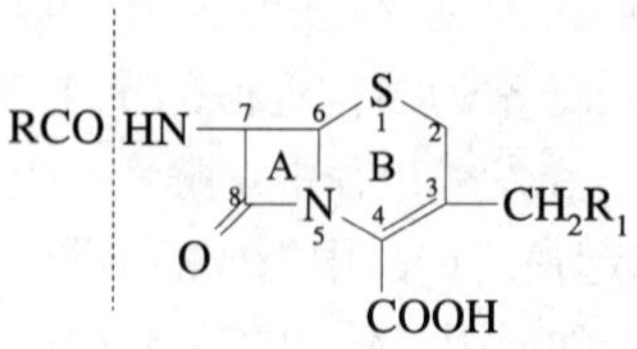

A:β-内酰胺环; B:氢化噻嗪环
头孢菌素
(Cephalosporins)

青霉素族分子的母核为6-氨基青霉烷酸(6-APA),头孢菌素族的母核为7-氨基头孢烷酸(7-ACA),它们分别由氢化噻唑环或氢化噻嗪环与β-内酰胺环并合而成,分子中都含有一个游离羧基和酰胺侧链。R和R_1的不同,构成了不同的青霉素和头孢菌素。代表性药物有青霉素钠、阿莫西林、头孢他啶、头孢克洛等。

溶解性质:青霉素和头孢菌素分子中的游离羧基具有相当强的酸性(大多数青霉素的pK_a在2.5~2.8之间),能与无机碱或某些有机碱形成盐。它们的碱金属盐易溶于水,而有机碱盐却易溶于甲醇等有机溶剂,难溶于水。青霉素碱金属盐的水溶液遇酸则析出游离酸的白色沉淀。β-内酰胺类的碱金属盐水溶性良好,且有较好的结晶性,因此临床应用中多使用其碱金属盐。

旋光性:青霉素族和头孢菌素族的母核中均含有多个手性碳原子,都具有旋光性。利用这一特点,可对这类药物进行定性分析。

紫外吸收特性：青霉素族分子的母核部分无生色团，但其侧链酰胺基团上 R 基多数都具有苯环等共轭体系，因而有强烈的紫外吸收。如青霉素钠的 R 基为苯乙基，其水溶液在 264 nm 处具有最大吸收。头孢菌素族母核的 B 环上双键和羧基共轭，同时侧链 R 基在很多时候也具有苯环等共轭体系，两者给该类药物带来紫外吸收。如头孢噻肟钠 0.01 mol/L 盐酸溶液在 262 nm 处有最大吸收。

β-内酰胺环的不稳定性：青霉素和头孢菌素的结构中，β-内酰胺环为四元环，且具有一个酰胺键。四元环的空间张力较大，结构稳定性较差，同时酰胺键在酸性、碱性条件下均容易发生水解，因此 β-内酰胺环的稳定性差，容易开环降解，是本类药物结构中最不稳定的部分。在溶液状态下，它可在酸、碱、青霉素酶、加热、金属离子（如铜、铅、汞和银）等条件下发生水解和分子重排，导致环的破坏而失去抗菌活性。例如青霉素的 β-内酰胺环被破坏或发生分子重排后，产生青霉噻唑酸、青霉酸、青霉醛、青霉胺、α-青霉噻唑酰基羟胺酸和青霉烯酸等一系列的降解产物。降解反应如图 13-1 所示。

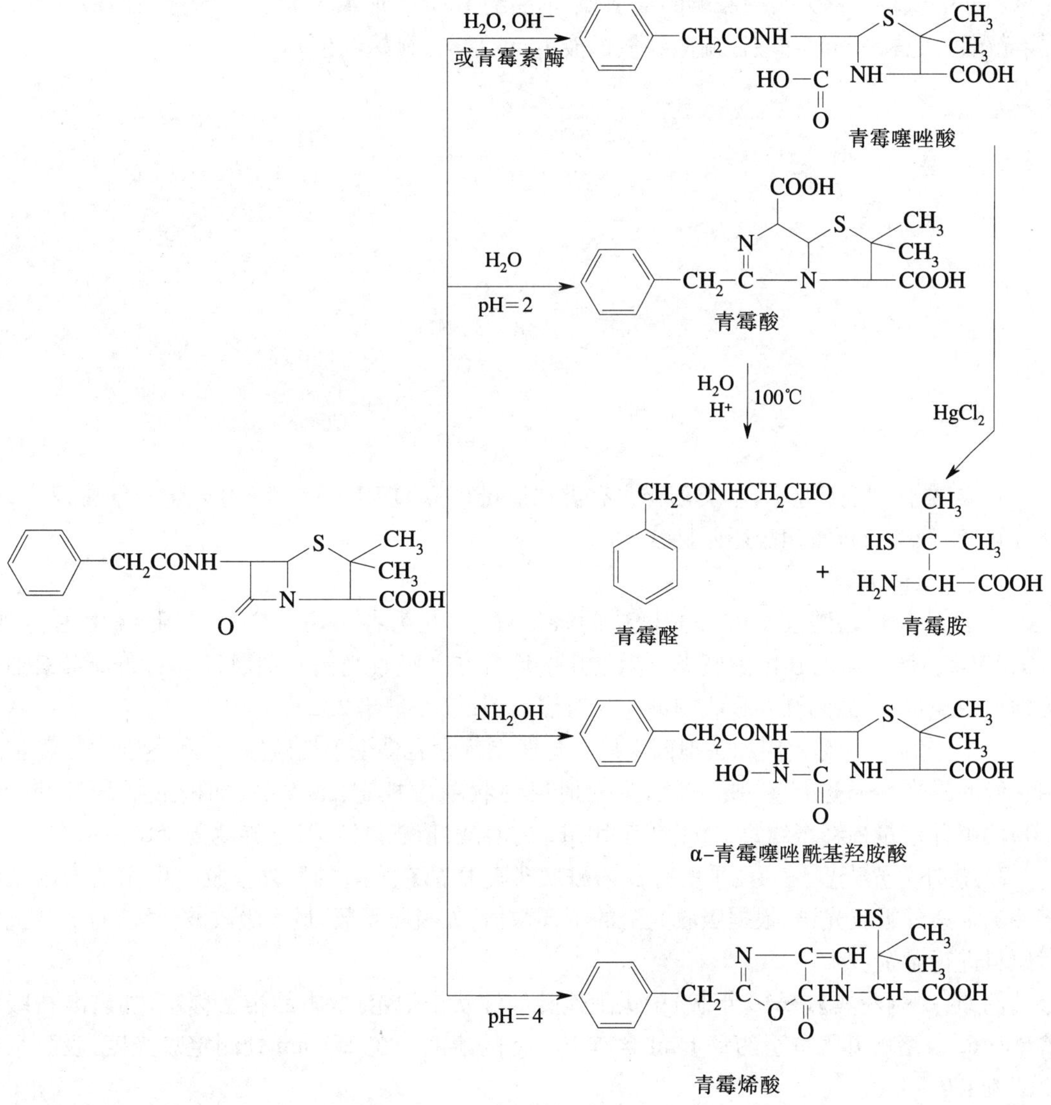

图 13-1 青霉素的降解反应

在干燥状态下青霉素类的稳定性相对较好。因此,为避免 β-内酰胺环在生产和贮藏过程中的降解,青霉素等 β-内酰胺类药物通常采用注射用无菌粉末或冻干的制剂,在临床使用前现配。例如头孢噻吩钠的干燥粉末于 25℃密封保存,可贮存 3 年以上;但其水溶液于 25℃放置 24 h 后,活性约损失 8%。

二、鉴别试验

（一）呈色和沉淀反应

1. **在稀盐酸中生成沉淀** 该方法利用 β-内酰胺类药物游离酸和成盐前后溶解性的差异进行鉴别。青霉素钾和青霉素钠加水溶解后,加稀盐酸 2 滴,即析出难溶于水的游离酸白色沉淀。这些沉淀能在乙醇、醋酸戊酯、氯仿、乙醇或过量的盐酸中溶解。

2. **羟肟酸铁反应** 青霉素和头孢菌素在碱性介质中与羟胺作用,β-内酰胺环破裂,生成羟肟酸;调节溶液为酸性,加入高铁离子与羟肟酸络合,不同的青霉素和头孢菌素的络合产物显示不同的颜色。例如头孢哌酮的鉴别:取本品约 10 mg,加水 2 ml 与盐酸羟胺溶液 3 ml,振摇溶解后,放置 5 min,加酸性硫酸铁铵试液 1 ml,摇匀,显棕红色。

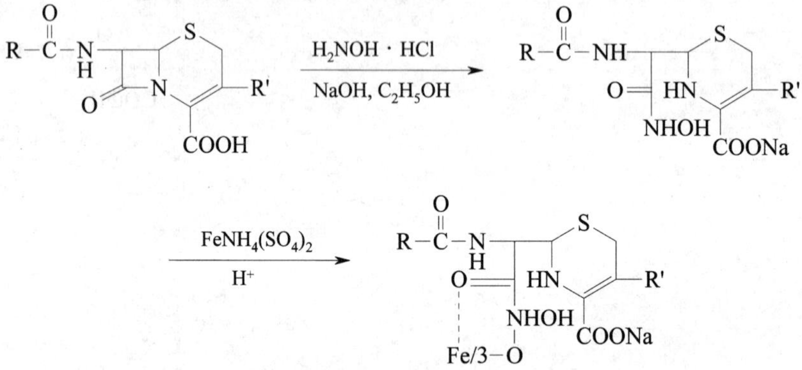

3. **与斐林试剂反应** 本类药物含有类似肽键(—CONH—)结构,可产生双缩脲反应,开环分解,使碱性酒石酸铜盐还原显紫色。

（二）光谱法

1. **红外吸收光谱法** 红外光谱法的特征强,因此为各国药典广泛采用。《中国药典》(2010 年版)所收载的 β-内酰胺类抗生素几乎均有红外吸收光谱鉴别项目。例如青霉素钠的鉴别项中规定:本品的红外吸收图谱应与对照的图谱(光谱集 222 图)一致。

2. **比旋度** 青霉素族和头孢菌素族在母核上都含有多个手性碳原子,在鉴别中也经常利用它们的旋光性质进行鉴别。例如头孢地尼性状项中规定:取本品,加磷酸盐缓冲液(pH 7.0)溶解并定量稀释至约每 1 ml 含有 10 μg 的溶液,依法测定,其比旋度为 $-58°\sim-66°$。

3. **紫外分光光度法** 几乎所有 β-内酰胺类药物都有显著的紫外吸收。可用适当浓度的溶液测定紫外吸收光谱,根据吸收光谱的特征数值,如吸收系数、最大吸收波长等,对一些抗生素原料进行鉴别。

例如《中国药典》(2010 年版)中头孢他啶的性状中规定:取本品精密称定,加磷酸盐缓冲液(pH 6.0)溶解并稀释至约每 1 ml 含有 10 μg 的溶液。在 257 nm 处测定吸光度,吸收系数 $E_{1\ cm}^{1\%}$ 为 400～430。

规定:头孢唑林钠的水溶液(16 μg/ml)在 272 nm 波长处应有最大吸收值。

(三) 色谱法

多数 β-内酰胺类药物都可以通过色谱法,通过比较抗生素供试品和相应对照品之间的色谱行为的一致性,进行鉴别。本类药物应用较多的色谱方法包括薄层色谱法和 HPLC 法。色谱方法进行鉴别的专属性较强,因此在各国药典中,多数 β-内酰胺类药物都采用色谱方法进行鉴别。

《中国药典》(2010 年版)及《美国药典》等中对头孢克洛、头孢拉定、注射用头孢哌酮钠舒巴坦钠等的鉴别均采用了薄层色谱法。《中国药典》(2010 年版)对头孢拉定的鉴别为:取本品与头孢拉定对照品适量,分别加水溶解并稀释成每 1 ml 中含约 6 mg 的溶液,作为供试品溶液与对照品溶液。吸取上述两种溶液各 5 μl,分别点于同一硅胶 G 薄层板,以新鲜配制的 0.1 mol/L 枸橼酸液-0.2 mol/L 磷酸氢二钠-丙酮溶液(60∶40∶1.5)为展开剂,展开,于 105℃加热 5 min,取出,立即喷以展开剂制成的 0.1% 茚三酮溶液,在 105℃加热 15 min 后,检视。供试品溶液所显主斑点的颜色与位置应与对照品溶液所显主斑点的颜色与位置相同。

头孢他啶、头孢曲松钠、头孢哌酮钠、青霉素钠等采用 HPLC 法鉴别:在含量测定项下的高效液相色谱图中,供试品和对照品主峰的保留时间应一致。注射用阿莫西林钠克拉维酸钾也采用 HPLC 法鉴别,规定:供试品两个主峰的保留时间应分别与对照品溶液两个主峰的保留时间一致。

(四) 钾、钠盐的焰色反应

青霉素族和头孢菌素族药物很多是以钾盐或钠盐形式供临床使用的。利用这些药物无机盐所特有的焰色反应,可以对它们进行鉴别。方法为:取铂丝,用盐酸润湿后,蘸取供试品,在无色火焰中燃烧。若存在钾离子,则火焰呈紫色;若存在钠离子,则火焰呈鲜黄色。

三、高分子杂质检查

此外,由于酸介质、碱介质、β-内酰胺酶、胺类(包括氨、氨基酸、羟胺等)均能促使 β-内酰胺类药物降解,水分、酸、碱及重金属已成为该类药物的常见限量检查项目。如头孢克洛的检查项目包括酸度、水分、重金属、有关物质等。

β-内酰胺抗生素是临床上最常用的基本药物,同时也是较易发生不良反应的药物之一。在临床上最常见的不良反应是速发型过敏反应。经过几十年的研究证明,引发 β-内酰胺抗生素速发型过敏反应的过敏原并不是 β-内酰胺抗生素本身,而是其中存在的高分子聚合物,高分子聚合物是对药品中相对分子质量大于药物本身的杂质总称,它可能是聚合度不同的多组分混合物。

抗生素药物中的高分子杂质按其来源通常分为外源性杂质和内源性杂质。外源性杂质包括发酵液中蛋白、多肽、多糖等,或抗生素和蛋白、多肽、多糖等的结合物。外源性杂质一般来源于发酵工艺,是发酵液中杂质在纯化后在最终产品中的残留。内源性杂质系指抗生素药物自身聚合产物,聚合物可来自生产过程,又可在储存中形成,甚至在用药时也可由使用不当产生。例如青霉素中的高分子致敏物质是产品中未除去的青霉噻唑多肽,属于外源性杂质;而头孢曲松中的高分子杂质是头孢曲松聚合物。

对 β-内酰胺抗生素药物中高分子聚合物的分析主要方法有凝胶过滤色谱法、离子交换色谱法、反相色谱法等。例如《中国药典》(2010 年版)采用了葡聚糖凝胶 G-10(Sephadex G-10)为填充剂的色谱柱,自身对照外标法测定头孢曲松钠、头孢他啶、头孢哌酮钠、头孢噻肟钠中的高分子聚合物。该方法属排阻色谱,利用样品分子与聚合物相对分子质量的差异而实现分离。

经过对十余种 β-内酰胺抗生素的测定,发现不论是在 HPLC 系统还是简单测定系统(由恒流泵、玻璃柱和紫外检测器组成）中，当满足蓝色葡聚糖的理论塔板数>2 500/m、拖尾因子在 0.75~1.5 之间和高分子物质峰峰面积的 RSD<5% 两个条件时，高分子杂质含量平行测定的相对误差可控制在 ±5% 之内。故这两个条件被作为自身对照外标法测定 β-内酰胺抗生素高分子杂质含量的系统适应性条件。

四、含量测定

青霉素族和头孢菌素族的理化测定方法报道较多。本节主要介绍碘量法和高效液相色谱法等方法的应用。

（一）碘量法

原理：青霉素族和头孢菌素族分子不消耗碘，而其降解产物消耗碘，根据滴定反应所消耗的碘量，可计算供试品中青霉素族和头孢菌素族的含量。《中国药典》(2000 年版)采用碘量法测定青霉素含量。

青霉素族滴定反应涉及两步：首先碱性条件下青霉素族分子定量水解，生成青霉噻唑酸盐；然后，青霉噻唑酸盐被碘氧化，消耗碘滴定液，过量的碘滴定液被硫代硫酸钠所滴定，利用空白和样品消耗硫代硫酸钠的量的不同可计算样品含量。

第一步碱性条件下青霉素的水解反应是定量反应，反应按照反应定量式进行。第二步和碘滴定液的氧化还原反应没有固定的化学计量关系，青霉噻唑酸盐与碘的反应物质的量之比受温度、pH、反应时间甚至滴定速度等诸多因素影响。为保证含量测定结果的准确性，实验过程中要严格控制测定条件，同时采用青霉素标准品在相同条件下平行测定，以消除各因素的影响。一般碘与青霉噻唑酸盐的反应在 pH 4.5，温度 24~26℃ 条件下，反应时间 20 min 以上即可反应完全，此时青霉噻唑酸盐与碘的物质的量之比约 1：8。

第一步反应

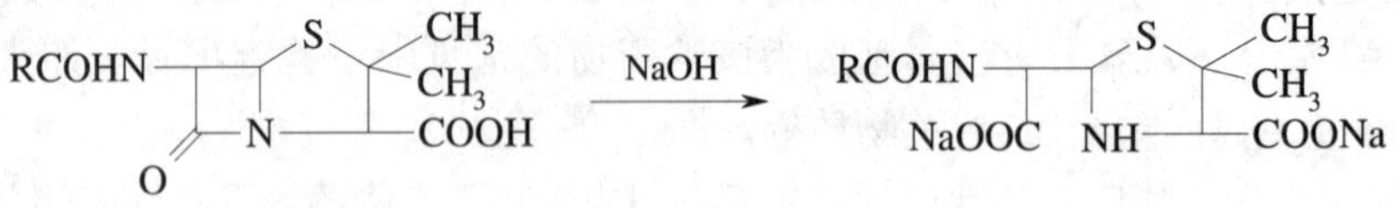

<chemical reaction: 青霉素 →(NaOH) 青霉噻唑二钠>

第二步反应

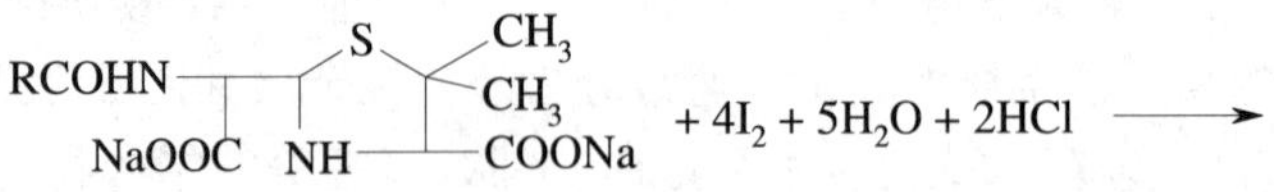

<chemical reaction: 青霉噻唑二钠 + 4I$_2$ + 5H$_2$O + 2HCl → CH(COOH)$_2$NHCOR + (CH$_3$)$_2$C(SO$_3$H)CH(NH$_2$)COOH + 2NaCl + 8HI>

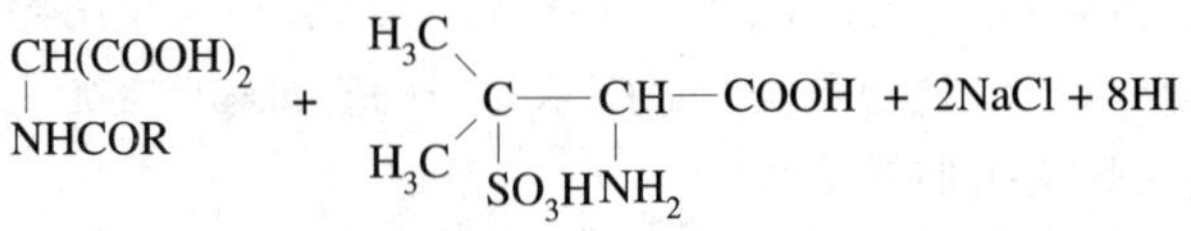

$$I_2(过量) + 2Na_2S_2O_3 \longrightarrow 2NaI + Na_2S_4O_6$$

青霉素的开环降解产物等杂质可以消耗碘滴定液，造成测定结果偏高。为除去杂质对定量的影响，可以用未经水解的样品液作空白试验来校正。此时青霉素未转化成青霉噻唑酸盐，不消耗碘滴定液，只有样品中的杂质消耗碘滴定液。因此 β-内酰胺类药物碘量法的空白试验也加入供试品,但不加碱。

由碘量法的原理可见,β-内酰胺类药物的碘量法具有灵敏度高的优点,不足之处在于测定繁琐,且反应条件和操作要求较高。

(二) 高效液相色谱法

高效液相色谱法(HPLC法)由于具有快速、灵敏、专属性强的特点,在药物分析,特别是抗生素分析中的应用越来越广泛。以青霉素钠的测定条件和方法示例如下:

色谱条件与系统适用性试验:用十八烷基硅烷键合硅胶为填充剂;以 0.1 mol/L 磷酸二氢钾溶液(用磷酸调节 pH 至 2.5)-乙腈(70∶30)为流动相;检测波长为 225 nm;流速为每分钟 1 ml。取青霉素对照品和 2-苯乙酰胺各适量,加水制成每 1 ml 中含各约 0.2 mg 的混合溶液,取 20 μl 注入液相色谱仪,记录色谱图,色谱峰流出顺序为 2-苯乙酰胺、青霉素,两峰之间分离度应不小于 2.0。理论板数按青霉素峰计算应不小于 1 600。

测定法:取供试品适量,精密称定,加水溶解并稀释制成每 1 ml 中约含 0.5 mg 的溶液,摇匀,精密量取 10 μl,注入液相色谱仪,记录色谱图;另取青霉素对照品适量,同法测定。按外标法以峰面积计算,其结果乘以 1.065 8,即为供试品中 $C_{16}H_{17}N_2NaO_4S$ 的含量。每 1 mg 的 $C_{16}H_{17}N_2NaO_4S$ 相当于 1 670 青霉素单位。

第二节 氨基糖苷类抗生素的分析

氨基糖苷类抗生素都是以碱性环己多元醇为苷元与氨基缩合而成的苷,结构具有很多共性。本章以链霉素和庆大霉素为例,讨论它们的物理、化学鉴别和检查方法。这两种抗生素原料及制剂均采用微生物检定法测生物效价。

一、化学结构与性质

(一) 链霉素

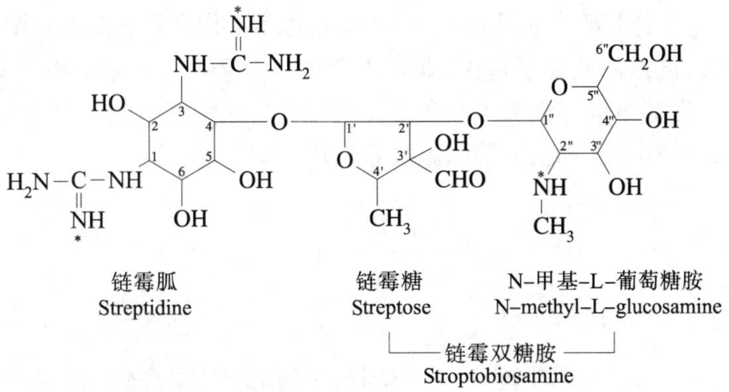

链霉胍 链霉糖 N-甲基-L-葡萄糖胺
Streptidine Streptose N-methyl-L-glucosamine
         链霉双糖胺
         Stroptobiosamine

链霉素的结构为一分子链霉胍和一分子链霉双糖胺结合而成的碱性苷。其中链霉双糖胺是由链霉糖与 N-甲基-L-葡萄糖胺所组成。链霉胍与链霉双糖胺间的苷键结合较弱,链霉糖与 N-甲基-L-葡萄糖胺间的苷键结合较牢。

1. **碱性** 链霉素分子中有 3 个碱性中心(式中有星号处),其中两个是链霉胍上的强碱性胍基($pK_a=11.5$),第3个是葡萄糖胺上的甲氨基($pK_a=7.7$)。因此,可与无机酸或有机酸形成可溶于水的盐,临床上多用其硫酸盐。

2. **溶解性和稳定性** 链霉素的硫酸盐易溶于水,不溶于乙醇、氯仿。链霉素的水溶液一般以 pH 5~7.5 最为稳定,过酸或过碱条件下均易水解失效。由于链霉胍与链霉双糖胺间的苷键要比链霉糖与氨基葡萄糖胺间的苷键弱得多,在酸性条件下,链霉素先水解为链霉胍和链霉双糖胺,进一步得 N-甲基-L-葡萄糖胺。弱碱性也能使链霉素水解为链霉胍及链霉双糖胺,但随后链霉糖部分分子重排为麦芽酚。生成麦芽酚是链霉素的特有反应。

(二)庆大霉素

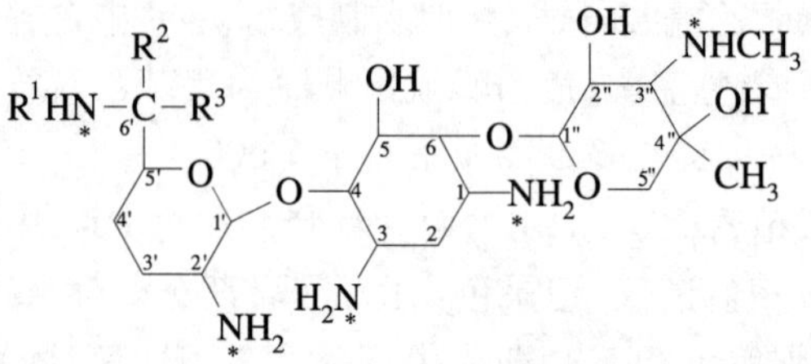

绛红糖胺　　　　2-脱氧链霉胺　　　加洛糖胺
(Purpurosamine)　(Deoxystreptosamine)　(Garosamine)

庆大霉素是由绛红糖胺、脱氧链霉胺和加洛糖胺缩合而成的苷。临床应用的是庆大霉素 C 复合物的硫酸盐,主要成分有 C_1、C_2、C_{1a}、C_{2a}。庆大霉素 C_1、C_2、C_{1a} 三者结构相似,仅在绛红糖胺 C_6 位及氨基上甲基化程度不同,C_{2a} 是 C_2 的异构体。

庆大霉素的性质类似链霉素,它有 5 个碱性中心(结构式中标有星号处),每一中心的碱性相似($pK_a\sim 8$),因而显示较强的碱性,能与无机酸或有机酸形成可溶于水的盐,临床多用其硫酸盐。硫酸庆大霉素水中易溶,在乙醇、丙酮、氯仿或乙醚中不溶。对光、热、空气均较稳定,水溶液亦稳定,pH 2~12 时,100℃加热 30 min 活性无明显变化。

二、鉴别试验

(一)呈色和沉淀反应

1. **麦芽酚反应** 麦芽酚为 α-甲基-β-羟基-γ-吡喃酮,系链霉素在碱性溶液中先水解为链霉胍及链霉双糖胺,链霉糖经分子重排、环扩大形成六元环,然后消除 N-甲基葡萄糖胺,再消除链霉胍所生成。麦芽酚可与铁离子在微酸性溶液中形成紫红色配位化合物。此反应为链霉素的特有反应,因此被中、日、美、英等国家药典采用。

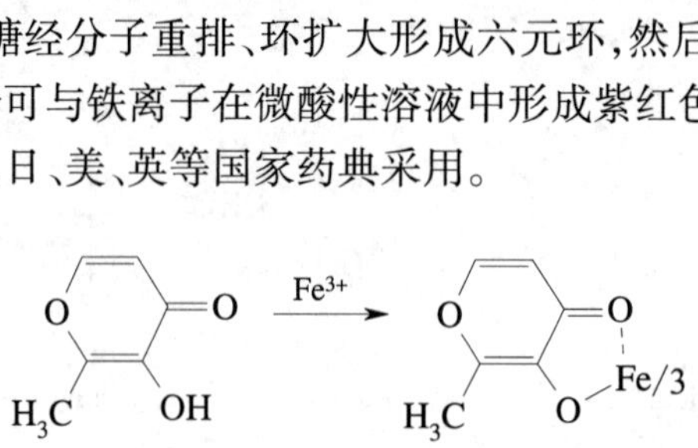

麦芽酚　　　麦芽酚与铁离子的络合产物

《中国药典》(2010 年版)对所收载的硫酸链霉素的鉴别方法是:取本供试品约 20 mg,加水 5 ml 溶解后,加氢氧化钠试液 0.3 ml,置水浴上加热 5 min,加硫酸铁铵溶液(取硫酸铁铵 0.1 g,加 0.5 mol·L^{-1} 硫酸溶液 5 ml 使溶解)0.5 ml,即显紫红色。

2. **坂口反应(Saka guchi)** 硫酸链霉素水溶液加氢氧化钠试液水解生成链霉胍,链霉胍和8-羟基喹啉(或α-萘酚)作用,冷却后加次溴酸钠试液,生成橙红色化合物。该反应为链霉素水解产物链霉胍的特有反应。

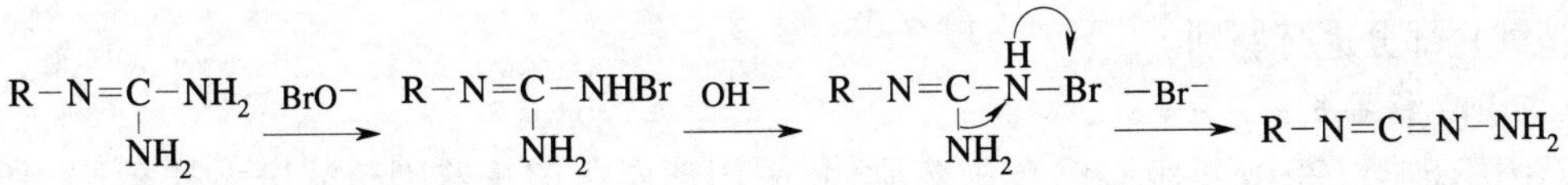

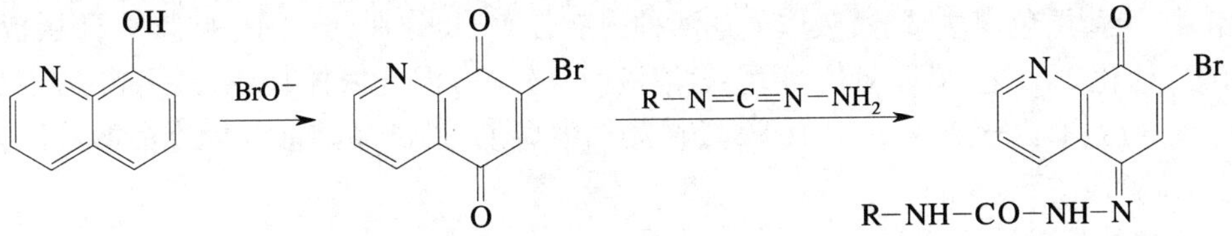

$$R-N=C(NH_2)-NH_2 \xrightarrow{BrO^-} R-N=C(NH_2)-NHBr \xrightarrow{OH^-} R-N=C(NH_2)-N(H)-Br \xrightarrow{-Br^-} R-N=C=N-NH_2$$

《中国药典》(2010年版)采用该方法对硫酸链霉素及注射用硫酸链霉素进行鉴别:取供试品约0.5 mg,加水4 ml溶解后,加氢氧化钠试液2.5 ml与0.1% 8-羟基喹啉的乙醇溶液1 ml,放冷至约15℃,加次溴酸钠试液3滴,即显橙红色。

3. N-甲基葡萄糖胺反应(Elson-Morgan反应) 结构中含有N-甲基葡萄糖胺结构单元的氨基糖苷类药物经水解,产生N-甲基葡萄糖胺,在碱性溶液中与乙酰丙酮缩合成吡咯衍生物,在对二甲氨基苯甲醛的酸性醇溶液(Ehrlich试剂)作用下,多羟基断开,生成红色缩合物。链霉素和庆大霉素均可发生该反应,可用来做它们的鉴别。

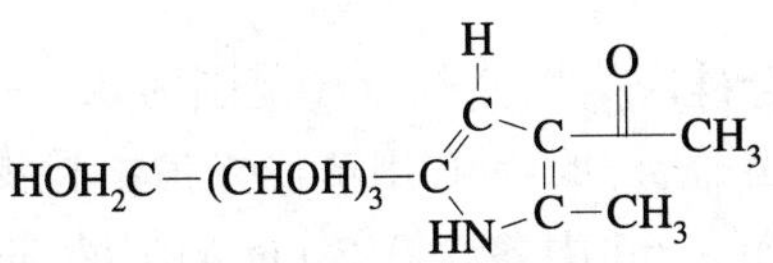

吡咯衍生物 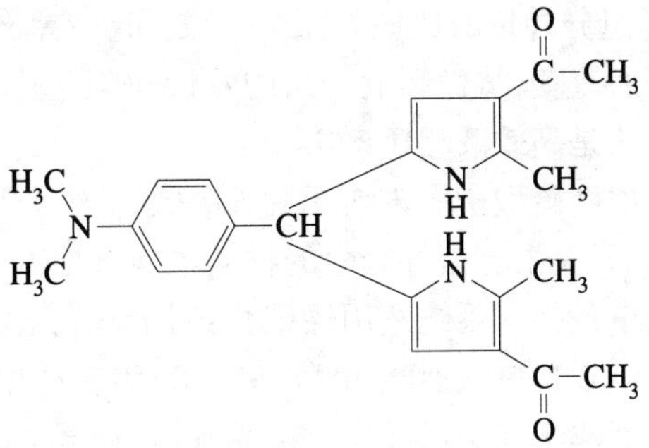　　　　　　　红色缩合物

4. 茚三酮反应 链霉素具有氨基糖苷结构,具有羟基胺类和α-氨基酸的性质,可与茚三酮缩合成蓝紫色缩合物。

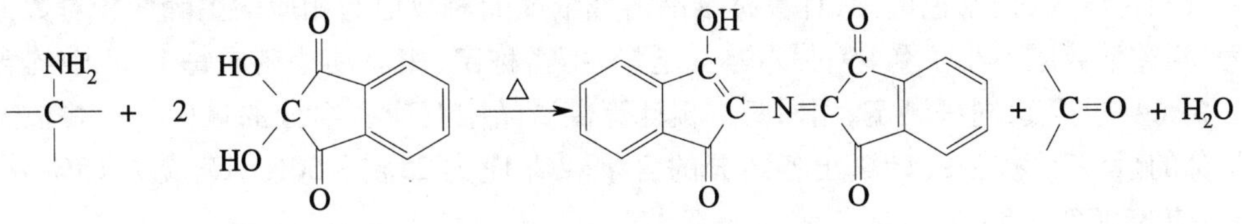

氨基糖　　水合茚三酮　　　　蓝紫色缩合物

硫酸庆大霉素的鉴别：取供试品水溶液(1→100)5 ml,加 0.1% 茚三酮的水饱和正丁醇溶液 1 ml 及吡啶 0.5 ml,水浴加热 5 min,溶液即呈紫色。

5. 硫酸盐反应　利用硫酸盐能与氯化钡试液生成白色硫酸钡沉淀,可以对氨基糖苷类药物的硫酸盐部分进行鉴别。

（二）色谱鉴别

《中国药典》(2010 年版)和《英国药典》均采用薄层色谱法鉴别硫酸庆大霉素。《中国药典》(2010 年版)的操作方法为：取供试品与硫酸庆大霉素标准品,各加水制成每 1 ml 中含 20 mg 的溶液,照薄层色谱法试验,吸取上述两种溶液各 2 μl,分别点于同一硅胶 G 薄层板(临用前于 105℃活化 2 h)上;另取氯仿-甲醇-氨溶液(1：1：1)混合振摇,放置,分取下层混合液为展开剂,展开后,取出于 20～25℃晾干,置碘蒸气中显色,供试品溶液与标准品溶液所显斑点的颜色与位置应一致。

（三）光谱鉴别

1. 红外光谱法　比较供试品和对照品的红外光谱的一致性而进行鉴别。《美国药典》采用此方法鉴别硫酸庆大霉素。

2. 紫外光谱法　硫酸庆大霉素分子中无生色团,因此在 240～330 nm 波长范围内对紫外光无吸收。《英国药典》据此对硫酸庆大霉素进行鉴别：取硫酸庆大霉素 10 mg,加水 1 ml 和 40% 硫酸溶液 5 ml,在水浴中加热,冷却,用水稀释至 25 ml。此溶液在 240～330 nm 波长范围应不出现吸收。

三、检查

庆大霉素产品有多个不同的类似物,由于不同厂家发酵菌种差异或工艺略有不同,出厂产品中 C 组分含量的比例不完全一致。这一差异对微生物的活性无明显影响,但毒副作用和耐药性有所改变,从而影响产品的效价和临床疗效。对庆大霉素中低效的 C 组分进行检查,常用的方法是高效液相色谱法。

考虑到硫酸庆大霉素无紫外吸收,C 组分检查采用蒸发光散射检测器。该检测器属通用型检测器,对没有紫外吸收的样品也能够检出。

色谱条件与系统适用性试验：用十八烷基硅烷键合硅胶为填充剂(pH 范围为 0.8～8.0),以 0.2 mol/L 三氟醋酸-甲醇(92：8)为流动相;流速每分钟 0.6 ml;用蒸发光散射检测,分别称取庆大霉素和小诺霉素标准品各适量,流动相制成每 1 ml 中各含 0.2 mg 的溶液,取 20 μl 注入液相色谱仪,记录色谱图。C 组分的保留时间依次为：$C_{1a}<C_2<$小诺霉素$<C_{2a}<C_1$。小诺霉素和 C_{2a} 峰之间的分离度应符合要求,连续进样的小诺霉素峰面积的相对标准偏差应不大于 2.0%。

测定法：取小诺霉素标准品适量,精密称定,分别用流动相制成每 1 ml 中约含小诺霉素 0.2 mg、0.5 mg 和 1.0 mg 的溶液作为标准溶液(1)、(2)和(3)。取上述三种溶液各 20 μl,分别注入液相色谱仪,记录色谱图,计算标准品溶液浓度的对数值与相应的主峰面积对数值的回归方程,相关系数应不小于 0.99;另取本品适量,精密称定,用流动相制成每 1 ml 中约含庆大霉素 2.5 mg 的溶液,同法测定,用回归方程计算供试品中对应各组分的量(X_{cx}),并根据所得的各组分的量(X_{cx})按公式计算出各组分的含量。C_1 应为 25%～50%,C_{1a} 应为 15%～40%,$C_{2a}+C_2$ 应为 20%～50%。

《美国药典》采用邻苯二甲醛衍生,使无明显紫外吸收的硫酸庆大霉素转化为具有强烈的紫外吸收的衍生物,然后采用 HPLC 法,用十八烷基硅烷键合硅胶为填充剂,以甲醇-水-冰醋酸(750:250:50,含 5 g 庚烷磺酸钠)为流动相,流速为 1.5 ml/min,紫外检测器在 330 nm 检测。

四、含量测定

氨基糖苷类药物的含量测定一般采用微生物法,《中国药典》(2010 年版)中硫酸庆大霉素和硫酸链霉素都采用微生物法测定。《美国药典》中采用磺酸化的交联聚苯乙烯为填料的阴离子交换柱分离,电化学法检测硫酸链霉素的含量。

第三节 四环素类抗生素的分析

四环素类抗生素在化学结构上都具有氢化并四苯环,因此被称为四环素类或四环素族。

一、结构与性质

四环素类抗生素是氢化并四苯的衍生物,由 A、B、C、D 四个环组成,其中 D 环为苯环。母核上共有下列官能团:C_4 位上的二甲氨基[—N(CH_3)$_2$]、C_2 位上的酰氨基(—$CONH_2$)、C_{10} 位上的酚羟基(—OH);有两个含有酮基和烯醇基的共轭双键系统(结构式中虚线内所示部分)。

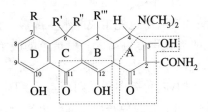

分子中的取代基 R、R'、R″及 R‴不同,构成不同的四环素。常见四环素类抗生素包括四环素、金霉素、多西环素、美他环素、土霉素等。

1. **酸碱性** 四环素类分子中的酚羟基和烯醇型羟基显弱酸性;二甲胺基显弱碱性。因此,四环素类抗生素是两性化合物。遇酸及碱均能生成相应的盐。临床上多应用它们的盐酸盐。它们的游离碱在水中溶解度很小。

2. **比旋度** 除美他环素外,其他四种四环素的盐酸溶液均有旋光性。《中国药典》(2010 年版)在性状项下规定,盐酸四环素、盐酸金霉素、盐酸多西环素和盐酸土霉素的盐酸溶液应具有相应比旋度数值。

3. **稳定性** 四环素类抗生素在弱酸性、酸性、碱性的条件下均可发生降解,分别可形成差向四环素、脱水四环素和异四环素。

(1) 弱酸性的差向异构化 四环素类抗生素在弱酸性(pH 2.0~6.0)溶液中,其 A 环手性 C_4 原子构型改变,发生差向异构化,形成差向四环素类(ETC)。反应是可逆的,达到平衡时溶液中的差向化合物的含量可达 40%~60%。某些阴离子如磷酸根、枸橼酸根、醋酸根离子的存在,可加速这种异构化反应进行。

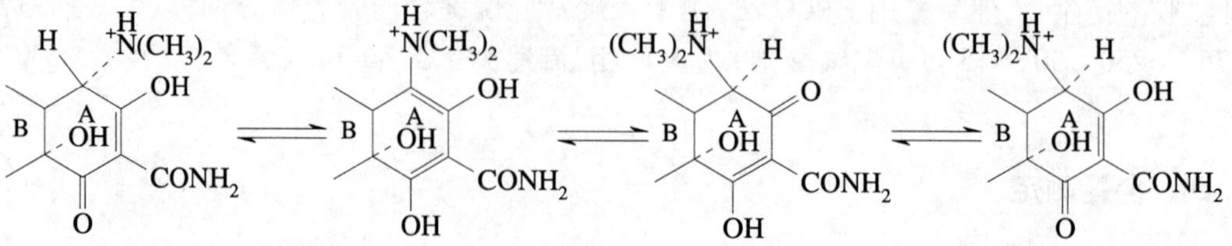

四环素 (TC) 　　　　　　　　　　　　　　　　　　　　　　　　差向四环素 (ETC)

四环素、金霉素很容易差向异构化,产生差向四环素和差向金霉素(具有蓝色荧光),其抗菌性能极弱或完全消失;而土霉素、多西环素、美他环素,由于 C_5 上的羟基和 C_4 上的二甲氨基形成氢键而较稳定, C_4 上不易发生差向异构化。

(2) 酸性降解　在酸性条件(pH<2)下,特别是在加热情况下,四环素类抗生素 C_6 上的醇羟基和 C_{5a} 上的氢发生反式消去反应,生成脱水四环素(ATC)。

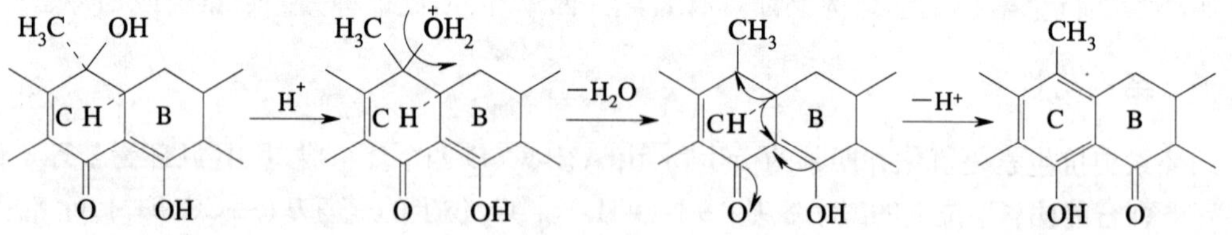

四环素 (TC) 　　　　　　　　　　　　　　　　　　　　　　　　脱水四环素 (ATC)

和四环素一样,金霉素在酸性溶液中也能生成脱水金霉素。脱水四环素类分子中,共轭双键的数目增加,色泽加深,对光的吸收程度也增大。橙黄色的脱水金霉素或脱水四环素,分别在 435 nm 及 445 nm 处有最大吸收。利用这一性质,可对金霉素或四环素进行比色测定。

脱水四环素也可形成差向异构体,称差向脱水四环素(EATC)。

(3) 碱性降解　碱性溶液中, C_6 上的羟基形成的氧负离子,向 C_{11} 发生分子内亲核进攻,经电子转移、C 环破裂,生成无活性的具有内酯结构的异构体,四环素变成异四环素。

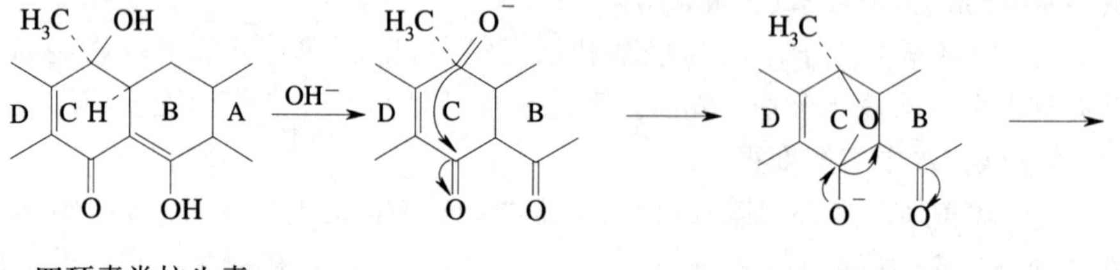

四环素类抗生素

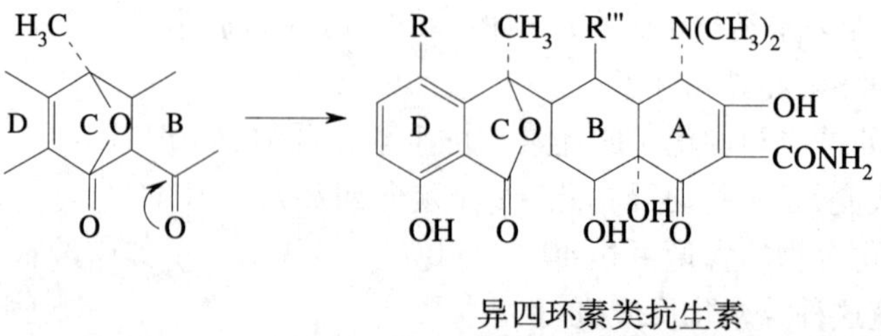

异四环素类抗生素

二、鉴别试验

(一) 呈色和沉淀反应

1. 浓硫酸反应 四环素类抗生素遇硫酸立即产生颜色,以此可区别各种四环素。如盐酸土霉素遇硫酸显深朱红色,加水变为黄色;盐酸四环素遇硫酸显深紫色,再加三氯化铁溶液变红棕色;盐酸金霉素遇硫酸显蓝色,渐变为橄榄绿色,加水后显金黄色或棕色。

2. 三氯化铁反应 本类抗生素分子结构中具有酚羟基,在酸性溶液中遇三氯化铁试液即显色。上述的盐酸四环素遇硫酸显深紫色,再与三氯化铁试液反应呈棕红色的原理即如此。

3. 氯化物反应 利用盐酸盐能与硝酸银试液生成白色氯化银沉淀,可以对四环素类抗生素的盐酸盐部分进行鉴别。

(二) 色谱鉴别

1. 高效液相色谱法 利用高效液相色谱图中药物的保留时间,可以对四环素类药物进行鉴别。《中国药典》(2010年版)对盐酸四环素、盐酸土霉素、盐酸金霉素、盐酸美他环素等药物均采用HPLC法作为鉴别。规定:四环素类药物含量测定项下的供试品主峰应与相应对照品主峰的保留时间一致。

2. 薄层色谱法 土霉素的鉴别条目之一是采用硅藻土作为载体,进行薄层色谱分离。《中国药典》(2010年版)的方法为:取供试品与土霉素对照品,分别加甲醇制成每1 ml中约含1 mg的溶液作为供试品溶液和对照品溶液;另取土霉素与盐酸四环素对照品,加甲醇制成每1 ml中约含1 mg的混合溶液;吸取上述三种溶液各1 μl,分别点于同一薄层板上,取4%乙二胺四醋酸二钠溶液(pH 7.0)5 ml,加至醋酸乙酯-氯仿-丙酮(2:2:1)200 ml中作为展开剂,展开后,晾干,用氨蒸气熏后,置紫外灯(365 nm)下检视,混合溶液应显示三个明显斑点,供试溶液所显斑点的荧光强度及位置应与相应的对照品溶液的斑点相同。

方法中混合溶液是对薄层板分离能力的考察。此外,方法中上述薄层板的制备比较特殊。它是取硅藻土适量,以用浓氨水溶液调节pH至7.0的4%乙二胺四醋酸二钠溶液-甘油(95:5)为黏合剂,将干燥硅藻土黏合剂(1 g:3 ml)混合调成糊状后,涂布成厚度为0.4 mm的薄层板,在室温下放置干燥,在105℃干燥1 h后得到的。在黏合剂中加有中性EDTA,是为了克服因痕量金属离子存在而引起的拖尾现象。本类抗生素及其降解产物在紫外光(365 nm)下可以产生荧光,因此采用该方法检出各成分的斑点并以标准品对照进行鉴别。

(三) 光谱鉴别

四环素类药物分子内含有共轭双键体系,在紫外光区有强烈的吸收。《中国药典》(2010年版)因此将紫外吸收的特征作为盐酸美他环素的鉴别项目,具体操作为:取供试品,加1 mol/L的盐酸溶液的甲醇溶液(1→100)制成每1 ml中含10 μg的溶液,紫外可见分光光度法测定,在345 nm的波长处有最大吸收,吸光度为0.31~0.33。

三、检查

四环素类抗生素目前主要采用微生物发酵、化学提取的方法生产。由于这一类抗生素的生物合成都是以乙酸盐—聚丙二酸盐的途径进行的,化学结构上都具有氢化并四苯环母核结构,导致它们的理化性质非常相似,因此在化学提取过程中难以完全去除同类抗生素的杂质。同时在生产和贮藏过程容易形成异构体和降解产物,如4-差向四环素(ETC)、差向脱水四环素(EATC)、脱水四环素(ATC)等杂质。如临床上有因服用过期的四环素(差向去水四环素）引起的范康尼（Fanconi）综合征的报道，因而各国药典对四环类抗生素的杂质含量均有严格的控制。

（一）有关物质

文献报道对于四环素类抗生素的 HPLC 法杂质检查一般都采用碱性（pH>7.5）或酸性（pH<2.5）流动相，反相色谱系统进行测定。由于在偏碱性条件下硅胶颗粒易溶解，偏酸性条件下键合相易水解，故对四环素类抗生素的质量控制在很长时间内没有采用 HPLC 法进行。近年来色谱填料的发展，性能的提高，使采用 HPLC 法控制四环素类抗生素成为可能。

如盐酸金霉素中有关物质检查的方法为：取供试品适量，加 0.01 mol·L^{-1} 盐酸溶液溶解并制成每 1 ml 中含 1.0 mg 的溶液，作为供试品溶液；取盐酸四环素和差向金霉素对照品适量，用 0.01 mol·L^{-1} 盐酸溶液溶解，定量稀释，制成每 1 ml 中分别含 0.08 mg 与 0.04 mg 的溶液，作为对照品溶液。用十八烷基硅烷键合硅胶为填充剂（pH 适应范围大于 8.0）；0.1 mol·L^{-1} 草酸铵溶液-二甲基甲酰胺-0.2 mol·L^{-1} 磷酸氢二铵溶液（68:27:5），用氨试液调节 pH 至 8.3，作为流动相；流速为 1.3 ml/min；柱温为 40~50 ℃；检测波长为 370 nm。取对照品溶液 20 μl 注入液相色谱仪，调节检测灵敏度，使主成分高约为记录仪满量程的 20%~25%；再取供试品溶液和对照品溶液各 20 μl，分别注入液相色谱仪，记录色谱图至主峰保留时间的 1.5 倍，按外标法以峰面积计算，含差向金霉素不得超过 4.0%，盐酸四环素不得超过 8.0%。

（二）杂质吸光度

四环素类药物的异构体和降解产物越多，杂质的吸光度越大。《中国药典》（2010 年版）通过规定特定波长处的吸光度来进行杂质的限量检查。例如盐酸金霉素杂质吸光度项下规定：取本品加水制成每 1 ml 中含 5 mg 的溶液，紫外可见分光光度法在 460 nm 处测定，吸光度不得超过 0.40。

由于测定时，温度越高，加盐酸或氢氧化钠溶液后放置时间越长，溶液的吸收值越高，因此有些四环素类药物的测定，要求严格控制测定温度和时间。例如盐酸土霉素的杂质吸光度项目规定：取本品加 0.1 mol·L^{-1} 盐酸甲醇溶液（1→100），制成每 1 ml 中含 2.0 mg 的溶液，于 1 h 内，在 430 nm 处测定，吸光度不得

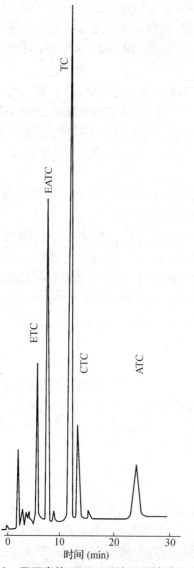

图 13-2　四环素的 HPLC 系统适用性试验色谱图
色谱柱：SGE W5 C$_{18}$-AR,10 μm,250 mm×4.6mm(i.d)

超过 0.50。另取本品,用上述盐酸甲醇溶液制成每 1 ml 中含 10 mg 的溶液,1 h 内在 490 nm 处测定,吸光度不得超过 0.20。

四、含量测定

关于四环素类抗生素的含量测定,各国药典多采用高效液相色谱法。如《中国药典》(2010 年版)对盐酸四环素的含量测定方法如下。

色谱条件与系统适用性试验:用十八烷基硅烷键合硅胶为固定相;醋酸铵溶液[0.15 mol/L 醋酸铵溶液-0.01 mol/L 乙二胺四醋酸二钠溶液-三乙胺(100∶10∶1),用醋酸调节 pH 至 8.5]-乙腈(83∶17)为流动相;检测波长为 280 nm。取 4-差向四环素、土霉素、差向脱水四环素、盐酸金霉素及脱水四环素对照品各约 3 mg 与盐酸四环素对照品约 48 mg,置 100 ml 量瓶中,加 0.1 mol/L 盐酸溶液 10 ml 使溶解后,用水稀释至刻度,摇匀,作为分离度试验用溶液,取 10 μl 注入液相色谱仪,记录色谱图,出峰顺序为:4-差向四环素(ETC)、土霉素、差向脱水四环素(EATC)、盐酸四环素(TC)、盐酸金霉素(CTC)、脱水四环素(ATC),四环素的保留时间约为 14 min。4-差向四环素、土霉素、差向脱水四环素、盐酸四环素、盐酸金霉素峰间的分离度均应符合要求,盐酸金霉素及脱水四环素峰间的分离度应不小于 1.0。

测定法:取本品约 25 mg,精密称定,置 50 ml 量瓶中,用 0.01 mol/L 盐酸溶液溶解并稀释至刻度,摇匀,精密量取 5 ml,置 25 ml 量瓶中,加 0.01 mol/L 盐酸溶液稀释至刻度,摇匀,精密量取 10 μl 注入液相色谱仪,记录色谱图;另取盐酸四环素对照品适量,同法测定。按外标法以峰面积计算出供试品中 $C_{22}H_{24}N_2O_8 \cdot HCl$ 的含量。

第四节 大环内酯类抗生素的分析

大环内酯类抗生素的原始天然抗生素是于 1952 年从红链霉菌(Streptomyces Erythreus)的培养液中提取而得的红霉素。其化学结构是由多元(14 元)的内酯环与脱氧糖相连接。由于红霉素(Erythromycin)在胃中不稳定、吸收少,且对胃肠有刺激性,对红霉素的化学结构进行修饰而半合成了红霉素系列的衍生物,如克拉霉素、阿奇霉素、罗红霉素、地红霉素等。其后,又从其他链霉菌的培养液中提得了许多 16 元环内酯的抗生素,如螺旋霉素、麦迪霉素等。它们统称为大环内酯类(Macrolides)。

大环内酯类抗生素的母核为 14~16 元的内酯环,通过羟基以苷键与 1~3 个糖分子相连。一般按照母核分为 14 元环(也称红霉素类)和 16 元环两类,对阿奇霉素等少数 15 元环的大环内酯类,生产中是以 14 元环的红霉素为原料,故也并入 14 元环类中。本章主要针对 14 元环大环内酯类抗生素进行介绍。

一、结构与性质

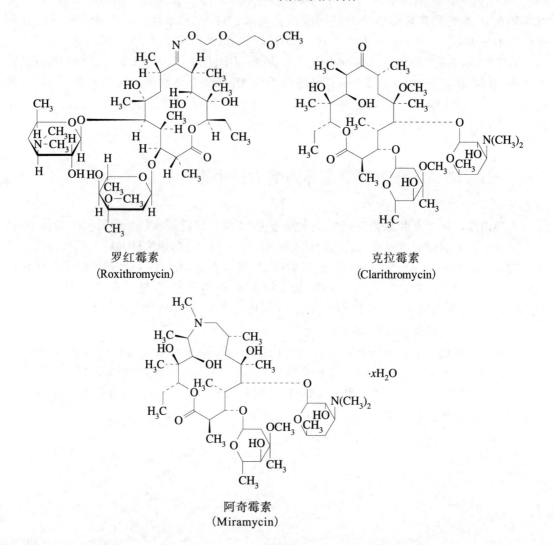

红霉素及其异构体

罗红霉素
(Roxithromycin)

克拉霉素
(Clarithromycin)

阿奇霉素
(Miramycin)

第一个大环内酯类抗生素红霉素是美国 Eli Lilly 公司在 1952 年首先开发的,是从红色链丝菌中产生的,已经分离到六种异构体,分别为 A、B、C、D、E 和 F。其中,A 是主要活性成分,是由红霉素内酯环和两分子糖结合的碱式苷,在 3-位是克拉定糖,5-位是脱氧氨基糖(德糖胺)。由于所用菌种的不同,在欧美国家生产的红霉素中主要副产物为红霉素 B,而在俄罗斯及中国生产的红霉素中主要副产物为红霉素 C,其他副产物含量较少。

1. 旋光性　大环内酯类抗生素的红霉素内酯环上有多个手性碳原子,糖基上也具有多个手性碳原子,因此大环内酯类抗生素都具有一定的光学活性。

2. 稳定性　红霉素具有大环内酯抗生素的各种优越性能,但是它在酸性条件下会分解,迅速失去活性。因此,口服时很容易被胃酸破坏,失去作用,造成生物利用度差,剂量不易掌握,这个缺点是红霉素推广应用的重大障碍。红霉素在酸性条件下降解主要经历了一个分子内的环合的水解反应,在氢离子作用下,红霉素 6 位的羟基与 9 位的酮基形成 6,9-半缩酮,再与 8 位上的氢脱水形成 8,9-脱水-6,9-半缩酮衍生物。然后 12 位羟基与 C_8,C_9 双键加成,进行分子内环合,生成 6,9-,9,12-螺缩酮(Spiroketal),反应是不可逆的;最后 11 位羟基与 10 位氢脱去一分子的水并且水解生成红霉胺和克拉定糖,这种降解反应使红霉素失去抗菌活性。分解反应历程见图 13-3。

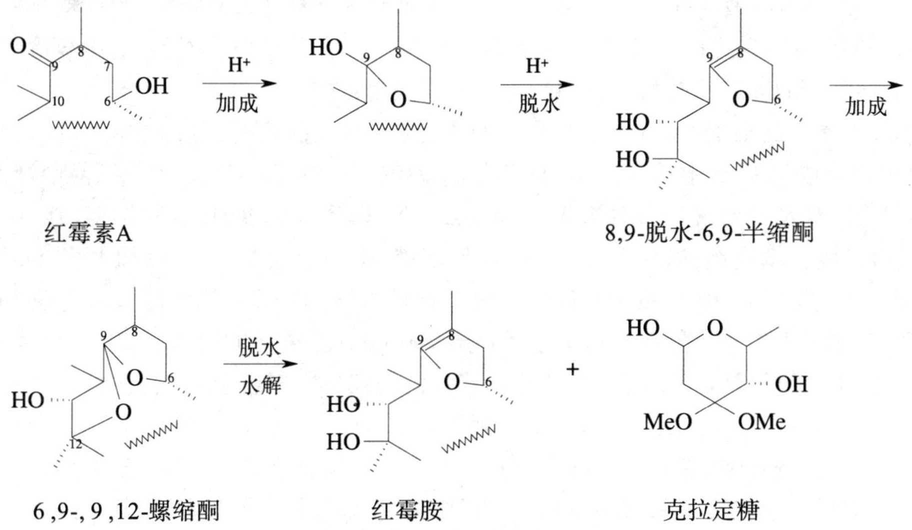

图 13-3　红霉素酸性条件下分解历程

通过对红霉素酸降解有关的 6,8,9,11,12 位碳上的基团修饰可以改善其不稳定性。阿奇霉素、地红霉素及罗红霉素在 C_9 进行了修饰,克拉霉素的 C_6 被甲基化。经过这些结构改变得到的衍生物的酸稳定性有了较大的提高。

二、鉴别试验

由于大环内酯类抗生素多数缺乏特征性强的化学反应,同时紫外区只有末端吸收,紫外光谱缺乏特征性,因此各国药典中对于大环内酯类抗生素的鉴别一般都利用其旋光性、红外光谱和色谱行为进行鉴别。

(一) 比旋度

大环内酯类抗生素的红霉素内酯环和糖基都具有多个手性碳原子,具有光学活性。因此各国药典中均利用其旋光性进行鉴别。例如《中国药典》(2010 年版)中罗红霉素的比旋度项目:取本品,加无水乙醇溶解并定量稀释成每 1 ml 中约含 20 mg 的溶液,依法测定,比旋度应为 $-82°\sim-87°$。

（二）红外光谱

比较供试品和对照品的红外光谱的一致性而进行鉴别。《中国药典》(2010 年版)采用此方法鉴别红霉素:本品的红外光谱图应与对照的图谱(光谱集 167 图)一致。如不一致,取本品与标准品适量,加少量三氯甲烷溶解后,水浴蒸干,五氧化二磷干燥器减压干燥后测定,除 1 980 cm^{-1} 至 2 050 cm^{-1} 波长范围外,应与对照品的图谱一致。

（三）高效液相色谱法

利用高效液相色谱图主峰的保留时间,可以对大环内酯类药物进行鉴别。罗红霉素、克拉霉素、红霉素等均采用此方法进行鉴别。

三、有关物质检查

HPLC 分析大环内酯类抗生素的难点在于:① 偏酸性条件下,亲脂的碱性化合物和色谱柱的硅醇基作用,导致色谱峰拖尾;偏碱性条件虽能抑制拖尾,但普通色谱填料在偏碱性条件下不稳定。② 检测灵敏度低。大环内酯类抗生素通常只有紫外末端吸收,紫外检测一般选择 210~230 nm 作为检测波长。近年来,随着色谱填料的发展和荧光检测器、电化学检测器等技术的应用,使采用 HPLC 法分析大环内酯类抗生素成为可能。

例如红霉素中红霉素 B、C 组分及有关物质分析:取本品,磷酸盐缓冲液(pH 7.0)-甲醇(15:1)稀释制成每 1 ml 中约含 4 mg 的溶液,作为供试品溶液;精密量取供试品溶液 5 ml,置 100 ml 量瓶中,磷酸盐缓冲液(pH 7.0)-甲醇(15:1)稀释至刻度,作为对照溶液。用十八烷基硅烷键合硅胶为填充剂;以 0.2 mol/L 磷酸铵溶液(磷酸二氢铵 1.15 g,加水 50 ml 溶解,用三乙胺调节 pH 至 6.5)-0.2 mol/L 四甲基氢氧化铵溶液(取 25% 四甲基氢氧化铵 14.6 ml,加水 100 ml,磷酸调节 pH 至 6.5,再加水稀释至 200 ml)-乙腈-水(5:20:30:45)为流动相;检测波长为 215 nm。取对照溶液 20 µl 注入液相色谱仪,调节检测灵敏度使主成分高约为记录仪满量程的 20%;再取供试品溶液和对照溶液各 20µl,分别注入液相色谱仪,记录色谱图至主峰保留时间的 4 倍。红霉素 B 和红霉素 C 峰校正后的峰面积(校正因子分别为 0.7 和 1.0)均不得大于对照溶液主峰面积(5.0%),供试品溶液色谱图中如有杂质峰,其中红霉素烯醇醚校正后的峰面积(校正因子为 0.09)不得大于对照溶液主峰面积的 3/5(3.0%);其他单个杂质的面积不得大于对照溶液主峰面积(5.0%)。

四、含量测定

《中国药典》(2010 年版)、《美国药典》和《英国药典》中对大环内酯类抗生素的含量测定一般采用微生物法或 HPLC 法。近年来 HPLC 法由于其快速、专属的特点,应用越来越多。《中国药典》(2010 年版)中对红霉素、罗红霉素、克拉霉素等均采用 HPLC 法进行含量测定。

罗红霉素的含量测定:用十八烷基硅烷键合硅胶为填充剂;以 0.067 mol/L 磷酸二氢铵溶液(用三乙胺调节 pH 至 6.5)-乙腈(65:35)为流动相;检测波长为 210 nm;罗红霉素保留时间约为 14 min,罗红霉素与相对保留时间约为 0.95 处杂质峰的分离度不小于 1.0,与相对保留时间约为 1.2 处杂质峰的分离度不小于 2.0;理论塔板数按罗红霉素峰计算不低于 2 500。

取本品适量,精密称定,加流动相溶解并定量稀释制成每 1 ml 中约含 1 mg 的溶液,精密量取 20 μl 注入液相色谱仪，记录谱图。另取罗红霉素对照品，同法测定，按外标法计算供试品中罗红霉素的含量。

本章小结

本章主要讨论了 β-内酰胺类、氨基糖苷类、四环素类及大环内酯抗生素的理化性质、鉴别反应、特殊杂质检查以及含量测定的理化方法。

青霉素类和头孢菌素类抗生素分子结构中均含有 β-内酰胺环，它们的理化性质取决于其分子结构。由于含有羧基及手性碳原子，这两类抗生素显酸性，能与碱形成盐，具有旋光性；头孢菌素类以及某些侧链具有共轭系统的青霉素类抗生素，具有紫外吸收的性质；青霉素类和头孢菌素类抗生素分子中，最不稳定的部分为 β-内酰胺环，在酸、碱、青霉素酶和某些氧化剂等的作用下，此环可能打开或发生分子重排，产生各种降解产物。青霉素类和头孢菌素类抗生素的鉴别和含量测定的理化方法，大都是根据以上的性质而制订的。鉴于含量测定方法专属性对药物临床用药的重要性，高效液相色谱法在 β-内酰胺类抗生素的分析中占有越来越大的比重。对 β-内酰胺类抗生素中所含高分子杂质的检查是近年来这一类药物研究中的热点，它对保障临床用药安全、有效十分重要。

氨基糖苷类抗生素经水解后，可得到各种苷元、双糖或单糖，因此可利用糖类的一般反应或苷元的特殊反应进行鉴别。本类抗生素的含量测定，目前各国药典仍采用微生物学方法。由于这一类药物在临床上应用的常为几种组分的混合物（如庆大霉素是由庆大霉素 C_1、C_2、C_{1a} 组成的混合物），而这些组分的毒副作用又存在差异，因此仅仅根据微生物测定法测得的总效价来控制药品质量的优劣，显然不够。为此，《中国药典》（2010年版）、《美国药典》和《英国药典》采用色谱分离、分析方法，控制各组分的含量。

四环素类抗生素为两性化合物，遇酸或碱均能生成盐。本类抗生素在弱酸性溶液中（pH 2.0~6.0），由于 C_4 构型的改变，发生差向异构化；在酸性较强的溶液（pH<2）或碱性溶液中，均能发生降解反应。四环素类抗生素的很多鉴别和杂质检查是根据以上基团的性质而制定的。为了保证用药安全和有效，药典中规定了对降解产物及异构杂质采用高效液相色谱法、紫外分光光度法进行检查。基于四环素类药物的杂质多，共存成分的结构相近的特点，该类药物均采用高效液相色谱法测定含量。

大环内酯类抗生素的母核为 14~16 元的内酯环，通过羟基以苷键与 1~3 个糖分子相连。因分子中含有手性碳原子，这些抗生素具有旋光性。红霉素由于母核红霉素内酯环在酸性条件下反应而易降解失活，罗红霉素等母核结构改造后的大环内酯类药物则在酸性条件下稳定性较好。红霉素类药物多数的鉴别都采用色谱法、红外光谱法和比旋度等方法，含量测定大多采用 HPLC 法。有关物质也都采用色谱方法进行检查。

思 考 题

1. 抗生素类药物具有哪些特点？其分析方法与含量表示方法与化学合成药物有何不同？
2. 微生物学法和物理化学法测定抗生素类药物的含量，各具有哪些优缺点？
3. β-内酰胺类抗生素的鉴别方法，是根据其分子结构中的哪些基团的性质而拟定的？

4. 为什么要对 β-内酰胺类抗生素中所含高分子杂质进行控制？主要的控制方法是哪些？

5. 链霉素和庆大霉素的结构特点、鉴别方法的异同点是什么？

6. 药典中为什么对四环素类抗生素规定有特殊杂质检查项目？这些杂质对药物的含量测定是否有影响？应如何克服？

7. 在四环素类药物的薄层层析分析中，为获得较好的分离及克服拖尾现象，可采用什么措施？

8. 用微生物测定红霉素含量的结果，对药品质量的评价存在哪些不足之处？如何改进？

（李　博）

第十四章 药物制剂分析

第一节 制剂分析的一般内容

药物需制成适宜的剂型才能用于临床。制剂分析是针对不同剂型的药物,利用物理、化学或生物学方法进行分析测定,以检验药物制剂是否符合质量标准的要求。制剂分析一方面为药品研制提供重要的技术支持,另一方面,对保证药品的有效性及安全性发挥着重要的作用。

目前,各种新剂型和新工艺不断出现,《中国药典》(2010年版)附录在"制剂通则"项下阐述了药物不同剂型分析的基本思路和方法,为制剂分析提供了技术指导。在具体制剂的分析过程中,还要结合药物的理化性质、制剂处方、工艺等,建立全面的质量控制指标与方法,并不断地修订和完善,以保证药品在有效期内安全有效。

药物制剂分析的内容是结合不同剂型的质量要求而确定的。与原料药相似,制剂的分析项目一般亦包括性状、鉴别、检查和含量测定等几个方面。与原料药物不同,制剂含有辅料,辅料是制剂中除主药外其他物料的总称,是药物制剂的重要组成部分。辅料的存在,使得药物制剂在分析的具体内容与采用的方法上与原料药不完全相同。

1. 性状

制剂的性状分析不仅要考察样品的外形和颜色,还往往考察其内容物的性状。如薄膜衣片或糖衣片剂应考察除去包衣后片芯的颜色;硬胶囊剂应分析内容物的颜色、性状等。

2. 鉴别

原料药的鉴别试验常用的方法有化学反应法、色谱法和光谱法等。在鉴别试验中,制剂中的辅料可能会参加鉴别反应(或掩盖药物的光谱),干扰鉴别试验结果。因此药物制剂的鉴别必须选择专属性更高的鉴别方法,或将干扰成分分离后进行鉴别。

3. 检查

各种制剂均需按照相应的制剂通则的共性规定进行有关的检查项目,并符合规定。另外,药物制剂还应根据其特性、工艺及稳定性,进行其他的检查项目。如口服片剂、胶囊剂除按制剂通则检查外,一般还应进行溶出度、杂质(或已知杂质)等检查;缓控释制剂、肠溶制剂、透皮吸收制剂等应进行释放度检查;小剂量制剂(主药含量低)应进行含量均匀度检查;注射剂应进行pH、颜色(或溶液的颜色)、杂质(或已知杂质)检查,注射用粉末或冻干品还应检查干燥失重或水分,大体积注射液检查重金属与不溶性微粒等。

制剂中的杂质检查是对工艺过程与贮藏过程中产生的杂质进行考察,不需重复原料药已进行的检查项,制剂中杂质的考察重点是降解产物。

4. 含量(效价)测定

制剂的含量(效价)测定应采用专属、准确的方法。不仅要考虑主药的理化性质,还要考虑附加成分对测定的干扰。由于附加成分的存在,同一品种的药物,原料药与其不同剂型,往往须采用不同的方法分析测定。

例如,《中国药典》采用直接滴定法测定阿司匹林含量,而阿司匹林普通片和肠溶片则采用两步滴定法,阿司匹林栓剂则采用高效液相色谱法。这是由于阿司匹林片剂中除了加入少量酒石酸或枸橼酸外,制剂生产过程中亦可能有水解产物(水杨酸、醋酸)产生,因此采用两步滴定法,先中和与供试品共存的酸,再在碱性条件下水解后测定含量,排除了酸性附加成分的干扰。而栓剂因含大量的基质,难以用通常的方法消除干扰,故采用专属性较强的高效液相色谱法测定含量。

由于制剂的含量限度一般较宽,故可采用的测定方法较多,主要有:

(1) 色谱法:制剂的含量测定一般首选色谱法,如高效液相色谱法和气相色谱法。复方制剂或需经过复杂分离除去杂质与辅料干扰的品种,或在鉴别、检查项中未能专属控制质量的品种,多采用高效液相色谱法或气相色谱法测定含量。

(2) 紫外分光光度法:以紫外分光光度法测定药物制剂含量宜采用对照品法,以减少不同仪器间的误差。若用吸收系数($E_{1\ cm}^{1\%}$)计算,其值宜在 100 以上;同时还应充分考虑辅料、共存物质和降解产物等对测定结果的干扰。测定中尽量避免使用有毒的及价格昂贵的有机溶剂,多用水、各种缓冲液、稀酸或稀碱溶液作溶剂。

(3) 比色法或荧光分光光度法:当制剂中主药含量很低或无较强的发色团,或因共存杂质影响紫外分光光度法测定时,可选择显色较灵敏、专属性和稳定性较好的比色法或荧光分光光度法。

此外,制剂的含量测定结果,均以其标示量为基础,检验制剂含量偏离标示量的程度,故制剂的含量测定结果以标示量的百分含量表示。而原料药的含量测定结果以百分含量表示,即有效成分的量占总量的百分数。

本章以常用剂型为例,阐述药物制剂分析的一般内容与基本方法。

第二节 片剂的分析

片剂系指药物与适宜的辅料混匀压制而成的圆片状或异形片状的固体制剂。片剂以口服普通片为主,另有含片、舌下片、口腔贴片、咀嚼片、分散片、可溶片、泡腾片、阴道片、阴道泡腾片、缓释片、控释片与肠溶片等。

片剂分析的基本步骤首先要对片剂进行外观色泽、嗅、味等性状的检查,然后进行鉴别、检查(包括与制剂相关的检查和降解产物检查等)和含量测定。

一、片剂的常规检查

药典规定片剂的常规检查包括重量差异和崩解时限。另外不同的片剂根据其特点还规定有其他的检查项目,如溶出度、含量均匀度、释放度及微生物限度检查等。

(一) 重量差异

重量差异检查是将每片重量与平均片重进行比较,考察片剂之间重量差异的程度。

1. 方法

检查时取药片 20 片,精密称定总重量,再分别精密称定各片的重量。将每片重量与平均片重相比较(凡无含量测定的片剂,每片重量应与标示量片重比较),超出重量差异限度的药片不得多于 2 片,并不得有 1 片超出限度的 1 倍。

糖衣片的片芯应检查重量差异并应符合规定,包糖衣后不再检查重量差异。薄膜衣片应于包衣前检查重量差异。药典规定片剂重量差异不得超过表 14-1 限度的规定。

表 14-1 片剂重量差异限度要求

平均重量	重量差异限度
0.30 g 以下	±7.5%
0.30 g 或 0.30 g 以上	±5.0%

2. 讨论

检查片剂的重量差异,应注意以下几方面问题:

(1) 操作时应戴手套或指套,勿用手直接接触供试品,应用平头摄子拿取片剂;

(2) 易吸潮的供试品需置于密闭的称量瓶中,尽快称量;

(3) 凡规定检查含量均匀度的片剂,可不进行重量差异的检查。

(二) 崩解时限

崩解时限系指固体制剂在规定的检查方法和液体介质中,崩解溶散到小于 2.0 mm 粉粒(或溶化、软化)所需时间。不仅片剂,胶囊或滴丸剂亦需进行崩解时限检查。

凡规定检查溶出度、稀释度或融变时限的片剂,可不进行崩解时限检查。

1. 检查法

检查是在能升降的、下端镶有筛网的吊篮中进行,吊篮附有挡板[详见《中国药典》(2010 年版)附录ⅩA]。检查时将吊篮通过上端的不锈钢轴悬挂于金属支架上,浸入 1 000 ml 烧杯中,并调节吊篮的位置使其下降时筛网距烧杯底部 25 mm,调节水位高度,其吊篮上升时筛网在水面下 15 mm 处。烧杯内盛有温度为 37℃±1℃ 的水。

2. 标准规定

除另有规定外,取药片 6 片,分别置于上述吊篮的玻璃管中,启动崩解仪进行检查,各片均应在 15 min 内全部崩解,并通过筛网。如有 1 片不能完全崩解,应另取 6 片复试,均应符合规定。

薄膜衣片按上述装置与方法检查,并可改在盐酸溶液(9→1 000)中检查,应在 30 min 内全部崩解。如有 1 片不能完全崩解,应另取 6 片复试,均应符合规定。

糖衣片按上述装置与方法检查,应在 1 h 内全部崩解。如有 1 片不能完全崩解,应另取 6 片复试,均应符合规定。

肠溶衣片按上述装置与方法检查,先在盐酸溶液(9→1 000)中检查 2 h,每片均不得有裂缝、崩解或软化现象;继将吊管取出,用少量水洗涤后,每管各加入挡板一块,按上述方法在磷酸盐缓冲液(pH 6.8)中进行检查,1 h 内应全部崩解。如有 1 片不能完全崩解,应另取 6 片复试,均应符合规定。其他片剂崩解时限标准规定见表 14-2。

表 14-2 部分片剂崩解时限标准规定

剂 型	崩解时限	附 注
含片	30 min	
舌下片	5 min	
可溶片	3 min	水温 15~25℃
结肠定位肠溶片	在 pH 7.8~8.0 磷酸盐缓冲液中 1 h 崩解	在盐酸液(9→1 000)和磷酸盐缓冲液(pH 6.8)中不得崩解
泡腾片	5 min	置 250 ml 烧杯(内装 200 ml 水,水温 15~25℃),有许多气泡放出,当气体停止逸出时,片剂应溶解或分散

二、其他检查项目与方法

(一) 含量均匀度

含量均匀度系指小剂量口服固体制剂、粉雾剂或注射用无菌粉末等制剂中每片(个)含量偏离标示量的程度。凡检查含量均匀度的制剂,不再检查重量差异。以下制剂一般应进行含量均匀度检查。

(1) 片剂、胶囊剂或注射用无菌粉末,规格小于 10 mg(含 10 mg)的品种或主药含量小于每片(个)重量 5% 的品种。

(2) 其他制剂,标示量小于 2 mg 或主药含量小于每个重量 2% 的品种。复方制剂应对符合上述条件的组分进行含量均匀度检查。对于药物的有效浓度与毒副反应浓度比较接近的品种或混匀工艺较困难的品种,每片(个)标示量不大于 25 mg 者,应进行含量均匀度研究。

检查的方法是取供试品 10 片,照各药品项下规定的方法,分别测定每片以标示量为 100 的相对含量 X,求其均值 $\bar{X}$ 和标准差 S 以及标示量与均值之差的绝对值 $A(A=|100-\bar{X}|)$;如 $A+1.80S \leq 15.0$,则供试品的含量均匀度符合规定;若 $A+S>15.0$,则不符合规定;$A+1.80S>15.0$,且 $A+S \leq 15.0$,则应另取 20 片复试。根据初、复试结果,计算 30 片的均值 $\bar{X}$、标准差 S 和标示量与均值之差的绝对值 A;如 $A+1.45S \leq 15.0$,则供试品的含量均匀度符合规定;若 $A+1.45S>15.0$,则不符合规定。

如某品种规定含量均匀度限度为 ±20% 或其他数值时,应将上述各判断式中的 15.0 改为 20.0 或其他相应的数值,但各判断式中的系数不变。

(二) 溶出度

溶出度系指药物从片剂或胶囊剂等固体制剂在规定的溶出介质中溶出的速度和程度,是一种模拟口服固体制剂在胃肠道中的崩解和溶出的体外试验方法。它是评价药物制剂质量的一个重要指标。凡规定检查溶出度的制剂,可不再进行崩解时限检查。

具有以下特点的口服固体制剂一般应进行溶出度检查:

一是在水中难溶的药物。

二是因制剂处方与生产工艺造成临床疗效不稳定的,以及治疗量与中毒量接近的品种(包括易溶性药物),对后一种情况应控制两点溶出量。

1. 检查法

《中国药典》(2010 年版)在溶出度检查项下规定有三种测定方法:

第一法为转篮法。测定时供试品置于由不锈钢金属材料制成的转篮中,转篮置 1 000 ml 底部为球形的烧杯中,试验前按药典规定调整转篮与溶出杯底部的距离。

第二法为桨法。测定时供试品置于 1 000 ml 底部为球形的烧杯中,试验前按药典规定调整搅拌桨与溶出杯底部的距离。

第三法为小杯法。包括搅拌桨与 250 ml 底部为球形的溶出杯,用于规格小的品种。

检查时照各药品项下规定的方法制备溶出介质,注入溶出杯,调节溶出仪使恒温在 37℃ ± 0.5℃。照各药品项下的规定调节转速,一般转篮法以 100 r/min 为主;桨法以 50 r/min 为主。至规定的时间取样测定。溶出量一般为 45 min 70% 以上。

溶出介质通常采用水、0.1 mol/L 盐酸溶液、缓冲液(pH 3~8 为主)。对在上述溶出介质中均不能完全溶解的难溶性药物,可加入适量的表面活性剂,如十二烷基硫酸钠等。必要时可加入有机溶剂,如异丙醇、乙醇等,但尽量选用低浓度。

2. 结果判断

取本品 6 片进行试验,按标示量计算,除另有规定外,每片溶出量均应不低于标示含量的 70.0%。如 6 片中仅有 1 片低于规定限度,但不低于 60.0%,且 6 片平均溶出量不低于规定限度时,亦可判为符合规定。如 6 片中仅有 1 片低于 60.0%,应另取 6 片复试;初、复试的 12 片仅有 2 片低于 60.0%,且其平均溶出量不低于规定限度时,亦可判为符合规定。

(三)释放度

释放度系指药物从缓释制剂、控释制剂、肠溶制剂及透皮贴剂等中在规定的溶出介质中释放的速度和程度。缓释制剂、控释制剂、肠溶制剂、透皮贴剂均应进行释放度检查。

《中国药典》(2010 年版)在释放度检查项下规定有三种测定方法:

第一法用于缓释制剂或控释制剂。照溶出度测定法进行,但至少采用三个时间点取样。测定时,吸取释放液适量,并及时向溶出杯补充所耗的溶剂,吸取释放液立即经不大于 0.8 μm 的微孔滤膜滤过,采用适当的方法测定缓释制剂或控释制剂在规定取样点的释放量,按标示量计算,均不得超出规定范围。

第二法用于肠溶制剂。首先考察该肠溶制剂在酸中的释放量。方法是取供试品 6 片置溶出杯中,于 750 ml 盐酸(0.1 mol/L)溶液中考察 2 h,在规定取样点取样测定,立即经不大于 0.8 μm 的微孔滤膜滤过,测定,每片在酸中的释放量均不得大于标示量的 10%。然后考察其在缓冲液中的释放量。方法是在上述酸液中加入 0.2 mol/L 磷酸钠溶液,继续释放 45 min,或按各品种项下规定的时间取样、滤过和测定,计算每片在缓冲液中的释放量,应符合标准规定。

第三法用于透皮贴剂。透皮贴剂固定于两层碟片之间,网碟置于烧杯下部,并与搅拌桨旋转平面平行。取样与测定同第一法。

三、片剂的含量测定

对于片剂的含量测定,当辅料无干扰时,可采用与原料药相同的方法测定药物制剂。例如对乙酰氨基酚,其原料药《中国药典》采用紫外分光光度法,在 257 nm 的波长处测定;由于辅料在此波长处无紫外吸收,不干扰测定,故对乙酰氨基酚片剂含量及溶出度也采用紫外分光光度法分析。

若片剂中使用的辅料,如淀粉、糖类、碳酸钙以及少量的硬脂酸镁、滑石粉等对所用的方法产生干扰,则应根据主药、辅料的理化性质,采用适当的方法排除辅料干扰。

(一)辅料的处理方法

1. 糖类

片剂中常含有淀粉、糊精、蔗糖、乳糖等,它们的水解产物最终均为葡萄糖。如淀粉水解后依次产生糊精、麦芽糖及葡萄糖,蔗糖水解为果糖和葡萄糖等。因为葡萄糖是醛糖,具有还原性,可被氧化成葡萄糖酸,所以用氧化还原法测定含量时,糖类可能会对测定产生干扰。排除干扰可考虑以下方法。

(1) 提取及分离除去:糖类可溶于水,为水溶性,若主药为脂溶性,可用有机溶剂提取主药后测定。

(2) 改变试验条件:有时,通过控制或改变某些试验条件,也可以有效地消除糖类的干扰。例如,《中国药典》(2010年版)硫酸亚铁片的测定。硫酸亚铁原料药采用高锰酸钾滴定法,而硫酸亚铁片的含量测定则采用铈量法(Ce^{4+})。这是由于高锰酸钾是强氧化剂,它可以在氧化亚铁离子的同时,也把醛糖氧化成酸,所以硫酸亚铁片的含量测定不采用高锰酸钾法,而采用氧化势稍低的硫酸铈作滴定剂,在此条件下,糖类不干扰测定。

2. 硬脂酸镁

硬脂酸镁为片剂的润滑剂,镁离子(Mg^{2+})会与常用滴定剂乙二胺四醋酸二钠(EDTA)发生络合反应,故采用络合滴定法时,Mg^{2+}会有干扰。

另外,硬脂酸镁也要消耗高氯酸滴定液,当采用非水滴定法测定制剂的含量时,且当主药含量少而硬脂酸镁含量较大时,对测定的干扰不容忽视。研究表明,25 ml 经硬脂酸镁饱和的冰醋酸要消耗高氯酸液(0.1 mol/L)0.2 ml。

排除硬脂酸镁的干扰可考虑采用以下方法。

(1) 调节 pH 条件:调节反应的 pH 条件,使 Mg^{2+} 不与乙二胺四醋酸二钠反应。例如,Mg^{2+} 与乙二胺四醋酸二钠络合时的最低 pH 为 9.7,故可用缓冲盐调节酸碱度,选择适当的 pH 条件,借助指示剂使主药与乙二胺四醋酸二钠能形成络合物,而 Mg^{2+} 不干扰,通常为了消除滴定误差,滴定结果一般用空白试验校正。

(2) 经提取分离除去:若主药为脂溶性,可考虑用有机溶剂(如三氯甲烷、丙酮或乙醇等)提取主药,硬脂酸镁不溶于有机溶剂而与主药分离。水溶性药物可经酸化或碱化后,再用有机溶剂提取。

(3) 加掩蔽剂:加入无水草酸、酒石酸的醋酐溶液,使其与镁离子(Mg^{2+})作用生成难溶性沉淀(亦称掩蔽),再以高氯酸液进行滴定,硬脂酸镁的干扰即可消除,本法适用于叔胺类药物或含氮杂环类药物片剂的测定。

3. 滑石粉

片剂中常含滑石粉、硫酸钙等辅料,因其不溶于水和有机溶剂而使溶液发生浑浊,所以当采用比色法、紫外法及旋光法测定主药的含量时,由于不溶性颗粒对光的散射与反射作用,使测定结果产生误差。排除的方法可利用它们不溶于水及有机溶剂的特性,过滤除去后,再进行测定。

总之,药物制剂的分析,应考虑附加成分的理化性质及附加成分与主药的配比关系。一般主药量大,辅料量小时,干扰影响较少,甚至可以忽略不计。在测定方法的选择上,应选择能够消除干扰的专属性强的测定方法,如比色法及色谱法等。

(二) 片剂分析示例

片剂经鉴别、检查符合要求后,最后对主药进行含量测定。含量测定的步骤一般包括取样、溶液制备和测定。

取样应具代表性,由于每片重量不完全一致,为了解决这一问题,在分析时一般取片剂20片或按规定取样(糖衣取10片或按规定取样,除去糖衣),计算出平均片重后,将20片研细,精密称取适量后,按该品种含量测定项下规定方法测定。

在供试品溶液的制备过程中,要注意片剂生产过程中原料经过制粒、加压、成片等加工过程,物理性状有所变化,因此应采取适当的方法如振摇、超声等物理手段,使待测成分溶解完全。若供试品溶液需过滤,初滤液含有少量来自滤纸及容器壁的杂质,一般应弃去,取续滤液测定。片剂的含量测定结果通常以标示量的百分含量表示:

$$占标示量的百分含量 = \frac{每片含量}{标示量} \times 100\%$$

(1)应用示例一:硫酸亚铁片(Ferrous Sulfate Tablets)的含量测定

药典采用铈量法测定硫酸亚铁片的含量,方法为:

取片剂 10 片,置 200 ml 量瓶中,加稀硫酸 60 ml 与新沸过的冷水适量,振摇使硫酸亚铁溶解,用新沸过的冷水稀释至刻度,摇匀,用干燥滤纸迅速滤过,精密量取续滤液 30 ml,加邻二氮菲指示液数滴,立即用硫酸铈滴定液(0.1 mol/L)滴定。每 1 ml 硫酸铈滴定液(0.1 mol/L)相当于 27.80 mg 的 $FeSO_4 \cdot 7H_2O$。

滴定原理及滴定度的计算如下:

$$Fe^{2+} + Ce^{4+} = Ce^{3+} + Fe^{3+}$$

$$滴定度\ T = \frac{cM}{n} = \frac{0.1 \times 278.01}{1} = 27.80$$

式中,c 为滴定剂的浓度(mol/L);M 为待测物的相对分子质量;n 为滴定剂与待测物反应系数比(n=滴定剂物质的量/待测物物质的量)。以下式计算片剂标示量的百分含量:

$$占标示量的百分含量 = \frac{T \cdot V \cdot f}{m_s} \times 10^{-3} \times \frac{平均片重(g)}{标示量(g)} \times 100\%$$

式中,V 为测定时消耗硫酸铈滴定液(0.1 mol/L)的体积(ml);m_s 为称样量(g),T 为反应滴定度;f 为浓度校正系数($f=N'/N$,N' 为实际滴定液浓度,N 为标准滴定液浓度)。

讨论:

① 硫酸亚铁采用高锰酸钾法测定,因为 $KMnO_4$ 对糖浆、淀粉也有氧化作用,使测定结果偏高,故测定片剂、糖浆剂采用铈量法。

② 以硫酸铈[$Ce(SO_4)_2$]作为滴定剂的滴定分析法。Ce^{4+} 易于水解,故铈量法要在酸性溶液中进行,Ce^{4+} 在酸性溶液中被还原剂还原为 Ce^{3+}。

(2)应用示例二:复方阿司匹林片中咖啡因测定

该复方片剂中咖啡因的测定采用剩余碘量法。剩余碘量法是在供试品中先加入一定量过量的碘滴定液,待 I_2 与药物反应完全后,溶液中剩余的 I_2 以硫代硫酸钠滴定,淀粉指示剂须在临近终点时加入,因为溶液中有大量碘存在时,碘被淀粉表面牢固吸附,不易与硫代硫酸钠立即作用,致使终点迟钝。

在剩余滴定法中,定量加入过量的滴定剂的总量由空白试验校正,供试品溶液中待测组分的量与空白试验消耗滴定剂总量中减去供试品溶液消耗滴定剂的量相当。

方法:取片剂 20 片(标示量 35 mg),精密称定,研细,精密称取片粉适量(约相当于咖啡因 50 mg),加稀硫酸 5 ml,振摇使咖啡因溶解,滤过,滤液置 50 ml 量瓶,滤器与滤渣用水洗涤三次,每次 5 ml,合并滤液与洗液,精密加 0.05 mol/L 碘液 25 ml,用水稀释至刻度,摇匀,在约 25℃避光放置 15 min,滤过,弃去初滤液,精密取续滤液 25 ml 置碘量瓶,用硫代硫酸钠滴定液(0.05 mol/L)滴定,至近终点时,加淀粉指示液,继续滴定至蓝色消失,并将滴定的结果用空白试验校正。每 1 ml 碘液(0.05 mol/L)相当于 2.653 mg 的咖啡因($C_8H_{10}N_4O_2 \cdot H_2O$,相对分子质量为 212.2)。

滴定原理如下:

$$\text{咖啡因} + 2I_2 + KI + H_2SO_4 \longrightarrow \text{产物} \cdot IH \cdot I_4 \downarrow + KHSO_4$$

$$I_2(\text{剩余}) + 2Na_2S_2O_3 \longrightarrow 2NaI + Na_2S_4O_6$$

根据上述反应式可知,每 1 ml 硫代硫酸钠滴定液(0.05 mol/L)与 1 ml 的碘(I)液(0.05 mol/L)相当,均相当于咖啡因。

$$\text{滴定度} \quad T = \frac{1}{4} \times 0.05 \times 212.2 = 2.65$$

$$\text{占标示量的百分含量} = \frac{T(V_0 - V)f}{W \times 1\,000} \times \frac{\text{平均片重(g)}}{\text{标示量(g)}} \times 100\%$$

式中,空白溶液消耗滴定液的体积为 V_0(ml);供试品溶液消耗滴定液的体积为 V(ml);f 为浓度校正系数;W 为称取供试品的量(g)。

(3) 应用示例三:醋酸地塞米松片(Dexamethasone Acetate Tablets)的含量测定

吸收系数(ε 或 $E_{1\,cm}^{1\%}$)是物质的物理常数,药典常用百分吸收系数($E_{1\,cm}^{1\%}$),它与溶液浓度和吸光度之间符合朗伯-比尔定律。采用紫外分光光度法测定制剂含量时,已知药物的吸收系数,根据测得的吸光度,进行含量计算。

由于该片剂中辅料不溶于乙醇,故供试液经过滤、稀释后测定。

方法:取片剂 20 片,精密称定,研细,精密称取片粉适量(约相当于醋酸地塞米松 7.5 mg),置 100 ml 量瓶中,加乙醇 75 ml,置 50~60℃ 的水浴中保温 10 min,并时时振摇使醋酸地塞米松溶解,放冷至室温,加乙醇稀释至刻度,摇匀,滤过,精密取续滤液 20 ml,置另一 100 ml 量瓶中,加乙醇至刻度,摇匀,在 240 nm 的波长处测得吸光度,按 $C_{24}H_{31}FO_6$ 的吸收系数($E_{1\,cm}^{1\%}$)为 357 计算,即得。其标示量百分含量以下式计算:

$$\text{占标示量的百分含量} = \frac{A \times 100 \times \text{平均片重(g)}}{E_{1\,cm}^{1\%} \times 20 \times W \times \text{标示量(g)}} \times 100\%$$

式中,A 为供试品溶液的吸光度;W 为称取片粉量(g)。

一些药物本身在紫外-可见区没有强吸收,或在紫外区虽有吸收,但为了避免干扰或提高灵敏度,可加入适当的显色剂显色后进行比色法测定。本法操作简便、快速,应用范围广,常用于制剂的分析。

用比色法测定时,由于显色时影响显色深浅的因素较多,应取供试品与对照品或标准品同时操作。除另有规定外,比色法所用的空白系指用同体积的溶剂代替对照品或供试品溶液,然后依次加入等量的相应试剂,并用同样方法处理。在规定的波长处测定对照品和供试品溶液的吸光度后,按对照品法的原理计算。

(4) 应用示例四:炔雌醇片(Ethinylestradiol Tablets)的含量测定

对照品溶液制备:精密称取炔雌醇对照品适量,加无水乙醇制成每 1 ml 含炔雌醇 10 g 的溶液,即得。

供试品溶液制备:取片剂 10 片(标示量 500 g),置具塞试管中,加水 10 ml,振摇使崩解,置水浴中加热至半透明状,放冷,精密加三氯甲烷 10 ml,密塞,振摇 20 min,静置分层后,吸取上层水溶液,加无水硫酸钠 0.5 g,振摇脱水后,经干燥滤纸过滤,精密取续滤液 2 ml,置水浴蒸干,低温干燥,放冷,精密加无水乙醇溶解并转移至 100 ml 量瓶,加无水乙醇稀释至刻度,制成每 1 ml 约含炔雌醇 10 μg 的溶液,即得。

测定法:精密量取对照品溶液与供试品溶液各 1 ml,分别置试管中,在水浴内冷却,各精密滴加硫酸-乙醇(4∶1)4 ml,摇匀,显色后,在 530 nm 波长处分别测定吸光度。

讨论:对照品法计算的原理是在同样条件下分别配制对照品溶液与样品溶液,在选定波长处,分别测定吸光度,根据朗伯-比尔定律,有如下关系式:

$$A_R = Ec_R l$$
$$A_x = Ec_x l$$
$$c_x = c_R \times \frac{A_x}{A_R}$$

式中,c_x 为供试液浓度;c_R 为对照品溶液浓度;A_R 为对照品溶液吸光度;A_x 为供试品溶液吸光度。

供试品标示量百分含量以下式计算:

$$占标示量的百分含量 = \frac{c_x \times V_0 \times \frac{1}{W} \times 稀释倍数 \times 平均片重(g)}{标示量(g)} \times 100\%$$

$$= \frac{c_R \times \frac{A_x}{A_R} \times V_0 \times \frac{1}{W} \times 稀释倍数 \times 平均片重(g)}{标示量(g)} \times 100\%$$

式中,W 为称取供试品的量;V_0 为供试品初始溶解体积;c_R 为供试液浓度($\mu g \cdot ml^{-1}$);A_R 为对照品溶液吸光度;A_x 为供试品溶液吸光度。

由于各药物性质、制剂形式不同,采用的样品预处理的方法亦有一定差别;片剂可采用直接溶出法或有机溶剂萃取后测定,而液体制剂如注射液可以水溶性溶剂稀释或以有机溶剂萃取后测定,糖浆剂则多用有机溶剂萃取后测定。

第三节 注射剂的分析

注射剂系指药物与适宜的溶剂或分散介质制成的供注入体内的溶液、乳状液或混悬液及供临用前配制或稀释成溶液或混悬液的粉末或浓溶液的无菌制剂,包括注射液、注射用无菌粉末与注射用浓溶液等。

注射液系指注射入体内用的无菌溶液型注射液或乳液型注射液。可用于肌肉注射、静脉注射或静脉滴注等。其中,供静脉滴注用的大体积(除另有规定外,一般不小于 100 ml)注射液也称静脉输液。

注射用无菌粉末系指供临用前用适宜的无菌溶液配制成溶液的无菌粉末或无菌块状物。可用适宜的注射用溶剂配制后注射,也可用静脉输液配制后静脉滴注。无菌粉末用冷冻干燥法或喷雾干燥法制得,供直接分装;无菌块状物用冷冻干燥法制得。

注射用浓溶液系指临用前稀释供静脉滴注用的无菌浓溶液。

一、注射剂的常规检查

注射剂的常规检查包括装量(注射液、注射用浓溶液)、装量差异(注射用无菌粉末)、可见异物、不溶性微粒、无菌、细菌内毒素或热原等。

(一) 装量

注射液和注射用浓溶液的装量采用如下方法检查,应符合规定。

方法:标示装量不大于 2 ml 者取供试品 5 支,2 ml 以上至 50 ml 者取供试品 3 支,开启时注意避免损失,将内容物分别用相应体积的干燥注射器及注射针头抽尽,然后注入经标化的量具内(量具的大小应使待测体积至少占其额定体积的40%),在室温下检视。测定油溶液的装量时,应先加温摇匀,再用干燥注射器及注射针头抽尽后,同前法操作,放冷,检视。每支的装量均不得少于其标示量。标示装量为 50 ml 以上至 500 ml 的注射液及注射用浓溶液照药典附录"最低装量检查法"检查,应符合规定。

注射用无菌粉末的装量差异按下列方法检查:

取供试品 5 瓶(支),除去标签、铝盖,容器外壁用乙醇擦净,干燥,开启时注意避免玻璃屑等异物落入容器中,分别迅速精密称定,倾出内容物,容器用水或乙醇洗净,在适宜条件下干燥后,再分别精密称定每一容器的重量,求出每瓶(支)的装量与平均装量。每瓶(支)装量与平均装量相比较,应符合表 14-3 规定,如有 1 瓶(支)不符合规定,应另取 10 瓶(支)复试,均应符合规定。

除另有规定外,注射用无菌粉末装量差异限度,应符合表 14-3 规定。凡规定检查含量均匀度的注射用无菌粉末,不再进行装量差异检查。

表 14-3 注射用无菌粉末装量差异限度

平均装量	装量差异限度
0.05 g 以下至 0.05 g	±15%
0.05 g 以上至 0.15 g	±10%
0.15 g 以上至 0.50 g	±7%
0.50 g 以上	±5%

(二) 其他检查

1. 可见异物

除另有规定外,照药典附录"可见异物检查法"检查,应符合规定。

2. 不溶性微粒

除另有规定外,溶液型静脉用注射液、溶液型静脉用注射用无菌粉末及注射用浓溶液照药典附录"注射剂中不溶性微粒检查法"检查,应符合规定。

3. 有关物质

按各品种项下规定的方法处理后,照药典附录"注射剂有关物质检查法"检查,应符合有关规定。

4. 无菌

照药典附录"无菌检查法"检查,应符合规定。

5. 热原或细菌内毒素

用于静脉的注射剂按各品种项下的规定,照药典附录"热原检查法"或"细菌内毒素检查法"检查,应符合规定。

二、注射剂含量测定

注射剂在制备工艺中,根据药物的性质常加入适宜的附加剂,如渗透压调节剂、pH 调节剂、增溶剂、抗氧剂、抑菌剂、乳化剂、助悬剂等。常用的抗氧剂有亚硫酸钠、亚硫酸氢钠和焦亚硫酸钠,一般浓度为 0.1% ~ 0.2%;常用抑菌剂为 0.5% 苯酚、0.3% 甲酚、0.5% 三氯叔丁醇等。常用的非水性溶剂为植物油,主要为供注射用的大豆油,其他还有乙醇、丙二醇、聚乙二醇等的水溶液。

并非所有附加剂对制剂的含量测定有干扰。一般注射剂的处方常较简单,故大多数注射剂,当主药含量高时,可直接蒸干后用原料药的分析方法测定;若主药遇热不稳定而易于分解,可经有机溶剂提取后,用适当的方法测定。

当附加剂对测定有干扰时,则需考虑采用适当的方法排除干扰。

(一) 附加剂的处理方法

1. 等渗溶液

注射剂中常常加入氯化钠,使成等渗。氯化钠是否对主药的测定产生干扰,应视采用的测定方法而定,如右旋糖酐氯化钠注射液,其中右旋糖酐具有旋光性,采用旋光法测定,而氯化钠无旋光性,不干扰测定。又如复方乳酸钠注射液中含氯化钠,其中乳酸钠采用离子交换后氢氧化钠滴定法测定,氯化钠此时干扰测定,原理如下:

离子交换

$$R-SO_3H + CH_3CHOH-COONa \longrightarrow R-SO_3Na + CH_3CHOH-COOH$$
$$R-SO_3H + NaCl \longrightarrow R-SO_3Na + HCl$$

氢氧化钠滴定

$$CH_3CHOH-COOH + NaOH \longrightarrow CH_3CHOH-COONa + H_2O$$
$$HCl + NaOH \longrightarrow NaCl + H_2O$$

在这种情况下,先用银量法测定氯化钠的量,再从消耗氢氧化钠的体积中,减去氯化钠消耗硝酸银体积,据此可计算供试品待测主药的量。

2. 助溶剂

一些药物溶解度较小,在制成注射液时,常添加一些能帮助主药溶解又使注射液比较稳定的物质,称为助溶剂。如二巯丙醇注射液中加入苯甲酸苄酯作为助溶剂,由于该制剂为油溶液,黏度较大,故药典采用内容量移液管取样,并加入三氯甲烷-无水乙醇(1:3)帮助溶解后,再用碘量法测定。

3. 溶剂油

一些脂溶性药物,需用油溶液制成注射液。同时油溶液进行肌肉注射,可延长作用时间。注射用油多采用麻油、茶油及核桃油,注射用油中常含甾醇及三萜类物质,有可能对测定产生干扰。常用的处理方法是:

(1) 若注射剂中主药含量较高,分析时取样量较少,可用适当溶剂稀释,减少溶剂油的干扰。

（2）若稀释不能消除溶剂油干扰,采用适当的提取分离手段,使溶剂油与主药分离后测定,常用的分离手段有柱色谱法与薄层色谱法。如维生素 K_1 注射液,《中国药典》(1985 版)采用柱色谱分离-紫外分光光度法测定;自《中国药典》(1990 版),则改为高效液相色谱法测定含量。

4. 抗氧剂

注射剂中常添加抗氧剂来保证注射剂的稳定性。常用的抗氧剂多为还原性物质,对氧化还原滴定法会产生干扰。另外有些抗氧剂,如维生素 C 具紫外吸收性质,采用紫外分光光度法测定时,会干扰测定。常用以下方法排除。

（1）加酸

亚硫酸盐、亚硫酸氢盐及焦亚硫酸盐用作抗氧剂时,可采用加入酸并加热,使它们分解为二氧化硫逸出。如磺胺嘧啶钠注射液添加亚硫酸氢钠为抗氧剂,由于亚硫酸氢钠会消耗亚硝酸钠滴定液,故加入盐酸加热使亚硫酸氢钠分解后,采用亚硝酸钠滴定法测定。又如盐酸去氧肾上腺素注射液,药典采用加稀盐酸,小心煮沸近干,使抗氧剂分解后,再用溴量法测定。

原理如下：

$$NaHSO_3 + HCl \longrightarrow NaCl + H_2O + SO_2 \uparrow$$

（2）加入掩蔽剂

常用的掩蔽剂有甲醛与丙酮。掩蔽剂可与亚硫酸氢钠、焦亚硫酸钠和硫代硫酸钠等抗氧剂作用,当采用碘量法、银量法、铈量法或重氮化法测定主药含量时,这类抗氧剂则不产生干扰。

例如,维生素 C 注射液的测定,因其含有亚硫酸氢钠作为抗氧剂,当用碘量法来测定维生素 C 注射液的含量时,亚硫酸钠盐也消耗碘液,故药典采用加入丙酮来掩蔽,后用碘量法测定含量。原理如下：

$$NaHSO_3 + O=C(CH_3)_2 \longrightarrow (CH_3)_2C(OH)(NaO_3S)$$

又如,安乃近注射液含有焦亚硫酸钠,当采用碘量法测定时,焦亚硫酸钠干扰测定,药典采用加入甲醛掩蔽后再用碘量法测定含量。原理如下：

$$Na_2S_2O_5 + H_2O \longrightarrow 2NaHSO_3$$

$$NaHSO_3 + O=CH_2 \longrightarrow HC(OH)(H)(NaO_3S)$$

（3）加弱氧化剂

亚硫酸盐、亚硫酸氢盐可被一些弱氧化剂氧化,常用的弱氧化剂有过氧化氢或硝酸,使用本法时应注意待测组分应不被弱氧化剂氧化。原理如下：

$$Na_2SO_3 + H_2O_2 \longrightarrow Na_2SO_4 + H_2O$$
$$NaHSO_3 + H_2O_2 \longrightarrow NaHSO_4 + H_2O$$
$$Na_2SO_3 + 2HNO_3 \longrightarrow Na_2SO_4 + H_2O + 2NO_2 \uparrow$$
$$2NaHSO_3 + 4HNO_3 \longrightarrow Na_2SO_4 + 2H_2O + H_2SO_4 + 4NO_2 \uparrow$$

（4）选择适当测定波长

维生素 C 作抗氧剂时,其最大吸收波长为 243 nm,若主药也在该波长附近测定含量,维生素

C 会干扰测定。消除的方法可选择其他的测定波长,使主药有吸收,而维生素 C 几乎没有吸收。

例如,《中国药典》(2010 年版)盐酸氯丙嗪片的测定采用紫外分光光度法,方法是取 10 片,除去糖衣后,精密称定,研细,精密称取适量(约相当于盐酸氯丙嗪 10 mg),置 100 ml 量瓶中,加盐酸溶液(9→1 000)适量,振摇使溶解,再加上述溶剂稀释至刻度,摇匀,滤过,精密量取续滤液 5 ml,置另一 100 ml 量瓶中,加上述溶剂稀释至刻度,摇匀,在 254 nm 的波长处测定吸光度,按 $C_{17}H_{19}ClN_2S \cdot HCl$ 的吸收系数($E_{1\ cm}^{1\%}$)为 915 计算,即得。

盐酸氯丙嗪注射液的测定亦采用紫外分光光度法。国内处方中加有维生素 C 作抗氧剂,可防止氯丙嗪氧化变色。采用紫外分光光度法测定时,维生素 C 的最大吸收波长为 243 nm,在盐酸氯丙嗪最大吸收波长 254 nm 处有吸收,干扰注射液的测定。因此,选用 306 nm 波长处测定含量,虽然 $E_{1\ cm}^{1\%}$(115)略低,但维生素 C 没有干扰。

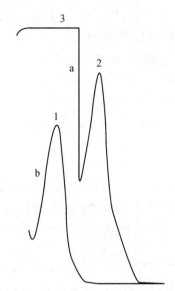

图 14 - 1 盐酸氯丙嗪(a)和维生素 C(b)的紫外吸收光谱

1. 243 nm; 2. 306 nm; 3. 254 nm

(二) 注射剂分析示例

(1) 应用示例一:盐酸酚苄明注射液(Phenoxybenzamine Hydrochloride Injection)的含量测定

《中国药典》(2010 版)采用非水溶液滴定法测定盐酸酚苄明注射液的含量。

方法:精密量取注射液 10 ml,置水浴上蒸干,在 105℃ 干燥 30 min,放冷,加冰醋酸 10 ml 与醋酸汞试液 5 ml 溶解后,加结晶紫指示液 1 滴,用高氯酸液(0.05 mol/L)滴定至溶液显蓝绿色,并将滴定的结果用空白试验校正。每 1 ml 的高氯酸液(0.05 mol/L)相当于 17.02 mg 的 $C_{18}H_{22}ClNO \cdot HCl$。

$$\text{[结构式]} \cdot Ac^- + HClO_4 \longrightarrow \text{[结构式]} \cdot ClO_4^- + HAc$$

讨论：

① 本法为非水碱量法，主要用于含氮碱性有机药物及其氢卤酸盐、磷酸盐、硫酸盐或有机酸盐的测定。这类药物碱性比较弱，一般在水溶液中不能直接滴定，使用冰醋酸做溶剂，可提高药物的表观碱强度，从而能被滴定。

② 若供试品为氢卤酸盐，应再加5%醋酸汞的冰醋酸溶液3～5 ml，将氢卤酸盐转化为有机碱的醋酸盐，氢卤酸根则生成难电离的卤化汞除去，消除了氢卤酸根对滴定的影响。

非水碱量法测定有机碱性药物具有操作简便、结果准确的优点，故各国药典广泛用作原料药的测定方法，本法用于制剂的测定时，常需进行必要的前处理。

③ 注射剂采用非水碱量法测定时，一般取一定量在水浴上蒸干，在一定温度下干燥后，按原料药项下方法进行；也可将其碱化，经适当的有机溶剂（以三氯甲烷、乙醚为常用）反复提取完全（必要时除去溶剂），去水后，再按原料药的方法进行。

④ 以上滴定中，每1 mol 高氯酸相当于1 mol 的盐酸酚苄明。

$$\text{滴定度 } T = \frac{c \times M}{n} = \frac{0.05 \times 340.29}{1} = 17.02$$

式中，c 为滴定剂的浓度（0.05 mol/L）；M 为待测物的相对分子质量；n 为滴定剂与待测物反应系数比（n = 滴定剂的物质的量/待测物的物质的量）。

注射剂的测定结果以标示量的百分含量表示，盐酸酚苄明注射液的标示量为10 mg∶1 ml。故

$$\text{占标示量的百分含量} = \frac{T \times V \times f}{10} \times \frac{1}{\text{标示量(mg/ml)}} \times 100\%$$

式中，V 为供试品消耗滴定液的体积（ml）；T 为滴定度；f 为浓度校正系数（$f = N'/N$，N' 为实际滴定液浓度，N 为标准滴定液浓度）；10 为量取注射液的体积（ml）。

（2）应用示例二：注射用硫喷妥钠（Thiopental Sodium for Injection）的含量测定

《中国药典》（2010 版）采用紫外分光光度法，以硫喷妥为对照品，测定注射用硫喷妥钠的含量。

方法：取装量差异项下的内容物，混合均匀，精密称取适量（约相当于硫喷妥钠0.25 g），置500 ml 量瓶中，加水稀释至刻度，摇匀，量取此溶液，用0.4% NaOH 溶液定量稀释制成每1 ml 中约含5 μg 的溶液；另取硫喷妥对照品，精密称定，加0.4% NaOH 溶液溶解并定量稀释制成每1 ml 中约含5 μg 的溶液。照分光光度法，在304 nm 的波长处分别测定吸光度，根据每支的平均装量计算。每1 mg 硫喷妥相当于1.091 mg 的 $C_{11}H_{17}N_2NaO_2S$。

以下式计算注射用硫喷妥钠标示量百分含量：

$$\text{占标示量的百分含量} = \frac{1}{1.091} \times \frac{c_{对} \times \frac{A_{供}}{A_{对}} \times n \times V}{m_s} \times \frac{\text{平均装量(g)}}{\text{标示量(g)}} \times 100\%$$

式中，$c_{对}$ 为对照品溶液的浓度（g/ml），$A_{供}$ 为供试品溶液的吸光度；$A_{对}$ 为对照品溶液的吸光度；n 为供试液稀释倍数；V 为供试液体积（ml）；m_s 为供试品称取量（g）。

第四节　胶囊剂的分析

胶囊剂系指药物或加有辅料充填于空心胶囊或密封于软质材料中的固体制剂。胶囊剂分为硬胶囊、软胶囊(胶丸)、缓释胶囊、控释胶囊和肠溶胶囊,主要供口服用。

硬胶囊剂系指将一定量的药物加辅料制成均匀的粉末或颗粒,充填于空心胶囊中制成。软胶囊剂系指将一定量的药液密封于球形或椭圆形的软质囊材中,可用滴制法或压制法制备。软质囊材是由胶囊用明胶、甘油或其他适宜的药用材料制成。肠溶胶囊剂系指硬胶囊或软胶囊经药用高分子材料处理或用其他适宜方法加工而成,其囊壳不溶于胃液,但能在肠液中崩解而释放活性成分。

一、胶囊剂的常规检查

胶囊剂的常规检查包括重量差异和崩解时限。胶囊剂根据其特点还规定有其他的检查项目,如溶出度、含量均匀度、释放度及微生物限度检查等。

(一)装量差异

一般取胶囊20粒,称重后,倾出内容物(不得损失囊壳),硬胶囊用小刷或其他适宜的用具拭净,软胶囊用乙醚等易挥发性溶剂洗净,置通风处使溶剂挥尽;再分别精密称定囊壳重量,求出每粒内容物的装量与平均装量。将每粒的装量与平均装量相比较,超出表14-4装量差异限度的胶囊不得多于2粒,并不得有1粒超出限度1倍。

表14-4　胶囊剂装量差异限度要求

平均装量	装量差异限度
0.30 g 以下	±10%
0.30 g 或 0.30 g 以上	±7.5%

(二)崩解时限

仪器装置与检查法同片剂崩解时限检查,除另有规定外,不同胶囊剂均应符合表14-5的要求。

表14-5　胶囊剂崩解时限要求

剂　型	崩解时限
硬胶囊	30 min
软胶囊	60 min
肠溶胶囊	在盐酸液(9→1 000)中检查2 h,不得崩解,在人工肠液中1 h崩解

二、胶囊剂的含量测定

测定胶囊的含量,应取胶囊20粒,分别精密称定重量后,倾出内容物(不得损失囊壳)。硬胶囊用刷或其他适宜的用具拭净,软胶囊用乙醚等易挥发性溶剂洗净,置通风处使溶剂挥尽。再分别精密称定其囊壳重量,求出每粒内容物的装量与平均装量,进行装量差异检查。若装量差异合格,取装量差异项下的内容物,必要时研细,精密称取适量,选择适当的溶剂溶解后,用法定方法进行含量测定。

应用示例:甲芬那酸胶囊(Mefenamic Acid Capsules)(标示量0.25 g)含量测定

《中国药典》(2010年版)采用高效液相色谱法测定甲芬那酸胶囊的含量。

色谱条件与系统适用性试验:用十八烷基硅烷键合硅胶为固定相;以0.05 mol/L 磷酸二氢铵溶液(用氨试液调节pH至5.0)–乙腈–四氢呋喃(40∶46∶14)为流动相;检测波长为254 nm。理论板数按甲芬那酸峰计算不低于5 000,拖尾因子应不大于2.0。

测定法:取装量差异项下的内容物,混合均匀,研细,精密称取适量(约相当于甲芬那酸0.1 g),置100 ml量瓶中,加流动相溶解并稀释至刻度,摇匀,滤过,精密量取续滤液5 ml,置25 ml量瓶中,用流动相稀释至刻度,摇匀,取10 μl注入液相色谱仪,记录色谱图。另取甲芬那酸对照品,同法测定。按外标法以峰面积计算,即得。

第五节 软膏剂分析

软膏剂系指药物与油脂性或水溶性基质混合制成的均匀的半固体外用制剂。溶液型软膏剂为药物溶解(或共熔)于基质或基质组分中制成的软膏剂;混悬型软膏剂为药物细粉均匀分散于基质中制成的软膏剂。

乳膏剂系指药物溶解或分散于乳液型基质中形成均匀的半固体外用制剂。乳膏剂由于基质不同,可分为水包油型乳膏剂与油包水型乳膏剂。

糊剂系指大量的固体粉末(一般25%以上)均匀地分散在适宜的基质中所组成的半固体外用制剂。可分为单相含水凝胶性糊剂和脂肪糊剂。

本章以软膏剂为例,介绍该类制剂的基本分析方法。

一、软膏剂的常规检查

按照《中国药典》(2010年版)制剂通则规定,软膏剂须进行粒度、装量、微生物限度检查。除另有规定外,软膏剂用于大面积烧伤,或严重损伤的皮肤时,还须进行无菌检查,并符合规定。

二、软膏剂的含量测定

软膏剂常用的基质有凡士林、液状石蜡、羊毛脂、硅油、蜂蜡、单硬脂酸甘油酯、高碳脂肪醇如十八醇等亲油性基质及聚乙二醇等亲水性基质。这些基质相对主药来说,是大量存在的,而且基质往往包住主药而干扰主药的含量测定。

(一)一般样品前处理方法

1. 稀释后直接测定法

本法系加入适当有机溶剂稀释样品,有时需加热使基质溶解,使待测组分从大量基质的包围中释放出来,若所含基质不产生干扰,则可在溶液中直接测定。

例如,氧化锌软膏含量测定,《中国药典》(2010年版)采用加三氯甲烷,在水浴上加热使基质溶解,加稀硫酸液搅拌使氧化锌溶解,然后用络合滴定法测定。

又如,硼酸软膏含量测定,《中国药典》(2010年版)方法为:取本品一定量,精密称定,加入甘露醇3 g与新沸过的冷水20 ml,置水浴上加热,搅拌使硼酸溶解,放冷至室温,加酚酞指示液3滴,至粉红色。每1 ml氢氧化钠滴定液(0.1 mol/L)相当于6.183 mg的H_3BO_3。

2. 滤除基质后测定法

本法系取一定量软膏,加入适宜溶剂,加热使软膏液化,再放冷,待凡士林等基质重新凝固后,拨开凡士林或滤去凡士林,然后对主药进行测定。有时一次滤除仍不能完全消除干扰时,还须进行二次滤除。

例如,醋酸氟轻松乳膏含量测定,《中国药典》(2010 年版)采用高效液相色谱法测定其含量,但软膏剂所含大量基质会严重污染色谱柱及色谱系统,故将供试品一定量精密称定,置 50 ml 量瓶,加甲醇约 30 ml,置 80℃水浴中加热 2 min,摇匀使醋酸氟轻松溶解,放冷至室温,精密加内标溶液(取炔诺酮,加甲醇制成每 1 ml 含 0.15 mg 的溶液)5 ml,用甲醇稀释至刻度,摇匀,置冰浴中冷却 2 h 以上,取出后迅速滤过,放至室温,取续滤液 20 μl 注入液相色谱仪,记录色谱图。同时取醋酸氟轻松对照品适量,精密称定,加甲醇溶解并稀释制成每 1 ml 含 0.125 mg 的溶液;精密量取该溶液 10 ml 与内标溶液 5 ml,置 50 ml 量瓶,用甲醇稀释至刻度,摇匀,取 20 μl 注入液相色谱仪,记录色谱图。按内标法以峰面积计算。

3. 提取分离后测定法

在不同的酸碱介质中,先将基质用有机溶剂提取除去,然后再对主药进行测定。

例如复方新霉素软膏,加乙醚,使基质溶解,用磷酸盐缓冲液(pH 6.0)提取,照抗生素微生物检定法测定。

4. 灼烧法

如果软膏中含有金属类药物,经灼烧后,基质成为二氧化碳逸去,而主药成为金属的氧化物,具有一定的重量,可以称重后换算,求得含量。如氧化锌软膏可用灼烧法测定。

(二) 分析示例

软膏剂的含量也以标示量百分含量表示,对于抗生素及酶制剂的含量测定,其测得量常以每克或每毫克样品含主药多少单位表示。

应用示例:醋酸泼尼松龙眼膏(Prednisolone Acetate Eye Ointment)的含量测定

《中国药典》(2010 年版)是利用皮质激素的 C_{17}-α 醇酮基具有还原性,可以还原四氮唑盐成有色甲䐶,采用比色法测定。方法如下:

对照品溶液的制备:精密称取醋酸泼尼松龙对照品 25 mg,置 100 ml 量瓶中,加无水乙醇振摇使溶解,并稀释至刻度,摇匀,即得。

供试品溶液的制备:精密称取本品 5 g(约相当于醋酸泼尼松龙 25 mg),置烧杯中,加无水乙醇约 30 ml,置水浴上加热,充分搅拌,使醋酸泼尼松龙溶解,再置冰浴中冷却,滤过,滤液置 100 ml 量瓶中,同法提取三次,滤液并入量瓶中,加无水乙醇稀释至刻度,摇匀,即得。

测定法:精密量取上述溶液各 1 ml,分别置干燥具塞试管中,各精密加无水乙醇 9 ml 与氯化三苯四氮唑试液 2 ml,摇匀,再各精密加氢氧化四甲基铵试液 2 ml,摇匀,在 25℃暗处放置 40 min,照分光光度法,在 485 nm 的波长处分别测定吸光度。供试品溶液浓度照下式计算:

$$c_x = c_R \times \frac{A_x}{A_R}$$

式中,c_x 为供试品溶液的浓度;A_x 为供试品溶液的吸光度;c_R 为对照品溶液的浓度;A_R 为对照品溶液的吸光度。

讨论:四氮唑比色法是测定肾上腺皮质激素常用的比色法,是基于 C_{17} 位 α-酮醇基的还原性。最常用的氧化剂是三苯四氮唑(Triphenyltetrazoliun Chloride,TTC)或二聚体四氮唑蓝(Blue Tetrazoliun,BT)。两种试剂为无色,它们的还原产物是有色的甲䐶(Formazan),而甾体

激素分子中 C_{21} 位的醇被氧化为醛。氧化还原反应在碱性溶液中进行。

第六节　复方制剂的分析

复方制剂是指含有两种或两种以上有效成分的药物制剂。复方制剂的分析,不仅附加成分或辅料会干扰测定,各有效成分之间亦可能相互干扰。

复方制剂中,若待测各主药间理化性质差别大,通过控制实验条件,相互不干扰测定时,可不经分离直接分别测定各主药含量;如待测各主药间性质比较接近,分析时相互干扰较大,则选择色谱法等专属性较强的方法。

色谱分析法是一种分离分析方法,它先将各组分从混合物中分离再逐个分析,因此是分析混合物的最有力的手段。一般样品经溶解、滤过后,不再需要纯化处理,可直接分析;但组成复杂的制剂,仍需采用萃取、柱色谱等预处理方法进行纯化。

一、复方卡托普利片

复方卡托普利片是由卡托普利(1 000 片:10 g)和氢氯噻嗪(1 000 片:6 g)加适量辅料制成。处方中两成分具不同的理化性质,其中卡托普利具还原性,可采用氧化还原滴定法测定含量;而处方中氢氯噻嗪分子结构中含共轭基团,在272 nm 有最大吸收,可采用紫外分光光度法进行测定,而该波长处卡托普利无干扰。

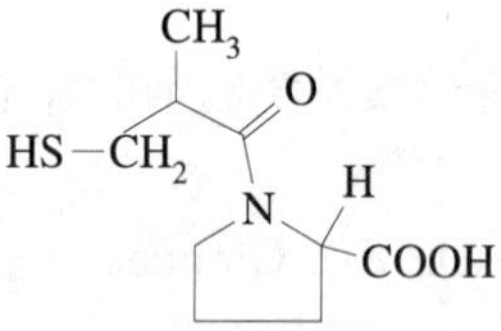

卡托普利 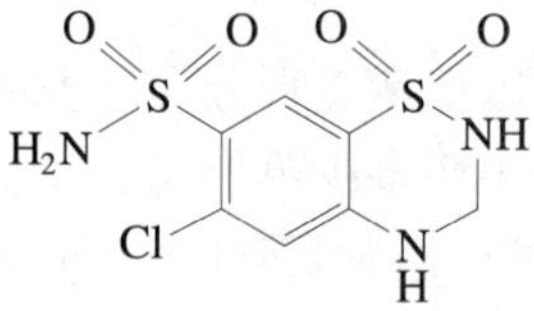　　　　　　　　氢氯噻嗪

1. 碘量法与紫外分光光度法

《中国药典》曾采用碘量法与紫外分光光度法分别测定卡托普利和氢氯噻嗪的含量。

(1) 卡托普利测定　取供试品 70 片,精密称定,研细,精密称取适量(约相当于卡托普利 0.3 g),置具塞锥形瓶中,加水 100 ml,振摇约 30 min,使卡托普利溶解,加稀硫酸 10 ml、碘化钾 1 g 与淀粉指示液 2 ml,用碘酸钾滴定液(0.016 67 mol/L)滴定至微蓝色(保持 30 s 不退色),并将滴定结果用空白试验校正。每 1 ml 碘酸钾滴定液(0.016 67 mol/L)相当于 21.73 mg 的 $C_9H_{15}NO_3S$。

卡托普利分子结构中含巯基(—SH),巯基是较强的还原性基团,在酸性条件下,可被碘酸钾氧化。反应到达终点时,碘酸钾氧化碘化钾成碘单质,遇淀粉显蓝色。

(2) 氢氯噻嗪测定　精密称取上述细粉适量(约相当于氢氯噻嗪 12 mg),置 500 ml 量瓶中,加温热盐酸溶液(稀盐酸 24→1 000)适量,振摇 30 min,使氢氯噻嗪溶解,放冷,用同一溶剂稀释至刻度,摇匀,滤过,精密量取续滤液 10 ml,置 25 ml 量瓶中,加上述同一溶剂稀释至刻度,摇匀,照分光光度法,在 272 nm 的波长处测定吸光度,按 $C_7H_8ClN_3O_4S_2$ 的吸收系数 ($E_{1\ cm}^{1\%}$) 为 640 计算,即得。

氢氯噻嗪分子结构中含硫氮杂蒽母核,在272 nm的波长处有最大吸收,可采用紫外分光光度法测定含量,该波长处卡托普利无吸收,不干扰测定。

2. 高效液相色谱法

《中国药典》(2010年版)采用高效液相色谱法同时测定卡托普利和氢氯噻嗪的含量,方法的专属性更强,精密度与准确度更高。

色谱条件与系统适用性试验:用十八烷基硅烷键合硅胶为填充剂;以0.01 mol/L磷酸二氢钠溶液–甲醇–乙腈(70:25:5)用磷酸调节pH至3.0为流动相;检测波长为215 nm;柱温40℃。

测定法:取本品20片,精密称定,研细,精密称取适量(约相当于卡托普利10 mg),置100 ml容量瓶中,加流动相适量,超声处理20 min使溶解,放冷,加流动相稀释至刻度,摇匀,滤过,精密量取续滤液10 μl注入液相色谱仪,记录色谱图;另取卡托普利与氢氯噻嗪对照品适量,精密称定,用流动相溶解并定量稀释制成每1 ml中约含卡托普利0.1 mg与氢氯噻嗪0.06 mg的溶液,同法测定。按外标法以峰面积计算,即得。

二、葡萄糖氯化钠注射液

葡萄糖氯化钠注射液为葡萄糖或无水葡萄糖与氯化钠的灭菌水溶液。以100 ml规格为例,其中含葡萄糖5 g与氯化钠0.9 g。

葡萄糖氯化钠注射液中,葡萄糖分子结构中含手性碳原子,具有旋光性,故采用旋光法测定,氯化钠不具有旋光性,可采用银量法测定。两者互不干扰测定。测定方法如下。

1. 葡萄糖测定

方法:精密量取供试品适量,置100 ml量瓶中,加氨试液0.2 ml(10%或10%以下规格的本品可直接取样测定),用水稀释至刻度,摇匀,静置10 min,依法测定旋光度,与2.085 2相乘,即得供试品中含有$C_6H_{12}O_6 \cdot H_2O$的质量(g)。

$$c(\text{g}/100 \text{ ml}) = \alpha \times 2.085\ 2$$

讨论:(1)葡萄糖的分子结构中五个碳都是手性碳原子,具有旋光性。当直线偏振光通过具有光学活性的化合物溶液时,能引起旋光现象,使偏振光的平面向左或向右旋转,此种旋转在一定条件有一定的度数,称为旋光度。旋光度(α)和溶液的浓度(c)和偏振光透过溶液的厚度(l)以及该物质比旋度$[\alpha]_D^t$三者成正比。

《中国药典》(2010年版)规定,除另有规定外,系采用钠光谱的D线(589.3 nm)测定旋光度(α),测定管长度为1 dm(如使用其他管长,应进行换算),测定温度为20℃,在该条件下测得的比旋度表示为$[\alpha]_D^{20}$。对固体供试品,有如下关系式:

$$[\alpha]_D^{20} = \frac{100\alpha}{cl}$$

式中,$[\alpha]_D^{20}$为比旋度;D为钠光谱的D线;l为测定管长度,dm;α为测得的旋光度;c为每100 ml溶液中含有被测物质的重量,g。

(2)系数2.085 2系将测得的无水葡萄糖折算为葡萄糖,无水葡萄糖的$[\alpha]_D^{20}$为52.75。

$$c = \frac{100\alpha}{[\alpha]_D^{20} l} \times \frac{\text{含水葡萄糖相对分子质量}}{\text{无水葡萄糖相对分子质量}}$$

$$c = \frac{100\alpha}{52.75 \times 1} \times \frac{198.17}{180.16} = \alpha \times 2.0852$$

(3) 葡萄糖是 D-葡萄糖,具 α-型、β-型及醛式三种互变异构体,药用葡萄糖是三者的混合物,各种互变异构体的比旋度相去甚远,而在水溶液中逐渐达到平衡,此时的比旋度也趋于恒定,为+52.50°～+53.00°,这种现象称为变旋。新配制的葡萄糖溶液由于变旋未达到平衡,溶液的旋光度不稳定。加入少量氨试液,可促使上述反应较快达到平衡。

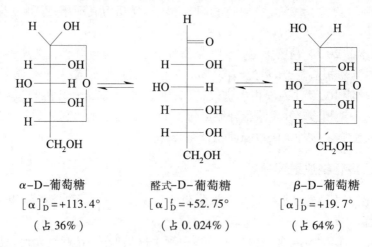

α-D-葡萄糖　　　　醛式-D-葡萄糖　　　　β-D-葡萄糖
$[\alpha]_D^t = +113.4°$　　$[\alpha]_D^t = +52.75°$　　$[\alpha]_D^t = +19.7°$
（占 36%）　　　　（占 0.024%）　　　　（占 64%）

2. 氯化钠测定

方法:精密量取供试品 20 ml,加水 30 ml,加 2% 糊精溶液 5 ml、2.5% 硼砂溶液 2 ml 与荧光黄指示液 5～8 滴,用硝酸银滴定液(0.1 mol/L)滴定。每 1 ml 的硝酸银滴定液(0.1 mol/L)相当于 5.844 mg 的 NaCl。

讨论:(1) 氯化钠测定中加 2% 糊精溶液保护形成的胶体,使氯化银沉淀呈胶体状态,具有较大的表面积,有利于对指示剂的吸附,便于终点的观测。

(2) 葡萄糖氯化钠注射液的 pH 较低,如溶液的 pH 在 3.5 左右,则无终点出现;加入 2.5% 硼砂溶液 2 ml 后,溶液的 pH 为 7,可促使荧光黄电离,以增大荧光黄阴离子的有效浓度,使终点变化敏锐。以硝酸银滴定液(0.1 mol/L)滴定后,溶液的 pH 仍为 7。

三、复方炔诺酮膜

复方炔诺酮膜含炔诺酮(1000 个:600 mg)和炔雌醇(1000 个:35 mg)两种组分。该处方中两主药理化性质相近且含量相差较大,通常化学分析法难以分别测定炔诺酮、炔雌醇含量,《中国药典》(2010 年版)采用高效液相色谱法测定复方炔诺酮膜中炔诺酮和炔雌醇含量。方法如下。

色谱条件与系统适用性试验:用十八烷基硅烷键和硅胶为填充剂,以乙腈-水(45:55)为流动相,检测波长 200 nm。理论板数按炔诺酮峰计算不低于 3000,炔诺酮与炔雌醇峰的分离度应符合要求。

测定法:取本品 10 格,剪碎,置 100 ml 量瓶中,加无水乙醇适量,置热水浴中加热 30 min,并不时振摇使炔诺酮与炔雌醇溶解,放冷至室温,加无水乙醇稀释至刻度,摇匀,滤过,精密量取续滤液 50 μl 注入液相色谱仪,记录色谱图;另取炔诺酮对照品与炔雌醇对照品适量,精密称定,加无水乙醇溶解并定量稀释制成每 1 ml 中约含炔诺酮 60 μg 与炔雌醇 3.5 μg 的溶液,同法测定。按外标法以峰面积计算,即得。

第七节 中药制剂的分析

中药制剂是在中医药理论的指导下,以单味或多味中药材为原料加工而成的药物制剂。中药制剂分析的对象绝大多数是复杂的化学物质,建立科学可行的质量评价体系是药物分析学和中药学的共同职责。

一、中药制剂的特点

与合成药物相比,中药制剂从原料供应、生产加工、质量控制等环节都有其特点,主要体现在以下几方面。

1. 原料药品质差异较大

中药材的质量与产地、生长环境、采收季节有密切的关系,不同产地的同一品种的药材所含化学成分的种类有较大差异,同一产地的同一品种药材由于生长环境、采收季节和贮藏条件的不同,化学成分的含量也可能有较大不同,这些均使得中药制剂的品质很难一致。

2. 成分复杂

单味药材的化学成分已相当复杂,每一味中药都含有几种甚至数十种不同结构类型的化合物,这些化合物理化性质各异,含量差别很大。而中医用药主流为大复方,单味药材本身就是一个复杂的混合物,复方制剂所含的化学成分更加复杂,各药味的化学成分之间有时还相互作用形成复合物,这就给中药制剂的质量控制带来较大的困难。

3. 有效成分难以确定

中医理论强调药物的协同作用,很难确定哪种成分为有效成分,且药材中有效成分与无效成分的概念也是相对的,某一化学成分在一种药材中为有效成分,在另一种药中就可能是无效成分。如鞣质,在麻黄中为无效成分,而在地榆中为有效成分,有止血之功效。因此,质量分析中应综合考虑。

4. 剂型多

中药制剂传统剂型较多,因制备方法不一,存在状态不同,各有特点,所以在含量测定方法上除了考虑方法的专属性、灵敏性外,尚须注意药材在制剂中的存在形式,辅料对测定的影响及各成分间的干扰。

中药制剂中,各种成分的含量高低不一。许多成分的含量很低,有的甚至为十万分之几或百万分之几,这给分离检测带来许多困难。由于目前检测技术的限制,对含量百万分之一以下的成分,只能进行定性鉴别或限量检查,不能用于含量测定。若制剂中含有药材粉末,保留有植物组织特征,可用显微法鉴别;进行化学成分检测时,则需将被测成分从植物细胞中提取出来,否则会出现假阴性。若制剂是由药材提取物或浸出物制成,则理化方法应为其检测的主要方法。辅料如口服液中的防腐剂、稳定剂及矫味剂,在测定前均需考虑其影响及排除方法。

5. 不同提取分离方法对测定结果影响较大

中药制剂的质量控制过程中,化学成分的提取、溶剂的选择及提取工艺等因素,对分析结果会产生直接的影响。因此,在研究中药制剂的质量控制时,必须考察不同的提取、分离条件,选择高效而稳定的分析方法。

二、中药制剂分析的基本程序

中药制剂分析的基本程序一般可分为取样、供试品溶液的制备与纯化、鉴别（包括显微、理化鉴别）、检查、含量测定。现简述如下。

（一）取样

取样法是指选取供测定用供试品的方法，就是从整批成品中抽出一部分具有代表性的供试样品。取样的代表性直接影响到测定结果的正确性，取样的原则是均匀合理。取样前，应注意品名、产地、规格、等级及包件式样是否一致，检查包装的完整性、清洁程度以及有无水迹、霉变或其他物质污染等情况，详细记录。凡有异常情况的包件，应单独检验。

一般应从每个包装的四角及中间五处取样，袋装可以从袋中间垂直插入，桶装可在桶中央取样，深度可达至 1/3 ~ 2/3 处。取得的样品要妥善保管，同时注明品名、批号、数量、取样日期及取样人，以便备查，防止差错。

（二）样品溶液的制备

中药制剂中各组分一般需采用适当的方法提取后测定，常用的提取方法有溶剂提取和水蒸气蒸馏法。

1. 溶剂提取

溶剂提取法是根据中草药中各种成分在溶剂中的溶解性质，选用对活性成分溶解度大、对不需要溶出成分溶解度小的溶剂，而将有效成分从药材组织内溶解出来的方法。当溶剂加到中草药原料（需适当粉碎）中时，溶剂由于扩散、渗透作用逐渐通过细胞壁透入到细胞内，溶解了可溶性物质，而造成细胞内外的浓度差，于是细胞内的浓溶液不断向外扩散，溶剂又不断进入药材组织细胞中，如此多次往返，直至细胞内外溶液浓度达到动态平衡时，将此饱和溶液滤出，继续多次加入新溶剂，就可以把所需要的成分近于完全溶出或大部分溶出。

用溶剂提取中草药成分，常用浸渍法、回流提取法及超声提取法等。同时，原料的粉碎度、提取时间、提取温度、设备条件等因素也都能影响提取效率，必须加以考虑。

（1）浸渍法

样品置带塞容器内，精密加入一定量适宜溶剂，摇匀后放置，浸泡提取。溶剂用量为样品重量的 5 ~ 20 倍，浸泡时间为 12 ~ 48 h，在浸泡期间应注意经常振摇。浸渍法的优点是适宜不稳定的有效成分，操作简便，应用较广。但所需时间较长，溶剂量大，提取率低。

（2）回流提取

该法仅需少量挥发性有机溶剂就能使有效成分提取完全，实验室常用索氏提取器进行。样品置于索氏提取器中，用适宜的溶剂进行反复回流提取，由于在提取过程中新鲜溶剂不断加入而始终保持较高的浓度差，所以提取效率高，所需溶剂少。但该法提取时间长，对长时间受热易破坏的待测成分，不宜用此法提取。

（3）超声波提取

样品置适宜容器内，加入提取溶剂后，置超声波振荡器中进行提取。本法提取效率高，经实验证明一般样品 30 min 即可完成。

2. 水蒸气蒸馏

该法适用于能随水蒸气蒸馏而不被破坏的中草药成分的提取。此类成分的沸点多在 100℃以上，与水不相混溶或仅微溶，且在约 100℃时存在一定的蒸气压。当与水在一起加热时，其蒸气压和水的蒸气压总和为一个大气压时，液体就开始沸腾，水蒸气将挥发性物质一并带出。例如中草药中的挥发油，某些小分子生物碱，如麻黄碱、槟榔碱，以及某些小分子的酚性物质，如牡丹酚(Paeonol)等，都可应用本法提取。有些挥发性成分在水中的溶解度稍大些，常将蒸馏液重新蒸馏，在最先蒸馏出的部分，分出挥发油层，或在蒸馏液水层经盐析法并用低沸点溶剂将成分提取出来。例如玫瑰油、原白头翁素(Protoanemonin)等的制备多采用此法。

(三) 样品溶液的纯化

中药粉末或制剂经提取后，提取液中含有极复杂的成分，有时还有较多的杂质和色素，须进行分离精制后才能用于分析测定。纯化时应根据被测成分的理化性质，选择性除去杂质和干扰组分，而又不损失被测成分。纯化的方法主要有如下几种：

1. 液-液萃取法

液-液萃取法是利用混合物中各成分在两种不相溶的溶剂中分配系数不同而达到分离的方法。可采用适宜的溶剂直接除去杂质，如用石油醚除去色素；也可以利用被测成分的性质，经处理而转溶于亲脂或亲水溶剂之间，如生物碱的提取；还可以利用被测成分与某些试剂反应而改变溶解度，使之被提取，如生物碱可与酸性染料结合形成离子对而被有机溶剂提取。液-液萃取在样品的纯化中应用较多，但操作过程中易乳化，且操作较繁琐，一般要重复多次才能达到较好的分离效果。

2. 沉淀法

有些被测成分可与一些试剂反应生成沉淀，经过滤使杂质存在于溶液中而得到纯化。也可使杂质沉淀析出而使被测物质保留在母液中。常用的有铅盐沉淀法，季铵类生物碱用雷氏铵盐沉淀法。用此方法时，应考虑沉淀剂对测定有无干扰。

3. 色谱法

色谱法为目前常用的纯化分离方法之一，柱色谱法、薄层色谱法、纸色谱、离子交换色谱及凝胶色谱皆可作为分离纯化方法，其中柱色谱最常用。柱色谱大多数情况是将待测成分吸留后，使杂质留于溶液，然后再设法将待测成分洗脱下来。采用色谱法进行分离净化处理后的样品液，若进行定量分析，则须做空白试验以校正样品的损失。

样品经提取纯化处理后制成的样品溶液，可用于成分总量的测定，如总生物碱、总皂苷等的测定。若进行单一成分测定，还需进一步处理。

另外，由于许多中药制剂含有较多的糖类、挥发性或易氧化的化学成分，易引起吸潮、挥发、氧化分解，使有效成分损失，在分析样品的制备过程中，应注意控制实验条件，防止成分的损失。

(四) 样品的检测

1. 鉴别

中药制剂的定性鉴别是利用其单味药材的形态组织学特征及所含有的化学成分的结构特性、主要化学反应、光谱特征、色谱特征及某些物理化学常数来鉴别中药制剂中各单味药材的真伪及有无存在的情况。中药复方制剂一般药味较多，目前逐一鉴别困难较多，应选择君药、臣药作为主要对象，其次应鉴别毒剧药及贵重药材。各种鉴别方法应互相配合，以期得出准确的结论。

在定性鉴别中，目前采用得比较多的是理化法和色谱法。

(1) 理化法　该法是利用中药制剂中各成分的理化性质进行定性分析。如测定其理化常数，观察理化性质，或进行有一定特征性的化学反应。例如对含有皂苷类成分的样品，可用泡沫试验或溶血试验来鉴定，也可选择醋酐-浓硫酸等显色试剂进行鉴别。

(2) 色谱法　色谱法中应用较多的是薄层色谱法，可用标准药材、对照品等作为对照，也可与标准薄层色谱图进行比较后进行鉴别,是目前鉴别天然药物的最主要的方法。纸色谱、气相色谱和高效液相在定性鉴别中也有应用。

2. 检查

检查主要控制药材或制剂中可能引入的杂质或与中药制剂质量有关的项目。有三种类型:

(1) 一般杂质检查。如酸不溶物、砷盐、灰分、重金属等的检查,目前又增加了卫生学检查及样品农药残留量的检查。

(2) 特殊杂质检查。指某些药材的伪品、有毒成分的检查,如大黄中检查土大黄苷,川乌、草乌炮制后检查乌头碱。

(3) 制剂相关的检查项目。如酊剂、酒剂要求测含醇量、总固体等。

3. 含量测定

(1) 测定指标的选择

含量测定是保证中药质量的重要方法。在测定时,如果制剂中有效成分明确、含量较高,对其进行定量测定是最理想的。但由于中药制剂所含成分复杂,有时不清楚具体的有效成分,则可根据实际情况,选择较适当或具有一定特征性的成分进行分析,例如有效成分并非单体,可测定其总生物碱、总黄酮等的含量。若样品中有效成分尚不十分清楚或尚无理想的定量办法,可测定与疗效可能有关的一些指标如总固体量(浸出物量),或测定一些化学成分来间接反应药物的质量,如大青叶、板蓝根中检测靛玉红。对药物中的毒剧成分、贵重药材应加以测定,以便评价药物的安全性及优劣,如马钱子中士的宁,川乌中乌头碱的测定;人参、西洋参、牛黄的检测等。

此外,检测结束应及时、正规地填写检测报告单,记录实验结果。总之,中药制剂因组成复杂,含量变异大,在进行理化鉴别及含量测定时,每味药材都应分析,并应说明测定指标能否代表单味药材(即做阴性药群对照),若不能代表单味药时,原则上不能用作检测指标。

(2) 大类成分的测定

在传统的质量分析中,对于中药中大类成分的测定,多采用分光光度法。但分光光度法测定总含量专属性不好,也不能反映成分之间量的比例关系,只能作为一个简单的初步控制方法。

如三七总皂苷含量测定一般采用比色法测定。样品先用冰乙酸(含5%香草醛)和高氯酸或硫酸的混合液溶解,在70℃热水浴中显色(蓝紫色),再加入冰乙酸定容至适量体积,于560 nm波长处测定吸光度,按标准曲线法计算含量。

但是,由于显色的作用部位是苷元的脂环结构,凡是具有三萜结构的化合物均能显色,因此测定的专属性较差,该方法现已难以满足中药分析日益严格的要求。

(3) 单体成分测定

若要明确系统地控制中药的质量,必须选择有专属性的方法,选择具有代表性的单体成分进行含量测定,建立与含量有比例关系的质量控制指标。对同系列类似化合物组成的混合系统中个别组分的含量测定,必须有一个分离过程。色谱法因其高效的分离能力配合多种检测手段,成为单体成分测定的主要方法。色谱技术与光谱技术的多种联用,如HPLC-MS、GC-MS、HPLC-NMR等更加提高了方法的专属性。

如对三七总皂苷来说,人参皂苷 Rb_1、Rg_1 和三七皂苷 R_1 是三七总皂苷中含量最高的组分,其中人参皂苷 Rb_1 是原人参二醇皂苷的代表,人参皂苷 Rg_1 是原人参三醇皂苷的代表,三七皂苷 R_1 是三七特有的皂苷成分,是三七最具代表性的特征化合物。高效液相色谱法用于三七总皂苷的含量测定,方法精确、灵敏、回收率高,结果准确、可靠、重现性好,分析时间较短,是目前首选的测定方法,也是三七总皂苷现行法定标准规定的检测方法。

三、中药指纹图谱

(一) 概述

中药的疗效是多种活性成分共同作用的结果,若仅对其中一个或几个成分加以质量控制,则难以全面衡量中药及制剂的质量、疗效和稳定性。而常用中药的质量评价一直是中药研究和应用中的难点与重点,加强中药质量评价的科学化与标准化是中药现代化的重要内容。中药材及中药新药的质量可控性是中药以药品的名义进入国际市场的主要问题之一,要想使中医药走向世界,中药学研究应以提高中药材及新药的质量为主要目的,其任务之一就是采用先进手段开展中药及新药的质量标准研究,研究思路应当全面反映中药的内在质量,而指纹图谱技术是国内外认可的反映中药及新药内在质量的方法。为了加强中药材及其制剂,尤其是注射液的质量管理,提高中药质量,保证药品安全、有效、稳定、可控,国家药品监督管理局于2000年颁布了《中药注射剂指纹图谱研究的技术要求(暂行)》,规定中药注射液在固定中药材品种、产地和采收期的前提下,需制订中药材、有效部位和中间体以及注射剂的指纹图谱。国家药典委员会又于2002年4月印发了《中药注射剂色谱指纹图谱实验研究技术指南》。近年来,中药指纹图谱的研究已成为我国中药研究和产业界的热点。中药指纹图谱的建立已是牵动行业全面进步的关键技术,其应用研究,对保证中成药疗效,提高中药工业整体水平,带动中药产业现代化,推进中药走向世界,具有非常重要的意义。

指纹(Fingerprint)概念来源于法医学,依据每个人的手指指纹结构上的微小差别可以鉴识区分不同的人。法医学的指纹分析强调的是个体的绝对唯一性。近代指纹分析的概念结合生物技术的发展延伸到了DNA指纹图谱分析,而且应用范围也从犯罪学扩大到医学和其他生命科学领域。生物样品的DNA指纹图谱分析由于目的不同,既强调个体的唯一性,也侧重于整个物种的唯一性。中药大多来源于动植物,其同一物种由于遗传性有着整体的相似性。而鉴别单一中药材个体的对象为其后天的代谢产物,它对后天生长环境依赖性很强,同种药材所含的代谢产物可能产生个体间较为明显的差异,这就是中药指纹图谱分析困难所在。因而中药指纹图谱分析强调准确的辨认而不是精密的计算,比较图谱强调的是相似,而不是相同。在不可能将中药复杂成分都搞清楚的情况下,指纹图谱的作用是反映复杂成分的中药及其制剂内在质量的均一性和稳定性。色谱指纹图谱的最基本的属性是整体性和模糊性,整体性是强调完整地比较色谱的特征面貌,而不是将其肢解,模糊性是强调对照样品与待测样品指纹图谱的相似性,而不是完全相同。

在中药指纹图谱的研究过程中,可采用光谱法和色谱法等。而色谱法因其高效的分离能力配合多种检测手段,成为指纹图谱测定的主要方法。其中又以TLC、GC和HPLC最为常用。无论采用何种色谱技术,选用的原则是必须具有良好的专属性、重现性和可行性。

近几年来,主要的几种中药指纹图谱技术有如下几种。

1. 薄层色谱(TLC)指纹图谱

TLC因其操作简便、快速、经济、展开剂组成灵活多样而用于中药鉴别的频率最高。TLC的另一大优势是提供直观形象的可见光或荧光图像,即较柱色谱多了色彩这一可比"参数",并可进一步配合色谱扫描或数码处理得到不同层次轮廓图谱和相应的积分数据,尤其适合日常分析检验和现场检验。TLC作为主要的鉴别方法已收入了多国的植物药典内。如美国草药典(AHP)广泛采用了TLC作为美国市场上评价植物原药材质量的第一步。但目前国内通常所做的薄层色谱,由于器材、操作所产生的误差,还不能完全适应指纹图谱研究的要求。TLC 是一种开放的色谱系统,外界影响因素多,实验重现性较差,但随着 TLC 相关仪器设备以及成像技术的日趋完善及自动化,TLC 在中药分析中的应用也将不断深化和规范。

2. 高效液相色谱(HPLC)指纹图谱

在中药色谱指纹图谱的研究中,高效液相色谱(HPLC)具有方法稳定性好、柱效高、应用范围广等特点,是中药研究中不可缺少的工具和方法,是所有的光谱和色谱分析中最适合进行指纹图谱研究的方法。HPLC 法中色谱柱需做比较试验加以选择,流动相至少用三种不同组成进行比较,并从中选取最合适的色谱条件。目前,高效液相色谱法常用反相色谱柱,采用十八烷基硅烷键合相。根据供试品中化学成分的性质,也可选择其他类型的色谱柱。不同生产厂家、不同牌号的色谱柱因选用的硅胶基质、键合条件、封尾情况等的差异,致使在性能上互有差异,故通过试验比较,选择合适的色谱柱很重要,选择的色谱柱最好是实验室常用的。因药材所含成分很多,色谱柱容易被杂质污染,需加保护柱。如用梯度洗脱,应尽量采用线性梯度,最后用强溶剂洗脱,使色谱柱再生,然后,回复至起始流动相平衡一定时间。检测器最常见的是紫外-可见光检测器,为了获取多层次的信息,常需选择多个不同的检测波长或使用二极管阵列检测器(DAD),获取不同波长的色谱图。对在紫外区无吸收的化合物,也可选择其他类型的检测器,如差示折光检测器或蒸发光散射检测器等。图 14-2、图 14-3 分别为四种不同产地的丹参药材的指纹图谱[1]及中药槐花饮片特征提取物 B 的 HPLC 指纹图谱[2]实例。

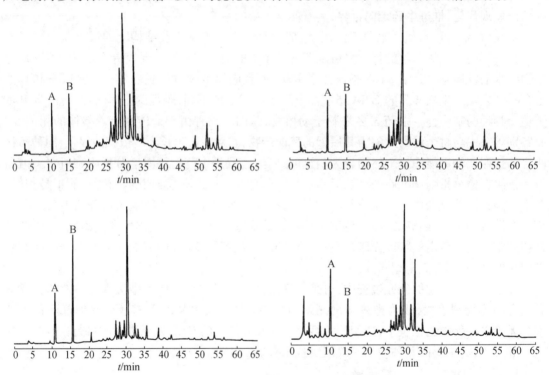

图 14-2 四种不同产地的丹参药材的指纹图谱

A. 丹参素; B. 原儿茶醛(外标)

---

[1] 刘艳华等. 丹参 HPLC 指纹图谱的研究. 中国药科大学学报,2002(2):12

[2] 李娆娆等. 中药槐花饮片特征性提取物 B 的指纹图谱研究. 药物分析杂志,2005(10):1198

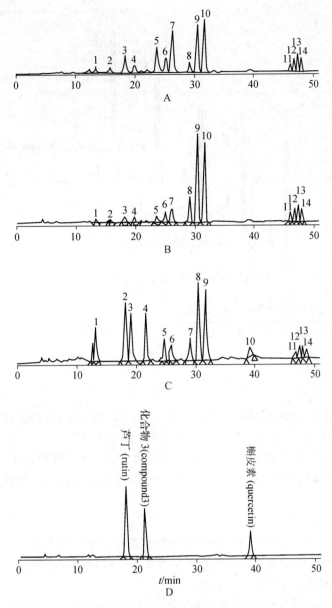

图 14-3 中药槐花饮片特征提取物 B 的 HPLC 指纹图谱
A. 槐花(Flos Sophorae); B. 炒槐花(Flos Sophorae Tostus);
C. 槐花炭(Flos Sophorae Carbonisatum); D. 对照品(Reference Substance)

3. 气相色谱(GC)指纹图谱

GC 对于中药挥发性成分的分离测定具有明显优势。常用于各种含易挥发性成分药物的分析测定(图 14-4),具体应用中多与质谱联用,快捷而灵敏。气相色谱通常使用毛细管柱。一般需比较不同极性的色谱柱,以确定合适的色谱柱。如有需要和可能,可用内标物计算相对保留时间和保留指数。也可利用计算机辅助软件对保留时间加以校准。如需程序升温,宜采用线性升温,尽量避免复杂的多阶程序。

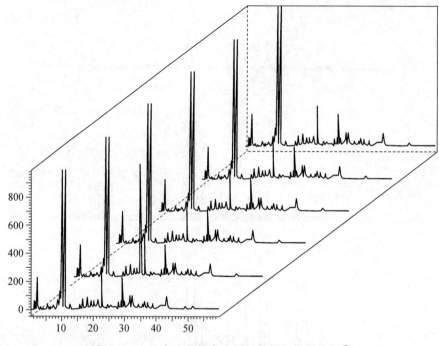

图 14-4 6 个生姜挥发油样品气相色谱指纹图①

4. 其他方法

如高效毛细管电泳(HPCE)指纹图谱,红外光谱(IR)指纹图谱,核磁共振(NMR)指纹图谱,质谱(MS)指纹图谱,X-射线衍射指纹图谱,DNA 指纹图谱等。

随着科学技术的进步,HPLC 检测技术也不断改进,LC-MS 联用技术日趋成熟。HPLC-MS 技术已越来越多地用于中药指纹图谱的研究,它对于药材提取方法的优化、实验条件的选择、中药成分的归属等均起着十分重要的作用。

(二) 指纹图谱的技术要求

中药注射剂指纹图谱系指中药注射剂经适当处理后,采用一定的分析手段,得到的能够标示该注射剂特性的共有峰的图谱。以有效部位或中间体投料的中药注射剂,还需制订有效部位或中间体的指纹图谱。

中药注射剂及其有效部位或中间体指纹图谱研究的技术要求包括供试品和参照物的制备、检测方法、指纹图谱及技术参数。简述如下。

1. 供试品溶液的制备

应根据注射剂、有效部位或中间体中所含化学成分的理化性质和检测方法的需要,选择适宜的方法进行制备。制备方法必须确保该注射剂、有效部位或中间体主要化学成分在指纹图谱中的再现。

2. 参照物的选择

制定指纹图谱必须设立参照物。应根据供试品中所含化学成分的性质,选择适宜的对照品作为参照物;如果没有适宜的对照品,可选择适宜的内标物作为参照物。参照物的制备应根

---

① 黄天来等. 生姜挥发油成分气相色谱指纹图谱研究(Ⅰ). 中药新药与临床护理,2003(2):123

据检测方法的需要,选择适宜的方法。

3. 测定方法

应根据注射剂、有效部位和中间体所含化学成分的理化性质,选择适宜的检测方法。应优先考虑色谱方法。对于成分复杂的注射剂、有效部位和中间体,特别是复方中药注射剂,必要时可以考虑采用多种检测方法,建立多张指纹图谱。制订指纹图谱所采用的色谱柱、薄层板、试剂、测定条件等必须固定。采用光谱方法制订指纹图谱,相应的测定条件也必须固定。指纹图谱的测定方法评价包括对其稳定性、精密度和重现性进行考察。

(1) 稳定性试验:主要考察供试品的稳定性。取同一供试品,分别在不同时间检测,考察色谱峰的相对保留时间、峰面积比值的一致性,确定检测时间。采用光谱方法检测的供试品,参照色谱方法进行相应考察。

(2) 精密度试验:主要考察仪器的精密度。取同一供试品,连续进样5次以上,考察色谱峰的相对保留时间、峰面积比值的一致性。采用高效液相色谱和气相色谱制订指纹图谱,在指纹图谱中规定共有峰面积比值的各色谱峰,其峰面积比值的相对标准偏差RSD不得大于3%,其他方法不得大于5%。采用光谱方法检测的供试品,参照色谱方法进行相应考察,相对标准偏差RSD不得大于3%。

(3) 重现性试验:主要考察实验方法的重现性。取同一批号的供试品5份以上,按照供试品的制备和检测方法制备供试品并进行检测,考察色谱峰的相对保留时间、峰面积比值的一致性。采用高效液相色谱和气相色谱制订指纹图谱,在指纹图谱中规定共有峰面积比值的各色谱峰,其峰面积比值的相对标准偏差RSD不得大于3%,其他方法不得大于5%。采用光谱方法检测的供试品,参照色谱方法进行相应考察,相对标准偏差RSD不得大于3%。

4. 指纹图谱及技术参数

(1) 指纹图谱

根据供试品的检测结果,建立指纹图谱。采用高效液相色谱法和气相色谱法制订指纹图谱,其指纹图谱的记录时间一般为1 h;采用薄层扫描法制订指纹图谱,必须提供从原点至溶剂前沿的图谱;采用光谱方法制订指纹图谱,必须按各种光谱的相应规定提供全谱。对于化学成分类型复杂的中药注射剂、有效部位和中间体,特别是中药复方注射剂,必要时建立多张指纹图谱。

(2) 共有指纹峰的标定

根据10批次以上供试品的检测结果,标定共有指纹峰。色谱法采用相对保留时间标定指纹峰,光谱法采用波长或波数标定指纹峰。色谱峰的相对保留时间根据参照物的保留时间计算。

(3) 共有指纹峰面积的比值

以对照品作为参照物的指纹图谱,以参照物峰面积作为1,计算各共有指纹峰面积与参照物峰面积的比值;以内标物作为参照物的指纹图谱,则以共有指纹峰中的一个峰(要求峰面积相对较大、较稳定的共有峰)的峰面积作为1,计算其他各共有指纹峰面积的比值。各共有指纹峰的面积比值必须相对固定。供试品图谱中各共有峰面积的比值与指纹图谱中各共有峰面积的比值比较,保留时间小于或等于30 min的共有峰:单峰面积占总峰面积大于或等于20%的共有峰,其差值不得大于20%;单峰面积占总峰面积大于或等于10%,而小于20%的共有峰,其差值不得大于25%;单峰面积占总峰面积大于或等于5%,而小于10%的共有峰,其差值不得大于30%;单峰面积占总峰面积小于5%的共有峰,峰面积比值不作要求,但必须标定相对保留时间。保留时间超过 30 min 的共有峰:单峰面积占总峰面积大于或等于 10% 的共有峰,按上述规定执行;单峰面积占总峰面积小于 10% 的共有峰,峰面积比值不作要求,但必须标定相对保留时间。未达基线分离的共有峰,应计算该组峰的总峰面积作为峰面积,同时标定该组各峰的相对保留时间。以光谱方法制订指纹图谱,参照色谱方法的相应要求执行。

(4) 非共有峰面积

供试品图谱与指纹图谱比较,非共有峰总面积不得大于总峰面积的 5%。

(5) 中药材、有效部位、中间体和注射剂指纹图谱之间的相关性

为了确保制备工艺的科学性和稳定性,应根据中药材、有效部位、中间体和注射剂的指纹图谱,标定各图谱之间的相关性。

(三) 讨论

1. 标准指纹图谱

样品无论药材或成药,首先要建立标准图谱,选用经品种鉴定的正品优质地道药材,确定图谱的特征参数。另收集多产地,具有充分代表性,符合药用规格的样品,对图谱特征的重现性进行考查。随之收集一些易混淆或曾出现的伪品,以所确定的特征若能加以区别和辨认,则更为理想。

实验样品的制备可根据药材所含成分选定,尽可能考虑对不同成分的兼容性,通常用不同极性的溶剂 2~3 种,制成供试品,供一组图谱综合鉴定应用。也有用药材粉末直接测定的,由于取样甚微,要注意取样代表性与均匀性。

成药指纹图谱的研制,除原料应保证品种正确和质量稳定外,还必须保证处方组成和用量固定、生产工艺稳定。

制备图谱时实验操作技术标准化、规范化也是不可忽视的问题。

2. 指纹图谱应用

指纹图谱的应用从目前发表的文献中看,大多采用直观对比,即待测样品与标准图谱的特征比较,也有进行深入的研究,引入相对指数、重叠率、八强峰等量化数据,较直观,可比性更为科学、准确。对成药来讲,无论直观对比或以量化数据相比均只能发现问题,尚不能解决存在问题由何引起,因此还要做归属试验,即根据成药处方各药味做阴、阳对照制作图谱,对特征进行分析,在鉴定运用中方可准确找出症结所在。如果能确证是何种化学成分,则可进一步做定量检测。

各种分析方法为指纹图谱的研究提供了大量的信息,如何从这些信息中获取有效的信息是指纹图谱技术进一步完善的关键。《中药注射剂指纹图谱研究的技术要求(暂行)》中对图谱信息采用共有峰的相对保留值和其相应的相对峰面积构成各样品的色谱相对保留值指纹谱。这一方法将色谱图转换成稳定而易于比较的数据表,实现了图谱的数据化。同时,由于此相对保留值为各色谱峰的峰位,减少了各种操作因素对色谱相对保留值的影响,降低了色谱峰峰位变化的波动性。2004 年 4 月国家药典委员会又发布了《中药色谱指纹图谱相似度评价系统》软件,使中药注射剂色谱指纹图谱的数据处理更加方便、快捷、实用。

四、中药制剂分析示例

1. 应用示例一:可待因桔梗片(Codeine Phosphate and Platycodon Tablets)含量测定

【可待因桔梗片的处方】桔梗流浸膏 50 g,磷酸可待因($C_{18}H_{21}NO_3 \cdot H_3PO_4 \cdot 1\frac{1}{2}H_2O$)

12 g,加适量辅料制成 1 000 片。

【色谱条件与系统适用性试验】用十八烷基硅烷键合硅胶为填充剂;0.05 mol/L 磷酸二氢钾(用磷酸调 pH 至 3.0)-乙腈(3.5∶1)为流动相,检测波长为 220 nm,理论板数按磷酸可待因峰计算不低于 1 000。

【测定法】

(1) 磷酸可待因:取片剂 20 片,精密称定,研细,精密称取适量(约相当于磷酸可待因 12 mg),置 50 ml 量瓶中,加水 2.5 ml,超声使崩解,加甲醇适量,超声处理 10 min 使磷酸可待因溶解,放冷,用甲醇稀释至刻度,摇匀,滤膜滤过,精密量取续滤液 2 ml,置 10 ml 量瓶中,加流动相稀释至刻度,摇匀,精密量取 10 μl,注入液相色谱仪,记录色谱图。另取磷酸可待因对照品适量,精密称定,用流动相溶解并定量稀释制成每 1 ml 中约含 48 μg 的溶液,同法测定。按外标法以峰面积计算,即得,计算时应乘以换算因数 1.068。

(2) 桔梗皂苷:取片剂 20 片,精密称定,研细,精密称取约 10 片量,置磨口锥形瓶中,精密加水 20 ml,密塞,超声处理 15 min。滤过,取续滤液 4.0 ml,置分液漏斗中,加氨水 1 滴,摇匀,用三氯甲烷提取 2 次,每次 15 ml,弃去三氯甲烷液,水层用水饱和的正丁醇提取 5 次,每次 15 ml,合并正丁醇,放置 20 min,经垫有脱脂棉的玻璃漏斗滤至已恒重的磨口锥形瓶中,置水浴 90℃减压蒸干后,在 100℃减压干燥 2 h,称重,计算桔梗皂苷的含量。本品每片含桔梗皂苷不少于 9 mg。

【讨论】

(1) 磷酸可待因为生物碱的盐,易溶解于水和甲醇,故采用甲醇溶解测定磷酸可待因。

(2) 桔梗流浸膏的化学成分较复杂,除含有桔梗皂苷类(三萜皂苷)外,尚含有苷元及甾醇等低极性组分;桔梗皂苷类极性较强,易溶于正丁醇。故样品水溶液先用三氯甲烷提取,以除去低极性组分;后用正丁醇提取桔梗皂苷类,而磷酸可待因、糖类等水溶性成分可与皂苷类分离。

2. 应用示例二:罂粟果提取物粉(Powdered Poppy Capsule Extractive)

《中国药典》(2010 年版)采用高效液相色谱法测定罂粟果提取物粉含量。

【色谱条件与系统适用性试验】用辛基硅烷键合硅胶为填充剂,以 0.05 mol/L 磷酸二氢钾溶液-0.002 5 mol/L 庚烷磺酸钠溶液-乙腈(5∶5∶2)为流动相;检测波长为 220 nm,理论板数按吗啡峰计算应大于 1 000,吗啡峰与可待因峰之间的分离度应符合要求。

【固相萃取柱系统适用性试验】用十八烷基硅烷键合硅胶为填充剂;以测定法中相同的处理条件和洗脱条件试验。精密量取浓度为每 1 ml 中约含 0.5 mg 的吗啡对照品 5% 醋酸溶液 0.5 ml,置处理后的固相萃取柱上,同法洗脱,用 5 ml 量瓶收集洗脱液至刻度,摇匀,分别精密量取洗脱液与含量测定项下的对照品溶液各 10 μl,分别注入液相色谱仪,记录色谱图。洗脱液与对照品溶液色谱图中吗啡峰面积的比值应在 0.97~1.03 之间。

【测定法】取固相萃取柱一支,依次用甲醇-水(3∶1)15 ml 与水 5 ml 冲洗,再用 pH 约为 9 的氨水溶液(取水适量,滴加氨试液至 pH 为 9)冲洗至流出液 pH 约为 9,待用。取本品约 10 g,研成细粉(过 80 目筛),精密称取 1 g,置 200 ml 量瓶中,加 5% 醋酸溶液适量,超声处理 30 min 使吗啡溶解,取出,放至室温,用 5% 醋酸溶液稀释至刻度,摇匀,滤过,精密量取续滤液 0.5 ml,置上述固相萃取柱上,滴加氨试液适量使柱内溶液的 pH 约为 9(上样前,另取同体积的续滤液预先试验,以确定滴加氨试液的量),摇匀,待溶剂滴尽后,用水 20 ml 冲洗。以含 10% 甲醇的 5% 醋酸溶液洗脱,用 5 ml 量瓶收集洗脱液至刻度,摇匀,精密量取 10 μl,注入液相色谱仪,记录色谱图。另取吗啡与磷酸可待因对照品适量,精密称定,用含有 10% 甲醇的

5%醋酸溶液溶解并定量稀释制成每1 ml中约含吗啡0.05 mg与磷酸可待因0.025 mg的溶液,摇匀,同法测定,分别按外标法以峰面积计算,即得。

【讨论】罂粟果提取物成分较复杂,除吗啡和可待因外,尚含有其他生物碱如罂粟碱、那可丁、那碎因等,故在测定前采用固相萃取的方法对样品进行预处理。使用C_{18}预处理小柱,小柱先用甲醇-水(3:1)混合溶剂洗去杂质,再转换成pH 9的条件。用5%醋酸溶液配制供试品溶液,此时吗啡则以盐的形式溶解,精密量取醋酸溶液0.5 ml于小柱上,加氨试液调至pH 9时,生物碱游离,测定组分在非极性C_{18}柱和碱性洗脱剂条件下不会被洗脱。用水20 ml冲洗除去极性杂质后,再增加有机溶剂比例,用含20%甲醇的5%醋酸溶液洗脱,吗啡在酸性条件下因离子化而被洗脱,收集洗脱液,取10 μl进样,按外标法测定含量。

3. 应用示例三:中药三七色谱指纹图谱研究[①]

三七为五加科植物三七[*Panax noto ginseng.* (Burk.) F. H. Chen]的干燥根,具有散瘀止血、消肿定痛之功效,其有效成分主要为达玛烷型三萜皂苷类化合物。中药三七主要种植于我国西南部,丰产区为云南省文山州(文山、砚山、邱北、西畴、广南和马关等地),广西省有少量种植。目前,以三七入药的制剂越来越多,为从源头上控制三七的质量,于是对不同产地的三七进行相似度研究,并建立其HPLC色谱特征指纹图。

利用加压溶剂提取术(pressurizedliquid extraction,PLE)、HPLC-DAD分析28批不同产地的三七药材,28个三七样品色谱图中各色谱峰分离良好,从中确定了13个特征峰,其中8个主要色谱峰经对照品确认,最后利用《中国药典》委员会开发的"中药色谱指纹图谱相似度评价系统(Version 2004A)"软件进行了相似度的比较研究,所有药材色谱图与软件生成的对照谱相似度为 0.982 ± 0.008 (RSD = 0.78%)。

【色谱条件与溶液制备】

色谱条件:色谱柱为ODS柱(250 mm × 4.6 mm,5 μm);柱温:40℃;流动相:乙腈(A)-水(B)二元梯度洗脱,具体梯度为:0~30 min,18%~19% A;30~40 min,19%~31% A;40~60 min,31%~56% A,流速为1.5 ml/min;检测波长为203 nm;进样量为10 μl。

供试品溶液的制备:取三七粉末0.5 g,加入0.5 g硅藻土混合均匀,采用三七皂苷类成分的加压溶剂提取,具体参数为:药材粒径0.3~0.45 mm,溶剂甲醇,提取温度150℃,压力6.895 MPa,提取时间15 min,提取1次。将提取液转移至25 ml量瓶中,以甲醇定容至刻度,0.45 μm微孔滤膜过滤,供分析用。

对照品溶液的制备:分别精密称定人参皂苷Rg_1、Re、Rf、Rb_1、Rg_2、Rc、Rb_2、Rd_3、Rd、Rg_3和三七皂苷R_1约1 mg,置于1mL量瓶中,甲醇定容,各取适当体积数混合,经0.45 μm微孔滤膜过滤,备用。

测定:精密吸取各供试品溶液及对照品溶液10 μl注入液相色谱仪,记录60 min的色谱图。以人参皂苷Rb_1色谱峰的保留时间为1、峰面积为100,计算主要特征峰的相对保留时间和相对峰面积。

【方法学的考察】

为考察分析方法的可靠性,以采自文山县迈栗街的三七药材样品(S15)为代表,对方法稳定性、精密度、重现性进行考察。取S15供试品溶液,连续进样5次,检测色谱图谱;另取S15

---

① 万建波等.中药三七高效液相色谱特征研究.2006(11):1090

供试液1份分别于0,2,4,8,10和12 h不同时间进样,检测色谱图谱。另取S15粉末5份,按供试品溶液的制备项下进行处理,分别连续进样,检测其指纹图谱。所得图谱分别导入《中国药典》委员会开发的"中药色谱指纹图谱相似度评价系统(Version 2004A)软件进行分析,结果表明,各色谱峰的相对保留时间和相对峰面积基本一致,与各自生成的对照图谱进行比较,相似度均大于0.998,符合色谱指纹图谱的要求。

【三七药材HPLC高效液相图谱中的特征峰】

按上述色谱方法分别分析28批三七样品,结果表明,所有的三七样品的指纹图谱色谱峰均在60 min内全部洗脱。比较各批样品的色谱图,确定了13个典型色谱峰。在同样色谱条件下,分析11种皂苷标准品,与样品图谱中相应色谱峰的保留时间进行对比分析,而且在样品溶液中加入混合对照品溶液测定后的图谱与原谱进行比较研究,最终鉴定样品指纹图谱中的第1~7,10号峰,分别为三七皂苷R_1及人参皂苷Rg_1,Re,Rf,Rb_1,Rg_2,Rc和Rd。同时发现人参皂苷Rb_2,Rb_3和Rg_3在三七药材中为痕量成分,缺乏特征性(图14-5)。样品中人参皂苷Rb_1的色谱峰响应值较高,色谱峰较窄、峰形好,因此以5号峰作为色谱指纹图谱的参比峰。

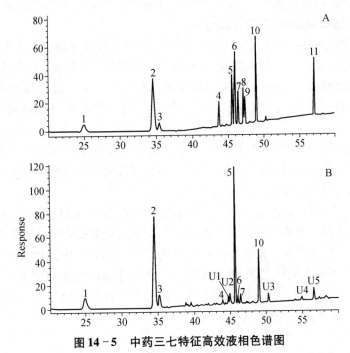

图14-5 中药三七特征高效液相色谱图

A. 混合对照品色谱图(1号峰为Noto ginsenoside R_1;2~11号峰分别为Ginsenoside Rg_1,Re,Rf,Rb_1,Rg_2,Rc,Rb_2,Rb_3,Rd和Rg_3);

B. 三七药材样品(编号为S15,U1~U5号峰为未知组分)

本 章 小 结

本章以常用剂型(片剂、注射剂、胶囊剂和软膏剂、乳膏剂、糊剂)为主要内容,阐述药物制剂分析的一般内容与基本方法,同时对复方制剂及中药制剂的分析进行简单介绍。

药物制剂分析与原料药相似,一般亦包括性状、鉴别、检查和含量测定等几个方面。但由于制剂含有辅料,使得药物制剂在分析的具体内容与采用的方法上与原料药相区别。

各种制剂均应符合制剂通则的共性规定。另外,药物制剂还根据其特性、工艺及稳定性,进行其他的检查项目。制剂中杂质的考察重点是降解产物。通常应采用专属、准确的方法对药物制剂的含量(效价)进行测定。制剂分析结果以标示量百分含量表示。

片剂的常规检查包括重量差异和崩解时限。另外不同的片剂根据其特点还规定有其他的检查项目,如溶出度、含量均匀度、释放度及微生物限度检查等。药典规定重量差异和不同片剂崩解时限的范围。小剂量口服固体制剂、粉雾剂或注射用无菌粉末等须检查含量均匀度;缓释制剂、控释制剂、肠溶制剂、透皮贴剂均应进行释放度检查;在水中难溶的药物一般检查溶出度。《中国药典》(2010年版)在溶出度检查项下规定有三种测定方法:转篮法、浆法和小杯法,分别用于不同制剂溶出度测定。片剂中常用辅料,如淀粉、糖类、碳酸钙以及少量的硬脂酸镁、滑石粉可能对所用的方法产生干扰,应采用适当的方法排除辅料干扰。

注射剂的常规检查包括装量(注射液、注射用浓溶液)、装量差异(注射用无菌粉末)、可见异物、不溶性微粒、无菌、细菌内毒素或热原等。一般注射剂的处方常较简单,故大多数注射剂,当主药含量高时,可直接蒸干后,用原料药的分析方法测定。若主药遇热不稳定而易于分解,可经有机溶剂提取后,用适当的方法测定。

胶囊剂的常规检查包括重量差异和崩解时限。其他的检查项目也与片剂类似。

软膏剂须进行粒度、装量、微生物限度检查。软膏剂常用的基质有凡士林、液状石蜡、羊毛脂、硅油、蜂蜡、单硬脂酸甘油酯、高碳脂肪醇及聚乙二醇等基质。这些基质相对主药来说,是大量存在的,往往包裹主药而干扰主药的含量测定。因此样品需进行必要的前处理后进行测定。

复方制剂含有两种或两种以上的有效成分。复方制剂中,若待测各主药间理化性质差别大,通过控制实验条件,可直接分别测定各主药含量;如待测各主药间性质比较接近,分析时相互干扰较大,则选择色谱法等专属性较强的方法。

中药制剂系根据中医理论制备与用药,剂型多为传统剂型,因此在样品制备、提取分离条件、理化鉴别法等方面与合成药物有显著不同。中药制剂是复杂化学物质体系,现行中药质量检验标准的多种方法,尚不足以解决中药检验中的复杂性问题。中药指纹图谱被愈来愈多地用于反映中药内在质量。现代光谱、色谱技术已广泛用于指纹图谱的测定。高效液相色谱法和气相色谱法精确、灵敏、回收率高,结果准确、可靠、重现性好,分析时间较短,是目前中草药指纹图谱测定和含量测定的首选方法。

思 考 题

1. 简述药物制剂分析的特点。
2. 简述片剂的常规检查内容,和各检查内容的基本要求。
3. 简述片剂中有哪些常见辅料,和各辅料对分析的干扰及其排除的方法。
4. 简述注射剂中有哪些常见辅料,和各辅料对分析的干扰及其排除的方法。
5. 简述复方制剂分析的特点。
6. 简述葡萄糖氯化钠注射液中各组分测定的方法的原理及主要条件。简述中药制剂分析的特点。
7. 测定盐酸土霉素比旋度时,称取供试品 0.505 0 g,置 50 ml 量瓶中,加盐酸(9→1 000)稀释至刻度,用 2 dm 的旋光管测定,要求比旋度范围为 188°~200°,则测得的旋光度范围应为多少?

8. 异烟肼片含量测定方法如下:取本品20片,精密称定,研细,精密称取适量(约相当于异烟肼0.2 g)置100 ml量瓶中,加水适量,振摇使溶解并稀释至刻度,摇匀,滤过,精密量取续滤液25 ml,加水50 ml、盐酸20 ml与甲基橙指示液1滴,用溴酸钾滴定液(0.016 67 mol/L)滴定至粉红色消失,每1 ml的溴酸钾滴定液(0.016 67 mol/L)相当于3.429 mg的$C_6H_7N_3O$。

取标示量为100 mg的异烟肼片20片,称得重量为2.422 g。如称取的片粉为0.256 0 g,滴定时消耗0.016 35 mol/L溴酸钾滴定液16.10 ml。计算供试品标示量的百分含量。

(柳文媛)

实验一　葡萄糖的性状和鉴别

一、目的要求

1. 了解药物性状、鉴别的目的和意义;
2. 掌握药物比旋度的测定方法;
3. 掌握药物红外光谱鉴定的方法。

二、实验原理

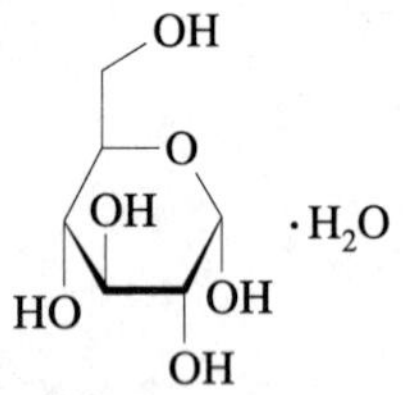

分子式:$C_6H_{12}O_6 \cdot H_2O$　　相对分子质量:198.17

1. 药物的性状反映了药物特有的物理性质,一般包括外观、臭、味、溶解度和物理常数等。外观性状是对药物的色泽和外表感观的规定。物理常数包括相对密度、馏程、熔点、凝点、比旋度、折光率、黏度、吸收系数、碘值、皂化值和酸值等,其测定结果不仅对药物具有鉴别意义,也可反映药物的纯度,是评价药物治疗作用的主要指标之一。

2. 溶解度是药物的一种物理性质,药品的近似溶解度以下列名词术语表示:

极易溶解系指溶质 1 g(ml)能在溶剂不到 1 ml 中溶解;

易溶系指溶质 1 g(ml)能在溶剂 1~不到 10 ml 中溶解;

溶解系指溶质 1 g(ml)能在溶剂 10~不到 30 ml 中溶解;

略溶系指溶质 1 g(ml)能在溶剂 30~不到 100 ml 中溶解;

微溶系指溶质 1 g(ml)能在溶剂 100~不到 1 000 ml 中溶解;

极微溶解系指溶质 1 g(ml)能在溶剂 1 000~不到 10 000 ml 中溶解;

几乎不溶或不溶系指溶质 1 g(ml)在溶剂 10 000 ml 中不能完全溶解。

3. 比旋度:平面偏振光通过含有某些光学化合物的液体或溶液时,能引起旋光现象,使偏振光的平面向左或向右旋转,旋转的度数,称为旋光度。偏振光透过 1 dm 且每 1 ml 中含有旋光性物质 1 g 的溶液,在一定波长与温度下测得的旋光度称为比旋度。比旋度可以用来评价药品的纯度,也可以用来测定含量。《中国药典》(2010 年版)规定采用钠光谱的 D 线(589.3 nm)测定旋光度。

比旋度的计算:

$$[\alpha] = \frac{100\alpha}{lc}$$

式中,$[\alpha]$为比旋度;l 为测定管长度(dm);c 为每 100 ml 溶液中含有被测物质的重量(g)。

4. Fehling 反应

葡萄糖分子中有游离醛基,具有还原性,与碱性酒石酸铜试液(Fehling 试液)反应,将铜离子还原,生成红色的氧化亚铜沉淀。

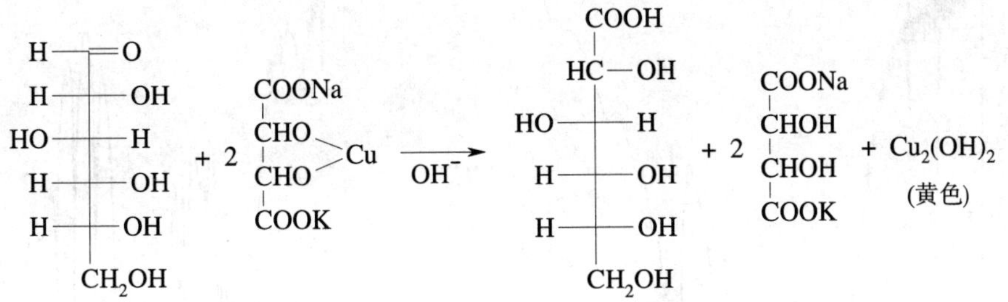

$$\text{葡萄糖(醛糖)} + 2\,\text{Fehling试剂} \xrightarrow{OH^-} \text{葡萄糖酸} + 2 + Cu_2(OH)_2 \text{(黄色)}$$

$$Cu_2(OH)_2 \xrightarrow{\Delta} Cu_2O\downarrow + H_2O$$
（红色）

5. 红外光谱鉴别

波长为 2.5～25 μm(按波数计为 4 000～400 cm^{-1})范围内为红外光区,该范围内的光波辐射使化合物分子产生振动和转动能级跃迁,可引起对特定频率红外辐射的选择性吸收,从而形成特征性很强的红外吸收光谱,红外光谱又称振-转光谱。

药物分析中的红外光谱图上,横坐标用波数表示(范围在 4 000～400 cm^{-1} 区间),纵坐标通常以透光度表示。某一种药物的红外吸收光谱代表了该药物的独特的物理性质,除光学异构体及长链烷烃同系物外,几乎没有两种化合物具有相同的红外吸收光谱,这就是红外光谱的"指纹性",药物的红外光谱鉴别正是以此为依据而建立起来的专属性很强的药物鉴别方法。

红外光谱鉴别要求供试品的纯度大于 98%,一般常用于原料药鉴别,对制剂的鉴别需要对样品前处理去除辅料干扰,样品中不得含水,否则对羟基峰会产生干扰。

三、实验方法

1. 性状

本品为无色结晶或白色结晶性或颗粒性粉末；无臭,味甜。

本品在水中易溶,在乙醇中微溶。

比旋度:取本品约 10 g,精密称定,置 100 ml 量瓶中,加水适量与氨试液 0.2 ml,溶解后,用水稀释至刻度,摇匀,放置 10 min,在 20℃时,测定比旋度应为 +52.5°～+53.0°。

2. 鉴别

(1) 取本品约 0.2 g,加水 5 ml 溶解后,缓缓滴入微温的碱性酒石酸铜试液中,即生成氧化亚铜的红色沉淀。

(2) 本品的红外光吸收图谱应与对照的图谱(见图 1)一致。

压片法制备供试品:取干燥的溴化钾细粉约 200 mg,充分研磨混匀,转移至压模中,压片,得空白片。另取葡萄糖约 1 mg,置玛瑙研钵中,加入干燥的溴化钾细粉约 200 mg,充分研磨混匀,转移至压模中,压片,取出目视检查,应均匀透明,得供试片。将空白片和供试片分别置于仪器的样品光路中,扣除空白片的背景,记录样品光谱图。

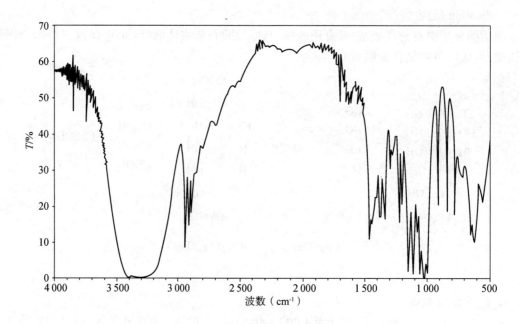

图 1　葡萄糖红外光谱图

四、实验指导

1. 溶解度试验法：《中国药典》(2010 年版)凡例中规定了溶解度的测定方法,称取研成细粉的供试品或量取液体供试品,于 25℃±2℃ 溶于一定容量的溶剂中,每隔 5 min 强力振摇 30 s;观察 30 min 内的溶解情况,如无目视可见的溶质颗粒或液滴时,即视为完全溶解。

2. 旋光仪及红外光谱仪均为贵重精密仪器,仪器操作前应在指导教师指导下熟悉仪器操作规程。

3. 旋光度测定时的注意事项

(1) 钠光灯启辉后至少 20 min 才能稳定,数据应在稳定后读取。

(2) 每次测定旋光度时,应制备不含葡萄糖的空白溶液校正零点,测定后,再校正一次,以确定测定时零点有无变动,如果第二次校正时发现零点变动,应重新测定。

(3) 供试液应澄清、不含小颗粒,如显浑浊,应先过滤;将测定管用供试液冲洗数次,缓缓注入供试液(注意避免产生气泡),置于旋光计内读出旋光度,测定空白管和供试品管时旋光管方向应一致。使偏振光向右旋转者(顺时针方向)为右旋,以"+"符号表示;使偏振光向左旋转者(反时针方向)为左旋,以"-"符号表示。

(4) 读数时注意,某些型号仪器会自动给出三个读数,并计算其平均值、SD 及 CV 等,仪器读数过程中不可打开样品仓盖,等三个数据都给出后才可开盖取出旋光管,否则会损坏仪器光路。

(5) 配制溶液及测定时如无特殊说明,一般应在 20℃±0.5℃ 下操作,葡萄糖测定规定了放置 10 min,应严格按照要求操作。

(6) 钠灯有一定寿命,连续使用不要超过 4 h,也不要短时间内反复开关仪器;测试管使用完毕后清洗晾干,不准将供试液长时间放置在测定管内;旋光仪长期不用时可在样品仓内放置硅胶以吸潮。

4．红外光谱测定时的注意事项

（1）测定红外光谱时，应避免水分的干扰，室内湿度不宜过高（相对湿度小于65%），最好置于红外烤灯下操作，会得到更好的效果。

（2）记录红外光谱应做空白校正：如果是双光束仪器，应在参比光路中放置不含待测物的空白片；如果是单波束仪器，应先进行空白片扫描，再扫描供试片，然后扣除空白片的背景吸收。

（3）一般取供试品1~2 mg，先研磨细，再加溴化钾粉末200 mg，有时，为了使样品在溴化钾中分散更好，可加几滴二氯乙烷或正己烷，在研磨过程中，溶剂很快挥发，改善研磨效果。研磨的粒度以2~5 μm为宜，过度研磨有时会使样品降解，粒度过粗会引起光散射能量损失，使整个光谱基线倾斜，在4 000~2 000 cm^{-1}高频端最为明显。

（4）扫描得到的红外光谱的好坏与压片技术有很大关系，压片时以片子干净透亮为好。

（5）由于溴化钾粉末吸湿性强，实验结束后应该用乙醇把压片模具清洗干净，避免生锈。

（6）常见的外界干扰峰：① 二氧化碳：2 350 cm^{-1}，667 cm^{-1}；② 水：3 900~3 300 cm^{-1}，1 800~1 500 cm^{-1}。

（7）一般药品质量标准中规定"应与对照的图谱（光谱图集××图）一致"，系指与《中国药典》配套的《药品红外光谱图集》第一卷（1995年版）、第二卷（2000年版）和第三卷（2005年版）中收载图谱一致。

五、思考题

1．鉴别实验中的供试品是否需要精密称定？在本试验中测定葡萄糖的比旋度时需要精密称定供试品，为什么？

2．药品鉴别试验的目的是什么？通过某一药品的鉴别试验能否确证该药品的化学结构？

3．扫描红外光谱时为什么要特别注意水分的干扰？

实验二 氯贝丁酯的性状和鉴别

一、目的要求

1. 了解相对密度的测定方法；
2. 熟悉紫外-可见分光光度计的操作方法；
3. 掌握紫外-可见分光光度法用于药品鉴别的原理。

二、实验原理

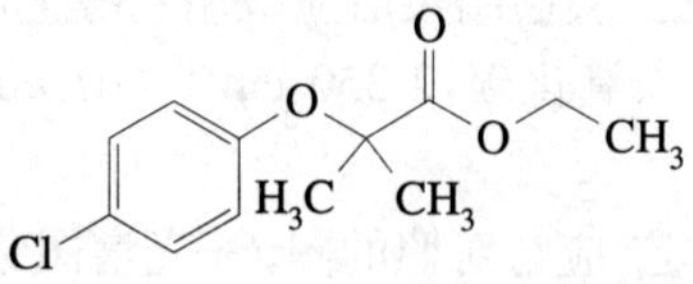

分子式：$C_{12}H_{15}ClO_3$　　相对分子质量：242.70

1. 相对密度

相对密度系指在相同的温度、压力条件下,某物质的密度与水的密度之比。除另有规定外,温度为20℃。纯物质的相对密度在特定的条件下为不变的常数,测定药品的相对密度,可以检查药品的纯杂程度。液体药品的相对密度,一般用比重瓶测定,按下式计算:

$$供试品的相对密度 = \frac{供试品重量}{水重量}$$

2. 异羟肟酸铁反应

氯贝丁酯结构中既有芳环,又有酯键,属于芳酸类化合物。酯键在碱性条件下与盐酸羟胺作用断裂,加稀盐酸使成酸性后,与三氯化铁生成羟肟酸铁配位化合物,呈紫色。

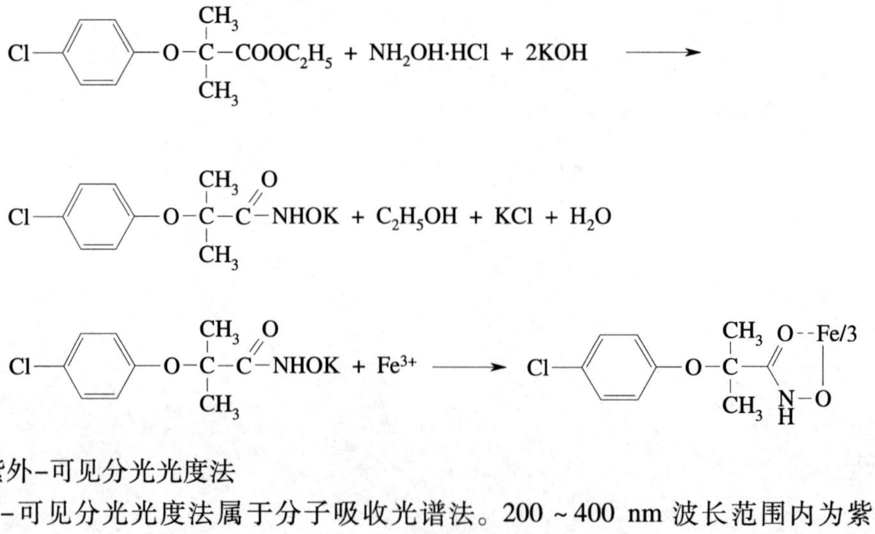

Cl—C₆H₄—O—C(CH₃)₂—COOC₂H₅ + NH₂OH·HCl + 2KOH ⟶

Cl—C₆H₄—O—C(CH₃)₂—C(O)—NHOK + C₂H₅OH + KCl + H₂O

Cl—C₆H₄—O—C(CH₃)₂—C(O)—NHOK + Fe^{3+} ⟶ Cl—C₆H₄—O—C(CH₃)₂—C=N—O···Fe/3 (配合物)

3. 紫外-可见分光光度法

紫外-可见分光光度法属于分子吸收光谱法。200～400 nm 波长范围内为紫外光区,

400～760 nm 为可见光区。紫外分光光度法是通过被测物质溶液在紫外光区的特定波长处或一定波长范围内对光的吸光度测定,对该物质进行定性和定量分析的方法。在药物分析领域中,紫外分光光度法广泛应用于药物的鉴别、检查和含量测定。物质对紫外辐射的吸收是由于分子中价键电子跃迁所产生的。因此,紫外吸收的产生取决于分子中的价键电子结构,故紫外光谱又称电子光谱。有机化合物分子结构中如含有共轭体系、芳香环等发色基团,均可在紫外区(200～400 nm)或可见光区(400～760 nm)产生吸收。用紫外吸收光谱对物质鉴定时,主要是根据光谱上的一些特征吸收,包括最大吸收波长、肩峰、吸收系数、吸光度比值等,特别是最大吸收波长(λ_{max})和吸收系数($E_{1\ cm}^{1\%}$)来鉴定物质。

本实验中,氯贝丁酯结构中含有对位双取代的苯环,在226 nm、280 nm 与288 nm 的波长处均有最大吸收,但280 nm 与288 nm 处的吸收较弱,所以需要高浓度的供试液才能观察到。

三、实验方法

1. 性状

本品为无色或黄色的澄清油状液体,有特臭,味初辛辣后变甜;遇光,色渐变深。

相对密度:本品的相对密度为 1.138～1.144。

测定方法:取洁净干燥并精密称定重量的比重瓶,装满供试品后,装上温度计,置20℃的水浴中放置若干分钟,使内容物温度达到20℃,用滤纸除去溢出侧管的液体,立即盖上罩。然后将比重瓶自水浴中取出,再用滤纸将比重瓶外面擦净,精密称定,减去比重瓶的重量,求得供试品的重量。洗净比重瓶,照上法测定在相同温度下新沸过的冷水的重量,计算。

2. 鉴别

(1) 本品的乙醚溶液(1→10)数滴,加盐酸羟胺的饱和乙醇溶液与氢氧化钾的饱和乙醇溶液各 2～3 滴,置水浴上加热约 2 min,冷却,加稀盐酸使成酸性,加 1% 三氯化铁溶液 1～2 滴,即显紫色。

(2) 取本品,加无水乙醇制成每 1 ml 中含 0.10 mg 的溶液(1)与每 1 ml 中含 10 μg 的溶液(2),溶液(1)、(2)的紫外吸收光谱,溶液(2)在 226 nm 的波长处应有最大吸收,溶液(1)在 280 nm 与 288 nm 的波长处应有最大吸收。

四、实验指导

1. 测定相对密度时比重瓶装入待测物或水后应无气泡。

2. 紫外-可见分光光度仪使用注意事项

(1) 仪器使用前应预热,使仪器进入稳定状态后再使用。

(2) 吸收池用于盛放分析试液,一般有石英和玻璃材料两种。石英吸收池可用于紫外光区(200～400 nm)和可见光区(400～760 nm)的测量,而玻璃吸收池仅用于可见光区。

(3) 取吸收池时,手指应拿毛玻璃面的两侧,装盛样品以池体的 4/5 为度,透光面要用擦镜纸由上而下擦拭干净,检视应无溶剂残留。吸收池放入样品室时应注意方向相同。用后用溶剂或水冲洗干净,晾干防尘保存。

(4) 如果使用单光束紫外分光光度计,如上海产 721、752 等,由于仪器只有一条光路,所以要注意吸收池的配对问题:吸收池对透过光亦有吸收,且每个吸收池不可能完全相同,故在每次测定前应做吸收池配对试验。方法是取干燥洁净的吸收池,均装入测定用空白溶剂,以一只吸收池作空白,用测定时所用的波长测定其他吸收池的吸光度,最后选择吸收最小的一只作为配对,一般选取在规定波长下两个吸收池的透光率相差小于0.5%的吸收池作配对测定并记录下其他吸收池的吸光度,供试品溶液的实际吸光度应是测得的吸光度与吸收池(有空白溶剂时)吸光度之差。

(5)如果使用的是双光束紫外分光光度计,如岛津1700、2401等,可以通过"零点校正"消除两个吸收池的透光差异,所以一般不存在吸收池的配对问题。测定时应以配制供试品溶液的同批溶剂为空白对照,在参比池和样品池中均放入空白溶液,进行零点校正,校正完毕后参比池不动,把样品池换成供试品溶液进行测定。

(6)测完一个样品更换待测溶液时,应注意充分洗涤吸收池,避免交叉污染。

(7)一般供试品溶液的吸光度读数,以在0.3~0.7之间的误差较小。

(8)供试品溶液测试完成后应及时取出,长时间放置在样品室中会污染光路系统。吸收池如污染、不易洗净时可用发烟硫酸:硝酸(3:1)混合液稍加浸泡后,洗净备用。

五、思考题

1. 测定药品的相对密度有何意义?
2. 测定紫外吸收光谱时,为什么要先在参比池和样品池中均放入空白溶液,进行基线校正?
3. 为什么供试品溶液测试完成后不及时取出可能会污染光路系统?

实验三　葡萄糖的一般杂质检查

一、目的要求

1. 了解药物中一般杂质检查的目的和意义；
2. 掌握杂质限量的计算方法；
3. 掌握一般杂质检查的基本原理和操作方法。

二、实验原理

1. 氯化物检查法

氯化物在硝酸银溶液中与硝酸银作用，生成氯化银而显白色浑浊，在与一定量的标准氯化钠溶液和硝酸银在同样条件下用同法处理生成的氯化银浑浊程度相比较，测定供试品中的氯化物的限量。

$$Cl^- + Ag^+ \longrightarrow AgCl \downarrow$$

2. 重金属检查法

重金属是指在弱酸性(pH 为 3~3.5)溶液中，能与硫代乙酰胺或硫化钠作用生成硫化物的金属杂质，如银、铅、汞、铜、砷、锡、锌、镍等。在药品生产过程中，遇到铅的机会较多，铅又易积蓄中毒，故检查时以铅为代表。

由于硫代乙酰胺在弱酸性(pH 约 3.5)溶液中水解，产生硫化氢，可与重金属离子作用，呈有色硫化物的均匀沉淀，可与对照标准按同法处理比较。

$$CH_3CSNH_2 + H_2O \longrightarrow CH_3CONH_2 + H_2S$$
$$Pb^{2+} + H_2S \longrightarrow PbS \downarrow + 2H^+$$

3. 砷盐检查法

《中国药典》(2010 年版)主要采用古蔡氏(Gutzeit)法检查砷盐。其原理是利用金属锌与酸作用产生新生态的氢，与药物中的微量砷盐作用生成具有挥发性的砷化氢，遇溴化汞(或氯化汞)试纸，产生黄色至棕色的砷斑，与定量标准砷溶液所生成的砷斑比较，可判定药物中含砷盐的限量，其反应如下：

$$AsO_3^{3-} + 3Zn + 9H^+ \longrightarrow AsH_3 \uparrow + 3Zn^{2+} + 3H_2O$$
$$AsH_3 + 2HgBr_2 \longrightarrow 2HBr + AsH(HgBr)_2 \quad 黄色$$
$$AsH_3 + 3HgBr_2 \longrightarrow 3HBr + As(HgBr)_3 \quad 棕色$$

五价砷在酸性溶液中也能被金属锌还原为砷化氢，但生成砷化氢的速度较三价砷慢，故在反应液中加入碘化钾及酸性氯化亚锡将五价砷还原为三价砷，碘化钾被氧化生成的碘又可被氯化亚锡还原为碘离子。

$$AsO_4^{3-} + 2I^- + 2H^+ \longrightarrow AsO_3^{3-} + I_2 + H_2O$$
$$AsO_3^{3-} + Sn^{2+} + 2H^+ \longrightarrow AsO_3^{3-} + Sn^{4+} + H_2O$$
$$I_2 + Sn^{2+} \longrightarrow 2I^- + Sn^{4+}$$

溶液中的碘离子,与反应中产生的锌离子能形成络合物,使生成砷化氢的反应不断进行。

$$4I^- + Zn^{2+} \longrightarrow [ZnI_4]^{2-}$$

氯化亚锡与碘化钾存在,可抑制锑化氢的生成,因锑化氢也能与溴化汞试纸作用生成锑斑,在实验条件下,100 μg 锑存在不会干扰测定。氯化亚锡又可与锌作用,在锌表面形成锌锑齐,起去极化作用,从而使氢气均匀而连续地发生。

4. 炽灼残渣检查法

有机药物经炽灼炭化,再加硫酸湿润,低温加热至硫酸蒸气除尽后,于高温(700~800℃)炽灼至完全炭化,使有机质破坏分解变为挥发性物质逸出,残留的挥发性无机杂质(多为金属氧化物或无机盐类)成为硫酸盐,称为炽灼残渣。

若炽灼残渣需留作重金属检查,则控制炽灼温度在 500~600℃,否则,将使重金属检查结果偏低。

三、实验方法

1. 氯化物

取本品 0.60 g,加水溶解使成 25 ml(溶液如显碱性,可滴加硝酸使成中性),再加稀硝酸 10 ml,溶液如不澄清,应滤过,置 50 ml 纳氏比色管中,加水使成约 40 ml,摇匀,即得供试溶液。另取标准氯化钠溶液(10 μg Cl/ml)6.0 ml,置 50 ml 纳氏比色管中,加稀硝酸 10 ml,加水使成约 40 ml,摇匀,即得对照溶液。于供试溶液与对照溶液中,分别加硝酸银试液 1.0 ml,用水稀释成 50 ml,摇匀,再在暗室中放置 5 min,同置黑色背景上,从比色管上方向下观察,比较,供试溶液不得比对照溶液更浓(0.01%)。

2. 重金属

取 25 ml 纳氏比色管两支,甲管中加标准铅溶液(10 μg Pb/ml)一定量与醋酸盐缓冲液(pH 3.5)2 ml 后,加水稀释成 25 ml。取本品 4.0 g 置于乙管中,加水 23 ml 溶解后,加醋酸盐缓冲液(pH 3.5)2 ml;若供试液带颜色,可在甲管中滴加少量的稀焦糖溶液或其他无干扰的有色溶液,使之与乙管一致;再在甲乙两管中分别加硫代乙酰胺试液各 2 ml,摇匀,放置 2 min,同置白纸上,自上向下透视,乙管中显出的颜色与甲管比较,不得更深(含重金属不得超过百万分之五)。

3. 砷盐

取本品 2.0 g,加水 5 ml 溶解后,加稀硫酸 5 ml 与溴化钾试液 0.5 ml,置水浴上加热约 20 min,使保持稍过量的溴存在,必要时,再补加溴化钾溴试液适量,并随时补充蒸散的水分,放冷,加盐酸 5 ml 与水适量使成 28 ml,再加碘化钾试液 5 ml 与酸性氯化亚锡试液 5 滴,室温放置 10 min 后加锌粒 2 g,迅速将瓶塞塞紧(瓶塞上已置有醋酸铅棉花及溴化汞试纸的试砷管),并在 25~40℃的水浴中反应 45 min,取出溴化汞试纸,将生成的砷斑与标准砷溶液一定量制成的标准砷斑比较,颜色不得更深,应符合规定(0.0001%)。

标准砷斑的制备:精密量取标准砷溶液(1 μg/ml)2 ml,置另一试砷瓶中,加盐酸 5 ml 与蒸馏水 21 ml,照上述方法,自"加碘化钾试液 5 ml……"起依法操作,即得标准砷斑。

4. 炽灼残渣

取本品 1.0~2.0 g,置已炽灼至恒重的坩埚中,精密称定,缓缓炽烧至完全炭化,放冷至室温,加硫酸 0.5~1 ml 使湿润,低温加热至硫酸蒸气除尽后,在 700~800℃炽灼使完全灰化,移至干燥器中,放冷至室温,精密称定后,再在 700~800℃炽灼至得恒重,即得。所得炽灼残渣不得过0.1%。

四、实验指导

1. 纳氏比色管的选择与洗涤

比色或比浊操作,一般均在纳氏比色管中进行,因此在选用比色管时,必须注意使样品与标准管的体积相等,玻璃色质一致,最好不带任何颜色,管上的刻度均匀;比色管洗涤时不得使用毛刷或洗衣粉,以免划伤管壁。

2. 比色或比浊检查时,样品液与标准液的实验条件应尽可能一致,平行操作。严格按操作步骤进行,注意各种试剂的加入顺序,再利用手腕转动360°的旋摇来充分混匀试剂。比色时将两管同时置于白色背景上,从侧面观察;比浊时将两管同时置于黑色或白色背景上,从上而下观察。

3. 重金属检查时的注意事项

(1) 根据杂质限量计算公式,计算出标准铅溶液的取用量;

(2) 标准铅溶液应在临用前精密量取标准铅储备液新鲜配制,防止铅水解而造成误差。

4. 砷盐检查时的注意事项

(1) 预先安装好试砷管,醋酸铅棉花的目的是用于吸收硫化氢,锌粒及供试品中可能含有少量硫化物,在酸性溶液中产生硫化氢,硫化氢会与溴化汞试纸反应产生硫化汞色斑而干扰砷盐的测定。

(2) 锌粒大小以通过20目筛为宜,过细反应太快,过粗反应过慢。

(3) 加锌粒后,应迅速塞紧试砷管盖,以免 AsH_3 气体逸出。

5. 炽灼残渣检查时的注意事项

(1) 取样量应根据供试品的炽灼残渣限度决定,如规定限度为0.1%,取样量应在1 g左右,如规定为0.05%,取样量以2 g为宜,规定为1%或以上者,取样量可在1 g以下。如遇贵重药物或供试品数量不足时,也可考虑减少取样量。

(2) 恒重的概念及操作:药典规定,恒重指供试品连续两次干燥或炽灼后称重的差异在0.3 mg以下的重量;干燥至恒重的第二次及以后各次称重均应在规定条件下继续干燥1 h后进行;炽灼至恒重的第二次称重应在继续炽灼30 min后进行。恒重的操作时,所用的干燥器、坩埚钳、坩埚置于干燥器内放置时间必须一致。

(3) 试验经验表明,最好先滴加少量浓 H_2SO_4 使样品部分湿润,然后小火缓缓炭化,稍冷,再补加数滴 H_2SO_4,继续小火炭化至硫酸蒸气完全除净,这样操作所需炭化时间较短。

(4) 当取出经高温灼烧的坩埚时,应先将坩埚钳预热,再与坩埚接触。取出的坩埚应置于干燥器的中间,切勿靠壁,以免干燥器受热不均炸裂,并切忌高温坩埚接触干燥器内硅胶或纸张。

(5) 炽灼残渣试验在马福炉中进行。

五、思考题

1. 一般杂质检查有哪些项目,在药品质量控制中有何意义?

2. 氯化钠注射液(0.9%)重金属检查:取相当于氯化钠0.45 g的注射液,蒸发至约20 ml,放冷,加醋酸盐缓冲液(pH 3.5)2 ml和水适量使成25 ml,依法检查,含重金属不得超过千万分之三,计算应取标准铅溶液(10 μg/ml)多少毫升?

3. 砷盐的检查方法有哪几种,古蔡氏法能适用于所有的药物吗,为什么?

4. 恒重时操作应注意哪些事项?

实验四 醋酸可的松中其他甾体的检查

一、目的要求

1. 了解药品中特殊杂质的来源及其检查的意义;
2. 掌握薄层色谱法的基本操作;
3. 掌握薄层色谱法用于药物中特殊杂质限量检查的原理。

二、实验原理

1. 醋酸可的松的结构式如下:

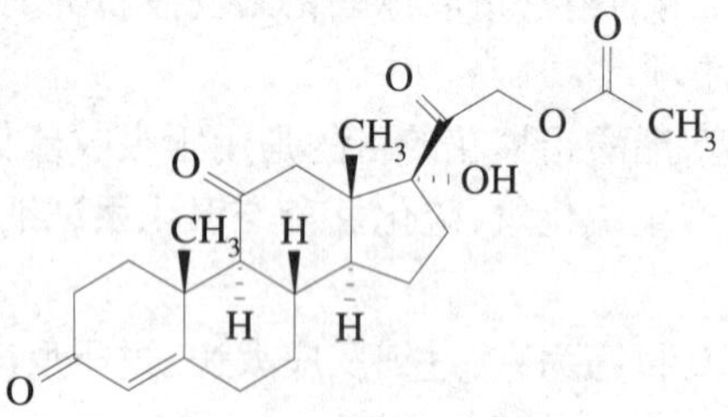

分子式:$C_{23}H_{30}O_6$ 相对分子质量:402.49

2. 药物中特殊杂质检查的意义

药物中存在的无治疗作用,甚至对人体健康有害或影响疗效的物质,即杂质。在自然界分布较广泛,并在多种药物的生产和贮存过程中容易引入的杂质,称为一般杂质,如葡萄糖中检查的氯化物、硫酸盐、铁盐、重金属、砷盐等;而各种药物的化学结构不同,生产过程中使用的生产工艺路线不同,药物在贮存过程中也有不同的分解产物,因此每个药物中会存在特有的杂质,这类杂质通常称为特殊杂质。为了保证药物的纯度,除了控制一般杂质的限量外,也应检查特殊杂质,并规定其限量。

醋酸可的松属于甾体类激素药物,这类药物多由其他甾体化合物或结构类似的其他甾体激素经结构改造而来,因而可能带来原料、中间体、异构体、降解产物以及试剂和溶剂等杂质。有些杂质与该甾体激素药物结构类似,也具有一定的药理作用,而作用又互不相同。因此,在甾体激素药物的质量控制中,"其他甾体"的限度检查显得十分必要,成为甾体激素药物纯度检查的一个重要项目。"其他甾体"也就是甾体激素药物中的特殊杂质。

3. 薄层色谱法检查特殊杂质的原理

薄层色谱法是将固定相均匀涂铺在玻璃板、塑料片或铝制薄板上,成一均匀薄层,然后用毛细管或适当点样器将样品液滴加在薄层的起始线上,待溶剂挥干后,置入展开缸中,用一定的溶剂(展开剂)展开,当溶剂前沿到达规定的距离后,取出,干燥,显色,与对照物按同法操作所得的薄层色谱图比较,可以用来对药品进行鉴别、杂质检查或含量测定。

由于薄层色谱法具有简便、快速、灵敏、分离效能高和不需要特殊设备等优点,因此,薄层色谱法是药物中特殊杂质检查的常用方法之一,具体方法归纳为三种。① 杂质对照品法:适用于已知杂质并能制备杂质对照品的情况；② 供试品自身稀释对照法：适用于杂质结构不能确定，或无杂质对照品的情况，要求供试品与所检杂质对显色剂所显的颜色应相同，显色灵敏度也应相同或相近；③ 对照药物法：当无合适的杂质对照品，尤其是供试品显示的杂质斑点颜色与主成分斑点颜色有差异，难以判断限量时，可用与供试品相同的药物作为对照品，前提条件是此对照药物所含的杂质需符合限量要求，且稳定性好。

醋酸可的松中"其他甾体"检查的方法即第二种方法。此法比较简便易行，所以目前应用较多。

醋酸可的松的化学结构中，C_{17} 位的 α-醇酮基（—$COCH_2OH$）具有还原性，在强碱溶液中能将四氮唑定量地还原为有色甲臜（Formazan），生成的颜色随所用的试剂和条件不同而定，多为红色或蓝色。

本试验中，以碱性四氮唑蓝（BT）试液显色。若 BT 试剂过量，只能还原为红色单甲臜，若 BT 试剂不过量，则醋酸可的松可将 BT 还原为双甲臜，得蓝色斑点。

三、实验方法

1. 薄层板的制备

取硅胶 G 适量，按 1∶3（g/ml）比例加 0.5% 羧甲基纤维素钠上清液，研磨均匀，铺于一块 8 cm × 20 cm 玻璃板上，置水平台上过夜晾干，在 110℃ 活化 30 min，置于有干燥剂的干燥箱中备用（可供 1～2 日内使用，如果层析效果不好，临用前再 110℃ 活化 30 min）。

2. 供试品溶液和自身稀释对照溶液的制备

取醋酸可的松适量，加氯仿-甲醇（9∶1）制成每 1 ml 中含 10 mg 的溶液，作为供试品溶液；精密量取适量，加氯仿-甲醇（9∶1）稀释成每 1 ml 中含 0.10 mg 的溶液，作为对照品溶液。

3. 点样

在距薄层板底边 2.0 cm 处用铅笔画点样基线，在基线上分别点出供试品溶液及对照溶液原点位置。吸取上述两溶液各 5 μl，分别点于原点位置。

4. 展开

以二氯甲烷-乙醚-甲醇-水（385∶60∶15∶2）为展开剂，置于展开缸内，放入点好样的薄层板，展开剂浸没薄层板底边 1 cm 为宜（注意不能使样品点浸入展开剂中），加盖密封展开缸，待展开剂上行 10～15 cm，取出薄层板。

5. 显色

晾干薄层板，在 105℃ 干燥 10 min，放冷，喷以碱性四氮唑蓝试液，立即检视。供试品溶液如显杂质斑点，不得多于 3 个，其颜色与对照溶液的斑点比较，不得更深。

四、实验指导

1. 薄层板制备时的注意事项

本试验所用薄层板应在试验前提前铺制好，晾干，待用。

0.5% 羧甲基纤维素钠应取上清液，以保证制成的板光滑均匀。硅胶糊可在烧杯中用玻璃棒充分搅拌均匀，也可放置于研钵中研匀制得，可适当增加水分，保证搅拌均匀，黏稠度适宜。手工铺制薄层板时，常用倾注法，将硅胶糊放在玻璃板的一端，用玻璃棒平行于一端放置于倾斜的玻璃板上将糊剂引到另一端，立即将玻璃板放置于台面上，颠动玻璃板，使吸附剂均匀铺开成一薄层，根据所需的薄层厚度和玻璃板的大小，可取一定量的吸附剂糊，这样可得厚度一致的薄层,铺成的薄层必须放置于水平台面上晾干,也可用热风吹干。风干后,再放置于 110℃烘箱内活化 30 min,即可。

手工铺制的薄层板由于实验者制板技术的不同,薄层板分离能力会有较大差异,重现性差。一般在日常药检工作中,常采用市售商品化的薄层板,国产的如青岛海洋化工厂产品,进口的有美国默克公司的产品等。

2. 点样时的注意事项

(1) 点样溶液浓度不准,则检查结果不可靠。若供试品溶液及对照品溶液的瓶塞不严密或多次取用后溶剂挥发,致使浓度改变,则应重新配制点样液。

(2) 点样仪器可用 10 μl 微量注射器或色谱用 10 μl 微量吸管吸取 5.0 μl 供试溶液(或对照溶液)分少量多次点于同一原点处(为使原点面积尽量小些,溶质浓度应尽量集中一些,最好在第一滴落下,用电吹风将溶剂挥干后再滴上第二滴,以免原点过于扩散。为控制平行原则,要求供试溶液及对照溶液的原点面积大小一致。为此,最好使用两支内径相同的微量吸量管,或使用同一支微量吸量管)。

(3) 点样完毕,微量注射器或微量吸管用溶剂洗干净。

3. 展开时的注意事项

展开剂配制好后应注意充分混匀,不同大小的展开缸所需展开剂的量不同,一般以使展开剂浸入的深度约离薄层板底边 1.0 cm 左右(切勿将样点浸入展开剂中)为宜。为节约展开剂的用量,可在展开缸下面垫以楔形木板使缸底倾斜,仍能达到浸入 1 cm 高度的要求。

展开过程中,展开缸应密封良好,否则展开剂将不断挥发,使溶剂前沿不成水平直线,影响供试品及对照品的 R_f 值。展开缸的盖子可涂抹凡士林密封,在展开过程中可用一重物压住展开盖,也可改善密封效果。

展开距离一般为 10~15 cm,距离过短杂质不易分开。展开时有时可以观察到边缘效应,即薄层板边缘部分展开剂与中间部分展开剂上行速度不一致(快慢都有可能,这是由于展开剂在薄层板边缘的组成比例发生了微小变化造成的),所以要求供试品和对照品的点样位置不宜离边缘过近,最好靠近薄层板中间。

4. 显色时的注意事项

碱性四氮唑蓝试液应在喷雾前临时配制,取 0.2% 四氮唑蓝的甲醇溶液 10 ml 与 12% 氢氧化钠的甲醇溶液 30 ml,临用时混合即得,切勿过早配成,以免影响显色灵敏度,新鲜配制者应呈黄色,颜色变深者不宜使用。喷显色剂时,宜在通风橱内进行,以避免试剂对人体的刺激。显色后,立即检视斑点,拍照记录或用铅笔绘制薄层图谱。

五、思考题

1. 甾体激素中"其他甾体"检查的意义是什么?
2. 薄层色谱法用于杂质检查有哪些常用的方法?各适用于何种情况?
3. 计算本试验中"其他甾体"杂质的限量是多少?

实验五 酸碱滴定法测定阿司匹林原料药的含量

一、目的要求

1. 掌握水杨酸类药物的基本结构和酸碱滴定法测定其含量的结构基础;
2. 掌握药物分析中滴定液的配制及标定方法;
3. 掌握容量分析法测定原料药含量的计算方法。

二、实验原理

阿司匹林,又称乙酰水杨酸,结构式如下:

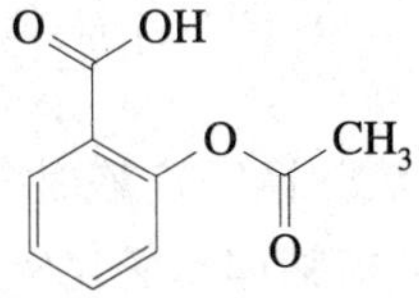

分子式:$C_9H_8O_4$ 相对原子质量:180.16

阿司匹林属于水杨酸类药物,pK_a 为 3.49,酸性较强,可采用酸碱滴定法直接滴定。反应原理为

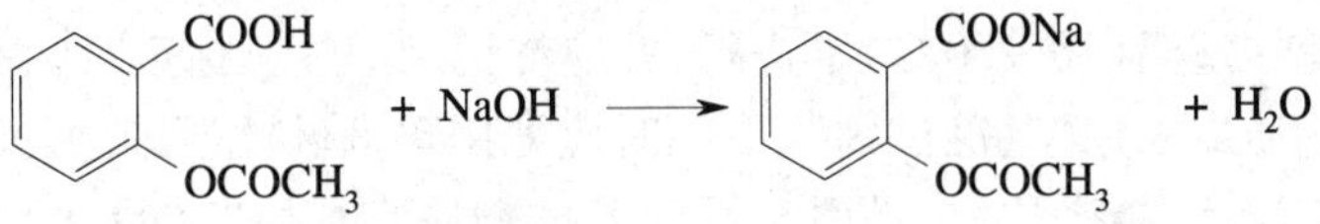

为了防止滴定时阿司匹林结构中酯键的水解,选用中性乙醇为溶剂溶解样品再进行滴定。阿司匹林是弱酸,用强碱(氢氧化钠)滴定时,化学计量点偏碱性,故指示剂选用在碱性区变色的酚酞。

三、实验方法

1. 0.1mol/L 氢氧化钠滴定液的配制及标定

配制:取氢氧化钠适量,加水振摇使溶解成饱和溶液,冷却后,置聚乙烯塑料瓶中,静置数日,澄清后备用。取澄清的氢氧化钠饱和溶液 5.6 ml,加新沸过的冷水使成 1 000 ml,摇匀,得到 0.1 mol/L 氢氧化钠滴定液。

标定:取在 105℃下干燥至恒重的基准邻苯二甲酸氢钾约 0.6 g,精密称定,加新沸过的冷水 50 ml,振摇,使其尽量溶解;加酚酞指示液 2 滴,用待标定液滴定;在接近终点时,应使邻苯二甲酸氢钾完全溶解,滴定至溶液显粉红色。每 1 ml 氢氧化钠滴定液(0.1 mol/L)相当于 20.42 mg 的邻苯二甲酸氢钾。

2. 阿司匹林原料药的含量测定

取本品约 0.4 g,精密称定,加中性乙醇(对酚酞指示液显中性)20 ml,溶解后,加酚酞指示液 3 滴,用氢氧化钠滴定液(0.1 mol/L)滴定。每 1 ml 氢氧化钠滴定液(0.1 mol/L)相当于 18.02 mg 的 $C_9H_8O_4$。

四、实验指导

1. 滴定液的配制

滴定液的配制方法有间接配制法与直接配制法两种。滴定液的浓度值应在其名义值的 0.95～1.05 倍范围内;如在标定中发现其浓度值超出其名义值的 0.95～1.05 倍范围时,应加入适量的溶质或溶剂予以调整。

采用间接配制法时,溶质与溶剂的取用量均应根据规定量进行称取或量取。

采用直接配制法时,其溶质应采用"基准试剂",并按规定条件干燥至恒重后称取,取用量应为精密称定(采用万分之一或者十万分之一精度的分析天平称量)。

配制浓度等于或低于 0.02 mol/L 的滴定液时,除另有规定外,应于临用前精密量取浓度等于或大于 0.1 mol/L 的滴定液适量,加新沸过的冷水或规定的溶剂定量稀释制成。

配制成的滴定液必须澄清,必要时可按照规定滤过;并按药典中各该滴定液项下的贮藏条件贮存,经标定其浓度后方可使用。

配制本实验所需的 0.1 mol/L 氢氧化钠滴定液时,采用量取澄清的氢氧化钠饱和溶液和新沸过的冷水制成,其目的在于排除碳酸钠和二氧化碳的干扰。

2. 滴定液的标定

"标定"系指根据规定的方法,用基准物质或已标定的滴定液准确测定滴定液浓度(mol/L)的操作过程;应严格遵照药典中各该滴定液项下的方法进行标定,并应遵循下列有关规定。

(1) 标定中所用分析天平及其砝码、滴定管、量瓶和移液管等,均应经过检定合格;其校正值与原标示值之比大于 0.05% 时,应在计算中采用校正值予以补偿。

(2) 标定工作宜在室温(10～30℃)下进行,并应在记录中注明标定时的室内温度。

(3) 所用基准物质应采用"基准试剂",取用时应先用玛瑙乳钵研细,并按规定条件干燥,置干燥器中放冷至室温后,精密称取,易引湿性的基准物质宜采用"减量法"进行称量。如系以另一已标定的滴定液作为标准溶液,通过"比较"进行标定,则该另一已标定的滴定液的取用,应为精密量取(精确至 0.01 ml),用量除另有规定外应等于或大于 20 ml,其浓度亦应按药典规定准确标定。

(4) 根据滴定液的消耗量选用适宜容量的滴定管;滴定管应洁净,玻璃活塞应密合、旋转自如,盛装滴定液前,应先用少量滴定液淋洗 3 次,盛装滴定液后,宜用小烧杯覆盖管口。

(5) 标定中,滴定液应从滴定管的起始刻度开始;滴定液的消耗量,除另有特殊规定外,应大于 20 ml,读数应估计到 0.01 ml。

(6) 标定中的空白试验,系指在不加供试品或以等量溶剂替代供试液的情况下,按同法操作和滴定所得的结果。

(7) 标定工作应由初标者(一般为配制者)和复标者在相同条件下各作平行试验 3 份;各项原始数据经校正后,根据计算公式分别进行计算;3 份平行试验结果的相对偏差,除另有规定外,不得大于 0.1%;初标平均值和复标平均值的相对偏差也不得大于 0.1%;标定结果按初、复标的平均值计算,取 4 位有效数字。

(8) 直接法配制的滴定液,其浓度应按配制时基准物质的取用量(准确至小数点后 4～5 位数)与量瓶的容量以及计算公式进行计算,最终取 4 位有效数字。

(9) 临用前按稀释法配制浓度等于或低于 0.02 mol/L 的滴定液,除另有规定外,其浓度可按原滴定液(浓度等于或大于 0.1 mol/L)的标定浓度与取用量(加校正值),以及最终稀释成的容量(加校正值),计算而得。

(10) 本实验中,因邻苯二甲酸氢钾在水中溶解缓慢,故基准邻苯二甲酸氢钾在干燥前应尽可能研细,以利于标定时的溶解。

(11) 本实验标定时需要消耗滴定液约为 30 ml,须用 50 ml 的滴定管。

3. 滴定液的贮藏与使用

滴定液在配制后应按药典规定的贮藏条件贮存。

应在滴定液贮瓶外的醒目处贴上标签,填写滴定液名称及其标示浓度;并在标签下方贴如下内容的标贴:配制或标定日期、室温、浓度或校正因子(F 值)、配制者、标定者、复标者。

滴定液经标定所得的浓度或其"F"值,除另有规定外,可在 3 个月内应用,过期应重新标定。当标定与使用时的室温相差未超过 10℃时,除另有规定外,其浓度值可不加温度补正值;但当室温之差超过 10℃,应加温度补正值,或按要求进行重新标定后使用。

当滴定液用于测定原料药的含量时,为避免操作者个体对判断滴定终点的差异而引入的误差,必要时可由使用者按要求重新进行标定;其平均值与原标定值的相对偏差不得大于 0.1%,并以使用者复标的结果为准。

取用滴定液时,均应混合均匀,而后分取略多于需用量的滴定液置于洁净干燥的具塞玻瓶中,用以直接转移至滴定管内,或用移液管量取,避免因多次取用而反复开启贮存滴定液的大容器;取出后的滴定液不得倒回原贮存容器中,以避免污染。

当滴定液出现浑浊或其他异常情况时,该滴定液应即弃去,不得再用。

4. 本试验中澄清的氢氧化钠饱和溶液应在试验前几天准备好,备用。

5. 为了避免水分干扰测定结果,阿司匹林供试品在测定前可置于硅胶或硫酸干燥器中干燥 5 h。

6. 中性乙醇是指对本试验所用指示剂(酚酞)而言为中性,可消除滴定误差;配制时取市售 95% 乙醇,加酚酞指示液 3 滴,用氢氧化钠滴定液(0.1 mol/L)滴定至淡红色,即得。

7. 滴定时应在不断振摇下稍快地进行,以防止局部浓度过大而促使阿司匹林水解。

8. 计算公式:

$$百分含量 = \frac{V_{\text{NaOH}} \times c_{\text{NaOH}} \times T}{W_{\text{称样}} \times 0.1 \text{ mol/L}} \times 100\%$$

式中,V_{NaOH} 为消耗的氢氧化钠滴定液的体积(ml);T 为滴定度,本试验为 18.02 mg/ml,具体概念和计算见实验六;$W_{\text{称样}}$ 为称取的供试品的重量(mg);c_{NaOH} 为 0.1 mol/L 氢氧化钠滴定液标定后的浓度(mol/L)。

五、思考题

1. 采用酸碱滴定法测阿司匹林含量时,如果用水做溶剂,测定结果会偏高还是偏低?为什么?
2. 用中性乙醇的目的是什么,如何配制中性乙醇?
3. 原料药满足什么条件时可以采用酸碱滴定法进行含量测定?

实验六　非水滴定法测定盐酸普萘洛尔原料药的含量

一、目的要求

1. 掌握非水滴定法原理和测定方法；
2. 掌握滴定度的概念和计算方法。

二、实验原理

1. 盐酸普奈洛尔结构式如下：

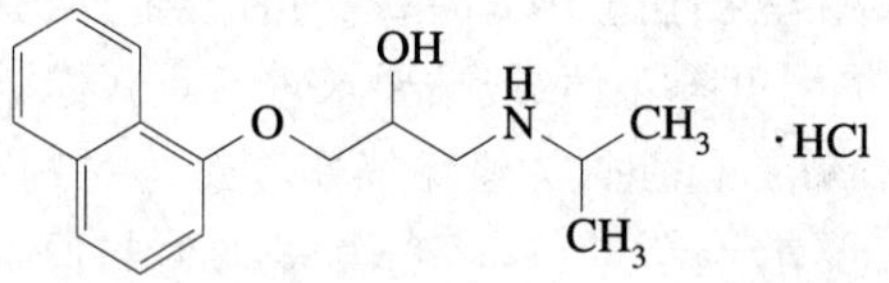

分子式：$C_{16}H_{21}NO_2 \cdot HCl$　　相对分子质量：295.81

盐酸普奈洛尔分子结构中具有烃氨基侧链，其中氮为仲胺氮，故显弱碱性，其游离碱难溶于水，易溶于有机溶剂，其盐酸盐可溶于水。

2. 非水滴定法的反应原理

有机弱碱类的药物，包括胺类、季铵类、含氮杂环类及生物碱等，由于在水溶液中显示的碱性较弱，如果直接用酸碱滴定法没有明显的突跃，终点难以观测。而在非水酸性介质中，碱强度显著增强，从而使弱碱性药物的滴定能顺利进行。常用的测定条件：冰醋酸为溶剂，加入醋酸汞消除氢卤酸的干扰，用高氯酸滴定液滴定，以结晶紫指示液指示终点。

结晶紫分子中的氮原子能接受多个质子，接受第一个质子时变色较敏锐，接受第二、第三个质子时亲和力弱，变色缓慢。在滴定的过程中，随着溶液酸度的增加，结晶紫由碱式色（紫色）转变为酸式色；在滴定不同强度的碱时，终点颜色变化不同，较强的碱以蓝色或天蓝色为终点，较弱的碱以蓝绿色或绿色为终点。

反应式：

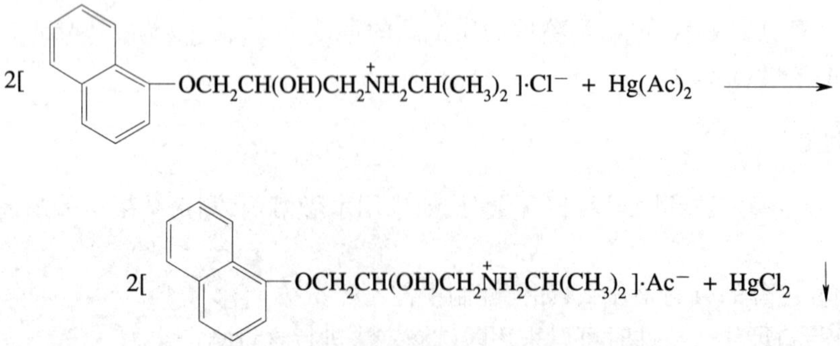

$2[\text{萘}-OCH_2CH(OH)CH_2\overset{+}{N}H_2CH(CH_3)_2] \cdot Cl^- + Hg(Ac)_2 \longrightarrow$

$2[\text{萘}-OCH_2CH(OH)CH_2\overset{+}{N}H_2CH(CH_3)_2] \cdot Ac^- + HgCl_2 \downarrow$

$$[\text{Naphthyl-OCH}_2\text{CH(OH)CH}_2\overset{+}{\text{NH}}_2\text{CH(CH}_3)_2] \cdot \text{Ac}^- + \text{HClO}_4 \longrightarrow$$

$$[\text{Naphthyl-OCH}_2\text{CH(OH)CH}_2\overset{+}{\text{NH}}_2\text{CH(CH}_3)_2] \cdot \text{ClO}_4^- + \text{HAc}$$

3. 滴定度

滴定度指每 1 ml 某物质的量浓度的滴定液所相当的被测药物的质量。《中国药典》(2010 年版)用 mg 表示。在容量分析中,滴定剂(滴定液中的反应物质单元,A)与被测药物分子(B)之间按一定的物质的量比进行反应,反应可表示为

$$a\text{A} + b\text{B} \longrightarrow c\text{C} + d\text{D}$$

当反应完全时,滴定液的量(W_A)与被测药物的量(W_B)之间关系为

$$\frac{W_A}{aM_A} = \frac{W_B}{bM_B}$$

$$W_B = \frac{W_A}{M_A} \times \frac{b}{a} \times M_B = m_A \times \frac{b}{a} \times M_B \times V_A$$

式中,a 与 b 分别为滴定剂与被测药物进行反应的最简物质的量;M_A 与 M_B 分别为滴定剂与被测药物的摩尔质量(即相对分子质量);m_A 为滴定液的物质的量浓度(mol/L);V_A 为消耗的滴定液的体积。

为了使计算简化,引入"滴定度"概念,以 T 表示,单位 mg/ml,代表单位体积($V_A = 1$ ml)的滴定液相当于被测药物的量 $W_B = m_A \times \frac{b}{a} \times M_B$(mg),即滴定度表示如下:

$$T(\text{mg/ml}) = m \times \frac{b}{a} \times M$$

式中,m 为滴定液物质的量浓度(单位:mol/L);a 为滴定液的物质的量;b 为被测药物的物质的量;M 为被测药物的毫摩尔质量(以 mg 表示)。

引入滴定度后,计算被测药物的量就简化了:

$$W_B = T \times V_A$$

三、实验方法

取本品约 0.2 g,精密称定,加冰醋酸 20 ml 溶解后,加醋酸汞试液 5 ml 与结晶紫指示液 1 滴,用高氯酸滴定液(0.1 mol/L)滴定至溶液显蓝绿色,并将滴定的结果用空白试验校正。每 1 ml 高氯酸滴定液(0.1 mol/L)相当于 29.58 mg 的 $C_{16}H_{21}NO_2 \cdot HCl$。

四、实验指导

1. 在测定弱有机碱的氢卤酸盐时,由于在醋酸溶液中可释出酸性相当强的氢卤酸,能影

响滴定终点,所以一般加入醋酸汞试液,使其生成在醋酸中难以解离的卤化汞,消除其干扰。

2. 本实验用 10 ml 滴定管进行滴定,所用仪器药品应不含水分,实验前应将所有仪器洗净烘干。

3. 高氯酸滴定液应注意其稳定性,由于溶剂冰醋酸具有挥发性,而且膨胀系数也较大,所以室温和储存方法对滴定液浓度影响较大,实验前或实验过程中可对滴定液重新标定。

4. 滴定时速度不要太快,否则滴定液粘附在滴定管壁上未完全流下,产生读数误差。

5. 冰醋酸的结晶点为 15.1℃,实验时应保证室温在结晶点之上,否则滴定液和溶剂都会凝固,无法进行实验。

6. 冰醋酸和高氯酸都有腐蚀性,所以滴定操作时应戴手套。

7. 滴定结束后,废液不可倒入水槽中,合并后回收处理。

五、思考题

1. 非水滴定法的基本原理是什么?什么情况下药物的定量分析适合采用非水碱量法?
2. 非水碱量法中有时需加入醋酸汞,其目的是什么?
3. 请说明本试验中滴定度(29.58 mg/ml)的由来。

实验七 高效液相色谱法测定盐酸普奈洛尔片的含量

一、目的要求

1. 掌握制剂分析的特点；
2. 掌握外标法测定药品含量的方法与计算；
3. 掌握药物制剂标示量的百分含量的表示方法；
4. 熟悉流动相的配制方法及高效液相色谱仪的一般操作。

二、实验原理

1. 制剂分析的特点

药物制剂的组成比较复杂，除主药外一般还有辅料，在设计和选择含量测定方法时，除满足准确度和精密度的要求外，应注意辅料对主药的测定是否存在干扰。制剂的含量测定方法常常与原料药不一样，如盐酸普奈洛尔原料采用非水滴定法（试验六），本试验采用高效液相色谱法测定盐酸普奈洛尔片的含量。高效液相色谱法先把辅料与主药分开后再对其进行定量，专属性强，准确度高，在制剂分析中有不可取代的优势。

2. 高效液相色谱仪的组成及基本原理

高效液相色谱仪的组成及基本原理见图 2 所示。

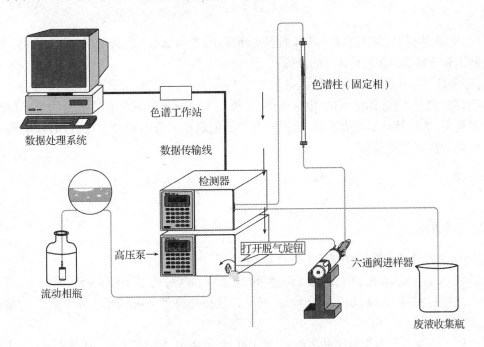

图 2 高效液相色谱仪的组成及基本原理

高效液相色谱仪的系统由流动相瓶、高压输液泵、六通阀进样器、色谱柱、检测器、色谱工作站、数据处理系统等几部分组成。流动相被高压泵抽入流路系统，样品溶液经六通阀进样器进入流路系统,被流动相载入色谱柱(固定相)内。由于样品溶液中的各组分在两相中具有不同的分配系数,在两相中作相对运动时,经过反复多次的吸附—解吸的分配过程,各组分在移动速度上产生较大的差别,被分离成单个组分依次从柱内流出,通过检测器时,样品浓度被转换成电信号传送到色谱工作站,以图谱形式记录下来。现代的 HPLC 仪自动化程度较高,一般有多元泵(可以进行梯度洗脱)、在线脱气机、自动进样器、柱温控制器等,还配有功能强大的色谱工作站,可以直接在计算机上通过工作站来控制硬件,进行参数设置和数据处理。

常用的色谱分离系统有正相色谱、反相色谱、离子交换色谱、排阻色谱和亲和色谱等。本试验所用为反相色谱系统,使用非极性的固定相(最常用的是十八烷基硅烷键合硅胶,也称为 C18 或者 ODS 色谱柱)和极性流动相。反相系统的流动相常用甲醇、乙腈、水或水溶液的缓冲盐等,较经济,在实际工作中应用最广泛。

3. 外标法

色谱法对于多组分混合物既能分离,又能提供定量数据。基本依据是一定浓度的待测物在色谱系统产生的响应(峰面积或峰高)与待测物的浓度成正比。定量方法分为归一化法、外标法、内标法、内标标准曲线法等。本试验采用外标法,以待测组分的纯品作为对照物质,求算待测物的浓度,进而计算其含量。其优点是不需要知道校正因子,只要被测组分出峰,无干扰,保留时间适宜就可以进行分析。

精密称(量)取对照品和供试品,配制成溶液,分别精密取一定量,注入仪器,记录色谱图,测定对照品和供试品中待测成分的峰面积或峰高,按下式计算含量:

$$含量(c_X) = c_R \times \frac{A_X}{A_R}$$

式中,A_X 为供试品(或其杂质)的峰面积或峰高;c_X 为供试品(或其杂质)的浓度;A_R 为对照品的峰面积或峰高;c_R 为对照品的浓度。

4. 标示量与标示量的百分含量

药物制成制剂,均有其标示量,也称规格,即每 1 个制剂单位所含有效成分的量。药物制剂的含量测定,均以其标示量为基础,检验制剂含量偏离标示量的程度,故制剂的含量测定结果以标示量的百分含量表示。

$$占标示量的百分含量 = \frac{每片含量}{标示量} \times 100\%$$

三、实验方法

1. 色谱条件及系统适用性试验

色谱柱:C18;流动相:甲醇-0.5% 冰醋酸水溶液-三乙胺(55∶45∶0.05);流速:1 ml/min;柱温:室温;检测波长:290 nm。理论板数按盐酸普萘洛尔峰计算不低于 2 000。

2. 对照品溶液的制备

精密称取盐酸普萘洛尔对照品 20 mg,置 100 ml 量瓶中,加水 50 ml,振摇使溶解,用甲醇稀释到刻度,摇匀,0.45 μm 滤膜滤过,即得。

3. 供试品溶液的制备

取本品 20 片,精密称定,研细,精密称取细粉适量(约相当于盐酸普萘洛尔 20 mg)置 100 ml

量瓶中,加水 50 ml,振摇 10 min,再加甲醇 30 ml,再振摇 10 min,用甲醇稀释到刻度,摇匀,0.45 μm 滤膜滤过,即得。

4. 精密量取上述对照品溶液和供试品溶液各 20 μl 注入液相色谱仪,记录色谱图,按外标法以峰面积计算。

四、实验指导

1. 平均片重及重量差异的概念:在工厂生产的每批药品中,每一个最小制剂单位的药品的重量或装量都是有微小差异的,为了控制每一个制剂单位的重量或装量在合理范围内,药典规定了"重量差异"或"装量差异"的检查项目。片剂具体检查方法如下:取药片 20 片,精密称定总重量,求得平均片重后,再分别精密称定各片的重量,每片重量与平均片重相比较,不得超出药典关于重量差异限度的规定。无论什么制剂,在含量测定时,要考虑所取的样品能不能代表整批药品。在本试验中,处理供试品溶液时,取 20 片样品,研磨混匀,再称取一定量,这样测得的结果就能代表整批样品的含量。如果仅仅取一片药品来测含量,所测结果只是具体测的这一片药品的含量,而不能代表整批样品。

2. 供试品片粉的取样量的计算:

$$W_{取样} = \frac{20 \text{ mg}}{W_{规格}} \times \overline{W}_{平均片重}$$

3. 流动相要用高纯度的试剂配制(一般用色谱纯),配制流动相时要分别量取每一种试剂,再混到一起,充分振摇使之混匀,再经 0.45 μm 滤膜过滤和脱气后方能使用。脱气的目的是除去洗脱液中溶解的气体,以免在洗脱液流出色谱柱进入检测器样品池时,由于洗脱液压力下降生成气泡,影响检测器正常工作。常用的脱气方法有减压脱气法、超声脱气法与吹氦脱气法。

4. 严格防止气泡进入系统。吸液软管必须充满流动相,吸液管的烧结不锈钢过滤器必须始终浸在溶剂内。如变换溶剂瓶,必须先停泵,再将过滤器移到新的溶剂瓶内,然后才能开泵使用。

5. 溶剂的变换必须注意溶剂的极性和互溶性。当交换的溶剂与原溶剂能互溶时,从一种溶剂变换为另一种溶剂可直接用变换的溶剂彻底冲洗管路系统来实现。当变换的溶剂与原溶剂不能互溶时,必须注意它们的极性,要选择一种或两种溶剂都能互溶的溶剂(过渡溶剂)来冲洗管路系统,然后再用变换的溶剂来冲洗管路系统,才能实现溶剂的变换。

6. 打开排气阀,排除废液后,当流路中没有气泡时,拧紧排气阀,压力即会上升。再观察流路各接头处有无渗漏,若有渗漏,可拧紧渗漏接头处的螺母。

7. 进样前色谱柱用流动相至少平衡 20 min,观察压力和基线平稳后再开始进样。

8. 取样时,先用样品溶液清洗微量注射器几次,然后吸取过量样品,将微量注射器针尖朝下,赶去可能存在的气泡并将所取样品调至所需数值,用毕,微量注射器用甲醇或丙酮洗涤数次。

9. 当使用手动进样的高效液相色谱仪时,进样体积的定量主要是依靠手动进样阀上的定量环,而不是用进样针来定量,为了获得高的进样精密度,进样针吸取的待测溶液必须大于进样体积的 2~3 倍。

10. 对照品溶液与样品溶液一般要重复进样 3 次,取平均峰面积进行计算。

11. 工作完毕后,仪器的流路应当用适当溶剂清洗,尤其是使用过酸性溶剂或盐的缓冲液作流动相时,更需注意清洗,以防系统零件被腐蚀损坏或盐析堵塞通道。一般先用10%甲醇清洗,再换50%甲醇清洗,最后用纯甲醇,每次清洗15~30 min。

五、思考题

1. 计算片剂的标示量的百分含量时,为什么要用平均片重而不采用一片药品的片重?
2. 流动相的配制为什么要经过滤膜过滤和超声脱气?
3. 反相色谱系统中如果想让待测物出峰时间加快,应该提高还是减少流动相中有机相的比例?为什么?

实验八　气相色谱法测定维生素 E 胶丸的含量

一、目的要求

1. 掌握内标法测定药品含量的方法与计算；
2. 熟悉气相色谱操作的一般流程；
3. 了解气相色谱仪的结构和气路系统。

二、实验原理

1. 维生素 E(Vitamin E)的结构如下：

分子式：$C_{31}H_{52}O_3$　相对分子质量：472.75

维生素 E 为（±）-2,5,7,8-四甲基-2-(4′,8′,12′-三甲基十三烷基)-6-苯并二氢吡喃醇醋酸酯。本品含维生素 E（$C_{31}H_{52}O_3$）应为标示量的 90.0%～100.0%。

维生素 E 为黄色或黄色透明的黏稠液体；几乎无臭；遇光色变深；在无水乙醇、丙酮、乙醚中易溶，在水中不溶。

2. 气相色谱仪的组成

气相色谱技术已广泛地应用于药物分析领域，气相色谱法系采用气体为流动相（载气）流经装有填充剂的色谱柱进行分离测定的色谱方法。待分析物或其衍生物在高温下气化后，被载气带入色谱柱，各组分在气、液两相中进行反复的分配，最后分离，各组分先后进入检测器产生响应，经数据处理系统记录信号并生成色谱图，最后定性定量计算。分离机制主要有吸附、分配等。

气相色谱仪由载气源、进样部分、色谱柱、检测器和数据采集系统组成。以热导检测器为例，气相色谱仪详细结构见图 3 所示。

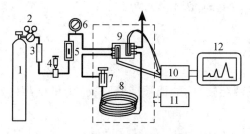

图 3　气相色谱仪的详细结构

1.载气钢瓶；2.减压阀；3.净化干燥管；4.针形阀；5.流量计；6.压力表；7.气化室；
8.色谱柱；9.热导检测器；10.放大器；11.温度控制器；12.记录仪

(1) 气路系统

气源：氮气，氦气，氢气等。常用氮气做载气。

气路连接，气流指示和调节：为了保证色谱定性和定量的准确性，载气流量要恒定（变化小于1%）。一般采用减压阀和稳压阀，或稳压阀和稳压阀串联使用。

载气流速：气体的流速是以单位时间内通过色谱柱或检测器的气体体积的大小来表示的（ml/min）。采用 2~3 mm 内径的填充柱，以氮气为载气时，流速在 30~60 ml/min 之间为宜。若是毛细管色谱柱时，载气流速为 0.5~2 ml/min。

(2) 进样系统

液体样品大都采用微量注射器进样，注射器取样后，针头刺破气化室进样口的密封胶垫，将液体样品射入气化室。毛细管色谱柱分为分流进样和不分流进样两种。采用溶液直接进样时，进样口温度应高于柱温 30~50℃；进样量一般不超过 2 μl；柱径越细，进样量越少。

(3) 色谱柱

色谱柱有填充柱和毛细管柱。新填充柱和毛细管柱在使用前需老化以除去残留溶剂及低相对分子质量的聚合物，色谱柱如长年未使用，使用前应进行老化处理，使其稳定。

(4) 检测器

有火焰离子化检测器（FID）、热导检测器（TCD）、氮磷检测器（NPD）、电子捕获检测器（ECD）、质谱检测器（MS）。

一般火焰离子化检测器用氢气作为燃气，空气作为助燃气。检测器温度一般应高于柱温，并不得低于150℃，通常为 200~350℃。

3. 内标法

气相色谱法测定药物含量时一般采用内标法，其目的是消除进样量及其他操作条件的微小变化而对结果产生的影响。

方法：取校正因子测定用的对照溶液 1~2 μl 注入 GC 仪器，测量对照品和内标物质的峰面积或峰高，按下式计算校正因子：

$$f = \frac{\frac{A_s}{c_s}}{\frac{A_R}{c_R}}$$

式中，A_s 为内标物的峰面积或峰高；A_R 为对照品的峰面积或峰高；c_s 为内标物质的浓度；c_R 为对照品的浓度。

再取含有内标物质的供试品溶液，注入仪器，记录色谱图，测量供试品中待测成分（或其杂质）和内标物质的峰面积或峰高，按下式计算含量：

$$c_x = f \times \frac{A_x}{\frac{A_s}{c_s}}$$

式中，A_x 为供试品（或其杂质）的峰面积或峰高；c_x 为供试品（或其杂质）的浓度；f，A_s 和 c_s 的意义同上。

三、实验方法

色谱条件与系统适用性试验：以硅酮（OV-17）为固定相，涂布浓度为 2%，柱温为 265℃。

理论塔板数按维生素 E 峰计算应不低于 500,维生素 E 峰与内标物质峰的分离度应大于 2。

校正因子测定:取正三十二烷适量,加正己烷溶解并稀释成每 1 ml 中含 1.0 mg 的溶液,摇匀,作为内标溶液。另取维生素 E 对照品约 20 mg,精密称定,置棕色具塞锥形瓶中,精密加入内标溶液 10 ml,密塞,振摇使溶解,取 1~3 μl 注入气相色谱仪,计算校正因子。

测定法:取本品约 20 mg,精密称定,置棕色具塞锥形瓶中,精密加入内标溶液 10 ml,密塞,振摇使溶解,取 1~3 μl 注入气相色谱仪,测定,计算,即得。

四、实验指导

1. 气相色谱手动进样时进样量小,不易精确控制,所以一般采用内标法测定样品含量,进样时应快进快出,注意控制进样针在气化室内的留针时间,保持每次进样的平行性。

2. 仪器开机后,应先通载气再升温;检测器温度达到设定温度后再通氢气和空气,然后点火;实验结束后首先停止加热,关闭氢气和空气,继续通载气至少 30 min,直到柱温降至室温,进样口和检测器温度降到 100℃以下,再关闭仪器电源,关闭载气。

3. 点火时要适当调小空气流量或调大氢气流量,立即用点火器点火,可听到"噗"一声,或者观察色谱工作站基线是否发生突跃,为确证已点着火,可用玻璃片置于检测器喷口处,如有水雾生成,表明火已点着。

4. 通常柱温至少比固定液的最高使用温度低 30℃,检测器温度至少比柱温高 30℃,气化室温度通常与检测器温度相同。

5. 新买的或长时间放置不用的色谱柱,使用前必须进行老化,老化的目的是除去色谱柱中残留的挥发性溶剂成分和低相对分子质量的聚合物;尤其是发现基线漂移,色谱峰拖尾时,通过老化可以除去部分难挥发物在柱头的沉积。老化时色谱柱进检测器一端不接入检测器,放空在柱温箱内,检测器口可封住,防止污染检测器。升温前先通一段时间的载气,再开始老化,用程序升温老化效果更好,以每分钟 2~5℃的速率把温度升高到老化柱温,老化柱温一般高于正常使用温度 20~50℃,而低于固定液最高使用温度,通较高流速的载气老化 24 h。

6. 微量进样器使用时勿将拉杆拉过最大刻度位置,以免损害进样器的密封性甚至损坏,进样器使用完毕后用甲醇清洗干净,以免粘结堵塞。

五、思考题

1. 本实验含量测定为什么使用内标法?
2. 实验中如果发现维生素 E 出峰较慢,可以采取哪些措施缩短出峰时间?
3. 气相色谱中对汽化室、柱温和检测器的温度设定各有何要求?

附录 药物分析检验中常用试剂与溶液的配制
摘自中国药典(2010年版)

一、试药

试药系指供各项试验用的试剂,但不包括各种色谱用的吸附剂、载体与填充剂。除生化试剂与指示剂外,一般常用化学试剂分为基准试剂、优级纯、分析纯与化学纯4个等级,选用时可参考下列原则:

(1)标定滴定液用基准试剂;
(2)制备滴定液可采用分析纯或化学纯试剂,但不经标定直接按称重计算浓度者,则应采用基准试剂;
(3)制备杂质限度检查用的标准溶液,采用优级纯或分析纯试剂;
(4)制备试液与缓冲液等可采用分析纯或化学纯试剂。

根据《中国药典》(2010年版)二部附录ⅩⅤ A,常用试药如下:

乙二胺四醋酸二钠 Disodium Ethylenediaminete traacetate [$C_{10}H_{14}N_2Na_2O_8 \cdot 2H_2O$, $M=372.24$]

本品为白色结晶性粉末。在水中溶解,在乙醇中极微溶解。

无醛乙醇 Ethanol, Aldehyde Free

取醋酸铅2.5 g,置具塞锥形瓶中,加水5 ml溶解后,加乙醇1 000 ml,摇匀,缓缓加乙醇制氢氧化钾溶液(1→5)25 ml,放置1 h,强力振摇后,静置12 h,倾取上层的清液,蒸馏即得。

[检查]取本品25 ml,置锥形瓶中,加二硝基苯肼试液75 ml,置水浴上加热回流24 h,蒸去乙醇,加2%(ml/ml)硫酸溶液200 ml,放置24 h后,应无结晶析出。

邻苯二甲酸氢钾 Potassium Biphthalate [$KHC_6H_4(COO)_2$, $M=204.22$]

本品为白色结晶性粉末。在水中溶解,在乙醇中微溶。

茚三酮 Ninhydrine [$C_9H_6O_4$, $M=178.14$]

本品为白色或淡黄色结晶性粉末;有引湿性;见光或露置空气中逐渐变色。在水或乙醇中溶解,在氯仿或乙醚中微溶。

重铬酸钾 Potassium Dichromate [$K_2Cr_2O_7$, $M=294.18$]

本品为橙红色结晶,有光泽;味苦;有强氧化性。在水中溶解,在乙醇中不溶。

结晶紫 Crystal Violet [$C_{25}H_{30}ClN_3$, $M=407.99$]

本品为暗绿色粉末,有金属光泽。在水、乙醇或氯仿中溶解,在乙醚中不溶。

二、试液

根据《中国药典》(2010年版)二部附录ⅩⅤ B,常用的试液如下:

乙醇制对二甲氨基苯甲醛试液 取对二甲氨基苯甲醛1 g,加乙醇9.0 ml与盐酸2.3 ml使溶解,再加乙醇至100 ml,即得。

乙醇制氢氧化钾试液 可取用乙醇制氢氧化钾滴定液(0.5 mol/L)。

二乙基二硫代氨基甲酸银试液　取二乙基二硫代氨基甲酸银0.25 g,加氯仿适量与三乙胺1.8 ml,加氯仿至100 ml,搅拌使溶解,放置过夜,用脱脂棉滤过,即得。本液应置棕色玻璃瓶中,密塞,置阴凉处保存。

三氯化铁试液　取三氯化铁9 g,加水使溶解成100 ml,即得。

水合氯醛试液　取水合氯醛50 g,加水15 ml与甘油10 ml使溶解,即得。

水杨酸铁试液　①取硫酸铁铵0.1 g,加稀硫酸2 ml与水适量使成100 ml。②取水杨酸钠1.15 g,加水使溶解成100 ml。③取醋酸钠13.6 g,加水使溶解成100 ml。④取上述硫酸铁铵溶液1 ml,水杨酸钠溶液0.5 ml,醋酸钠溶液0.8 ml与稀醋酸0.2 ml,临用前混合,加水使成5 ml,摇匀,即得。

甲醛硫酸试液　取硫酸1 ml,滴加甲醛试液1滴,摇匀,即得。本液应临用新制。

对二甲氨基苯甲醛试液　取对二甲氨基苯甲醛0.125 g,加无氮硫酸65 ml与水35 ml的冷混合液溶解后,加三氯化铁试液0.05 ml,摇匀,即得。本液配制后在7日内使用。

亚铁氰化钾试液　取亚铁氰化钾1 g,加水10 ml使溶解,即得。本液应临用新制。

亚硝基铁氰化钠试液　取亚硝基铁氰化钠1 g,加水使溶解成20 ml,即得。本液应临用新制。

邻苯二醛试液　取邻苯二醛1.0 g,加甲醇5 ml与0.4 mol/L硼酸溶液(用45%氢氧化钠溶液调节pH至10.4)95 ml,振摇使邻苯二醛溶解,加硫乙醇酸2 ml,用45%氢氧化钠溶液调节pH至10.4。

苏丹Ⅲ试液　取苏丹Ⅲ 0.01 g,加90%乙醇5 ml溶解后,加甘油5 ml,摇匀,即得。本液应置棕色的玻璃瓶内保存,在2个月内应用。

茚三酮试液　取茚三酮2 g,加乙醇使溶解成100 ml,即得。

氢氧化钠试液　取氢氧化钠4.3 g,加水使溶解成100 ml,即得。

氢氧化钾试液　取氢氧化钾6.5 g,加水使溶解成100 ml,即得。

香草醛试液　取香草醛0.1 g,加盐酸10 ml使溶解,即得。

钼硫酸试液　取钼酸铵0.1 g,加硫酸10 ml使溶解,即得。

钼酸铵试液　取钼酸铵10 g,加水使溶解成100 ml,即得。

铁氰化钾试液　取铁氰化钾1 g,加水10 ml使溶解,即得。本液应临用新制。

氨试液　取浓氨溶液400 ml,加水使成1 000 ml,即得。

氨制硝酸银试液　取硝酸银1 g,加水20 ml溶解后,滴加氨试液,随加随搅拌,至初起的沉淀将近全溶,滤过,即得。本液应置棕色瓶内,在暗处保存。

高锰酸钾试液　可取用高锰酸钾滴定液(0.02 mol/L)。

硅钨酸试液　取硅钨酸10 g,加水使溶解成100 ml,即得。

硝酸银试液　可取用硝酸银滴定液(0.1 mol/L)。

硫化氢试液　本液为硫化氢的饱和水溶液。本液应置棕色瓶内,在暗处保存。本液如无明显的硫化氢臭,或与等容的三氯化铁试液混合时不能生成大量的硫沉淀,即不适用。

硫化钠试液　取硫化钠1 g,加水使溶解成10 ml,即得。本液应临用新制。

硫代乙酰胺试液　取硫代乙酰胺4 g,加水使溶解成100 ml,置冰箱中保存。临用前取混合液(由1 mol/L氢氧化钠溶液15 ml、水5.0 ml及甘油20 ml组成)5.0 ml,加上述硫代乙酰胺溶液1.0 ml,置水浴上加热20 s,冷却,立即使用。

硫氰酸铵试液　取硫氰酸铵8 g,加水使溶解成100 ml,即得。

硫酸苯肼试液　取盐酸苯肼60 mg,加硫酸溶液(1→2)100 ml使溶解,即得。

氯化三苯四氮唑试液 取氯化三苯四氮唑 1 g,加无水乙醇使溶解成 200 ml,即得。

氯化亚锡试液 取氯化亚锡 1.5 g,加水 10 ml 与少量的盐酸使溶解,即得。本液应临用新制。

氯化钡试液 取氯化钡的细粉 5 g,加水使溶解成 100 ml,即得。

稀盐酸 取盐酸 234 ml,加水稀释至 1 000 ml,即得。本液含 HCl 应为 9.5%～10.5%。

稀硫酸 取硫酸 57 ml,加水稀释至 1 000 ml,即得。本液含 H_2SO_4 应为 9.5%～10.5%。

稀硝酸 取硝酸 105 ml,加水稀释至 1 000 ml,即得。本液含 HNO_3 应为 9.5%～10.5%。

稀醋酸 取冰醋酸 60 ml,加水稀释至 1 000 ml,即得。

碘试液 可取用碘滴定液(0.05 mol/L)。

碘化汞钾试液 取二氯化汞 1.36 g,加水 60 ml 使溶解,另取碘化钾 5 g,加水 10 ml 使溶解,将两液混合,加水稀释至 100 ml,即得。

碘化铋钾试液 取次硝酸铋 0.85 g,加冰醋酸 10 ml 与水 40 ml 溶解后,加碘化钾溶液(4→10)20 ml,摇匀,即得。

稀碘化铋钾试液 取次硝酸铋 0.85 g,加冰醋酸 10 ml 与水 40 ml 溶解后,即得。临用前取 5 ml,加碘化钾溶液(4→10)5 ml,再加冰醋酸 20 ml,加水稀释至 100 ml,即得。

碘化钾试液 取碘化钾 16.5 g,加水使溶解成 100 ml,即得。本液应临用新制。

碘化钾碘试液 取碘 0.5 g 与碘化钾 1.5 g,加水 25 ml 使溶解,即得。

溴试液 取溴 2～3 ml,置用凡士林涂塞的玻璃瓶中,加水 100 ml,振摇使成饱和的溶液,即得。本液应置暗处保存。

溴化钾溴试液 取溴 30 g 与溴化钾 30 g,加水使溶解成 100 ml,即得。

福林试液 取钨酸钠 10 g 与钼酸钠 2.5 g,加水 70 ml、85% 磷酸 5 ml 与盐酸 10 ml,置 200 ml 烧瓶中,缓缓加热回流 10 h,放冷,再加硫酸锂 15 g、水 5 ml 与溴滴定液 1 滴,煮沸约 15 min,至溴除尽,放冷至室温,加水使成 100 ml。滤过,滤液作为贮备液。置棕色瓶中,于冰箱中保存。临用前,取贮备液 2.5 ml,加水稀释至 10 ml,摇匀,即得。

酸性氯化亚锡试液 取氯化亚锡 20 g,加盐酸使溶解成 50 ml,滤过,即得。本液配成后 3 个月后即不适用。

碱性四氮唑蓝试液 取 0.2% 四氮唑蓝的甲醇溶液 10 ml 与 12% 氢氧化钠的甲醇溶液 30 ml,临用时混合,即得。

碱性亚硝基铁氰化钠试液 取亚硝基铁氰化钠与碳酸钠各 1 g,加水使溶解成 100 ml,即得。

碱性酒石酸铜试液 ①取硫酸铜结晶 6.93 g,加水使溶解成 100 ml。②取酒石酸钾钠结晶 34.6 g 与氢氧化钠 10 g,加水使溶解成 100 ml。用时将两液等量混合,即得。

碱性 β-萘酚试液 取 β-萘酚 0.25 g,加氢氧化钠溶液(1→10)10 ml 使溶解,即得。本液应临用新制。

碱性碘化汞钾试液 取碘化钾 10 g,加水 10 ml 溶解后,缓缓加入二氯化汞的饱和水溶液,随加随搅拌,至生成的红色沉淀不再溶解,加氢氧化钾 30 g,溶解后,再加二氯化汞的饱和水溶液 1 ml 或 1 ml 以上,并用适量的水稀释使成 200 ml,静置,使沉淀,即得。用时倾取上层的澄明液应用。

[检查] 取本液 2 ml,加入含氨 0.05 mg 的水 50 ml 中,应即时显黄棕色。

碳酸钠试液 取一水合碳酸钠 12.5 g 或无水碳酸钠 10.5 g,加水使溶解成 100 ml,即得。

醋酸汞试液　　取醋酸汞5 g,研细,加温热的冰醋酸使溶解成100 ml,即得。本液应置棕色瓶内,密闭保存。

磷钨酸试液　　取磷钨酸1 g,加水使溶解成100 ml,即得。

三、试纸

根据《中国药典》(2010年版)二部附录ⅩⅤC,常用试纸如下:

二氯化汞试纸　　取滤纸条浸入二氯化汞的饱和溶液中,1 h后取出,在暗处以60℃干燥,即得。

刚果红试纸　　取滤纸条浸入刚果红指示液中,湿透后,取出晾干,即得。

红色石蕊试纸　　取滤纸条浸入石蕊指示液中,加极少量的盐酸使成红色,取出,干燥,即得。

[检查] 灵敏度　　取0.1 mol/L氢氧化钠溶液0.5 ml,置烧杯中,加新沸过的冷水100 ml混合后,投入10~12 mm宽的红色石蕊试纸一条,不断搅拌,30 s内,试纸即应变色。

姜黄试纸　　取滤纸条浸入姜黄指示液中,湿透后,置玻璃板上,在100℃干燥,即得。

氨制硝酸银试纸　　取滤纸条浸入氨制硝酸银试液中,湿透后,取出,即得。

硝酸汞试纸　　取硝酸汞的饱和溶液45 ml,加硝酸1 ml,摇匀,将滤纸条浸入此溶液中,湿透后,取出晾干,即得。

蓝色石蕊试纸　　取滤纸条浸入石蕊指示液中,湿透后,取出,干燥,即得。

[检查] 灵敏度　　取0.1 mol/L盐酸溶液0.5 ml,置烧杯中,加新沸过的冷水100 ml,混合后,投入10~12 mm宽的蓝色石蕊试纸一条,不断搅拌,45 s内,试纸即应变色。

碘化钾淀粉试纸　　取滤纸条浸入含有碘化钾0.5 g的新制的淀粉指示液100 ml中,湿透后,取出干燥,即得。

溴化汞试纸　　取滤纸条浸入乙醇制溴化汞试液中,1 h后取出,在暗处干燥,即得。

醋酸铅试纸　　取滤纸条浸入醋酸铅试液中,湿透后,取出,在100℃干燥,即得。

醋酸铜联苯胺试纸　　取醋酸联苯胺的饱和溶液9 ml,加水7 ml与0.3%醋酸铜溶液16 ml,将滤纸条浸入此溶液中,湿透后,取出晾干,即得。

醋酸镉试纸　　取醋酸镉3 g,加乙醇100 ml使溶解,加氨试液至生成的沉淀绝大部分溶解,滤过,将滤纸条浸入滤液中,临用时取出晾干,即得。

四、缓冲溶液

根据《中国药典》(2010年版)二部附录ⅩⅤD,常用缓冲液如下:

乙醇-醋酸铵缓冲液(pH 3.7)　　取5 mol/L醋酸溶液15.0 ml,加乙醇60 ml和水20 ml,用10 mol/L氢氧化铵溶液调节pH至3.7,用水稀释至1 000 ml,即得。

三羟甲基氨基甲烷缓冲液(pH 8.0)　　取三羟甲基氨基甲烷12.14 g,加水800 ml,搅拌溶解,并稀释至1 000 ml,用6 mol/L盐酸溶液调节pH至8.0,即得。

邻苯二甲酸盐缓冲液(pH 5.6)　　取邻苯二甲酸氢钾10 g,加水900 ml,搅拌使溶解,用氢氧化钠试液(必要时用稀盐酸)调节pH至5.6,加水稀释至1 000 ml,混匀,即得。

氨-氯化铵缓冲液(pH 8.0)　　取氯化铵1.07 g,加水使溶解成100 ml,再加稀氨溶液(1→30)调节pH至8.0,即得。

氨-氯化铵缓冲液(pH 10.0)　　取氯化铵5.4 g,加水20 ml溶解后,加浓氨溶液35 ml,再加水稀释至100 ml,即得。

硼砂-氯化钙缓冲液(pH 8.0)　取硼砂0.572 g与氯化钙2.94 g,加水约800 ml溶解后,用1 mol/L盐酸溶液约2.5 ml调节pH至8.0,加水稀释至1 000 ml,即得。

硼砂-碳酸钠缓冲液(pH 10.8~11.2)　取无水碳酸钠5.30 g,加水使溶解成1 000 ml;另取硼砂1.91 g,加水使溶解成100 ml。临用前取碳酸钠溶液973 ml与硼砂溶液27 ml,混匀,即得。

硼酸-氯化钾缓冲液(pH 9.0)　取硼酸3.09 g,加0.1 mol/L氯化钾溶液500 ml使溶解,再加0.1 mol/L氢氧化钠溶液210 ml,即得。

醋酸盐缓冲液(pH 3.5)　取醋酸铵25 g,加水25 ml溶解后,加7 mol/L盐酸溶液38 ml,用2 mol/L盐酸溶液或5 mol/L氨溶液准确调节pH至3.5(电位法指示),用水稀释至100 ml,即得。

醋酸-醋酸钠缓冲液(pH 3.6)　取醋酸钠5.1 g,加冰醋酸20 ml,再加水稀释至250 ml,即得。

醋酸-醋酸钠缓冲液(pH 4.5)　取醋酸钠18 g,加冰醋酸9.8 ml,再加水稀释至1 000 ml,即得。

醋酸-醋酸钠缓冲液(pH 6.0)　取醋酸钠54.6 g,加1 mol/L醋酸溶液20 ml溶解后,加水稀释至500 ml,即得。

醋酸-醋酸铵缓冲液(pH 4.5)　取醋酸铵7.7 g,加水50 ml溶解后,加冰醋酸6 ml与适量的水使成100 ml,即得。

醋酸-醋酸铵缓冲液(pH 6.0)　取醋酸铵100 g,加水300 ml使溶解,加冰醋酸7 ml,摇匀,即得。

磷酸-三乙胺缓冲液(pH 3.2)　取磷酸约4 ml与三乙胺约7 ml,加50%甲醇稀释至1 000 ml,用磷酸调节pH至3.2,即得。

磷酸盐缓冲液　取磷酸二氢钠38.0 g,与磷酸氢二钠5.04 g,加水使成1 000 ml,即得。

磷酸盐缓冲液(pH 5.8)　取磷酸二氢钾8.34 g与磷酸氢二钾0.87 g,加水使溶解成1 000 ml,即得。

磷酸盐缓冲液(pH 6.6)　取磷酸二氢钠1.74 g、磷酸氢二钠2.7 g与氯化钠1.7 g,加水使溶解成400 ml,即得。

磷酸盐缓冲液(含胰酶)(pH 6.8)　取磷酸二氢钾6.8 g,加水500 ml使溶解,用0.1 mol/L氢氧化钠溶液调节pH至6.8;另取胰酶10 g,加水适量使溶解,将两液混合后,加水稀释至1 000 ml,即得。

磷酸盐缓冲液(pH 7.3)　取磷酸氢二钠1.973 4 g与磷酸二氢钾0.224 5 g,加水使溶解成1 000 ml,调节pH至7.3,即得。

磷酸盐缓冲液(pH 7.8)　甲液:取磷酸氢二钠35.9 g,加水溶解,并稀释至500 ml;乙液:取磷酸二氢钠2.76 g,加水溶解,并稀释至100 ml。取上述甲液91.5 ml与乙液8.5 ml混合,摇匀,即得。

磷酸盐缓冲液(pH 7.8~8.0)　取磷酸氢二钾5.59 g与磷酸二氢钾0.41 g,加水使溶解成1 000 ml,即得。

五、指示剂与指示液

根据《中国药典》(2010年版)二部附录ⅩⅤE,常用指示剂与指示液如下:

乙氧基黄叱精指示液　取乙氧基黄叱精0.1 g,加乙醇100 ml使溶解,即得。

变色范围:pH 3.5~5.5(红→黄)。

二甲基黄指示液　取二甲基黄0.1 g,加乙醇100 ml使溶解,即得。

变色范围:pH 2.9~4.0(红→黄)。

二甲基黄-亚甲蓝混合指示液:取二甲基黄与亚甲蓝各15 mg,加氯仿100 ml,振摇使溶解(必要时微温),滤过,即得。

二甲酚橙指示液　取二甲酚橙0.2 g,加水100 ml使溶解,即得,本液应临用新制。

儿茶酚紫指示液　取儿茶酚紫0.1 g,加水100 ml使溶解,即得。

变色范围:pH 6.0~7.0~9.0(黄→紫→紫红)。

中性红指示液　取中性红0.5 g,加水使溶解成100 ml,滤过,即得。

变色范围:pH 6.8~8.0(红→黄)。

孔雀绿指示液　取孔雀绿0.3 g,加冰醋酸100 ml使溶解,即得。

变色范围:pH 0.0~2.0(黄→绿);11.0~13.5(绿→无色)。

石蕊指示液　取石蕊粉末10 g,加乙醇40 ml,回流煮沸1 h,静置,倾去上层清液,再用同一方法处理2次,每次用乙醇30 ml,残渣用水10 ml洗涤,倾去洗液,再加水50 ml煮沸,放冷,滤过,即得。

变色范围:pH 4.5~8.0(红→蓝)。

甲基红指示液　取甲基红0.1 g,加0.05 mol/L氢氧化钠溶液7.4 ml使溶解,再加水稀释至200 ml,即得。

变色范围:pH 4.2~6.3(红→黄)。

甲基红-亚甲蓝混合指示液　取0.1%甲基红的乙醇溶液20 ml,加0.2%亚甲蓝溶液8 ml,摇匀,即得。

甲基红-溴甲酚绿混合指示液　取0.1%甲基红的乙醇溶液20 ml,加0.2%溴甲酚绿的乙醇溶液30 ml,摇匀,即得。

甲基橙指示液　取甲基橙0.1 g,加水100 ml使溶解,即得。

变色范围:pH 3.2~4.4(红→黄)。

甲基橙-亚甲蓝混合指示液　取甲基橙指示液20 ml,加0.2%亚甲蓝溶液8 ml,摇匀,即得。

甲酚红指示液　取甲酚红0.1 g,加0.05 mol/L氢氧化钠溶液5.3 ml使溶解,再加水稀释至100 ml,即得。

变色范围:pH 7.2~8.8(黄→红)。

甲酚红-麝香草酚蓝混合指示液　取甲酚红指示液1份与0.1%麝香草酚蓝溶液3份,混合,即得。

刚果红指示液　取刚果红0.5 g,加10%乙醇100 ml使溶解,即得。

变色范围:pH 3.0~5.0(蓝→红)。

邻二氮菲指示液　取硫酸亚铁0.5 g,加水100 ml使溶解,加硫酸2滴与邻二氮菲0.5 g,摇匀,即得。本液应临用新制。

间甲酚紫指示液　取间甲酚紫0.1 g,加0.01 mol/L氢氧化钠溶液10 ml使溶解,再加水稀释至100 ml,即得。

变色范围:pH 7.5~9.2(黄→紫)。

茜素磺酸钠指示液　取茜素磺酸钠0.1 g,加水100 ml使溶解,即得。

变色范围:pH 3.7~5.2(黄→紫)。

荧光黄指示液　取荧光黄0.1 g,加乙醇100 ml使溶解,即得。

耐尔蓝指示液　取耐尔蓝1 g,加冰醋酸100 ml使溶解,即得。

变色范围:pH 10.1~11.1(蓝→红)。

亮绿指示液　取亮绿0.5 g,加冰醋酸100 ml使溶解,即得。

变色范围:pH 0.0~2.6(黄→绿)。

结晶紫指示液　取结晶紫0.5 g,加冰醋酸100 ml使溶解,即得。

萘酚苯甲醇指示液　取α-萘酚苯甲醇0.5 g,加冰醋酸100 ml使溶解,即得。

变色范围:pH 8.5~9.8(黄→绿)。

酚红指示液　取酚红100 mg,加乙醇100 ml溶解,即得(必要时滤过)。

酚酞指示液　取酚酞1 g,加乙醇100 ml使溶解,即得。

变色范围:pH 8.3~10.0(无色→红)。

酚磺酞指示液　取酚磺酞0.1 g,加0.05 mol/L氢氧化钠溶液5.7 ml使溶解,再加水稀释至200 ml,即得。

变色范围:pH 6.8~8.4(黄→红)。

铬黑T指示剂　取铬黑T 0.1 g,加氯化钠10 g,研磨均匀,即得。

铬酸钾指示液　取铬酸钾10 g,加水100 ml使溶解,即得。

淀粉指示液　取可溶性淀粉0.5 g,加水5 ml搅匀后,缓缓倾入100 ml沸水中,随加随搅拌,继续煮沸2 min,放冷,倾取上层清液,即得。本液应临用新制。

硫酸铁铵指示液　取硫酸铁铵8 g,加水100 ml使溶解,即得。

喹哪啶红指示液　取喹哪啶红0.1 g,加甲醇100 ml使溶解,即得。

变色范围:pH 1.4~3.2(无色→红)。

碘化钾淀粉指示液　取碘化钾0.2 g,加新制的淀粉指示液100 ml使溶解,即得。

溴甲酚紫指示液　取溴甲酚紫0.1 g,加0.02 mol/L氢氧化钠溶液20 ml使溶解,再加水稀释至100 ml,即得。

变色范围:pH 5.2~6.8(黄→紫)。

溴甲酚绿指示液　取溴甲酚绿0.1 g,加0.05 mol/L氢氧化钠溶液2.8 ml使溶解,再加水稀释至200 ml,即得。

变色范围:pH 3.6~5.2(黄→蓝)。

溴酚蓝指示液　取溴酚蓝0.1 g,加0.05 mol/L氢氧化钠溶液3.0 ml使溶解,再加水稀释至200 ml,即得。

变色范围:pH 2.8~4.6(黄→蓝绿)。

溴麝香草酚蓝指示液　取溴麝香草酚蓝0.1 g,加0.05 mol/L氢氧化钠溶液3.2 ml使溶解,再加水稀释至200 ml,即得。

变色范围:pH 6.0~7.6(黄→蓝)。

橙黄Ⅳ指示液　取橙黄Ⅳ 0.5 g,加冰醋酸100 ml使溶解,即得。

变色范围:pH 1.4~3.2(红→黄)。

麝香草酚酞指示液 取麝香草酚酞 0.1 g,加乙醇 100 ml 使溶解,即得。

变色范围:pH 9.3~10.5(无色→蓝)。

麝香草酚蓝指示液 取麝香草酚蓝 0.1 g,加 0.05 mol/L 氢氧化钠溶液 4.3 ml 使溶解,再加水稀释至 200 ml,即得。

变色范围:pH 1.2~2.8(红→黄);pH 8.0~9.6(黄→紫蓝)。

六、滴定液

根据《中国药典》(2010 年版)二部附录ⅩⅤF,常用的滴定液配制方法如下:

乙二胺四醋酸二钠滴定液(0.05 mol/L)

$M(C_{10}H_{14}N_2Na_2O_8 \cdot 2H_2O) = 372.24$ 18.61 g→1 000 ml

【配制】取乙二胺四醋酸二钠 19 g,加适量的水使溶解成 1 000 ml,摇匀。

【标定】取于约 800℃灼烧至恒重的基准氧化锌 0.12 g,精密称定,加稀盐酸 3 ml 使溶解,加水 25 ml,加 0.025% 甲基红的乙醇溶液 1 滴,滴加氨试液至溶液显微黄色,加水 25 ml 与氨-氯化铵缓冲液(pH 10.0)10 ml,再加铬黑 T 指示剂少量,用本液滴定至溶液由紫色变为纯蓝色,并将滴定的结果用空白试验校正。每 1 ml 乙二胺四醋酸二钠滴定液(0.05 mol/L)相当于 4.069 mg 的氧化锌。根据本液的消耗量与氧化锌的取用量,算出本液的浓度,即得。

【贮藏】置具玻璃塞瓶中,避免与橡皮塞、橡皮管等接触。

乙醇制氢氧化钾滴定液(0.5 mol/L)

$M(KOH) = 56.11$ 28.06 g→1 000 ml

【配制】取氢氧化钾 35 g,置锥形瓶中,加无醛乙醇适量使溶解并稀释成 1 000 ml,用橡皮塞密塞,静置 24 h 后,迅速倾取上清液,置具橡皮塞的棕色玻璃瓶中。

【标定】精密量取盐酸滴定液(0.5 mol/L)25 ml,加水 50 ml 稀释后,加酚酞指示液数滴,用本液滴定。根据本液的消耗量,算出本液的浓度,即得。

本液临用前应标定浓度。

【贮藏】置具橡皮塞的棕色玻璃瓶中,密闭保存。

甲醇钠滴定液(0.1 mol/L)

$M(CH_3ONa) = 54.02$ 5.402 g→1 000 ml

【配制】取无水甲醇(含水量 0.2% 以下)150 ml,置于冰水冷却的容器中,分次加入新切的金属钠 2.5 g,完全溶解后,加无水苯(含水量 0.02% 以下)适量,使成 1 000 ml,摇匀。

【标定】取在五氧化二磷干燥器中减压干燥至恒重的基准苯甲酸约 0.4 g,精密称定,加无水甲醇 15 ml 使溶解,加无水苯 5 ml 与 1% 麝香草酚蓝的无水甲醇溶液 1 滴,用本液滴定至蓝色,并将滴定结果用空白试液校正。每 1 ml 的甲醇钠滴定液(0.1 mol/L)相当于 12.21 mg 的苯甲酸。根据本液的消耗量与苯甲酸的取用量,算出本液的浓度,即得。

本液标定时应注意防止二氧化碳的干扰和溶剂的挥发,每次临用前均应重新标定。

【贮藏】置密闭的附有滴定装置的容器内,避免与空气中的二氧化碳及湿气接触。

亚硝酸钠滴定液(0.1 mol/L)

$M(NaNO_2) = 69.00$ 6.900 g→1 000 ml

【配制】取亚硝酸钠 7.2 g,加无水碳酸钠(Na_2CO_3)0.10 g,加水适量使溶解成 1 000 ml,摇匀。

【标定】取在 120℃ 干燥至恒重的基准对氨基苯磺酸约 0.5 g,精密称定,加水 30 ml 与浓氨试液 3 ml,溶解后,加盐酸(1→2)20 ml,搅拌,在 30℃ 以下用本液迅速滴定,滴定时将滴定管尖端插入液面下约 2/3 处,随滴随搅拌;至近终点时,将滴定管尖端提出液面,用少量水洗涤尖端,洗液并入溶液中,继续缓缓滴定,用永停法(附录ⅦA)指示终点。每 1 ml 亚硝酸钠滴定液(0.1 mol/L)相当于 17.32 mg 的对氨基苯磺酸。根据本液的消耗量与对氨基苯磺酸的取用量,算出本液浓度,即得。

如需用亚硝酸钠滴定液(0.05 mol/L)时,可取亚硝酸钠滴定液(0.1 mol/L)加水稀释制成。必要时标定浓度。

【贮藏】置具玻璃塞的棕色玻瓶中,密闭保存。

氢氧化钠滴定液(1 mol/L、0.5 mol/L 或 0.1 mol/L)

$M(NaOH)$= 40.00　　　　40.00 g→1 000 ml;20.00 g→1 000 ml;4.000 g→1 000 ml

【配制】取氢氧化钠适量,加水振摇使溶解成饱和溶液,冷却后,置聚乙烯塑料瓶中,静置数日,澄清后备用。

氢氧化钠滴定液(1 mol/L)　取澄清的氢氧化钠饱和溶液 56 ml,加新沸过的冷水使成 1 000 ml,摇匀。

氢氧化钠滴定液(0.5 mol/L)　取澄清的氢氧化钠饱和溶液 28 ml,加新沸过的冷水使成 1 000 ml,摇匀。

氢氧化钠滴定液(0.1 mol/L)　取澄清的氢氧化钠饱和溶液 5.6 ml,加新沸过的冷水使成 1 000 ml,摇匀。

【标定】氢氧化钠滴定液(1 mol/L)　取在 105℃ 干燥至恒重的基准邻苯二甲酸氢钾约 6 g,精密称定,加新沸过的冷水 50 ml,振摇,使其尽量溶解;加酚酞指示液 2 滴,用本液滴定;在接近终点时,应使邻苯二甲酸氢钾完全溶解,滴定至溶液显粉红色。每 1 ml 氢氧化钠滴定液(1 mol/L)相当于 204.2 mg 的邻苯二甲酸氢钾。根据本液的消耗量与邻苯二甲酸氢钾的取用量,算出本液的浓度,即得。

氢氧化钠滴定液(0.5 mol/L)　取在 105℃ 干燥至恒重的基准邻苯二甲酸氢钾约 3 g,照上法标定。每 1 ml 氢氧化钠滴定液(0.5 mol/L)相当于 102.1 mg 的邻苯二甲酸氢钾。

氢氧化钠滴定液(0.1 mol/L)　取在 105℃ 干燥至恒重的基准邻苯二甲酸氢钾约 0.6 g,照上法标定。每 1 ml 氢氧化钠滴定液(0.1 mol/L)相当于 20.42 mg 的邻苯二甲酸氢钾。

如需用氢氧化钠滴定液(0.05 mol/L、0.02 mol/L 或 0.01 mol/L)时,可取氢氧化钠滴定液(0.1 mol/L)加新沸过的冷水稀释制成。必要时,可用盐酸滴定液(0.05 mol/L、0.02 mol/L 或 0.01 mol/L)标定浓度。

【贮藏】置聚乙烯塑料瓶中,密封保存;塞中有 2 孔,孔内各插入玻璃管 1 支,1 管与钠石灰管相连,1 管供吸出本液使用。

重铬酸钾滴定液(0.016 67 mol/L)

$M(K_2Cr_2O_7)$= 294.18　　　　　　　　　　　　　　　　　　　　4.903 g→1 000 ml

【配制】取基准重铬酸钾,在 120℃ 干燥至恒重后,称取 4.903 g,置 1 000 ml 量瓶中,加水适量使溶解并稀释至刻度,摇匀,即得。

盐酸滴定液(1 mol/L、0.5 mol/L、0.2 mol/L 或 0.1 mol/L)

$M(\text{HCl}) = 36.46$

36.46 g→1 000 ml；18.23 g→1 000 ml；7.292 g→1 000 ml；3.646 g→1 000 ml

【配制】盐酸滴定液(1 mol/L)　取盐酸 90 ml，加水适量使成 1 000 ml，摇匀。

盐酸滴定液(0.5 mol/L、0.2 mol/L 或 0.1 mol/L)　照上法配制，但盐酸的取用量分别为 45 ml、18 ml 或 9.0 ml。

【标定】盐酸滴定液(1 mol/L)　取在 270～300℃ 干燥至恒重的基准无水碳酸钠约 1.5 g，精密称定，加水 50 ml 使溶解，加甲基红-溴甲酚绿混合指示液 10 滴，用本液滴定至溶液由绿色转变为紫红色时，煮沸 2 min，冷却至室温，继续滴定至溶液由绿色变为暗紫色。每 1 ml 盐酸滴定液(1 mol/L)相当于 53.00 mg 的无水碳酸钠。根据本液的消耗量与无水碳酸钠的取用量，算出本液的浓度，即得。

盐酸滴定液(0.5 mol/L)　照上法标定，但基准无水碳酸钠的取用量改为约 0.8 g。每 1 ml 盐酸滴定液(0.5 mol/L)相当于 26.50 ml 的无水碳酸钠。

盐酸滴定液(0.2 mol/L)　照上法标定，但基准无水碳酸钠的取用量改为约 0.3 g。每 1 ml 盐酸滴定液(0.2 mol/L)相当于 10.60 mg 的无水碳酸钠。

盐酸滴定液(0.1 mol/L)　照上法标定，但基准无水碳酸钠的取用量改为约 0.15 g。每 1 ml 盐酸滴定液(0.1 mol/L)相当于 5.30 mg 的无水碳酸钠。

如需用盐酸滴定液(0.05 mol/L、0.02 mol/L 或 0.01 mol/L)时，可取盐酸滴定液(1 mol/L 或 0.1 mol/L)加水稀释制成。必要时标定浓度。

高氯酸滴定液(0.1 mol/L)

$M(\text{HClO}_4) = 100.46$　　　　　　　　　　　　　　　　　　10.05 g→1 000 ml

【配制】取无水冰醋酸(按含水量计算，每 1 g 水加醋酐 5.22 ml)750 ml，加入高氯酸 (70%～72%)8.5 ml，摇匀，在室温下缓缓滴加醋酐 23 ml，边加边摇，加完后再振摇均匀，放冷，加冰醋酸适量使成 1 000 ml，摇匀，放置 24 h。若所测供试品易乙酰化，则须用水分测定法 (附录ⅧM第一法)测定本液的含水量，再用水和醋酐调节本液的含水量为 0.01%～0.2%。

【标定】取在 105℃ 干燥至恒重的基准邻苯二甲酸氢钾约 0.16 g，精密称定，加无水冰醋酸 20 ml 使溶解，加结晶紫指示液 1 滴，用本液缓缓滴定至蓝色，并将滴定的结果用空白试验校正。每 1 ml 高氯酸滴定液(0.1 mol/L)相当于 20.42 mg 的邻苯二甲酸氢钾。根据本液的消耗量与邻苯二甲酸氢钾的取用量，算出本液的浓度，即得。

如需用高氯酸滴定液(0.05 mol/L 或 0.02 mol/L)时，可取高氯酸滴定液(0.1 mol/L)用无水冰醋酸稀释制成，并标定浓度。

本液也可用二氧六环配制。取高氯酸(70%～72%)8.5 ml，加异丙醇 100 ml 溶解后，再加二氧六环稀释至 1 000 ml。标定时，取在 105℃ 干燥至恒重的基准邻苯二甲酸氢钾约 0.16 g，精密称定，加丙二醇 25 ml 与异丙醇 5 ml，加热使溶解，放冷，加二氧六环 30 ml 与甲基橙-二甲苯蓝FF 混合指示液数滴，用本液滴定至由绿色变为蓝灰色，并将滴定的结果用空白试验校正。即得。

【贮藏】置棕色玻璃瓶中，密闭保存。

高锰酸钾滴定液(0.02 mol/L)

$M(\text{KMnO}_4) = 158.03$　　　　　　　　　　　　　　　　　　3.161 g→1 000 ml

【配制】取高锰酸钾 3.2 g,加水 1 000 ml,煮沸 15 min,密塞,静置 2 日以上,用垂熔玻璃滤器滤过,摇匀。

【标定】取在 105℃ 干燥至恒重的基准草酸钠约 0.2 g,精密称定,加新沸过的冷水 250 ml 与硫酸 10 ml,搅拌使溶解,自滴定管中迅速加入本液约 25 ml,待退色后,加热至 65℃,继续滴定至溶液显微红色并保持 30 s 不退;当滴定终了时,溶液温度应不低于 55℃,每 1 ml 高锰酸钾滴定液(0.02 mol/L)相当于 6.70 mg 的草酸钠。根据本液的消耗量与草酸钠的取用量,算出本液的浓度,即得。

如需用高锰酸钾滴定液(0.002 mol/L)时,可取高锰酸钾滴定液(0.02 mol/L)加水稀释,煮沸,放冷,必要时滤过,再标定其浓度。

【贮藏】置具玻璃塞的棕色玻璃瓶中,密闭保存。

硝酸银滴定液(0.1 mol/L)

$M(AgNO_3) = 169.87$ 16.99 g→1 000 ml

【配制】取硝酸银 17.5 g,加水适量使溶解成 1 000 ml,摇匀。

【标定】取在 110℃ 干燥至恒重的基准氯化钠约 0.2 g,精密称定,加水 50 ml 使溶解,再加糊精溶液(1→50)5 ml、碳酸钙 0.1 g 与荧光黄指示液 8 滴,用本液滴定至浑浊液由黄绿色变为微红色。每 1 ml 硝酸银滴定液(0.1 mol/L)相当于 5.844 mg 的氯化钠。根据本液的消耗量与氯化钠的取用量,算出本液的浓度,即得。

如需用硝酸银滴定液(0.01 mol/L)时,可取硝酸银滴定液(0.1 mol/L)在临用前加水稀释制成。

【贮藏】置具玻璃塞的棕色玻璃瓶中,密闭保存。

硫代硫酸钠滴定液(0.1 mol/L)

$M(Na_2S_2O_3 \cdot 5H_2O) = 248.19$ 24.82 g→1 000 ml

【配制】取硫代硫酸钠 26 g 与无水碳酸钠 0.20 g,加新沸过的冷水适量使溶解成 1 000 ml,摇匀,放置 1 个月后滤过。

【标定】取在 120℃ 干燥至恒重的基准重铬酸钾 0.15 g,精密称定,置碘瓶中,加水 50 ml 使溶解,加碘化钾 2.0 g,轻轻振摇使溶解,加稀硫酸 40 ml,摇匀,密塞;在暗处放置 10 min 后,加水 250 ml 稀释,用本液滴定至近终点时,加淀粉指示液 3 ml,继续滴定至蓝色消失而显亮绿色,并将滴定的结果用空白试验校正。每 1 ml 硫代硫酸钠滴定液(0.1 mol/L)相当于 4.903 mg 的重铬酸钾。根据本液的消耗量与重铬酸钾的取用量,算出本液的浓度,即得。

室温在 25℃ 以上时,应将反应液及稀释用水降温至约 20℃。

如需用硫代硫酸钠滴定液(0.01 mol/L 或 0.005 mol/L)时,可取硫代硫酸钠滴定液(0.1 mol/L)在临用前加新沸过的冷水稀释制成。

硫氰酸铵滴定液(0.1 mol/L)

$M(NH_4SCN) = 76.12$ 7.612 g→1 000 ml

【配制】取硫氰酸铵 8.0 g,加水使溶解成 1 000 ml,摇匀。

【标定】精密量取硝酸银滴定液(0.1 mol/L)25 ml,加水 50 ml、硝酸 2 ml 与硫酸铁铵指示液 2 ml,用本液滴定至溶液微显淡棕红色;经剧烈振摇后仍不退色,即为终点。根据本液的消耗量算出本液的浓度,即得。

硫氰酸钠滴定液(0.1 mol/L)或硫氰酸钾滴定液(0.1 mol/L)均可作为本液的代用品。

硫酸滴定液(0.5 mol/L、0.25 mol/L、0.1 mol/L 或 0.05 mol/L)

$M(H_2SO_4) = 98.08$

49.04 g→1 000 ml;24.52 g→1 000 ml;9.81 g→1 000 ml;4.904 g→1 000 ml

【配制】硫酸滴定液(0.5 mol/L) 取硫酸 30 ml,缓缓注入适量水中,冷却至室温,加水稀释至 1 000 ml,摇匀。

硫酸滴定液(0.25 mol/L、0.1 mol/L 或 0.05 mol/L) 照上法配制,但硫酸的取用量分别为 15 ml、6.0 ml 或 3.0 ml。

【标定】照盐酸滴定液(1 mol/L、0.5 mol/L、0.2 mol/L 或 0.1 mol/L)项下的方法标定,即得。

如需用硫酸滴定液(0.01 mol/L)时,可取硫酸滴定液(0.5 mol/L、0.1 mol/L 或 0.05 mol/L)加水稀释制成,必要时标定浓度。

硫酸铈滴定液(0.1 mol/L)

$M[Ce(SO_4)_2 \cdot 4H_2O] = 404.30$ 40.43 g→1 000 ml

【配制】取硫酸铈 42 g(或硫酸铈铵 70 g),加含有硫酸 28 ml 的水 500 ml,加热溶解后,放冷,加水适量使成 1 000 ml,摇匀。

【标定】取在 105℃ 干燥至恒重的基准三氧化二砷 0.15 g,精密称定,加氢氧化钠滴定液(1 mol/L)10 ml,微热使溶解,加水 50 ml、盐酸 25 ml、一氯化碘试液 5 ml 与邻二氮菲指示液 2 滴,用本液滴定至近终点时,加热至 50℃,继续滴定至溶液由浅红色转变为淡绿色。每 1 ml 硫酸铈滴定液(0.1 mol/L)相当于 4.946 g 的三氧化二砷。根据本液的消耗量与三氧化二砷的取用量。算出本液的浓度,即得。

如需用硫酸铈滴定液(0.01 mol/L)时,可精密量取硫酸铈滴定液(0.1 mol/L),用每 100 ml 中含硫酸 2.8 ml 的水定量稀释制成。

碘滴定液(0.05 mol/L)

$M(I_2) = 253.81$ 12.69 g→1 000 ml

【配制】取碘 13.0 g,加碘化钾 36 g 与水 50 ml 溶解后,加盐酸 3 滴与水适量使成 1 000 ml,摇匀,用垂熔玻璃滤器滤过。

【标定】精密量取本液 25 ml,置碘瓶中,加水 100 ml 与盐酸溶液(9→100)1 ml,轻摇混匀,用硫代硫酸钠滴定液(0.1 mol/L)滴定至近终点时,加淀粉指示液 2 ml,继续滴定至蓝色消失,根据硫代硫酸钠滴定液(0.1 mol/L)的消耗量,算出本液的浓度,即得。

如需用碘滴定液(0.025 mol/L)时,可取碘滴定液(0.05 mol/L)加水稀释制成。

【贮藏】置具玻璃塞的棕色玻璃瓶中,密闭,在凉处保存。

碘酸钾滴定液(0.05 mol/L 或 0.01667 mol/L)

$M(KIO_3) = 214.00$ 10.700 g→1 000 ml;3.566 7 g→1 000 ml

【配制】碘酸钾滴定液(0.05 mol/L) 取基准碘酸钾,在 105℃ 干燥至恒重后,精密称取 10.700 g,置 1 000 ml 量瓶中,加水适量使溶解并稀释至刻度,摇匀,即得。

碘酸钾滴定液(0.016 67 mol/L) 取基准碘酸钾,在 105℃ 干燥至恒重后,精密称取

3.566 7 g,置 1 000 ml 量瓶中,加水适量使溶解并稀释至刻度,摇匀,即得。

溴酸钾滴定液(0.016 67 mol/L)

$M(KBrO_3) = 167.00$ 　　　　　　　　　　　　　　　　　2.784 g→1 000 ml

【配制】取溴酸钾 2.8 g,加水适量使溶解成 1 000 ml,摇匀。

【标定】精密量取本液 25 ml,置碘瓶中,加碘化钾 2.0 g 与稀硫酸 5 ml,密塞,摇匀,在暗处放置 5 min 后,加水 100 ml 稀释,用硫代硫酸钠滴定液(0.1 mol/L)滴定至近终点时,加淀粉指示液 2 ml,继续滴定至蓝色消失。根据硫代硫酸钠滴定液(0.1 mol/L)的消耗量,算出本液的浓度,即得。

室温在 25℃以上时,应将反应液及稀释用水降温至约 20℃。